La terapia cognitivo-comportamentale dell'abuso di sostanze
in comorbilità con disturbi mentali gravi

Alan S. Bellack • Melanie E. Bennett • Jean S. Gearon

La terapia cognitivo-comportamentale dell'abuso di sostanze in comorbilità con disturbi mentali gravi

Edizione italiana a cura di
Massimo Clerici

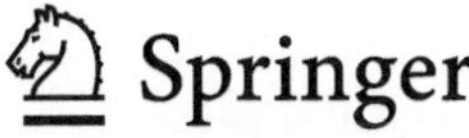

Springer

Autori:

Alan S. Bellack, Professor of Psychiatry, Director of the Division of Psychology, University of Maryland School of Medicine, Baltimore, MD. Director of the Mental Illness Research, Education and Clinical Center VA Capital Healthcare Network, Baltimore, MD - USA

Melanie E. Bennett, Assistant Professor, Department of Psychiatry, University of Maryland, School of Medicine, Baltimore, MD - USA

Jean S. Gearon, Clinical Psychologist, Washington D.C. - USA

Edizione italiana a cura di:
Massimo Clerici, Professore Associato di Psichiatria, Dipartimento di Neuroscienze e Tecnologie Biomediche, Università degli Studi Milano-Bicocca, Milano

Traduzione a cura di Anna Noseda

I lettori sono invitati a scaricare il materiale aggiuntivo al seguente indirizzo: http://extras.springer.com, password: 978-88-470-1620-0

©2006 by Taylor & Francis Group, LLC
Routledge is an imprint of Taylor & Francis Group, an Informa business
Traduzione autorizzata dall'edizione in lingua inglese pubblicata da Taylor & Francis Group, LLC, e realizzata in base ad un accordo con Paterson Marsh Ltd

Additional material to this book can be downloaded from http://extras.springer.com.

ISBN 978-88-470-1620-0   e-ISBN 978-88-470-1621-7

DOI 10.1007/978-88-470-1621-7

© Springer-Verlag Italia 2011

9 8 7 6 5 4 3 2 1   2011   2012   2013   2014

Layout copertina: Ikona S.r.l., Milano

Impaginazione: Ikona S.r.l., Milano
Stampa: Fotoincisione Varesina, Varese

Springer-Verlag Italia S.r.l., Via Decembrio 28, I-20137 Milano
Springer fa parte di Springer Science+Business Media (www.springer.com)

*A Sonia McQuarters, che insieme a questo progetto ha visto fiorire
anche la propria carriera e che ha consentito la realizzazione
di questo volume superando le piccole e grandi difficoltà
a questo progetto correlate.
Senza il suo contributo ciò non sarebbe stato possibile.*

A.S.B.

*A Stephen e Sondra Bennet,
per il loro aiuto e contributo.*

M.E.B.

*A Matthew, Vicky e mio fratello Don,
per la forza e il coraggio dimostrati.*

J.S.G.

Il fenomeno della doppia diagnosi è non solo assai diffuso ma anche in continua espansione: inoltre, seppure i giovani adulti continuino a rappresentare la popolazione di riferimento, fasce sempre più consistenti di adolescenti, giovani e anziani risultano affette da tale problematica.

Rispetto ai soggetti affetti "solamente" da un disturbo da uso di sostanze o da un qualche altro disturbo mentale, i pazienti con doppia diagnosi lamentano quadri clinici più gravi e duraturi; vanno incontro a ricadute più frequenti; presentano livelli più elevati di disagio; hanno un funzionamento globale più scadente; sono a maggior rischio di suicidio; sviluppano più spesso condotte aggressive e violente; mettono più comunemente in atto condotte illegali; manifestano una più spiccata perdita di produttività; soffrono di più scadenti condizioni di salute fisica; aderiscono in modo più insoddisfacente ai vari progetti terapeutici; infine, i pazienti con doppia diagnosi rispondono in modo meno incisivo alle terapie.

Questo crudo elenco di caratteristiche pesantemente negative e tipicamente associate a una condizione di doppia diagnosi ha ricadute ovviamente devastanti anche sulla famiglia e la società in genere: lo stress emotivo ed economico al quale vengono sottoposti i parenti e le persone più vicine, l'ulteriore enfatizzazione dello stigma nei confronti sia di quanti soffrono di un qualche disturbo mentale che dei consumatori abituali di sostanze e, ancora, l'inevitabile appesantimento della spesa sanitaria in un contesto di risorse sempre più limitate costituiscono le tre conseguenze "allargate" probabilmente più eclatanti indotte, appunto, dalla doppia diagnosi.

In questo scenario davvero preoccupante si colloca anche - e talvolta ne costituisce addirittura una concausa - un'offerta clinica spesso insoddisfacente in termini sia di riconoscimento diagnostico che di standard di cura. Ciò per il sommarsi di tanti e più o meno complessi motivi. Tra questi, un ruolo importante ha certamente la scarsa competenza sia a curare "anche" i disturbi da uso di sostanze da parte di quanti si occupano principalmente di disturbi mentali che, specularmente, a trattare "anche" i disturbi mentali da parte di quanti si occupano prioritariamente di disturbi da uso di sostanze. Da tenere in particolare evidenza è il fatto che, in genere, quanti si occupano principalmente di disturbi mentali o, rispettivamente, di disturbi da uso di sostanze sono poco propensi a lavorare fianco a fianco o, talvolta, addirittura a comunicare con gli addetti "dell'altro campo". Inoltre, risulta sempre più frequente come i vari servizi di volta in volta indirizzati all'area specifica delle tossicodipendenze o a quella degli "altri" disturbi mentali appaiano sostanzialmente inidonei a soddisfare il "sovrappiù" di bisogni specificamente connessi alla doppia diagnosi.

Particolarmente rilevante appare, infine, il fatto che il supporto dei riferimenti *evidence-based* dedicati al trattamento di pazienti con doppia diagnosi risulti oggi ancora largamente carente.

Un'importante eccezione alla sostanziale latitanza di validi strumenti di intervento nel campo della doppia diagnosi è certamente rappresentata dal bel volume "La terapia cognitivo-comportamentale dell'abuso di sostanze in comorbilità con disturbi mentali gravi" che Alan S. Bellack, Melanie E. Bennett e Jean S. Gearon hanno scritto a conclusione di un importante impegno pluriennale.

Come sottolineato dagli Autori, il volume rappresenta infatti una guida all'impiego in campo clinico di tecniche comportamentali specificamente modulate per i bisogni terapeutici dei pazienti a doppia diagnosi; l'opera si basa su un ricco e valido background di esperienze e di ricerche e, ultimo ma non minore vantaggio, risulta accessibile anche a clinici "non superesperti" purché dotati di un minimo di esperienza nella gestione di questi pazienti.

Ritengo pertanto utile e importante, sia culturalmente che clinicamente, la scelta di Massimo Clerici e di Springer di curare - editandola nella sua versione italiana – la traduzione di quest'opera per offrirla a un più ampio pubblico di operatori, familiari e lettori meno esperti del problema.

Brescia, gennaio 2011

Emilio Sacchetti
Professore Ordinario di Psichiatria
Facoltà di Medicina e Chirurgia
Università degli Studi di Brescia

L'idea di realizzare questo volume si è sviluppata a Philadelphia all'inizio degli anni '90. Alan S. Bellack e colleghi hanno condotto trial clinici e studi di psicopatologia su soggetti schizofrenici presso il *Medical College of Pennsylvania* (MCP). Come suggeriva la pratica standard dell'epoca, abbiamo escluso dal nostro studio gli individui con abuso di sostanze in comorbidità partendo dal presupposto che fosse difficile coinvolgerli dal punto di vista comportamentale e che il decorso della loro malattia fosse più grave e presentasse un maggior grado di compromissione cognitiva. L'MCP ha sede nel centro di Philadelphia e, nel periodo compreso tra la fine degli anni '80 e gli inizi degli anni '90, l'abuso di sostanze – soprattutto di crack – era epidemico in quell'area. Questa circostanza ha influito sempre di più sui soggetti schizofrenici e, col passare del tempo, il numero dei pazienti esclusi dal nostro studio aumentava a causa del diffuso fenomeno dell'abuso di droga. Un collega dell'MCP – Kim Mueser, PhD – ha riconosciuto l'importanza di questo problema ed è stato l'autore principale di un primo articolo in cui venivano individuate l'entità e le possibili cause di tale fenomeno (Mueser et al., 1992) e di un lavoro successivo nel quale ne venivano illustrate le implicazioni terapeutiche (Mueser et al., 1992).

Nell'esaminare la letteratura fu subito evidente che non esisteva nessun valido trattamento empirico per i soggetti con "doppia diagnosi": abbiamo cominciato a pensare, allora, a come si sarebbe potuto strutturare un trattamento vero e proprio. Per una circostanza fortuita in quello stesso periodo il *National Institute of Drug Abuse* (NIDA) annunciò la decisione di fornire un sovvenzionamento per favorire lo sviluppo delle terapie. All'epoca il meccanismo di sovvenzionamento nel NIH (*National Institutes of Health*) si basava, prevalentemente, sull'esistenza di consistenti dati pilota che richiedevano la disponibilità di risorse locali. Al contrario, questo meccanismo era progettato per provvedere alle spese pilota dei ricercatori interessati a sviluppare nuovi trattamenti: essenzialmente un *venture capital*. Alan S. Bellack e Melanie Bennett presentarono domanda e ricevettero sovvenzioni per lo sviluppo di un programma innovativo che abbiamo chiamato *Behavioral Treatment for Substance Abuse in Schizophrenia* (BTSAS). Poco dopo la concessione del sovvenzionamento,

M. Bennett si trasferì in New Mexico e Alan Bellack a Baltimora, dove si avvalse della collaborazione di Jean S. Gearon per la gestione del progetto. I dati preliminari erano sufficientemente promettenti tanto che nel 1998 venne accordato un rinnovo del sovvenzionamento. Per nostra fortuna, nello stesso periodo M. Bennett si trasferì nel Maryland e si unì nuovamente al nostro gruppo.

Questo volume è il risultato di un decennio di lavoro e, in esso, si riflette la nostra esperienza nella conduzione del trattamento. Abbiamo tralasciato alcuni aspetti che non funzionavano o che non erano importanti. Similmente, abbiamo perfezionato altri aspetti e aggiunto nuovi elementi. Sotto molti punti di vista i nostri tutori sono stati i volontari che si sono offerti di partecipare allo studio. Tuttavia, i cambiamenti introdotti nel corso dei lavori sono stati evolutivi piuttosto che rivoluzionari. Il contenuto dell'attuale programma è molto simile a quello proposto in origine, sebbene sia molto più sofisticato dal punto di vista clinico. Nel corso dei nostri studi abbiamo applicato questo trattamento anche ad altri disturbi – oltre alla schizofrenia – includendo soggetti affetti da gravi disturbi mentali; da qui il titolo: *Behavioral Treatment for Substance Abuse in People with Serious and Persistent Mental Illness: A Handbook for Mental Health Professionals*.

Come indicato dalla seconda parte del titolo (*A Handbook for Mental Health Professionals*), il presente volume vuole essere una guida pratica e non un manuale didattico sul trattamento della "doppia diagnosi". Abbiamo inoltre incluso dei fogli di lavoro che forniscono piani dettagliati di lezioni ed esempi esaustivi del linguaggio specifico che i clinici dovrebbero utilizzare. Nella presente opera vengono inoltre trattati i problemi che spesso sorgono e le questioni implicate nell'esecuzione dei trattamenti nei Servizi pubblici di salute mentale. È nostro intento fare in modo che il clinico con un minimo di esperienza nella gestione di soggetti con "diagnosi doppia" sia in grado di comprendere il testo ed *eseguire* il trattamento e non semplicemente di capire come questo viene effettuato dagli esperti. Vi è un vuoto considerevole nel nostro settore tra la ricerca a partire dalle pratiche basate sull'evidenza e l'applicazione di queste pratiche nella realtà. Il *Behavior Treatment for Substance Abuse* si fonda sulla base delle evidenze e noi speriamo che possa essere una valida guida in campo clinico in modo che tali evidenze vengano applicate in modo sempre più efficace.

Il volume è suddiviso in tre sezioni. La prima è costituita da cinque capitoli che forniscono un *background* dell'approccio utilizzato descrivendo alcuni parametri clinici generali impiegati: il capitolo 1 è un'introduzione al trattamento dei soggetti con "doppia diagnosi"; il capitolo 2 delinea il *background* scientifico; nel capitolo 3 viene illustrata la filosofia del *training* e le strategie generiche; nel 4 viene trattato il *training* alle abilità sociali e nel 5 le strategie di valutazione.

La parte II comprende sei capitoli che trattano nel dettaglio ciascuna componente del BTSAS: il capitolo 6 è dedicato al colloquio motivazionale; nel capitolo 7 vengono trattati gli aspetti relativi alla procedura dell'esame delle urine e alla fase di definizione degli obiettivi; il capitolo 8 riguarda il *training* alle abilità sociali e al rifiuto della droga; il capitolo 9 tratta del *training* all'educazione e alle capacità di *coping*; il capitolo 10 riguarda la prevenzione alle ricadute e il *problem solving,* mentre il capitolo 11 è dedicato ai temi della graduazione e del completamento del programma.

La parte III include due capitoli che trattano una serie di temi complementari, ma che possono essere importanti per alcuni clienti e alcuni *setting*; nel capitolo 12 si discute della gestione dei casi problematici, mentre nel 13 viene trattata l'attuazione del programma BTSAS per l'abuso di sostanze nei *setting* clinici con le strategie utili e le possibili modifiche.

Vi è inoltre un'Appendice (*ndt*, contenuta nel volume originale) che contiene del materiale per i partecipanti identico a quello illustrato dal leader di gruppo durante gli incontri. Il materiale viene distribuito quando viene introdotto un argomento nuovo, in modo che i membri del gruppo siano in grado di seguire il tema trattato e possano, eventualmente, rivederlo a casa.

Siamo grati ai numerosi clinici che hanno lavorato al progetto per tutti questi anni. Senza il loro contributo il lavoro di ricerca e la realizzazione di questo volume non sarebbero stati possibili. Un ringraziamento va anche ai consumatori che si sono offerti volontari nel nostro studio.

Alan S. Bellack
Annapolis, MD
Melanie E. Bennett
Clarksville, MD
Jean S. Gearon
Washington, DC

Indice

Parte I

L'uso di sostanze e di alcool da parte di individui affetti da malattie mentali gravi e persistenti (SPMI, *Severe and Persistent Mental Illness*) è una delle problematiche più gravi che affliggono il sistema pubblico di salute mentale. Questi pazienti – definiti come soggetti con disturbi doppi o "doppia diagnosi", malati psichiatrici che abusano di sostanze chimiche o soggetti affetti da disturbi psichiatrici e disturbi da uso di sostanze (SUD, *Substance Use Disorders*) in comorbidità – rappresentano un problema significativo per se stessi, per le loro famiglie, per i clinici e per il sistema di salute mentale tutto. Secondo l'indagine *Epidemiological Catchment Area Study* (Regier et al., 1990), la prevalenza *lifetime* dell'abuso di sostanze è pari al 48% per la schizofrenia e al 56% per il disturbo bipolare, mentre la stima per quanto riguarda l'intera popolazione affetta da SPMI raggiunge il 65% (Mueser et al., 1995). I tassi di abuso possono essere anche maggiori tra i pazienti indigenti che vivono nei centri urbani, zone in cui l'uso di sostanze è più diffuso. Nella popolazione affetta da SPMI i disturbi da uso di sostanze esordiscono precocemente e hanno un forte impatto su quasi ogni area del funzionamento e sulle cure cliniche necessarie. Rispetto agli individui con diagnosi "singola", quelli che soffrono contemporaneamente di SPMI e SUD manifestano sintomi psichiatrici più gravi e presentano un decorso più sfavorevole, oltre ad essere soggetti a un maggior numero di ospedalizzazioni e ricadute. Costoro presentano, inoltre: tassi più elevati di aggressività, suicidio, mancanza di alloggio, incarcerazione e utilizzazione dei servizi; costituiscono un maggior costo per il sistema sanitario; seguono con minore aderenza il trattamento e, per essi, l'esito della terapia è meno soddisfacente. Attualmente i pazienti affetti da schizofrenia rappresentano uno dei gruppi a maggior rischio di HIV e numerosi dati indicano come l'uso di sostanze aumenti in maniera considerevole la probabilità di comportamenti sessuali a rischio (Carey et al., 1997) che rappresentano la prima causa di infezione in questa popolazione. Le donne affette da schizofrenia e disturbi da uso di sostanze in comorbidità sono tra grande rischio di violenze e di abusi fisici (Gearon et al., 2003). L'uso di sostanze influisce anche sul processo di elaborazione delle infor-

La terapia cognitivo-comportamentale dell'abuso di sostanze in comorbilità con disturbi mentali gravi. Alan S. Bellack, Melanie E. Bennett, Jean S. Gearon
© Springer-Verlag Italia 2011

mazioni, già problematico nei soggetti schizofrenici, considerata la gamma dei deficit cognitivi caratteristici di questa patologia (Tracy et al., 1995).

In chi soffre, contemporaneamente, di schizofrenia e disturbo bipolare e SUD gli effetti tossici prodotti dalle sostanze psicoattive si possono manifestare a livelli di utilizzo che, nella popolazione generale, non risulterebbero invece problematici. I soggetti affetti da SPMI, anche abusando di sostanze in quantità minore, vanno incontro con maggiore probabilità ad effetti negativi pur a seguito di un uso moderato. È dimostrato, infatti, come questi individui siano più sensibili all'assunzione di minori quantità di sostanze (modello dell'ipersensibilità). Ad esempio, in alcuni studi di confronto, i pazienti schizofrenici sono risultati assai sensibili a basse dosi di anfetamine che – invece – nei controlli avevano prodotto reazioni minime (Lieberman et al., 1987). Altre ricerche hanno indicato che i soggetti affetti da SPMI possono andare incontro ad effetti clinici negativi, ad esempio a ricadute, anche in seguito all'autosomministrazione di piccole quantità di alcool o di sostanze (Mueser et al., 1998).

Per quale motivo i soggetti che soffrono di SPMI fanno uso di droghe "da strada" nonostante ciò produca conseguenze così gravi? È riconosciuto, generalmente, che questi individui fanno uso di sostanze come forma di automedicazione per ridurre i sintomi provocati dal disturbo psichiatrico di cui soffrono e per alleviare gli effetti collaterali dei farmaci che assumono (in particolare la sedazione indotta da parecchi neurolettici). Ciononostante, vi sono dati indicanti come l'abuso di sostanze da parte di un cospicuo numero di soggetti affetti da SPMI sia motivato dagli stessi fattori che inducono all'uso incontrollato di sostanze dannose in popolazioni con deficit meno gravi: stati affettivi negativi, conflitti interpersonali e pressione sociale. I dati empirici non documentano l'esistenza di un nesso significativo tra uso di sostanze e specifiche forme sintomatologiche. La sostanza di cui si fa più largamente abuso, sia tra i soggetti affetti da SPMI sia nella popolazione generale, è l'alcool. La preferenza per le droghe "da strada" varia col tempo e anche in funzione delle caratteristiche demografiche del campione. Ad esempio, Mueser e colleghi (1992) hanno riportato come, tra il 1983 e il 1986, la sostanza illecita di cui i soggetti schizofrenici abusavano maggiormente fosse la cannabis, mentre nel periodo compreso tra il 1986 e il 1990 la cocaina: una tendenza, questa, simile a quella rilevabile nella popolazione generale. Per molti soggetti sofferenti di SPMI il fattore più determinante sembra essere, comunque, la reperibilità della sostanza piuttosto che gli effetti specifici da essa prodotti. Anche l'abuso di più sostanze è un fenomeno sempre più frequente e, in questi casi, la disponibilità è in grado di determinare quali siano quelle maggiormente utilizzate e in quali circostanze.

Inoltre, l'utilizzo di sostanze sembra essere intermittente od occasionale piuttosto che rappresentare un'attività quotidiana persistente. Ad esempio, nell'ambito dalla nostra ricerca i soggetti che soddisfacevano i criteri del DSM-IV per "dipendenza da sostanze" riferivano di farne uso per circa nove giorni al mese, soprattutto durante i fine settimana e dopo aver ricevuto l'assegno previdenziale (American Psychiatric Association, 1994). Parecchi individui con "doppia diagnosi" sembrano inoltre poter resistere per un certo periodo di tempo (settimane o mesi) facendo uso ridotto di sostanze o, addirittura, senza utilizzarle, per poi riprenderne un uso regolare. Un numero relativamente esiguo di essi risponde al profilo del soggetto che abusa di cocaina o eroina con frequenza quotidiana (o pressoché quotidiana), la cui attività è concentrata sul reperimento del denaro e sul modo per poter accedere alla sostanza. Considerato questo andamento di impiego intermittente, i soggetti con "doppia diagnosi" generalmente non riferiscono episodi di *craving* o sintomi di astinenza importanti. Piuttosto, sembrano maggiormente influenzati dai fattori sociali e ambientali e, soprattutto, dalle persone con cui sono soliti far uso di sostanze, nonché dal periodo del mese (ad esempio, la settimana precedente il ritiro dell'assegno previdenziale). È degno di nota anche il fatto che molti soggetti affetti da SPMI non hanno possibilità finanziarie sufficienti per mantenere un uso di sostanze dispendioso. Pertanto, si avvalgono spesso dell'aiuto di familiari e amici. Alcune donne con "doppia diagnosi" concedono prestazioni sessuali in cambio di denaro, anche se sembra che esse traggano maggior vantaggio da questo aspetto piuttosto che essere vere e proprie "operatrici del sesso".

1.1
Trattamento dell'abuso di sostanze in soggetti affetti da SPMI

Sul trattamento dei pazienti affetti da SPMI con "doppia diagnosi" (Bellack e Gearon, 1998; Drake et al., 2004) esiste una vasta letteratura e vi è un ampio consenso in relazione al fatto che, affinché un trattamento sia efficace, sono necessari alcuni elementi, tra cui l'integrazione tra il trattamento psichiatrico e quello per l'abuso di sostanze (Mueser et al., 2003). Il tradizionale modello assistenziale per cui il trattamento per l'abuso di sostanze e quello psichiatrico (di salute mentale) vengono erogati da equipe cliniche distinte e sovvenzionate da fonti diverse non è efficace per questi soggetti gravemente disturbati che non sono in grado di coordinare i servizi tra i due diversi sistemi clinici e a cui è necessario, invece, che venga inviato un messaggio univoco: l'uso di sostanze è nocivo (di alcuni modelli di trattamento integrato si parlerà nel capitolo 13). Il trattamento dovrebbe essere concepito, pertanto, come un processo continuo in cui la motivazione a ridurre l'uso di sostanze presenta alti e bassi (Bellack e DiClemente, 1999). Il trattamento comportamentale per l'abuso di sostanze in soggetti affetti da SPMI (BSTAS, *Behavioural Treatment for Substance Abuse in Schizophrenia*) ha una durata di sei mesi. La letteratura suggerisce, infatti, questo limite di tempo come il più ragionevole, anche se è stato posto – almeno in parte – per rispondere ad esigenze legate al sovvenzionamento da parte del NIH e, spesso, sarebbe auspicabile o necessaria una durata maggiore. Un periodo di trattamento prolungato è necessario per due motivi. Innanzitutto, per far sì che i partecipanti sperimentino sia i successi che gli insuccessi nel loro tentativo di ridurre l'uso di sostanze. I fallimenti, in particolare, offrono al terapeuta l'opportunità di insegnare al soggetto come affrontare le "ricadute" e come evitare che questi singoli episodi (una giornata storta o un fine settimana negativo) si trasformino in recidive (cioè, un pieno ritorno al consumo di sostanze a livelli del periodo precedente al trattamento). Secondariamente, bisogna tener conto del fatto che la motivazione a ridurre l'uso di sostanze presenta alti e bassi nel tempo. È importante che nei periodi in cui la motivazione viene meno il soggetto sia coinvolto nel gruppo, da cui può trarre lo stimolo e imparare a controllare il forte impulso a fare uso di sostanze. In terzo luogo, un modello di *riduzione del danno* è più appropriato rispetto a un modello di astinenza, soprattutto durante le prime fasi di trattamento, quando il paziente è ancora incerto sul cambiare o meno (Carey et al., 2002). Il termine *riduzione del danno* si riferisce a un approccio che pone in risalto qualsiasi elemento che riduca il rischio o il *danno* associati all'uso di sostanze. Come indicato precedentemente, i soggetti con "doppia diagnosi" rischiano di andare incontro a una serie di conseguenze avverse che variano dalla ricaduta psichiatrica all'abuso sessuale fino all'infezione da HIV. Ogni giorno in cui essi non fanno uso di sostanze riduce il rischio di quelle conseguenze avverse. Naturalmente, l'astinenza è l'obiettivo a lungo termine ideale per tutti, ma l'evidenza suggerisce che l'astinenza (o l'impegno a osservare fin da subito l'astinenza) è un requisito per accedere al trattamento che la maggior parte dei soggetti con "doppia diagnosi" non sarebbe in grado di soddisfare. Inoltre, se il medico promuove l'astinenza in modo persistente e aggressivo ed è critico verso i tentativi compiuti dal paziente di ridurre il consumo, il grado di attrito finisce per essere molto elevato. Pertanto, il programma dovrebbe incoraggiare una riduzione dell'uso di sostanze a breve termine e il mantenimento dell'astinenza come fine ultimo.

Nonostante sia ampiamente riconosciuto come il trattamento integrato – che utilizza un approccio psicoeducativo sensibile al livello di motivazione – rappresenti la strategia migliore (cioè, il trattamento viene erogato da una struttura generica), vi è scarsità di dati empirici sulle tecniche efficaci per riuscire a determinare un cambiamento (cioè, quali dovrebbero essere le procedure specifiche di trattamento). La letteratura inerente l'argomento è stata esaminata in tre recenti revisioni, ciascuna delle quali ha utilizzato criteri differenti per individuare e valutare i trial clinici. Drake e colleghi (2004) hanno individuato 16 studi di trattamento ambulatoriale di cui 4 impiegavano progetti semi-sperimentali e 12 progetti sperimentali. Nove studi hanno testato gli interventi di breve durata (da una ad alcune sedute) valutando l'aumento del grado di coinvolgimento o di motivazione a cambiare. Sette studi hanno esaminato il trattamento integrato (soprattutto alcune forme di *case management* assertivo) ma solo tre di essi hanno testato gli effetti di un intervento specifico sull'abuso di sostanze. Jerrell e Ridgely (1995) hanno confrontato un programma a "12 fasi", lo *skill training* comportamentale e il *case management* intensivo. Sebbene ciascuno degli ultimi due interventi fosse più efficace del programma a "12 fasi" in relazione a diverse misure di risultato, gli effetti sull'uso di sostanze erano assai modesti. Barrowclough e colleghi, in uno studio condotto nel Regno Unito (2001), hanno confrontato un intervento multimodale – che includeva terapia cognitivo-comportamentale e psicoeducazione familiare – con un trattamento tradizionale. Gli autori hanno riscontrato un modesto vantaggio del trattamento sperimentale in fase iniziale e al follow-up a 18 mesi (Haddock et al., 2003). Mentre Drake e colleghi (2004) si dichiaravano, nel complesso, soddisfatti dell'efficacia dei trattamenti disponibili, essi sostenevano come "ad oggi vi sia scarsa evidenza di un approccio specifico al trattamento [...]".

Dumaine (2003) e Ley e colleghi (2003) – in un'analisi effettuata per conto della *Cochrane Review* – hanno individuato solo sei trial randomizzati su trattamenti psicosociali per pazienti con "doppia diagnosi". Dumaine (2003), sostenendo comunque l'uso di interventi psicoeducativi integrati, ha indicato come gli effetti maggiori prodotti

dal trattamento intensivo senza una componente psicoeducativa specifica fossero solo dello 0,35 e che gli effetti più evidenti a favore di una specifica procedura psicosociale lo fossero dello 0,25. Nell'ultima rassegna ottimistica della letteratura, Ley e
colleghi (2003) hanno concluso che non vi è una chiara evidenza a sostegno del vantaggio di un determinato tipo di programma per abuso di sostanze in coloro che soffrono di gravi disturbi mentali – rispetto al trattamento standard – e che nessun programma è nettamente superiore a un altro. Queste analisi sono state compiute prima
dei più recenti dati sul BTSAS. Come indicato più avanti – e descritto più dettagliatamente in un articolo pubblicato su *Archives of General Psychiatry* (Bellack et al.,
2006) – il BSTAS potrebbe essere l'approccio più promettente finora sviluppato.

1.2
Perché i soggetti affetti da SPMI hanno difficoltà a ridurre l'uso di sostanze?

Numerose ricerche sull'abuso di sostanze e la dipendenza nella popolazione generale indicano che tra le componenti principali dell'astinenza e dell'uso controllato
di sostanze vi sono un elevato livello di motivazione a smettere, la capacità di esercitare l'autocontrollo davanti alle "tentazioni" improvvise, *coping skills* cognitivi e
comportamentali, nonché il supporto o la pressione sociale. Purtroppo, i soggetti affetti da SPMI – soprattutto quelli schizofrenici – presentano spesso dei limiti in ciascuno di questi settori. Innanzitutto, è probabile che diversi fattori riducano la motivazione in costoro che, spesso, soffrono di abulia generalizzata (mancanza di motivazione o di iniziativa) e anergia (mancanza di energia o di iniziativa) a causa della disfunzione di cui sono portatori (ipoattività della corteccia prefrontale dorsola-
terale) e, quindi, sono esposti agli effetti collaterali dei farmaci e ad altri fattori sociali, psicologici e biologici che contribuiscono all'insorgenza di sintomi negativi.
Pertanto, questi soggetti potrebbero non essere motivati a dare inizio alle complesse routine comportamentali necessarie per raggiungere l'astinenza. Tale ipotesi è stata avvalorata da uno studio condotto su soggetti con "doppia diagnosi" da cui è risultato come, a seconda della sostanza di abuso, il 41% fosse scarsamente motivato
a ridurre l'uso di sostanze e solo il 52% entrasse in trattamento per l'abuso. Un altro sintomo negativo, l'anedonia, può compromettere la possibilità di provare emozioni positive, limitando la capacità di godere di sensazioni piacevoli e del rinforzo
positivo dato dall'assenza dell'uso di sostanze e restringendo la valutazione dei vantaggi di una riduzione dell'uso. Anche individui con altre diagnosi (ad es., disturbo
bipolare), pur presentando aspetti neurobiologici diversi, possono soffrire di sintomi negativi secondari (ad es., quelli prodotti dagli effetti collaterali del farmaco e dal-
l'effetto cumulativo di esperienze fallimentari e frustrazione).

Un secondo fattore è la grave e diffusa compromissione cognitiva che caratterizza la schizofrenia e che, spesso, è presente anche nel disturbo bipolare. Le ricerche effettuate a partire dalla metà degli anni '90 indicano che le persone affette da
schizofrenia presentano importanti difficoltà cognitive, tra cui deficit di attenzione,
memoria e difficoltà nei processi cognitivi di livello più elevato come il ragionamento

astratto, il mantenimento della focalizzazione, la capacità di attualizzare una situazione o una precedente esperienza e altre funzioni "esecutive". È stato dimostrato che questi soggetti presentano gravi deficit della capacità di risoluzione dei problemi sia nei test neuropsicologici (ad es., il Wisconsin Card Sorting Test), sia su misure più specifiche di giudizio sociale. Vi sono numerosi elementi di evidenza che suggeriscono come la compromissione cognitiva sia in gran parte (ma non del tutto) indipendente dai sintomi e che molti di questi deficit ad alto livello possano essere il risultato di una lieve anomalia dello sviluppo neurobiologico che si manifesta in una disfunzione del lobo frontale-temporale. Inoltre, i deficit nelle prestazioni cognitive non vengono migliorati in maniera considerevole tramite il trattamento con antipsicotici tradizionali.

Ci si aspetterebbe che le difficoltà cognitive a livello più elevato rendano assai difficile, per i soggetti schizofrenici, l'essere in grado di impegnarsi nei complessi processi di pensiero necessari per un cambiamento di comportamento consapevole. Questi soggetti possono avere difficoltà nell'auto-riflessione o nel valutare precedenti esperienze per poi formulare valutazioni realistiche. Il non essere in grado di collegare esperienze passate a stimoli attuali può compromettere la capacità di associare l'uso di sostanze a conseguenze negative nel tempo e modificare, di conseguenza, l'equilibrio decisionale. I deficit della capacità di risoluzione dei problemi e del ragionamento astratto possono influire, negativamente, sull'abilità di valutare i pro e i contro dell'uso di sostanze o di formulare obiettivi realistici. Anche i problemi di memoria e di attenzione possono rendere difficile – ai soggetti affetti da SPMI – il mantenere la concentrazione su un comportamento mirato a un obiettivo specifico.

In terzo luogo, i soggetti schizofrenici presentano una marcata compromissione sociale. Spesso non sono in grado di adempiere ai ruoli sociali principali, hanno difficoltà a iniziare e portare avanti una conversazione e, sovente, non sono in grado di raggiungere obiettivi o rispondere alle proprie necessità in situazioni che richiedono l'interazione sociale. Questi deficit sono moderatamente correlati alla sintomatologia, soprattutto durante la fase acuta della malattia, ma gli effetti distruttivi dei sintomi acuti non giustificano i numerosi deficit interpersonali che la maggior parte di costoro presenta. Frequentemente, le cause dei deficit sociali in età adulta possono essere individuate nella fanciullezza ed essere associate a precoci problemi di attenzione. Questo pattern di compromissione sociale rende i soggetti schizofrenici che abusano di sostanze vulnerabili da molti punti di vista: costoro hanno difficoltà a sviluppare relazioni sociali con soggetti che non consumano sostanze, a resistere alla pressione sociale a far uso di sostanze e a sviluppare il supporto sociale di cui avrebbero bisogno per ridurre l'uso.

1.3
Trattamento comportamentale per l'abuso di sostanze da parte di soggetti affetti da SPMI (BTSAS)

Il BTSAS è un trattamento comportamentale innovativo mirato all'uso di sostanze illecite nei soggetti affetti da SPMI. Il BTSAS è stato sviluppato nel corso di 10 anni grazie a una serie di sovvenzionamenti concessi dal *National Institute of Drug Abuse* (NIDA) ed è stato ideato, specificatamente, per rispondere alle particolari necessità degli individui, in particolare quelli schizofrenici, con "doppia diagnosi". Ai clinici esperti sarà evidente come molti degli elementi del BTSAS siano simili alle tecniche ampiamente utilizzate su popolazioni meno compromesse di soggetti che abusano di sostanze. Tuttavia, abbiamo sistematicamente modificato queste tecniche e le abbiamo adattate ai soggetti affetti da SPMI. Per il trattamento dei deficit cognitivi – e il tipico quadro di motivazione bassa e variabile – vengono utilizzate una serie di strategie e tattiche.

Il BTSAS è costituito da sei componenti integrate: 1) colloquio motivazionale per aumentare la motivazione a ridurre l'uso di sostanze; 2) definizione strutturata degli obiettivi per individuare quelli realistici a breve termine mirati alla riduzione dell'uso di sostanze; 3) esame delle urine per accrescere la motivazione a cambiare e aumentare il grado di difficoltà degli obiettivi; 4) *social skills training* e *training* al rifiuto delle sostanze per insegnare ai partecipanti come opporsi alla pressione sociale a fare uso di sostanze e fornire esperienze di successo che possono aumentare le capacità di effettuare un cambiamento; 5) educazione sulle ragioni dell'uso di sostanze e, in particolare, sui rischi che ne derivano per i soggetti affetti da SPMI al fine di spostare l'equilibrio decisionale verso una riduzione dell'uso; infine, 6) *training* per la prevenzione delle ricadute incentrato sulle abilità comportamentali per affrontare il desiderio incontrollabile di fare uso della sostanza, le situazioni "ad alto rischio" e le cadute. Ciascuna di queste componenti verrà descritta più in dettaglio nei capitoli successivi.

In considerazione dei deficit cognitivi manifestati dai soggetti che partecipano al programma è necessario applicare alcuni provvedimenti. Gli incontri sono fortemente strutturati e in essi viene dato forte rilievo alla ripetizione comportamentale. Il materiale illustrato viene scomposto in piccole unità. I complessi repertori sociali richiesti per stringere nuove amicizie e rifiutare l'offerta di sostanze vengono suddivisi in componenti quali il mantenere il contatto dello sguardo e il saper rispondere "no". Ai pazienti viene dapprima insegnato a mettere in pratica questi elementi per imparare gradualmente a combinarli. Ampio spazio viene dato all'*overlearning* di alcune abilità specifiche e relativamente semplici che possono essere applicate in modo automatico, riducendo in tal modo la richiesta a carico delle capacità cognitive rappresentata dal dover prendere decisioni durante interazioni stressanti. Viene fatto, inoltre, grande uso di sussidi didattici quali fotocopie e tabelloni per ridurre le richieste su memoria e attenzione. I pazienti vengono aiutati ogniqualvolta sia necessario e, durante le sedute, vi è una frequente ripetizione dei concetti sia nell'ambito di uno stesso incontro sia in quelli successivi. I partecipanti applicano ripetutamente sia le abilità comportamentali (ad es., rifiutare richieste irragionevoli) sia le informazioni didattiche (ad es., il ruolo della dopamina nella schizofrenia e nell'uso di sostanze) e ricevono un rinforzo sociale per gli sforzi compiuti. Piuttosto che insegnare capacità generali di *problem solving* e strategie di *coping* che possono adattarsi a una serie di situazioni, si preferisce concentrarsi su abilità specifiche efficaci per affrontare alcune situazioni chiave ad alto rischio (ad es., cosa fai se tuo fratello o un tuo amico ti offre della cocaina e, invece, cosa fai se ti viene offerta da *chiunque*?). Sebbene possa sembrare che ciò ponga un limite alla generalizzazione, i dati dimostrano chiaramente che i soggetti schizofrenici hanno grandi difficoltà di astrazione e di applicazione dei principi in situazioni nuove. Pertanto, essi beneficiano maggiormente di un repertorio più limitato di abilità che consente di ridurre le richieste su questi processi più complessi.

Il *training* viene effettuato in piccoli gruppi (4-6 persone). Ciò consente ai partecipanti di trarre beneficio dal modellamento e dal *role-playing* con gli altri membri del gruppo e permette, al terapeuta, di controllare anche i soggetti fortemente sintomatici. L'incontro può essere a numero chiuso oppure aperto all'ingresso di nuovi partecipanti. Il modello aperto è adatto ai contesti in cui l'arruolamento è lento, in modo che i consumatori non debbano aspettare a lungo per cominciare il trattamento. Inoltre, nei gruppi composti da individui affetti da SPMI, in genere, non si crea la coesione che si genera nei gruppi formati da soggetti meno compromessi e, quindi, i nuovi entrati non sono un elemento di disturbo per coloro che fanno già parte del gruppo. L'accesso dei nuovi membri è facilitato dalla struttura modulare delle unità di insegnamento e dal fatto che il *training* sia adattato alle diverse necessità dei partecipanti. Le unità (ad es., *training* alle capacità di conversazione) possono essere ripetute interamente o in parte, come necessario. Il presentare le unità precedentemente affrontate ai nuovi membri offre il vantaggio di dare a coloro che fanno già parte del gruppo l'opportunità di "ripassare", il che è sempre utile quando si lavora con i soggetti schizofrenici.

L'àstinenza viene generalmente considerata come l'obiettivo ideale per i soggetti che fanno uso di sostanze e che presentano una minore compromissione; qualcuno ha suggerito che lo è anche per gli individui sofferenti di SPMI. Ciononostante, essa non è un obiettivo raggiungibile per tutti coloro i quali entrano in trattamento. Molti protesterebbero e se ne andrebbero se fossero continuamente invitati ad astenersi dall'uso di sostanze. Vi è, inoltre, una sempre maggiore evidenza del fatto che, con le popolazioni meno compromesse, i risultati sono migliori quando il soggetto sceglie da sé gli obiettivi che vuole raggiungere e non quando questi sono imposti dal programma. Di conseguenza, noi utilizziamo un modello di evitamento del danno e incoraggiamo l'astinenza, ma non la richiediamo come requisito necessario per poter entrare in trattamento. Inoltre, la nostra esperienza indica come alcuni soggetti affetti da SPMI traggano vantaggio dal *training* per l'abuso di sostanze senza neanche ammettere formalmente di avere un problema con l'uso di sostanze e volerlo ridurre. Fintanto che partecipano attivamente agli incontri educativi e a quelli di *training*, i partecipanti hanno la possibilità di acquisire capacità e informazioni che possono essere loro utili in futuro. Inoltre, riteniamo che essi siano maggiormente disposti a cambiare se prima hanno acquisito delle capacità e sviluppato un maggiore senso di efficacia per resistere alla pressione sociale e rifiutare le offerte di droga. Pertanto, si aumenta la pressione sociale su una riduzione molto graduale dell'uso di sostanze per evitare che sorgano conflitti o che l'individuo interrompa il trattamento. Si comincia con obiettivi mirati alla riduzione dell'uso (tramite un'intervista motivazionale) e con gli esami delle urine nella seconda settimana di trattamento, ma siamo meno attivi nel porre obiettivi di cambiamento nelle prime sedute rispetto a quanto lo si diventa una volta che i soggetti hanno acquisito un certo livello nelle capacità sociali e nei *coping skills*.

Contrariamente ai programmi tradizionali per l'abuso di sostanze, l'atmosfera nei gruppi che partecipano al BTSAS offre sostegno e rinforzo positivo. Il terapeuta cerca attivamente dei modi per fornire rinforzo sociale e incoraggiamento. Anche quando un partecipante ha fatto uso di sostanze, o quando riferisce di essere meno motivato, il terapeuta sostiene il suo impegno e incoraggia la partecipazione e non assume *mai* un tono critico o punitivo. I membri del gruppo non vengono mai ammoniti a fare meglio o a impegnarsi di più e non vengono mai fatti sentire in colpa o indesiderati. Piuttosto, il terapeuta riconosce quanto sia difficile ridurre l'uso di sostanze e sostiene i partecipanti durante i momenti difficili. I membri del gruppo vengono incoraggiati a prestare rinforzo sociale e a sostenersi l'un l'altro e, spesso, si rinforzano a vicenda se hanno fornito un campione di urina negativo o se hanno fatto un buon lavoro nella ripetizione di un *role-play* difficile.

Il trattamento, pur essendo fortemente basato sul sostegno, è anche altamente strutturato. Come risulterà nei capitoli successivi, il BTSAS ha un programma molto dettagliato. Ciascun incontro ha una struttura all'interno della quale il trattamento viene effettuato secondo un ordine e una modalità prestabiliti. Molti dei fogli di lavoro presentati nei capitoli successivi contengono un linguaggio specifico per come il materiale deve essere presentato. Durante gli incontri si chiacchiera relativamente poco. Il tempo è dedicato alle procedure di raccolta delle urine, alla definizione degli obiettivi, alla ripetizione dei *role-play* e all'insegnamento. Il BTSAS *non* è una psicoterapia verbale. I partecipanti spesso rivolgono domande e sollevano problemi che richiedono una discussione terapeutica ma, in genere, per la risoluzione di tali questioni essi vengono inviati ad altri professionisti. Ciò potrebbe essere inusuale per molti clinici esperti, i quali tendono ad attuare una terapia di conversazione. Al contrario, questo stile funziona molto bene per i nuovi terapeuti in quanto fornisce la strutturazione di cui solitamente necessitano.

1.4
Supporto empirico al BTSAS

Il BTSAS è stato sviluppato in modo sistematico ed empirico. Quando abbiamo iniziato il programma, a metà degli anni '90, non esisteva un trattamento per l'abuso di sostanze rivolto specificatamente ai soggetti schizofrenici o affetti da SPMI. Venivano utilizzate diverse promettenti strategie, impiegate nei programmi destinati a popolazioni con un minor grado di compromissione, ma la maggior parte delle procedure non poteva essere applicata nel formato standard, considerati i deficit cognitivi e motivazionali caratteristici dei soggetti affetti da schizofrenia e da altre forme di SPMI. Ad esempio, una strategia comunemente utilizzata per accrescere il grado di motivazione degli individui meno compromessi che abusano di sostanze consiste nel coinvolgere familiari, amici e datori di lavoro che siano in grado di fornire un sostegno. Tuttavia, molti soggetti affetti da SPMI non hanno contatti con parenti o amici che non fanno uso di sostanze e, in genere, non hanno un impiego. I soggetti che presentano un minor grado di compromissione spesso possono individuare obiettivi significativi associati alla riduzione dell'uso di sostanze, come migliori opportunità di lavoro e la riconciliazione con il coniuge. Al contrario, molti dei soggetti affetti da SPMI non sono sposati e non hanno buone possibilità di lavoro anche nei periodi in cui non fanno uso di sostanze. Di conseguenza, il nostro primo passo è consistito nell'individuare le strategie applicabili ai soggetti affetti da SPMI che avrebbero potuto essere adattate alle loro particolari necessità e problematiche. Ci siamo concentrati esclusivamente sulle strategie che godevano di un buon supporto empirico. Il nostro piano consisteva nello sviluppare un intervento ex novo, somministrando in sequenza moduli di un trattamento preliminare a piccoli gruppi di soggetti volontari affetti da SPMI e nell'aggiungere e perfezionare le varie componenti in base alle nostre osservazioni. Uno dei nostri obiettivi principali consisteva nello sviluppare un manuale terapeutico che potesse essere utilizzato negli ambienti di ricerca per la valutazione del BTSAS e che, se i risultati fossero stati positivi, avrebbe potuto essere utilizzato nella comunità clinica. L'evoluzione del trattamento e lo sviluppo del manuale è stato un processo sequenziale nel corso del quale sono state abbozzate le diverse sezioni del manuale ed è stato trattato un gruppo di soggetti. Successivamente, dopo una revisione, abbiamo applicato la nuova versione a un altro gruppo. Quando abbiamo ritenuto che il modulo funzionasse in modo soddisfacente e avrebbe potuto essere somministrato in maniera continuativa, è stata aggiunta la bozza successiva. Entro il termine dell'iniziale sovvenzionamento da parte del NIDA, della durata di cinque anni, abbiamo completato il manuale e raccolto un numero sufficiente di dati pilota per poter ottenere un ulteriore sovvenzionamento per un trial successivo. Abbiamo inoltre dimostrato che i terapeuti possono essere addestrati a somministrare l'intervento in maniera appropriata, che l'intervento non presenta rischi e che i soggetti affetti da SPMI vi avrebbero partecipato.

Il lavoro pilota venne seguito da un trial controllato che ha confrontato il BTSAS con un trattamento di gruppo che rappresentava una buona pratica clinica attuata nella comunità (Bellack et al., 2006). Sono stati reclutati 110 pazienti presso Servizi della comunità e un ambulatorio nel centro di Baltimora, MD. Tutti i soggetti soddisfacevano i criteri del DSM-IV (American Psychiatric Association, 1994) per dipendenza da cocaina, oppiacei o cannabis oltre che criteri oggettivi per gravi malattie mentali tra cui: 1) diagnosi di schizofrenia o disturbo schizoaffettivo o altri gravi disturbi mentali compresi disturbo bipolare, depressione maggiore e grave disturbo d'ansia; 2) un tasso di impiego pari o inferiore al 25% durante l'anno precedente; o 3) ottenimento dell'assegno per invalidità (SSI, SSDI, assegni di invalidità concessi dalla VA). Il campione era rappresentativo di un gruppo di pazienti affetti da SPMI negli Stati Uniti. Il 59,5% dei partecipanti era costituito da soggetti di sesso maschile, l'88% faceva parte di una minoranza etnica (soprattutto afro-americani) e il 42,9% non si era mai sposato. L'età media era di 42,2 anni (DS=7,17), con una media di 11,6 anni di istruzione (DS=2,24). Dal punto di vista diagnostico, il 48,4% presentava nell'attualità un disturbo psicotico, il 54% un disturbo dell'umore e il 35,7% un disturbo da uso di alcool mentre la grande maggioranza (80,2%) soddisfaceva i criteri di disturbo da uso di alcool pregresso. Il numero medio delle ospedalizzazioni nel campione era pari a 5,62 (DS=7,43) e l'età d'esordio del disturbo psichiatrico era, in media, di 26,2 anni (DS=10,8). Il campione riferiva in media 5,43 anni di uso di eroina (DS=8,23), 10,22 anni di uso di cocaina (DS=8,53), 10,01 anni di uso di marijuana (DS=10,23) e 11,7 anni di uso di più sostanze (DS=10,6).

Dopo aver fornito il consenso informato ed essersi sottoposti alle valutazioni di base i soggetti sono stati assegnati in modo randomizzato al BTSAS o alla condizione di confronto, il Supportive Treatment for Addiction Recovery (STAR). Lo STAR è un intervento manualizzato basato su un modello terapeutico sofisticato sviluppato da Osher, Drake, Noordsy e colleghi a Dartmouth. Come il BTSAS, lo STAR era somministrato in piccoli gruppi con una frequenza di due volte alla settimana per un periodo di sei mesi. I gruppi STAR sono interattivi, forniscono sostegno, sono flessibili e non strutturati e hanno l'obiettivo di aiutare i partecipanti a comprendere perché l'uso di sostanze sia problematico. Il terapeuta mantiene un atteggiamento non direttivo e viene sottolineata l'importanza del fatto che i membri condividano le proprie esperienze e non che il terapeuta detti il contenuto delle sedute di gruppo. L'obiettivo principale del terapeuta consiste nel coinvolgere i partecipanti nel trattamento e incoraggiare la discussione. I gruppi devono prestare supporto e incoraggiamento e costituire un luogo sicuro e privo di critiche in cui i membri possano parlare dell'uso di sostanze e delle proprie idee e sensazioni. Se necessario, vengono fornite informazioni circa gli effetti delle sostanze e i fattori implicati nella riduzione dell'uso di sostanze ma non c'è un programma formale o un piano riguardante questi argomenti, seduta per seduta. È il gruppo a stabilire l'"andatura" e l'argomento e il terapeuta incoraggia, ma non richiede l'interazione dei partecipanti.

I terapeuti del BTSAS e dello STAR sono stati addestrati a somministrare i rispettivi trattamenti prima di ottenere la certificazione per condurre gruppi secondo il protocollo. Per la maggior parte si trattava di clinici relativamente inesperti con laurea in psicologia, counseling, assistenza sociale e discipline correlate. Nessuno di loro era counselor per l'uso di sostanze. L'operato dei terapeuti è stato seguito da vicino durante tutto il periodo del progetto. Tutti gli incontri venivano videoregistrati per poter essere nuovamente visionati durante gli incontri di supervisione e per successive valutazioni (in cieco) della performance del terapeuta. Tutti i terapeuti in entrambe le condizioni si sono dimostrati molto bravi nel somministrare il proprio trattamento.

Nel complesso, i dati si rivelano nettamente a favore del BTSAS. Durante ciascuna seduta, a partire dal terzo incontro, tutti i partecipanti fornivano un campione di urina per avere una misura oggettiva dell'uso di sostanze durante tutti i sei mesi del trial. Nei sei mesi di trattamento i soggetti sottoposti a BTSAS hanno mostrato una percentuale negativa di urine assai più elevata rispetto a quelli sottoposti a STAR: M=0,70 vs. 0,51 (p=0,0434). Il test delle urine forniva un'indicazione circa un eventuale uso di cocaina ed eroina nei 2-3 giorni precedenti e sull'uso di cannabis nei 28 giorni precedenti all'esame. I campioni di urine raccolti due volte alla settimana, pertanto, consentivano una valutazione grossolana dei periodi di astinenza. Anche questi dati erano nettamente a favore del BTSAS. Tra gli individui sottoposti a BTSAS il numero di periodi di astinenza continuata di quattro settimane era assai maggiore (M=44,12% vs. M=8,82%, p=0,001) ed era più elevato anche il numero di blocchi multipli di astinenza di quattro settimane (M=29,41% vs. M=2,94%, p=0,003). Negli individui sottoposti a BTSAS è stata inoltre rilevata la tendenza a presentare un maggior numero di blocchi di astinenza continuata di otto settimane. Oltretutto, i soggetti che seguivano il BTSAS avevano partecipato a un numero assai maggiore di incontri (M=27,2 [su 50] vs. 17,5, *p*=0,0042), dato degno di nota in una popolazione difficile da trattare dal momento che, in genere, i pazienti che si sottopongono a trattamento hanno risultati migliori di quelli che non vi si sottopongono (Timko e Moos, 2002). Inoltre, il 57,4% dei soggetti arruolati nel BTSAS aveva terminato i sei mesi di trattamento contro il 34,7% dello STAR, una differenza significativa. Il rischio di drop-out (*hazard ratio*, HR) per il BTSAS era di circa la metà rispetto allo STAR (HR [95% IC] = 0,51 [0,30; 0,85]).

I soggetti sono stati valutati su diverse misure cliniche. Al *baseline* e al termine del trattamento i ricoveri (per motivi psichiatrici o abuso di sostanze) erano diminuiti dal 27,3% – nei 90 giorni precedente al *baseline* – all'8,0% nei 90 giorni precedenti alla valutazione post-trattamento per i soggetti sottoposti a BTSAS (χ^2= 4,36, *p*=0,0368) rispetto al 26,5 e al 20,7%, rispettivamente, per lo STAR (ns). Prima del trattamento, il 48,5% dei soggetti sottoposti a BTSAS riferiva di avere denaro sufficiente per le spese relative a cibo, vestiario, alloggio e mezzi di trasporto rispetto al 69,2% al termine del trattamento (χ^2=6,61, *p*=0,0102). Un simile dato potrebbe riflettere una riduzione della spesa per procacciarsi la droga. Nello STAR, invece, non è stato rilevato un cambiamento (48,5% prima del trattamento e 50,0% dopo). Gli individui inclusi nel BTSAS hanno riferito, inoltre, un leggero ma significativo miglioramento sulla *general life satisfaction* da prima a dopo il trattamento (da M=4,12 [1,87] a M=4,69 [1,85], t_{66}=1,95, *p*=0,0549) ed è stata osservata una tendenza verso un aumento della capacità di eseguire da soli le attività quotidiane sulla SFS: da M=27,8 (6,65) a 30,2 (5,69), t_{66}=1,76, *p*=0,0838). Ancora, nessuna di queste variabili era significativa per lo STAR. Tali dati suggeriscono che gli effetti del trattamento erano clinicamente, oltre che statisticamente, significativi.

Il BTSAS non è una panacea per gli individui con "doppia diagnosi". Il 30-40% di essi non partecipa al trattamento e altri vi partecipano per un certo periodo e poi smettono. Anche tra quelli che vi rimangono, solo una piccola percentuale comincia a osservare l'astinenza durante i sei mesi dell'intervento. Ciononostante, i dati raccolti indicano che la nostra capacità di coinvolgere e di tenere in terapia i partecipanti è buona almeno quanto quella dei migliori trial per l'uso di sostanze in soggetti con deficit meno gravi e che i tassi di riduzione dell'uso di sostanze sono comparabili. Nonostante l'opinione comune suggerisca il contrario, la nostra esperienza ci indica che i soggetti affetti da SPMI che abusano di sostanze possono essere coinvolti nel trattamento e aiutati a ridurre considerevolmente l'uso di sostanze nel tempo. Senza voler apparire come inguaribili ottimisti, possiamo affermare che un'elevata percentuale delle persone che hanno partecipato al BTSAS è soddisfatta! Essi ricevono un forte sostegno positivo se partecipano e hanno buoni risultati, il che prende la forma di approvazione sociale da parte dei pari e del terapeuta, oltreché di piccoli incentivi finanziari. I partecipanti applaudono quando uno di loro fornisce un campione di urine negativo e riferisce esperienze di successo al di fuori del gruppo e vengono elogiati e incoraggiati per l'impegno dimostrato durante gli incontri. Al contrario, come illustreremo più avanti, una regola fondamentale del BTSAS è che i problemi e i fallimenti non vengono *mai* criticati o censurati. Pertanto, il BTSAS fornisce un ambiente in grado di offrire sicurezza e sostegno in cui i partecipanti possono riuscire ad affrontare una problematica assai complessa e difficile da superare. Questo potrebbe essere, quindi, l'unico ambiente di quel tipo che la maggior parte dei partecipanti abbia mai sperimentato. In base all'osservazione di centinaia di ore di incontri videoregistrate e all'esame dei dati riteniamo che un ambiente positivo in grado di enfatizzare la riduzione del danno e i successi dei partecipanti sia uno degli elementi più importanti del BTSAS:

1.5
Orientamento ai restanti capitoli del volume

Il materiale sopra menzionato vuole fornire una panoramica dei problemi associati all'uso di sostanze da parte di soggetti affetti da SPMI e introduce il lettore al BTSAS. Vi è un'ampia letteratura sull'uso di sostanze e sul suo trattamento in questa popolazione e invitiamo il lettore potenzialmente interessato a consultare gli articoli e i capitoli cui si fa riferimento nella bibliografia come punto di partenza per ottenere informazioni più dettagliate. Il resto del volume è incentrato sull'applicazione del BTSAS. Forniremo maggiori dettagli su ciascun elemento del trattamento e sul modo in cui dovrebbe essere somministrato. Inoltre, durante gli incontri si utilizzano largamente supporti visivi e viene fornito ai partecipanti parecchio materiale scritto in modo da aiutarli a memorizzare quanto appreso. Campioni di questo materiale sono riprodotti nei capitoli a seguire. Il BTSAS è stato somministrato con successo da numerosi terapeuti durante i dieci anni del nostro lavoro di ricerca e clinico. La maggior parte di essi era costituita da giovani medici con laurea in psicologia, counseling e assistenza sociale recentemente conseguita. Essi sono rappresentativi dei medici del sistema sanitario pubblico rivolto alla salute mentale negli Stati Uniti che solitamente, dopo la laurea, vengono "gettati nella mischia" senza avere una sufficiente esperienza diretta o un *training* adeguato. Questo volume è stato realizzato pensando a loro. Diversamente da molte altre pubblicazioni del settore, esso offre poco in teoria e concettualizzazione ma, piuttosto, linee-guida utili per suggerire passo dopo passo cosa e come fare. Una certa esperienza clinica con soggetti con "doppia diagnosi" è auspicabile, ma spesso abbiamo riscontrato come molti medici esperti abbiano sviluppato "cattive abitudini" (ad es., trovano più facile essere critici invece di offrire un rinforzo positivo...) e debbano disimparare ciò che hanno appreso e imparare come somministrare il BTSAS. Abbiamo cercato di realizzare un manuale innovativo che possa essere utilizzato in modo efficace da persone di buon istinto clinico e una certa conoscenza tecnica delle malattie mentali e dell'abuso di sostanze. Non possiamo garantire che sia stato realizzato proprio come volevamo affinché fosse efficace, ma possiamo assicurare che la maggior parte dei medici non avrà buoni risultati se opererà prendendo semplicemente in prestito idee e tecniche senza una logica coerente. Nel nostro trial controllato lo STAR, peraltro, era un *trattamento tradizionale* giudicato estremamente sensato e, come tale, tenuto in grande considerazione e somministrato da medici preparati e motivati, sebbene non abbia ottenuto gli stessi risultati del BTSAS.

2.1
Introduzione

Quando è stato dato inizio al processo di realizzazione del BTSAS erano già chiari alcuni aspetti: innanzitutto, una grande necessità di trattare i disturbi da uso di sostanze tra i soggetti affetti da SPMI. Come abbiamo già avuto modo di indicare nel capitolo 1, i soggetti affetti da SPMI mostrano percentuali assai elevate di disturbi da uso di sostanze e vanno incontro a gravi e persistenti conseguenze negative (per una *review* specifica sul tema si veda Bennett e Barnett, 2003; Dixon, 1999). Inoltre, gli effetti tossici delle sostanze psicoattive sui soggetti affetti da schizofrenia e disturbo bipolare possono essere presenti anche a livelli di utilizzo che, nella popolazione generale, non destano problemi (Bergman e Harris, 1985; Lehman et al., 1994; Mueser et al., 1990). Chiaramente, l'abuso di sostanze da parte di soggetti affetti da SPMI è uno dei problemi più significativi che affliggono il sistema pubblico di salute mentale.

In secondo luogo, vi è un consenso generale sul fatto che il trattamento deve essere indirizzato sia al disturbo psichiatrico sia a quello da uso di sostanze e che questi interventi possono più facilmente rivelarsi efficaci se vengono erogati in modo integrato. Con il termine "trattamento integrato" si indica, infatti, un trattamento effettuato nell'ambito di uno stesso sistema globale di intervento, in cui operino persone addestrate ed esperte nel trattamento di entrambi i disturbi e in cui i farmaci vengano prescritti come opzione per i pazienti che lo richiedono (Drake et al., 1998). Ciò significa avere contemporanea disponibilità di servizi di trattamento per l'uso di sostanze all'interno dei sistemi di trattamento delle malattie mentali, oltreché di servizi di salute mentale nell'ambito delle strutture per il trattamento dell'uso di sostanze, nonché disponibilità di personale in grado di riconoscere, diagnosticare, effettuare eventuali invii e trattare entrambi i tipi di disturbo.

L'evidenza suggerisce che un simile approccio può fare la differenza in termi-

La terapia cognitivo-comportamentale dell'abuso di sostanze in comorbilità con disturbi   **17**
mentali gravi. Alan S. Bellack, Melanie E. Bennett, Jean S. Gearon
© Springer-Verlag Italia 2011

ni di esito del trattamento. Moggi e colleghi (1999) hanno esaminato l'impatto del trattamento della "doppia diagnosi" sui risultati del trattamento per l'uso di sostanze di pazienti di sesso maschile con "doppia diagnosi" trattati nell'ambito della salute mentale. I pazienti inclusi in programmi nei quali venga posta una forte enfasi sul trattamento della "doppia diagnosi" mostravano risultati assai migliori rispetto a quelli che partecipavano a programmi in cui tale aspetto non era posto in evidenza; costoro, dopo un anno, manifestavano meno sintomi psichiatrici, tassi di occupazione più elevati e una permanenza più lunga in comunità.

In terzo luogo, nonostante l'opinione diffusa che il trattamento integrato sia la migliore *strategia* terapeutica (cioè, una cornice di riferimento generica per l'erogazione del trattamento), mancano dati empirici che indichino quali siano le *tecniche* efficaci (cioè, le procedure di trattamento specifiche) per produrre il cambiamento. Questi aspetti sono stati esaminati in tre revisioni della letteratura, ciascuna delle quali ha utilizzato criteri un po' diversi per individuare e valutare i trial ammessi allo studio. Drake et al. (1998) hanno esaminato 36 *reports* sul trattamento integrato dell'abuso di sostanze e dei disturbi mentali: tra questi, solo due hanno impiegato progetti sperimentali, mentre altri due hanno utilizzato progetti *semi-sperimentali*. Sebbene gli autori fossero ottimisti circa i potenziali vantaggi dei trattamenti integrati, costoro non sono stati in grado di chiarire quali strategie specifiche fossero più efficaci nel ridurre l'uso di sostanze in soggetti affetti da SPMI. Dumaine (2003) e Ley e colleghi (2003) hanno condotto studi più ampi sulla letteratura relativa al trattamento psicosociale dei pazienti con "doppia diagnosi". Ciascuno di questi gruppi ha individuato sei trial randomizzati. Secondo Dumaine, che pure rimaneva a favore del trattamento integrato, la strategia che aveva mostrato l'effetto più rilevante (gestione dei casi intensiva generica senza una componente psicoeducativa specifica) era sembrata solo minimamente efficace (effetto pari a 0.35). Ley e colleghi, invece, hanno concluso che non vi era una chiara dimostrazione a favore di una o più strategie nel trattamento dei disturbi da uso di sostanze nei pazienti con "doppia diagnosi" affetti da SPMI.

Tenendo conto di questi dati abbiamo deciso di sviluppare il BTSAS come programma specifico (cioè, a partire da una serie di strategie) in grado di ridurre l'uso di sostanze nei pazienti affetti da SPMI come parte di un sistema integrato di salute mentale e trattamento per l'uso di sostanze. Per selezionare le strategie che avrebbero avuto la maggiore probabilità di efficacia, si è considerata in generale la letteratura sull'uso di sostanze (cioè, in soggetti il cui disturbo primario era l'uso di sostanze) a partire, appunto, dai diversi interventi efficaci in una popolazione di individui con uso di sostanze primario. La nostra intenzione era quella di considerare le strategie dimostratesi più efficaci in questa popolazione, adattarle alle necessità dei soggetti affetti da SPMI e integrarle con quelle rivelatesi utili nel trattamento dei pazienti affetti da SPMI più in generale. In questo capitolo abbiamo considerato la letteratura che ci ha guidato nello sviluppo del BTSAS e le strategie che sono state incorporate nel programma BTSAS. Seguirà una breve presentazione della letteratura che supporta l'efficacia di ciascuna strategia nel trattamento dell'abuso di sostanze. Nei capitoli successivi presenteremo più in dettaglio come queste strategie siano state adattate alle particolari necessità dei pazienti affetti da SPMI.

2.2
La filosofia del BTSAS

Diverse sono le caratteristiche principali del programma BTSAS: 1) l'ambiente in cui il trattamento viene erogato deve essere positivo e fornire sostegno e rinforzo; 2) i pazienti devono essere costantemente aiutati a superare gli ostacoli che impediscono la partecipazione al trattamento; 3) il programma accresce la motivazione a cambiare insegnando e mostrando come si applicano le capacità che consentono un vivere privo dell'uso di sostanze; 4) il trattamento deve essere orientato a partire da una base ampia ed essere integrato con i servizi di salute mentale. Le strategie parte del programma BTSAS rientrano ciascuna in una o più di queste caratteristiche.

2.2.1
Creare un ambiente positivo che offra sostegno e rinforzo

Il programma BTSAS è stato ideato come intervento positivo (non negativo) in grado di fornire supporto (non critiche) e rinforzo (non punizione) nel modo di guidare il terapeuta a interagire con i pazienti. Vi è, peraltro, dimostrazione che questo tipo di ambiente favorisce un cambiamento nella pratica dell'uso di sostanze. Ad esempio, Bien, Miller e Tonigan (1993) hanno esaminato la letteratura relativa agli interventi brevi per problemi associati al bere in soggetti con uso di alcool primario. Gli autori hanno dapprima analizzato gli studi relativi a interventi brevi in una serie di contesti terapeutici (strutture sanitarie generiche, consumatori di alcool auto-inviatisi, ambienti specialistici) e, successivamente, hanno analizzato gli aspetti metodologici di queste ricerche. Nel complesso, costoro hanno riscontrato come gli interventi brevi siano più efficaci rispetto all'assenza di trattamento; come spesso siano più efficaci di trattamenti più prolungati e come, nel contempo, si rivelino utili per migliorare l'efficacia di eventuali altri trattamenti per problemi di alcool. In seguito a tale analisi, gli autori hanno individuato alcuni aspetti comuni negli interventi brevi efficaci e hanno esaminato gli elementi sottostanti che rendono un intervento efficace. In altre parole, gli interventi brevi efficaci hanno alcune caratteristiche: Bien e colleghi le hanno riassunte con l'acronimo FRAMES (*Feedback*, Responsabilizzazione, Consigli [*Advice*], Menu, Empatia, Efficacia personale [*Self-Efficacy*]). Noi abbiamo voluto includere tutte queste caratteristiche nel BTSAS.

Innanzitutto gli interventi efficaci erano caratterizzati dalla collaborazione tra terapeuta e paziente. Piuttosto che dire ai pazienti cosa fosse meglio o cosa fare, il soggetto veniva aiutato a immaginare cosa sentiva di poter fare e cosa voleva fare in relazione all'uso di sostanze (*Responsabilizzazione*) scegliendo poi tra le varie possibilità. Il terapeuta era diretto e onesto e forniva un *feedback* esplicito (*Feedback*) al paziente sull'esatta natura e sull'entità del problema con l'alcool, offrendo consigli (*Advice*) precisi per poter cambiare. Tuttavia, il terapeuta e il paziente in questi interventi lavoravano insieme per individuare obiettivi ed esplorare e selezionare le varie opzioni di trattamento (*Menu*) utili per attuare un cambiamento. È importante notare come in questi interventi brevi sia posto in risalto soprattutto il fatto che è possibile cambiare e, nel complesso, che l'atmosfera che si viene a creare è ottimista, cercando di instillare nei pazienti la convinzione che costoro sono in grado di cambiare (*Self-efficacy*). Il messaggio trasmesso da queste strategie è che cambiare è possibile; che ciò, in un'ultima analisi, dipende dal paziente e che il ruolo del terapeuta consiste nell'aiutare il soggetto a considerare in che modo l'uso di sostanze influenzi la sua vita e nel collaborare con lui per individuare obiettivi e interventi appropriati.

L'inclusione di questa filosofia nel programma ha richiesto un certo adattamento alle necessità particolari della popolazione con "doppia diagnosi". Le strategie incluse nel BTSAS prevedono che al cliente vengano forniti un *feedback* chiaro e diretto e dei consigli tali da poter cambiare. È importante sottolineare il fatto che il *feedback* e i consigli non vengono trasmessi mediante il confronto o comunicati con un tono di disappunto ma vengono esposti in modo pratico offrendo informazioni senza un atteggiamento giudicante. Ad esempio, come descritto più in dettaglio nel capitolo 10, il *feedback* viene fornito durante ciascun incontro dopo i risultati dell'esame delle urine. I soggetti il cui campione di urine è risultato positivo vengono comunque incoraggiati e invitati a sviluppare un piano in modo da poter affrontare con più successo una situazione ad alto rischio durante la settimana successiva. Il BTSAS include, inoltre, il concetto di menu organizzati su opzioni di trattamento e di collaborazione tra terapeuta e paziente. Quando si illustra il programma BTSAS ai nuovi pazienti, il terapeuta li informa del fatto che acquisiranno diverse abilità e dovranno decidere da soli quali tra queste potrebbero essere più utili per loro stessi. I clienti vengono incoraggiati a partecipare a incontri che, a prima vista, non sembrerebbero poterli interessare affinché possano imparare strategie nuove da impiegare e scoprire se una nuova abilità possa risultare utile. È importante sottolineare il fatto che, per risolvere il problema dell'uso di sostanze, ai pazienti non venga detto "fate quello che diciamo". Piuttosto, essi vengono invitati a commentare le varie capacità, a metterle in pratica e, se necessario, a modificarle per individuare quale sia la migliore per loro in diverse situazioni ad alto rischio.

In secondo luogo, Bien e colleghi hanno riscontrato come gli interventi brevi efficaci fossero caratterizzati da elevati livelli di empatia da parte di un terapeuta che offre sostegno e si dimostra comprensivo, paziente e, soprattutto, imparziale (*Empatia*). È stato rilevato come i pazienti con uso di sostanze primario ottengano risultati migliori se vengono seguiti da un terapeuta comprensivo (per una *review* su questo tema si veda Miller et al., 1993). Che l'empatia sia una componente importante per il trattamento dell'uso di sostanze potrebbe sembrare ovvio, ma è da notare come questo trattamento solitamente non sia caratterizzato dal supporto e dall'incoraggiamento più spesso inclusi, invece, nel trattamento di altre popolazioni di pazienti. Nel nostro paese non è raro che si usi un tono aspro e di confronto nelle interazioni terapeuta-paziente e, più in generale, nella programmazione degli interventi. Infatti, in molti programmi di trattamento per l'uso di sostanze i pazienti che fanno uso di droga – anche una sola volta – spesso vengono allontanati immediatamente. Dal momento che i clienti entrano in questi programmi per il trattamento dell'uso di sostanze e considerando il fatto che l'astinenza completa può esser un obiettivo che richiede tempo, il porre l'astinenza come requisito per poter rimanere in trattamento sembrerebbe voler condurre i clienti a un fallimento. Una simile severità nei confronti di quanti abusano di sostanze e l'idea che essi siano deboli o imperfetti e che debbano solamente mostrare forza e volontà per smettere di fare uso di sostanze sono convinzioni radicate che fino ad oggi hanno influito attivamente sull'erogazione dei trattamenti (per una *review* su questo tema si veda Miller e Hester, 1995).

Nella realizzazione del BTSAS abbiamo specificatamente voluto evitare un simile errore. Gli individui affetti da SMPI vanno già incontro, nella propria vita, a errori ed eventi stressanti, vivono situazioni difficili e spesso piene di ostacoli ed è facile che si scompensino dal punto di vista psichiatrico quando sono stressati. Abbiamo voluto, pertanto, che il BTSAS inviasse un messaggio inequivocabilmente positivo, che prestasse supporto e non giudicasse, affinché i partecipanti si sentissero a proprio agio, tranquilli e al sicuro durante il periodo di trattamento. I terapeuti offrono un continuo incoraggiamento ai clienti per qualsiasi comportamento positivo come, ad esempio, il presenziare agli incontri, il presentarsi ad altri appuntamenti clinici, il ridurre l'uso di sostanze, il saper utilizzare le capacità apprese durante l'incontro e il fornire esami delle urine negativi.

2.2.2
Aiutare i pazienti a superare gli ostacoli che impediscono la partecipazione al trattamento

I soggetti affetti da SPMI, in genere, incontrano numerosi problemi che si pongono come ostacolo quando si avvicinano e partecipano a un trattamento per l'uso di sostanze, per non parlare della difficoltà di arrivare al termine del trattamento e di trarne un qualche beneficio. Noi volevamo che il programma BTSAS li aiutasse a concentrarsi sull'aumento della motivazione verso il cambiamento e ad individuare strategie pratiche per superare i fattori che si pongono come ostacolo alla partecipazione. A questo proposito, ci siamo ispirati a due esempi. Il primo è stato il Modello Transteorico del Cambiamento (TTM), definito anche modello delle fasi di cambiamento, e sviluppato da Prochaska e DiClemente (1982). Il concetto alla base di questo modello è che ciascun cliente si avvicina al trattamento in un determinato stadio di motivazione o prontezza a cambiare e che molti sono addirittura contrari o ambivalenti nei confronti di un possibile cambiamento. Nello stadio di pre-contemplazione i soggetti non prendono in considerazione la possibilità di un cambiamento ma vedono gli aspetti positivi dell'uso di sostanze come più importanti rispetto alle conseguenze negative cui vanno incontro. Gli individui che si trovano in questa fase alcune volte vengono costretti a sottoporsi al trattamento per l'uso di sostanze o si presentano per risolvere un altro problema che ritengono essere quello principale ma non correlato all'uso di droga. Nello stadio di contemplazione, invece, il soggetto è maggiormente consapevole dei costi dell'uso di sostanze e dei benefici derivanti da un eventuale cambiamento, ma non è ancora pienamente convinto che quella sia la strada migliore. Chi si trova in questo stadio comincia a comprendere i benefici che potrebbero derivare da un cambiamento ma mantiene una certa ambivalenza a causa di credenze ben radicate sugli aspetti positivi dell'uso di sostanze. Nella fase di azione il paziente cerca di ridurre o smettere l'uso di sostanze e nella fase successiva, quella di mantenimento, cerca di continuare ad applicare i cambiamenti che ha introdotto. Infine, molti ricadono e ritornano a una fase precedente ricominciando da capo il processo.

Il TTM riconosce che ciascun soggetto necessita di un determinato tipo di aiuto a seconda del grado di disponibilità a cambiare. Nonostante si tenda a pensare che un individuo sia pronto per un cambiamento nel momento in cui si presenta per sottoporsi al trattamento, una parte relativamente considerevole di soggetti è indecisa, non pensa che sia necessario cambiare o ha cercato di cambiare ma non ci è riuscita. Ciò vale in particolar modo per i soggetti affetti da SPMI i quali, come già illustrato nel capitolo 1, in genere non considerano l'ipotesi di un cambiamento in relazione all'uso di sostanze e che, per poterlo effettuare, devono affrontare ostacoli pratici e l'insorgenza di sintomi. Considerate le difficoltà che si incontrano lavorando con individui affetti da SPMI in "doppia diagnosi" è dunque importante valutare come poter aiutare il paziente nella particolare fase di cambiamento in cui si trova quando si presenta per sottoporsi al trattamento. Un soggetto affetto da SPMI che si trova nello stadio di pre-contemplazione potrebbe aver bisogno di essere incoraggiato a parlare dell'uso di sostanze in un'atmosfera non giudicante, il che può favorire anche una discussione più sincera e realistica sulle conseguenze negative dell'uso. Il soggetto affetto da SPMI che si trova nello stadio di contemplazione deve essere aiutato, invece, a pensare più seriamente all'ipotesi di cambiare, a capire in che modo la propria vita sarebbe migliore senza l'uso di sostanze ed essere incoraggiato per ogni piccolo progresso che compie verso il cambiamento. Gli individui affetti da SPMI che sono pronti a effettuare un cambiamento hanno bisogno di essere aiutati a sviluppare capacità e strategie per raggiungere l'obiettivo che si sono prefissi. Questo è un aspetto in cui i soggetti che soffrono di SPMI differiscono considerevolmente dagli individui che presentano un minor grado di compromissione. Molti dei soggetti il cui disturbo primario è l'uso di sostanze sono in grado di pensare a come cambiare tale abitudine solo una volta che sono decisi a farlo: "L'idea sottostante è che il cambiamento spetta, in ultima analisi, al paziente che ne ha le capacità e le risorse una volta che ha deciso di cambiare" (Miller et al., 1998, p. 209). Al contrario, gli individui affetti da SPMI spesso non hanno un'idea chiara, o addirittura non ne hanno affatto, su come raggiungere una riduzione nell'uso di sostanze, mancano di modelli di ruolo adeguati o di fonti di supporto e, solitamente, presentano deficit a livello cognitivo che rendono estremamente difficile pensare a un possibile vantaggio e alle conseguenze future di un'azione effettuata nel presente.

Con il BTSAS vogliamo insegnare ai pazienti affetti da SPMI cosa fare e far mettere loro in pratica i nostri insegnamenti in modo tale che, qualora fossero pronti al cambiamento, abbiano già le capacità e le strategie per effettuarlo. Nel complesso, il concetto alla base del TTM – secondo cui è possibile fare qualcosa in ciascuno dei vari stadi di cambiamento e che un terapeuta deve adattare il proprio modo di operare alle diverse necessità e al livello di motivazione di ciascun paziente – è un utile punto di partenza per il trattamento dell'uso di sostanze nei soggetti affetti da SPMI e su tale concetto si basa anche il BTSAS.

Oltre a ispirarsi al TTM nel trattamento dell'uso di sostanze in soggetti affetti da SPMI con "doppia diagnosi", abbiamo voluto immaginare come aiutare i clienti in modo pratico affinché il trattamento stesso venisse considerato come qualcosa di realizzabile. Cioè, che cosa potevamo fare per incoraggiare i clienti a partecipare agli incontri del BTSAS? Questo tipo di approccio attivo caratterizza molti tipi di intervento indirizzati ai soggetti affetti da SPMI nel settore della salute mentale, compresi il case management, il trattamento assertivo di comunità e altri programmi che aiutano, in modo pratico, i clienti a inserirsi nella comunità. Noi crediamo che queste stesse caratteristiche di praticità e persistenza siano necessarie per coinvolgere i clienti nel trattamento dell'uso di sostanze e nel fare in modo che vi partecipino e che vi traggano beneficio. Non sorprende che questo concetto sia stato applicato agli individui il cui disturbo principale è l'uso di sostanze. Ad esempio, Miller (1995) ha esaminato le modalità per accrescere la motivazione a cambiare nei soggetti in trattamento per uso di sostanze, quali il rimuovere gli ostacoli che impediscono la partecipazione al trattamento, l'utilizzare contingenze esterne nei casi in cui fosse opportuno e l'impiegare con i clienti ciò che è stato definito come "persistenza pratica". Miller sottolineava il fatto che problemi apparentemente semplici possono sviare il soggetto dall'obiettivo del trattamento e che la rimozione di barriere pratiche rende il trattamento più accessibile. Per i clienti affetti da SPMI queste barriere pratiche includono, ma non solo, il costo del trasporto alla clinica; il sovrapporsi degli impegni (con altri appuntamenti terapeutici o di lavoro); il disagio che si può provare nelle riunioni di gruppo; la presenza di sintomi non adeguatamente trattati che non consentono di soddisfare le proprie necessità basilari; la disorganizzazione che porta a saltare gli appuntamenti; lo stress in genere e il caos che fa passare in secondo piano il trattamento sulla scala delle necessità urgenti del soggetto. La rimozione di queste barriere pratiche all'inizio del trattamento per l'uso di sostanze comporta la possibilità di conoscere il cliente e di essere creativi nell'individuare le possibili soluzioni. Ad esempio, i soggetti che non possiedono un mezzo di trasporto proprio devono essere aiutati a ottenere un abbonamento del bus o di altri mezzi di trasporto regolari in modo che sappiano come raggiungere la clinica per partecipare agli incontri terapeutici. Lo schema degli appuntamenti deve essere coordinato fin dall'inizio del programma e il terapeuta deve interagire con i servizi di salute mentale per assicurarsi che le riunioni non si sovrappongano e che il cliente capisca quando e dove deve essere nei vari giorni della settimana. Altre soluzioni pratiche includono l'incoraggiare un soggetto che tende a dormire troppo a utilizzare una sveglia o a farsi telefonare da qualcuno, il coinvolgere i familiari o altre persone significative affinché lo accompagnino agli appuntamenti e l'aiutarlo a gestire il proprio denaro in modo che possa pagare il trasporto, se necessario. L'affrontare e il rimuovere le barriere pratiche che ostacolano la partecipazione al trattamento è stata una componente essenziale del BTSAS.

Miller ha poi definito l'impiego di contingenze esterne come una sorta di "leva o pressione esercitata dall'esterno [...] per persuadere od obbligare un soggetto a cambiare o a cercare aiuto" (Miller, 1995, pag. 97). Se si tratta di individui il cui disturbo principale è l'uso di sostanze, il termine "esterno" può indicare coniugi, datori di lavoro o autorità legali. Se invece il cliente è un soggetto affetto da SPMI si potrebbe cercare di coordinare il trattamento di salute mentale e quello per l'uso di sostanze in modo che tutti gli erogatori di servizi incoraggino la partecipazione al trattamento e collaborino nel rintracciare i clienti che non si presentano agli appuntamenti. Cioè, il cliente con SPMI ha bisogno di sapere che tutti coloro che sono coinvolti nel suo trattamento (sia per l'uso di sostanze che di salute mentale) si interessano al problema dell'abuso e collaborano per aiutarlo. Inoltre, per i clienti che hanno problemi con la giustizia, una ragione convincente per favorire la partecipazione agli incontri potrebbe essere la consapevolezza delle eventuali conseguenze legali applicabili in caso di mancata frequentazione degli incontri. È comunque fondamentale che ciò venga effettuato in un contesto di sostegno positivo piuttosto che punitivo. Ad esempio, è possibile rammentare a un cliente con SPMI in libertà vigilata che la partecipazione al trattamento per l'uso di sostanze lo aiuterà ad attenersi alle condizioni poste dalla libertà vigilata e che una riduzione del consumo di droga verrebbe considerata come un progresso da parte dell'assistente sociale che lo segue. In questo esempio, la libertà vigilata non è stata utilizzata come possibile punizione (se non frequenti i gruppi di trattamento per l'uso di sostanze informerò l'assistente sociale e andrai in carcere). Piuttosto, la situazione del cliente viene vista come una possibilità di aiutarlo in relazione al suo stato di libertà vigilata oltreché come segnale in grado di far capire al cliente che i due sistemi (uso di sostanze e problemi legali) sono collegati e influiscono l'uno sull'altro. Un'altra area di influenza esterna utile per i clienti affetti da SPMI può essere la questione dell'alloggio, in quanto molti di questi soggetti si trovano in situazioni abitative che richiedono l'astinenza da sostanze. In quest'area è necessaria una collaborazione positiva ed efficace in modo da comunicare al cliente che i due settori collaborano per aiutarlo. Ad esempio, un provider che opera nell'ambito del trattamento per l'uso di sostanze può rimanere in contatto con un programma residenziale che richieda l'astinenza da sostanze e creare un sistema in cui il cliente venga gratificato se non fa uso di sostanze (magari con ulteriori privilegi nell'ambito del programma residenziale). I due sistemi lavorano insieme nel caso di un errore o di una ricaduta vera e propria (ad esempio, il soggetto può mantenere l'alloggio se lavora attivamente nel trattamento dell'uso di sostanze, per limitare l'entità dell'errore e impedire una ricaduta conclamata). Spesso questi concetti (errore vs. ricaduta, il mantenere l'alloggio anche se si è commesso un errore come condizione per aiutare il cliente a "rientrare in carreggiata") sono innovativi per i programmi di supporto abitativo e questo dovrebbe essere chiarito fin dall'inizio del trattamento per l'uso di sostanze.

In terzo luogo, Miller ha sottolineato i benefici di quella che ha definito "persistenza pratica", ossia l'aiuto concreto che il terapeuta offre al cliente. Miller ha citato studi indicanti come il contatto (un'annotazione o una telefonata) con il cliente in seguito a un appuntamento mancato possa aumentare di molto la probabilità che il cliente stesso ritorni in trattamento e come quando si effettui un invio la probabilità che il soggetto segua tale indicazione aumenta di molto se si chiama di persona il cliente e si fissa l'appuntamento piuttosto che facendosi contattare da questo (per una *review* su questo tema si veda Miller, 1995). Questo tipo di assistenza attiva per aiutare i clienti a ricevere servizi o a raggiungere un obiettivo è una componente standard di molti tipi di trattamento di salute mentale per i soggetti affetti da SPMI, come il case management o il trattamento assertivo di comunità (ACT). Includere questo tipo di assistenza attiva nel trattamento dell'uso di sostanze per i soggetti affetti da SPMI con "doppia diagnosi" è fondamentale in quanto questi soggetti spesso non sono in grado di ricordarsi gli appuntamenti, gli impegni presso la struttura cui sono stati inviati, altre raccomandazioni terapeutiche o la ripresa del trattamento dopo un periodo di assenza. Il terapeuta che opera nell'ambito del BTSAS chiama spesso il cliente per rafforzare la partecipazione, rintracciare coloro che non si sono presentati all'appuntamento e ricordare loro gli importanti impegni da mantenere (sia correlati all'uso di sostanze che al trattamento di salute mentale).

2.2.3
Accrescere la motivazione e insegnare le capacità per uno stile di vita privo di sostanze

L'obiettivo principale del BTSAS consiste nell'aiutare i clienti ad acquisire le capacità per ridurre o cessare l'uso di sostanze e mantenere, in futuro, uno stile di vita libero da sostanze o un uso limitato di queste. Per raggiungere tutto ciò il BTSAS è stato ideato utilizzando un approccio comportamentale in cui fosse posto in rilievo l'accrescimento della motivazione a cambiare e l'insegnamento di capacità pratiche per una vita libera dall'uso di sostanze. Miller e colleghi – nel 1995 (Miller et al., 1995) e ancora nel 1998 (Miller et al., 1998) – hanno condotto delle revisioni su larga scala della letteratura relativa ai risultati del trattamento dell'uso di alcool. Nella *review* del 1995 gli autori hanno esaminato 219 studi sul trattamento dei disturbi da uso di alcool e in quella del 1998 ne sono stati valutati ancora 85. Gli studi dovevano soddisfare diversi criteri: valutare almeno un trattamento per problemi di alcool; includere un confronto tra l'intervento dello studio e un intervento di controllo o alternativo; utilizzare una procedura per rendere assimilabili i gruppi terapeutici e impiegare misure del consumo di alcool (quantità, frequenza, livello dei problemi correlati). È importante notare come gli autori abbiano fatto valutazioni di questi studi che tenevano in considerazione: a) le dimensioni dell'effetto del trattamento per i diversi interventi inclusi; b) la metodologia (gli studi più rigorosi sono stati tenuti in maggiore considerazione rispetto a quelli meno rigorosi); e c) le caratteristiche del trattamento (ambiente ospedaliero o extraospedaliero, formato individuale o di gruppo, riduzione del danno o astinenza come obiettivo). In base a queste valutazioni, alle strategie terapeutiche utilizzate negli studi in oggetto è stato assegnato un punteggio (punteggio cumulativo di evidenza) che teneva in considerazione il numero di studi in cui le strategie avevano avuto un qualche effetto sul bere e la qualità metodologica degli stessi. I risultati di queste revisioni offrono una panoramica completa della letteratura sul trattamento dell'uso di alcool e rappresentano un rigoroso sistema di valutazione per diverse strategie terapeutiche.

Diversi sono i risultati emersi da considerare come importanti. Innanzitutto, gli interventi brevi e gli approcci mirati all'accrescimento della motivazione hanno ricevuto valutazioni elevate per il trattamento dei problemi da uso di alcool in entrambe le revisioni. Questi risultati hanno confermato quanto fosse importante includere nel BTSAS la collaborazione tra cliente e terapeuta, un *feedback* diretto e indicazioni utili per una modificazione e l'adattamento dell'intervento ai diversi livelli di motivazione a cambiare. Inoltre, entrambe le revisioni hanno individuato una serie di approcci al trattamento comportamentale con elevati punteggi di evidenza.

Questo elenco includeva: *social skill training* (seconda valutazione più alta nella revisione del 1995 e terza in quella del 1998); contrattazione comportamentale (5° e 7° posto nelle revisioni del 1995 e del 1998, rispettivamente); approccio di rinforzo da parte della comunità (4° punteggio più alto in entrambe le revisioni); prevenzione delle ricadute (8° punteggio più alto nel 1995); training all'autocontrollo comportamentale (11° punteggio più alto nel 1998); e terapia comportamentale di coppia/famiglia (12° punteggio più elevato nel 1995 e 10° nel 1998). Anche la terapia cognitiva (ristrutturazione dei pensieri disfunzionali che inducevano a bere) ha ricevuto una valutazione alta (10° punteggio più elevato nel 1995 e 12° nel 1998). Sebbene queste tipologie di approccio differissero in termini di obiettivi specifici e di inclusione delle tecniche cognitive e comportamentali, considerati insieme essi illustrano bene l'efficacia di quegli approcci comportamentali in grado di porre in risalto elementi quali lo *skills training* e la messa in pratica delle capacità, la definizione degli obiettivi e il rinforzo positivo di una riduzione del consumo di alcool e di altre attività non correlate al bere. È da notare il fatto che anche lo *skill training* si è dimostrato efficace per migliorare il funzionamento dei soggetti affetti da SPMI e che l'approccio comportamentale di più diversa connotazione è stato ampiamente utilizzato in diversi contesti su questa popolazione di pazienti (per una revisione su questo tema si veda Bellack et al., 1997). Infine, gli approcci centrati sul cliente hanno ottenuto punteggi elevati (7° punteggio più alto nella revisione del 1995 e 8° in quella del 1998), confermando l'importanza di un atteggiamento empatico verso i soggetti che usano le sostanze.

2.2.4
Il trattamento deve fondarsi su un'ampia base ed essere integrato con i servizi di salute mentale

Drake e colleghi (2001) hanno riassunto diversi importanti elementi del trattamento integrato per i pazienti con "doppia diagnosi", incluso l'adeguare il trattamento allo stadio di cambiamento in cui il paziente si trova, un *outreach* assertivo mirato al coinvolgimento del soggetto nel trattamento, il considerare la motivazione a cambiare come parte del cambiamento, un approccio a lungo termine al trattamento con continuità di supporto, lo sviluppo delle abilità, la prevenzione delle ricadute e un trattamento globale indirizzato al funzionamento in tutte le aree, oltreché all'uso di sostanze, che sia connesso con gli altri sistemi di cura. Di particolare importanza per i clienti affetti da SPMI sono le questioni relative ai sintomi, ai farmaci, alla situazione abitativa e finanziaria, alla mancanza di supporto sociale e al coordinamento complessivo di questi diversi aspetti. Il trattamento per l'uso di sostanze negli individui affetti da SPMI deve anche essere tollerante nei confronti di errori, ricadute, frequentazione sporadica agli incontri e scarsa motivazione. Gli sforzi per sviluppare un trattamento per l'uso di sostanze indirizzato ai soggetti affetti da SPMI con "doppia diagnosi" hanno mostrato buoni risultati quando godevano di un'ampia base e includevano diverse altre problematiche oltre all'uso di sostanze.

Drake e colleghi (1993) hanno progettato un programma integrato per il consumo di alcool che comportava un approccio a lungo termine al trattamento; un uso robusto di case manager in grado di coordinare aspetti quali la somministrazione di farmaci e l'intervento per le crisi; l'aspetto abitativo; lo *skills training*; la riabilitazione professionale e l'educazione familiare. Dopo quattro anni la percentuale dei partecipanti che aveva mantenuto l'astinenza dall'alcool era pari al 61%. Addington ed el-Guebaly (1998) hanno sviluppato un intervento di gruppo per pazienti schizofrenici che abusano di sostanze che combina attenzione al coinvolgimento nel trattamento, psicoeducazione, supporto e *social skills training* insieme a caratteristiche mirate a ridurre il comportamento correlato all'uso di sostanze tra cui definizione degli obiettivi, individuazione del motivo della ricaduta, affrontamento di situazioni ad alto rischio e gestione del denaro. Dopo un anno la percentuale dei soggetti che aveva mantenuto l'astinenza era pari al 44%. Moggi e colleghi (1999) hanno valutato un programma ospedaliero della durata di quattro mesi progettato per pazienti con "doppia diagnosi" che includeva la stabilizzazione del disturbo psichiatrico, l'accrescimento della motivazione a cambiare, la prevenzione delle ricadute e il coinvolgimento di altre persone significative nel trattamento, oltreché incontri di gruppo sulla gestione del denaro e temi relativi a occupazione e situazione abitativa. Sebbene non sia stato rilevato un cambiamento nelle pratiche di abuso, al follow-up la maggior parte dei pazienti era coinvolta in programmi di salute mentale e riferiva una maggiore adesione alla terapia farmacologia e una riduzione dei sintomi positivi. Barrowclough e colleghi (2001) hanno condotto un trial controllato randomizzato sull'uso di sostanze in pazienti affetti da SPMI in cui le cure tradizionali sono state confrontate con un intervento in cui, oltre a queste, era stato aggiunto un colloquio motivazionale, la CBT e l'intervento sulla famiglia o sul *caregiver*. I pazienti che partecipavano al programma integrato mostravano miglioramenti più significativi nel funzionamento al termine del trattamento e al follow-up a 12 mesi, oltreché una riduzione dei sintomi positivi e una percentuale più elevata di giorni di astinenza nel corso dei 12 mesi dello studio. Nel complesso, questi studi hanno dimostrato come gli interventi che combinano componenti fondamentali per una gestione efficace dei pazienti con SPMI – l'enfasi sul trattamento a lungo termine, l'impiego di case manager e altri sistemi di supporto o l'attenzione al coinvolgimento nel trattamento e alle problematiche di crisi e al funzionamento giornaliero – possano rivelarsi efficaci nel trattare l'uso di sostanze nei pazienti affetti da SPMI.

2.3
Componenti del BTSAS

Il BTSAS è composto da sei elementi integrati fra di loro: 1) colloquio motivazionale per accrescere la motivazione a ridurre l'uso di sostanze; 2) esami delle urine per incentivare il cambiamento e sottolineare l'importanza degli obiettivi; 3) strutturazione degli obiettivi, che devono essere realistici e a breve termine per ridurre l'uso di sostanze; 4) capacità sociali e di rifiuto della droga affinché i pazienti siano in grado di rifiutare la pressione sociale a far uso di sostanze e per favorire la possibilità di sperimentare esperienze positive che possano aumentare la capacità di cambiare; 5) informazioni circa le ragioni alla base dell'uso di sostanze e i rischi che ne derivano, in particolare per i soggetti affetti da SPMI, per spostare l'equilibrio decisionale verso una riduzione dell'uso; e 6) addestramento per la prevenzione delle ricadute incentrato su capacità comportamentali tali da affrontare il desiderio incontrollabile di fare uso della sostanza, situazioni ad alto rischio e ricadute.

2.3.1
Colloquio motivazionale (MI)

Il colloquio motivazionale (*Motivational Interview*, MI; Miller e Rollnick, 1991) non ha un tono direttivo o autoritario. Con esso si intende, infatti, fornire un *feedback* chiaro e consigli, oltreché negoziare gli obiettivi e risolvere eventuali problemi per superare i fattori che ostacolano la realizzazione del trattamento. Il colloquio motivazionale combina gli elementi terapeutici dimostratisi efficaci negli interventi brevi per l'uso di sostanze (Bien et al., 1993), compreso il fornire consigli e *feedback*, l'utilizzare uno stile di counseling empatico e il valutare l'eventuale presenza di problemi che ostacolano il trattamento. Il colloquio motivazionale è stato oggetto di diversi studi, sia in qualità di precursore del trattamento, sia come aggiunta al trattamento tradizionale in ambiente ospedaliero ed extraospedaliero, su differenti popolazioni di pazienti (per una revisione su questo tema si veda Miller e Heather, 1998). Nel complesso, la letteratura si dimostra a favore del colloquio motivazionale come strategia efficace per accrescere la motivazione del cliente, aumentare la partecipazione al trattamento e ridurre l'uso di sostanze (Miller, 2000). Un importante aspetto da sottolineare è il fatto che il colloquio motivazionale è stato esaminato nell'ambito di un intervento costituito da quattro incontri definito come *Motivational Enhancement Therapy* (MET), uno dei tre trattamenti testati nel progetto MATCH, un ampio studio condotto in più sedi su individui dipendenti da alcool. La MET è stata confrontata con un intervento costituito da 12 incontri di terapia cognitivo-comportamentale o con un *facilitation training* a 12 fasi (Gruppo di Ricerca Progetto MATCH, 1997). I primi due incontri prevedevano una valutazione, un *feedback* e lo sviluppo di un programma di cambiamento individualizzato nello stile del colloquio motivazionale. Nel terzo e nel quarto incontro si esaminavano i progressi compiuti dal cliente, venivano riviste le ragioni per un eventuale cambiamento e, se necessario, si effettuavano degli adattamenti al piano realizzato. I risultati hanno indicato che la MET produceva risultati equiparabili ad altri trattamenti che prevedevano un numero di incontri anche tre volte più frequenti.

Sebbene il colloquio motivazionale sia stato inizialmente ideato per l'uso di alcool problematico, successivamente esso è stato applicato a una serie di altri interventi di cambiamento del comportamento. Sul colloquio motivazionale sono stati condotti diversi studi, che hanno peraltro fornito risultati promettenti, sulla popolazione di soggetti che abusano di sostanze. In queste indagini sono stati inclusi individui utilizzatori di anfetamine, pazienti in mantenimento con metadone, consumatori di marijuana e soggetti con dipendenza da cocaina. Questi studi hanno indicato come tra i pazienti che abusavano di sostanze sottoposti al colloquio motivazionale vi fosse una maggiore partecipazione e permanenza in trattamento e un tasso più basso di consumo di sostanze e di problematiche (Baker et al., 2001; Saunders et al., 1995; Stephens et al., 2000). Da notare come il colloquio motivazionale sembri essere particolarmente efficace con i clienti che abusano di sostanze che riferiscono una scarsa motivazione al cambiamento (Stotts et al., 2001).

È degno di nota anche il fatto che il colloquio motivazionale fosse efficace pure con clienti in "doppia diagnosi" nel migliorare il coinvolgimento nel trattamento e il risultato. Kemp e colleghi (1996, 1998) hanno studiato l'impatto di un intervento motivazionale breve sulla compliance valutata da un osservatore e l'atteggiamento nei confronti del trattamento in pazienti affetti da disturbi psicotici. Ai follow-up effettuati a 6 e 18 mesi, i pazienti sottoposti all'intervento mostravano una maggiore adesione al trattamento, oltreché miglioramenti più evidenti nel funzionamento sociale e una più lunga permanenza in comunità prima della riammissione rispetto a quanti non erano stati sottoposti a questo intervento. Daley e Zuckoff (1998) hanno aggiunto a questo schema un incontro motivazionale effettuato prima della dimissione con pazienti in "doppia diagnosi" e hanno riscontrato come il tasso di partecipazione alla riabilitazione fosse aumentato dal 35 al 67%. In uno studio condotto su individui con depressione e dipendenza da cocaina, Daley e colleghi (1998) hanno riscontrato che un breve intervento motivazionale era associato a un maggior tasso di partecipazione al trattamento e di completamento dello stesso e a un tasso inferiore di riammissione a un anno. Swanson e colleghi (1999) hanno esaminato l'impatto del colloquio motivazionale sulla frequenza agli appuntamenti di riabilitazione nei pazienti con "doppia diagnosi" e hanno rilevato come la percentuale di soggetti che aveva partecipato al primo appuntamento di riabilitazione fosse più elevata nel gruppo sottoposto al colloquio motivazionale (42%) rispetto al gruppo cui era stato somministrato il trattamento standard (16%). Martino e colleghi (2000) hanno confrontato un colloquio motivazionale, costituito da un unico incontro ed effettuato prima dell'ammissione, con un'intervista standard fatta con pazienti in "doppia diagnosi" all'interno di un programma ospedaliero parziale riscontrando che quelli sottoposti a colloquio motivazionale avevano un tasso inferiore di drop-out e un maggior tasso di partecipazione al trattamento. Nel complesso la letteratura indica che il colloquio motivazionale è assai efficace nel favorire un cambiamento di comportamento in genere e, specificatamente, nel determinare una riduzione dell'uso di sostanze dimostrando che esso rappresenta anche una strategia utile per aumentare la motivazione del cliente e la partecipazione al trattamento in diverse popolazioni cliniche, inclusi i soggetti affetti da SPMI (per una discussione sulle modalità di adattamento del colloquio motivazionale al programma BTSAS si veda il capitolo 6).

2.3.2
Programma di esami delle urine (UCP, *Urinalysis Contingency Program*)

La gestione delle contingenze come parte del trattamento dell'abuso di sostanze solitamente prevede un rinforzo immediato a seguito di un comportamento positivo per aumentare la probabilità che si ripeta. Nei programmi standard di gestione delle contingenze mirati alla riduzione dell'uso di sostanze, ai clienti viene offerta una ricompensa se forniscono un campione di urine pulito. Tale ricompensa può essere di vario tipo ma, solitamente, consiste in denaro o buoni per l'acquisto di prodotti o per usufruire di servizi o attività che possano interessare il cliente. Simili procedure e incentivi si sono dimostrati efficaci nel ridurre l'uso di sostanze in campioni costituiti da soggetti con uso di sostanze come disturbo primario (per una rassegna si veda Higgins et al., 2000; Petry, 2000).

I programmi di gestione delle contingenze su piccola scala sono stati utilizzati anche con clienti affetti da SPMI in "doppia diagnosi". Sia Shaner e colleghi (1997) che Roll, Chermack e Chudzynski (2004) hanno utilizzato un programma di gestione delle contingenze su piccoli campioni di pazienti schizofrenici con "doppia diagnosi". Nello studio condotto da Shaner, due clienti schizofrenici anche senza tetto hanno fornito campioni di urine due volte alla settimana e hanno ricevuto una ricompensa pari a 25 dollari per campioni di urine privi di sostanze. Rispetto alla *baseline*, i clienti presentavano un tasso assai minore di campioni positivi per cocaina durante il periodo dell'intervento. Roll e colleghi hanno rilevato simili riduzioni nell'uso del crack utilizzando un programma di gestione delle contingenze con tre clienti schizofrenici. In un campione più vasto Peniston (1988) ha sviluppato un programma simile dimostratosi efficace nel ridurre il consumo di alcool tra 15 clienti schizofrenici che stavano ricevendo un trattamento ospedaliero di salute mentale. Il programma utilizzava incentivi all'astinenza quali elogi, permessi quotidiani e somme di denaro da utilizzare durante i permessi di uscita. Sigmond e colleghi (2000) hanno utilizzato un programma di gestione delle contingenze per incentivare la riduzione dell'uso di marijuana in un piccolo campione di pazienti schizofrenici seguiti ambulatorialmente. Questi risultati avvalorano l'uso di un programma di esami delle urine in clienti affetti da SPMI. Il programma di esami delle urine, pur non essendo ancora stato utilizzato in campioni più ampi di clienti affetti da SPMI, è stato incluso nel BTSAS come un modo concreto per incentivare una riduzione dell'uso di sostanze secondo una modalità che può essere facilmente applicata a questa popolazione di clienti (per una descrizione dettagliata di come abbiamo integrato il programma di esami delle urine nel BTSAS si veda il capitolo 7).

2.3.3
Strategie su base comportamentale

Per trattare i comportamenti tossicomanici sono stati sviluppati diversi programmi terapeutici comportamentali (Annis e Davis, 1989; Carroll et al., 1991; Chiauzzi, 1991; Monti et al., 1989). Tutti questi programmi, pur differenziandosi nello specifico, pongono in rilievo l'importanza dei principi dell'apprendimento sociale per insegnare una serie di abilità cognitive e comportamentali. Come già accennato in precedenza, è ampiamente dimostrato come l'approccio comportamentale generico sia efficace, ma i dati non sono nettamente a favore di una strategia specifica rispetto all'altra (Miller, 1992). Nel BTSAS abbiamo adattato alcune di queste procedure che sembrano particolarmente adatte per i problemi dei clienti affetti da SPMI e che tali clienti possono imparare e mettere in pratica in modo efficace. Questi includono: la contrattazione comportamentale (definizione degli obiettivi); il resistere alla pressione sociale a fare uso di sostanze; l'individuare le situazioni ad alto rischio e il suggerire delle alternative all'uso di sostanze in una determinata situazione. Nell'insegnare queste abilità vengono utilizzate le stesse strategie di apprendimento sociale: istruzione, modellamento, gioco dei ruoli e *feedback*. Ciascuna di queste componenti è stata selezionata per fare in modo che il processo di riduzione dell'uso di sostanze non sia tanto un esercizio di volontà ma, piuttosto, un cammino costituito da piccoli passi appresi di volta in volta che potrebbero essere utilizzati in diverse situazioni in futuro.

2.3.4
Training rivolto alle "abilità sociali"

Il programma di BTSAS è basato sul *training* rivolto alle "abilità sociali" (SST; Bellack et al., 1997), un intervento strutturato che utilizza istruzione, modellamento, gioco dei ruoli e rinforzo sociale. Complessi comportamenti sociali vengono scomposti in varie componenti. Ai pazienti viene dapprima insegnato ad applicare i vari elementi che, successivamente, imparano gradualmente a combinare. In questo intervento vi è una forte enfasi sulle prove di comportamento e la ripetizione di alcune abilità per ridurre al minimo le richieste sulle capacità cognitive necessarie nelle interazioni stressanti. La componente del BTSAS relativa al *training* rivolto alle abilità sociali include due sezioni:

1) l'addestramento generico per insegnare ai clienti a programmare eventuali richieste da parte di altre persone e rifiutarle. Vi è una chiara dimostrazione che il *training* rivolto alle abilità sociali è un modo efficace di insegnare ai clienti con SPMI come interagire con gli altri più efficacemente e con minor stress (per una revisione su questo tema si veda Bellack et al., 1997);

2) *training* rivolto alle abilità di rifiuto delle offerte di droga, in cui i clienti imparano e mettono in pratica come rifiutare un invito a far uso di sostanze. Questa sezione è considerata come un prolungamento del *training* per le abilità sociali necessario per i clienti con "doppia diagnosi".

Noi consideriamo l'addestramento rivolto alle abilità di rifiuto delle sostanze come una componente fondamentale del BTSAS. I clienti con SPMI e "doppia diagnosi", in genere, hanno bisogno di avere dei rapporti con gli altri, o per procacciarsi la sostanza o per poterla utilizzare. Cioè, l'uso di droga è un'esperienza sociale e i clienti hanno interazioni interpersonali in una serie di situazioni che favoriscono e mantengono l'uso di sostanze. Solitamente sono i familiari e gli amici a fornire e ad offrire la droga ai clienti che, spesso, ricevono offerte in ambienti che la maggior parte di noi definirebbe sicuri come, ad esempio, le mura domestiche. Non di rado i clienti vengono ingaggiati ad acquistare droga per altre persone per cui, essendo vulnerabili, sono facili vittime della manipolazione da parte degli spacciatori. L'obiettivo del *training* rivolto al rifiuto delle offerte di droga consiste nell'insegnare ai clienti come interagire con gli altri in un modo che favorisca il "non utilizzo". Il *training* rivolto alle abilità di rifiuto della droga offre loro uno strumento per riuscire ad affrontare le interazioni sociali senza ricorrere all'uso di sostanze.

2.3.5
Educazione

Un aspetto importante della riduzione dell'uso di sostanze in qualsiasi popolazione consiste nel portare l'individuo a riconoscere di avere un problema con la droga e di aver bisogno di fare qualcosa per risolverlo (Hall et al., 1991). Prochaska e DiClemente (1982) hanno supposto che l'ammissione di un uso problematico e la decisione di ridurlo sono il risultato di un processo piuttosto che degli eventi; la disponibilità a cambiare evolve gradualmente col tempo e durante questo processo i livelli di motivazione possono presentare alti e bassi. Solitamente si verificano numerose false partenze e i pazienti vanno incontro a parecchi fallimenti prima di giungere a un cambiamento duraturo. La componente educativa del BTSAS ha l'obiettivo di accrescere la motivazione a cambiare. L'educazione circa le conseguenze negative di un uso eccessivo è una componente standard della maggior parte dei programmi di trattamento per l'uso di sostanze e serve ad aumentare la percezione del valore di un cambiamento di comportamento, a fare in modo che i pazienti si ricredano su alcuni miti che favoriscono il consumo di sostanze e a fornire informazioni che facilitino un cambiamento di comportamento. La componente educativa del nostro intervento viene somministrata in sei incontri di gruppo, sul modello del *training* educativo utilizzato in altri programmi per l'uso di sostanze (Heather, 1989), e consiste nel fornire informazioni che riguardino personalmente i membri del gruppo piuttosto che in un ammonimento generale circa i rischi derivanti da tale pratica.

2.3.6
Training rivolto alle capacità di *coping*

La componente del BTSAS relativa alle capacità di *coping* è basata su diversi programmi terapeutici cognitivo comportamentali (Monti et al., 1989) che enfatizzano la costruzione di capacità per affrontare problemi quotidiani ed eventi stressanti (capacità di ascolto e di conversazione), la riduzione dei conflitti sociali (cioè, migliorare la comunicazione con gli altri, affrontare problemi relazionali) e la gestione di fattori intrapersonali (cioè, far fronte al desiderio impellente di fare uso di droga, controllare i pensieri negativi) che contribuiscono all'uso di sostanze. Per adattare questi principi abbiamo scelto – tra i vari temi riguardanti le capacità di *coping* – quelli che ritenevamo poter interessare maggiormente i clienti affetti da SMI. Specificatamente, l'obiettivo consiste nell'insegnare ai clienti come individuare i fattori che inducono all'uso di sostanze e le situazioni ad alto rischio cui solitamente vanno incontro e imparare a sfuggire o ad evitare queste situazioni. Nella componente del nostro programma relativa alle capacità di gestione abbiamo intenzionalmente ridotto il numero e la complessità degli argomenti. Come evidente nel nostro approccio al *training* delle capacità in generale, abbiamo posto in rilievo le prove di comportamento e la ripetizione dei concetti di alcune abilità relativamente semplici che possono essere usate automaticamente, riducendo al minimo, quindi, la richiesta sulle capacità cognitive necessarie durante le interazioni stressanti. Per i clienti affetti da SMI il fornire il livello di dettagli necessario per individuare specifiche capacità atte ad affrontare molte situazioni correlate all'uso di droga richiede un livello di funzionamento cognitivo che la maggior parte dei clienti non possiede. Per questo motivo ci siano concentrati su due capacità generali – l'evitamento e la fuga – che i clienti possono facilmente comprendere: questi concetti possono essere applicati a una serie di situazioni correlate alla droga senza dovere effettuare grandi adattamenti nelle diverse situazioni.

2.3.7
Prevenzione delle ricadute

La componente relativa alla prevenzione delle ricadute del BTSAS è basata sullo studio di Marlatt e Gordon (1985) sulla prevenzione delle ricadute in soggetti con uso di alcool primario. Marlatt e Gordon hanno sottolineato l'importanza dell'insegnare ai pazienti ad aspettarsi una "caduta" e hanno proposto una serie di strategie per evitare che cadute isolate si trasformino in ricadute vere e proprie. Un aspetto significativo della loro strategia prevedeva un cambiamento delle attribuzioni, l'accrescimento dell'autoefficacia e l'utilizzo dell'autocontrollo. In questo contesto i soggetti che abusano di alcool vengono incoraggiati a creare fonti di supporto sociale cui si possano rivolgere quando si sentono vulnerabili, sviluppare abitudini salutari (ad es., esercizio fisico), crearsi degli hobbies o individuare altre fonti di intrattenimento e rinforzo e partecipare alla terapia coniugale o familiare (McCrady, 1993). Sebbene questo approccio sia utile con i clienti affetti da SPMI (aspettarsi un errore e sviluppare un piano in modo che questo non si tramuti in ricaduta), tali tecniche specifiche non si rivelano efficaci, in genere, per la maggior parte dei soggetti affetti da SPMI a causa della presenza di deficit di elaborazione delle informazioni, della mancanza di risorse economiche (la maggior parte dei clienti affetti da SPMI non ha un lavoro) e del relativo isolamento sociale (di solito non sono attorniati da un gruppo di persone costituito da pari o parenti cui si possano rivolgere). Abbiamo quindi adattato la strategia di prevenzione delle ricadute ai clienti affetti da SPMI (si veda il capitolo 10). In breve, quando abbiamo sviluppato il BTSAS si è prestato ascolto ai nostri clienti per capire quali fossero le principali situazioni ad alto rischio che inducevano all'uso di sostanze o ad una ricaduta in questa popolazione. Successivamente, abbiamo programmato degli incontri che includessero una discussione sulle difficoltà che si possono incontrare nell'affrontare queste situazioni senza fare uso di sostanze e tecniche di *problem solving* mirate a sviluppare un piano individualizzato da mettere in atto quando ci si trova in una determinata situazione come, ad esempio, il gestire il sentimento di noia, l'affrontare gli effetti collaterali indotti dai farmaci, il controllare sintomi psichiatrici e l'avere delle risorse finanziarie sufficienti.

2.4
Riepilogo

Le componenti del BTSAS sono rappresentate da strategie studiate e utilizzate in modo efficace in popolazioni che primariamente abusano di sostanze. Basandosi il BTSAS su concetti e strategie derivate dalla letteratura sul trattamento dell'uso di sostanze non si è dovuto partire da zero ma si è stati in grado di utilizzare ciò che si era dimostrato importante o efficace nel ridurre l'uso di sostanze. Il concetto chiave del BTSAS consiste nell'adeguare queste strategie alle necessità e ai deficit dei clienti affetti da SMI.

La realizzazione del programma BTSAS prevede l'adesione a procedure dettagliate. L'esatto contenuto di ciascun incontro non è predeterminato ma varia, almeno in parte, in funzione delle caratteristiche dei singoli membri del gruppo. Nonostante ciò, ogni seduta ha una struttura o un piano organizzativo specifici e gli argomenti vengono introdotti secondo un ordine standard. Il livello di specificazione può essere un po' scoraggiante per i clinici esperti abituati a *operare in base alla propria esperienza personale*. In realtà, però, ciò rende il processo più facile in quanto indica cosa fare e quando e come farlo. La struttura dell'incontro è mirata, inoltre, a guidare il comportamento del gruppo e a mantenere l'attenzione su quello che è l'obiettivo principale: ridurre l'uso di sostanze. Come abbiamo potuto constatare, nella maggior parte dei gruppi si perde troppo tempo in quanto la mancanza di struttura fa sì che la discussione venga sviata su quello che può essere l'argomento del momento. Queste discussioni a volte possono essere utili ma, più spesso, non sono produttive per la maggior pare dei membri del gruppo e possono essere controproducenti in quanto distraggono dal fine primario.

Oltre alla strutturazione, un altro aspetto chiave del BTSAS è rappresentato dallo stile e dal comportamento del terapeuta. I terapeuti del BTSAS sono cordiali ma, nello stesso tempo, assumono un atteggiamento direttivo. Rispetto ai tradizionali terapeuti della parola, essi appaiono più come degli insegnanti; infine, lo spirito del programma è comunque positivo e di sostegno. L'organizzazione di ciascun incontro viene illustrata nella Tabella 3.1.

Tabella 3.1 Format degli incontri di BTSAS

1. I membri forniscono campioni di urina
2. Il gruppo si riunisce mentre i campioni vengono analizzati
3. I risultati degli esami delle urine vengono comunicati a ciascun membro separatamente e viene dato un rinforzo a coloro che hanno presentato un campione pulito
4. Il terapeuta fornisce supporto anche ai membri che hanno fornito un campione di urine negativo e dirige la discussione sulla definizione degli obiettivi, concentrandosi sulla situazione in cui la persona ha fatto uso della sostanza

(cont.→)

La terapia cognitivo-comportamentale dell'abuso di sostanze in comorbilità con disturbi mentali gravi. Alan S. Bellack, Melanie E. Bennett, Jean S. Gearon
© Springer-Verlag Italia 2011

Tabella 3.1 (continua)

5. La procedura di definizione degli obiettivi avviene separatamente per ciascun membro
6. Analisi del materiale/capacità trattati nell'incontro precedente
7. I terapeuti descrivono il contenuto/tema principale dell'incontro odierno
8. Training alle capacità o presentazione didattica
9. Gli obiettivi vengono brevemente esaminati. Se opportuno, vengono assegnati i compiti a casa e vengono ricordate l'ora e la data dell'incontro successivo

3.1
Componenti del trattamento

Il trattamento è costituito dalle seguenti componenti: colloquio motivazionale, esami delle urine, definizione degli obiettivi, *training* rivolto alle abilità sociali, educazione e capacità di *coping*.

3.1.1
Colloquio motivazionale (MI)

Il colloquio motivazionale viene condotto nell'ambito di incontri individuali durante la prima settimana di trattamento, dopo tre mesi e al termine dello stesso (6 mesi). Lo scopo di questi incontri consiste nell'individuare alcune ragioni chiave che possano indurre a ridurre l'uso di droga e nello sviluppare degli obiettivi sia a breve che a lungo termine per consentire al cliente di raggiungere tale fine. L'enfasi è posta su obiettivi concreti relativamente a breve termine. È da notare che tali obiettivi dovrebbero avere una ragionevole probabilità di essere raggiunti, in modo che il soggetto non si senta frustrato e non utilizzi il fallimento come scusa per uscire dal trattamento o per riprendere a far uso di sostanze. Gli incontri successivi vengono utilizzati per esaminare i progressi compiuti dal cliente, individuare eventuali fattori che ostacolano il raggiungimento degli obiettivi e rivedere questi ultimi, se necessario.

3.1.2
Esami delle urine

Ai partecipanti, a partire dalla seconda settimana e prima di ogni incontro, viene richiesto di fornire un campione di urine. Questa procedura non viene effettuata durante la prima settimana in quanto vogliamo evitare che il cliente inizi il trattamento con un'esperienza fallimentare o sentendosi consapevole di non aver fornito un campione pulito. Entro la seconda settimana è probabile che un soggetto abbia osservato come uno o più partecipanti abbiano fornito un campione "sporco" senza essere stati criticati o rimproverati pubblicamente. I clienti ricevono un ampio rinforzo sociale (congratulazioni e applausi) da parte del terapeuta e dagli altri membri del gruppo se il campione di urine risulta negativo per la sostanza indicata durante il colloquio motivazionale (la sostanza primaria di abuso). Inoltre, essi ricevono una piccola gratificazione di carattere economico. Noi, ad esempio, offriamo 1,50 $ per il primo campione pulito; successivamente, la somma viene aumentata di 0,50 $ di volta in volta, fino a un massimo di 3,50 $ per ogni terzo campione consecutivo pulito. Dal momento che, talvolta, i soggetti con "doppia diagnosi" saltano l'incontro se hanno fatto uso di sostanze, dopo ciascuna assenza la somma torna a 1,50 $. Se il cliente fornisce un campione "sporco", il terapeuta conduce un breve *training* mirato alla risoluzione del problema per individuare i fattori che lo hanno indotto a fare uso della sostanza (ad es., aver incontrato un vecchio amico con cui il soggetto spesso faceva uso di coca) offrendo indicazioni o illustrando capacità pratiche per evitare che questi ricada nuovamente qualora in futuro si dovesse trovare nella medesima situazione.

3.1.3
Definizione degli obiettivi

Un aspetto fondamentale per una riduzione dell'uso di sostanze consiste nello stabilire fini e obiettivi ragionevoli. Nell'ambito del BTSAS la definizione degli obiettivi è un processo formale effettuato subito dopo il completamento della procedura dell'esame delle urine. A turno, ciascun membro riferisce al gruppo se ha raggiunto o meno l'obiettivo prefissato per la settimana appena trascorsa e ne individua uno nuovo per il periodo che deve trascorrere prima dell'incontro successivo. Il terapeuta fornisce indicazioni e fa in modo che gli obiettivi selezionati siano incentrati sulla riduzione dell'uso di sostanze e abbiano una certa probabilità di essere raggiunti. Un obiettivo, ad esempio, potrebbe essere il non fare uso di crack durante il fine settimana o il non uscire con un amico che fa uso di sostanze. Se il soggetto ha mostrato difficoltà nel raggiungere il proprio obiettivo, il terapeuta introduce alcune strategie di *problem solving* scegliendo obiettivi più semplici per evitare che il cliente vada incontro a continue frustrazioni. Gli obiettivi vengono scritti in un contratto formale firmato sia dal terapeuta che dal membro del gruppo, che ne conserva una copia. Il cliente viene poi invitato a indicare a chi potrebbe rivelare il proprio obiettivo, scegliendo nell'ambito della cerchia delle persone più vicine. La strategia di rivelare a un'altra persona il proprio obiettivo si è dimostrata efficace nel modificare una serie di comportamenti.

3.1.4
Training rivolto alle abilità sociali

Il *training* rivolto alle abilità sociali copre tre aspetti: capacità di conversazione, capacità di rifiuto generiche e capacità di rifiuto dell'uso di sostanze. L'obiettivo consiste nell'insegnare ai partecipanti come sviluppare dei rapporti con persone che non fanno uso di droga e come riuscire a rifiutare le offerte di droga da parte di pari, familiari e altre persone con cui sono soliti utilizzare sostanze o da cui le ricevono.

L'enfasi è posta sulle capacità di rifiuto dell'uso di sostanze. Le capacità di conversazione e di rifiuto generiche forniscono un orientamento verso l'approccio al *training* rivolto alle abilità e garantiscono che tutti i partecipanti abbiano un minimo di competenza nelle abilità sociali di base prima di cominciare un *training* più difficile per affrontare situazioni stressanti correlate alla droga.

3.1.5
Educazione e capacità di *coping*

Lo scopo di questa componente del trattamento consiste nel: 1) fornire informazioni che accrescano la motivazione ad astenersi dall'uso di sostanze aiutando i partecipanti a capire perché ne fanno uso e perché non dovrebbero farlo; e 2) insegnare loro come affrontare il desiderio incontrollabile della sostanza e individuare, evitare o sfuggire situazioni ad alto rischio. Il *training* include sia presentazioni didattiche, sia prove delle capacità apprese. Come per tutte le componenti del BTSAS, forniamo informazioni generali utili per la maggior parte dei partecipanti ma ci concentriamo anche su problematiche specifiche riguardanti ciascun membro. Inoltre, facciamo ampio uso di sussidi visivi (cartelloni e lavagne). All'inizio del trattamento, ciascun membro riceve un raccoglitore contenente le copie di tutte le informazioni fornite durante il corso del programma. Il membro, a seconda della situazione abitativa, può portare a casa tale materiale o lasciarlo in clinica. Naturalmente, al termine del trattamento tutti portano a casa il raccoglitore.

Gli argomenti trattati includono:
- conseguenze positive e negative dell'uso di sostanze;
- fattori biologici dell'uso di sostanze che riguardino in particolar modo i soggetti affetti da SPMI;
- impatto dell'uso di sostanze sui sintomi di una SPMI;
- abitudini, *craving* e stimoli;
- situazioni ad alto rischio;
- strategie di *coping* basate sull'evitamento;
- strategie di *coping* basate sulla fuga e il rifiuto;
- capacità di prevenzione dell'HIV;
- prevenzione dell'epatite.

3.1.6
Problem solving e prevenzione delle ricadute

Lo scopo di questo segmento del programma consiste nei seguenti aspetti: 1) applicare a eventi e problemi quotidiani, che sorgano di volta in volta, le abilità basilari e le strategie di *coping* generiche già apprese; 2) includere nella definizione degli obiettivi e nell'esame delle urine eventuali sostanze secondarie, dopo aver ottenuto successo con la sostanza principale; 3) prevenzione delle ricadute, compreso il trattamento delle cadute isolate; e 4) analisi del materiale trattato, compresa la ripetizione delle unità a seconda delle necessità dei nuovi membri del gruppo o di membri già presenti che continuano ad avere difficoltà in un settore particolare. Caratteristicamente in questa fase i membri del gruppo vengono aiutati ad applicare le capacità e strategie di *coping* ai problemi che sorgono di volta in volta e a gestire la riduzione di motivazione all'astinenza.

3.1.7
Termine

I soggetti inclusi nel nostro programma di ricerca hanno partecipato per sei mesi a incontri bisettimanali. Come indicato precedentemente, questo lasso di tempo è generalmente considerato la durata minima per un trattamento efficace dei soggetti con "doppia diagnosi". In ambiente clinico tale periodo può essere comunque prolungato, soprattutto nei gruppi ad ammissione aperta. In realtà i nostri incontri continuano per diversi anni, anche se i nostri clienti dopo sei mesi raggiungono la *graduazione*. Non abbiamo dati su questo aspetto, ma pensiamo che per i membri del gruppo sia importante che vi sia una data che indichi il termine o il "congedo" dal programma.

Diversamente, è probabile che la partecipazione raggiunga un punto in cui gli stessi problemi vengono trattati più volte. Vi è, inoltre, un limite di tempo naturale in relazione al programma di esame delle urine in quanto o il soggetto ha osservato l'astinenza per un periodo di tempo prolungato o è chiaro che non riuscirà a raggiungere l'obiettivo dell'astinenza e avrà una predominanza di campioni "sporchi". In ogni caso, raccomandiamo di fare della data del termine del programma un evento celebrativo festeggiato con un "diploma" e un rinfresco. Ridurre l'uso di sostanze e partecipare a un gruppo per l'abuso è difficile e i partecipanti meritano il riconoscimento e le congratulazioni del terapeuta e degli altri membri.

3.2
Filosofia alla base del *training* e tecniche

Questo programma è basato sul *training* rivolto alle abilità sociali (*social skills training*, SST), un approccio di apprendimento sociale per la riabilitazione impiegato con successo a partire dai primi anni '80 su soggetti affetti da SPMI. Il *training* rivolto alle abilità sociali è una procedura educativa fortemente strutturata che utilizza istruzione, modellamento, gioco dei ruoli e rinforzo sociale. Repertori sociali complessi come l'instaurare nuove amicizie e il rifiutare l'offerta di sostanze vengono scomposti in varie componenti, quali il mantenere il contatto dello sguardo e il fornire rinforzo sociale. I partecipanti imparano dapprima a eseguire i singoli elementi e poi, gradatamente, a combinarli. Nell'ambito del programma viene dato grande risalto allo "*shaping*" (imparare nuove capacità pezzo per pezzo), alle prove di comportamento (pratica) e alla ripetizione di alcune abilità specifiche e relativamente semplici che possono essere utilizzate automaticamente riducendo al minimo, in tal modo, le richieste a carico della funzione cognitiva necessarie per prendere decisioni durante interazioni stressanti. Questo stesso modello di insegnamento/messa in pratica è adattato per la presentazione di materiale didattico, per la definizione degli obiettivi e per il *problem solving*. In ciascun caso il materiale viene suddiviso in semplici elementi o componenti e ai membri si richiede di dimostrare, con una risposta comportamentale o verbale, di avere capito; le aspettative vengono gradualmente aumentate in modo che i membri abbiano la massima possibilità di avere successo e ricevere un rinforzo (per il *training* rivolto alle abilità si veda il capitolo 8). Presentiamo, di seguito, alcune linee guida generiche per l'applicazione delle tecniche nel programma BTSAS.

3.2.1
Filosofia alla base del *training*

3.2.1.1
Il *training* alle abilità è una tecnica di insegnamento e non una psicoterapia di gruppo

La maggior parte di coloro che operano nell'ambito della salute mentale ha cominciato ad avvicinarsi a tale settore perché animato dal desiderio di essere di aiuto agli altri. In genere si pensa che questo aiuto possa essere prestato attraverso una qualche forma di psicoterapia verbale. Questi approcci, indipendentemente dal tipo specifico di ognuno di essi, partono dal presupposto che il parlare di questioni emotivamente importanti sia un elemento fondamentale. Ciò non è assolutamente vero per il *training* rivolto alle abilità sociali o ad altre abilità impiegato nell'ambito del BTSAS: queste sono procedure educative di "costruzione" delle abilità. La conversazione è un veicolo per trasmettere informazioni e far sentire le persone a proprio agio nelle situazioni sociali e non uno strumento di insegnamento. Un istruttore di pianoforte o di tennis non riunisce i propri allievi per spiegare loro come suonare o colpire la palla e discutere di ciò che ne pensano. I partecipanti al programma BTSAS spesso vogliono discutere dei propri problemi e, talvolta, preferiscono parlare piuttosto che apprendere. Ma la discussione e l'auto-esplorazione sono pratiche adatte ad altri tipi di trattamenti di gruppo. Prima di cominciare l'incontro il leader deve ricordarsi che deve condurre un incontro di gruppo sulle abilità e non un semplice *training* alle capacità nell'ambito di una psicoterapia verbale più aperta. Il primo è solo un modo per riuscire a sviluppare nuovi comportamenti complessi e aiutare il soggetto a ridurre il consumo di droga.

3.2.1.2
Imparare a condurre un *training* rivolto alle abilità

Il saper condurre un *training* rivolto alle abilità è già, di per sé, una capacità. Per questo motivo anche il leader deve imparare, proprio nello stesso modo in cui i partecipanti apprendono nuove abilità. Ciò significa cominciare lentamente, fare pratica e assicurarsi un *feedback*. Quando è possibile, sarebbe molto utile osservare come altri gruppi vengono condotti da *trainer* ormai pratici o visionare i video filmati degli incontri oppure sollecitare un *feedback* da parte degli altri leader o dei supervisori che conoscono bene questo tipo di approccio. Come per tutte le nuove capacità è importante cominciare lentamente. Selezionate abilità facili da insegnare, collaborate con il co-leader e ponete obiettivi facili da raggiungere; fate pratica senza preoccuparvi troppo del risultato; abituatevi al gioco dei ruoli e a condurre un gruppo strutturato e cercate di sentirvi sempre più a vostro agio nel ruolo di insegnante e nel mantenere unito il gruppo in relazione ai compiti da svolgere. Tenete a mente che la struttura (il modo in cui insegnate) è molto più importante del contenuto (cosa insegnate). La maggior parte dei leader neofiti, invece, si comporta come se fosse vero il contrario dedicando troppo tempo alla conversazione.

Il livello di organizzazione cui si faceva riferimento sopra è particolarmente importante per il processo di apprendimento. Preparate del materiale scritto (fotocopie da distribuire e cartelli), presentatevi agli incontri con una serie di scenari già pronti per il *role-play* e attenetevi il più possibile a quanto avete preparato. Quando suggeriamo di eseguire due o tre *role-playing* con ciascun membro intendiamo due o tre brevi giochi dei ruoli con ogni membro e non uno o due alternati alla conversazione e diversi per contenuto o lunghezza. Tenete in mente che il gioco dei ruoli non è uno strumento per stimolare una discussione sulle situazioni sociali o per un lungo monologo. Pensate, ad esempio, di dover imparare come effettuare un servizio a tennis servendo una sola volta, colpendo alcune palle, parlando della presa della racchetta, palleggiando un po' e poi cercando di servire nuovamente anziché colpire 10 servizi di seguito e ricevere un *feedback* correttivo dopo ciascun colpo. Infine, tenete a mente che ogni gruppo è diverso dall'altro. Imparare ad esser un bravo leader richiede di fare pratica con la struttura dei diversi gruppi i cui partecipanti presentano ciascuno caratteristiche diverse.

3.2.1.3
Non sottovalutare mai i deficit cognitivi dei partecipanti

Abbiamo già accennato alle difficoltà di memoria, di attenzione e di risoluzione dei problemi a livello più elevato manifestati dai soggetti schizofrenici e da quelli affetti da SPMI. Per il clinico questo è uno degli aspetti più difficili e importanti da comprendere. Gli individui schizofrenici, quando sono asintomatici, possono sembrare in grado di conversare lucidamente, di imparare, di capire e di indicare l'avvenuta comprensione o meno di un concetto. Abbiamo osservato regolarmente come soggetti dal funzionamento apparentemente buono annuiscano in modo appropriato alle istruzioni e ripetano meccanicamente le risposte del leader durante il gioco dei ruoli, ma siano totalmente incapaci di fornire una risposta appropriata se la situazione simulata viene modificata anche solo leggermente. Sia che non ricordino, sia che risultino facilmente distraibili o concreti al punto da non essere in grado di trasporre le idee da una situazione A ad una situazione B, a costoro spesso manca la capacità di apprendere dalla continuità delle situazioni. Le uniche soluzioni secondo noi efficaci per ovviare a questo problema sono: 1) strutturare il più possibile e ridurre al minimo le richieste di astrazione (utilizzare suggerimenti e fotocopie, individuare semplici comunanze tra le varie situazioni e fornire istruzioni molto semplici e dirette); 2) continuare a far esercitare i partecipanti (quanto più automatica è la risposta nella situazione X, minore è la richiesta a carico della *working memory* e dell'analisi); infine, 3) non chiedere ai partecipanti se hanno capito: lasciate che lo dimostrino. Allo stesso modo, non fare prediche o lezioni. Date istruzioni brevi e utilizzate sempre sussidi audiovisivi (fotocopie, cartelloni) quando volete che ricordino qualcosa. Fare in modo, inoltre, che il gioco dei ruoli sia breve e attinente al materiale che state cercando di insegnare. È tipico di alcuni leader farsi coinvolgere nel *role-playing*, rimanere troppo a lungo in un ruolo e allontanarsi dai pochi punti specifici che i partecipanti dovrebbero mettere in pratica. Più a lungo dura il gioco dei ruoli maggiore è la probabilità che i partecipanti dimentichino ciò su cui si dovrebbero concentrare.

3.2.1.4
Non sottovalutare mai quanto sia difficile per i soggetti affetti da SPMI ridurre il consumo di sostanze

Una simile affermazione non sorprenderà i clinici con una certa esperienza nel lavoro con soggetti in "doppia diagnosi", ma vale la pena ripetere questo concetto anche ad essi, oltreché a coloro che non hanno mai trattato con questa popolazione di pazienti. Chi di noi non ha fatto buoni propositi per un nuovo anno che arriva o ha tentato di modificare un comportamento come, ad esempio, seguire una dieta, smettere di fumare, risparmiare più denaro? Eppure, nella maggior parte dei casi, non si riesce nel proprio intento. Ciò accade perché è estremamente difficile modificare un comportamento tossicomanico o abitudini ormai radicate. I soggetti con "doppia diagnosi" hanno i medesimi problemi di tutti noi aggravati, però, dalle difficoltà e dai deficit associati alle SPMI, tra cui la compromissione cognitiva, alti e bassi del grado di motivazione, la mancanza di validi supporti sociali, i sintomi psichiatrici, la disorganizzazione comportamentale, l'indigenza e gli stress associati provenienti dall'ambiente. Il clinico deve essere preparato e tollerante nei confronti di questi problemi e adattare, di conseguenza, l'intervento e la tattica da utilizzare. Senza dubbio ciò prevede l'essere comprensivo in caso di frequenza discontinua, mancato completamento dei compiti a casa ed eventuali "cadute" e il tollerare, ad esempio, che i partecipanti del gruppo sembrino non prestare attenzione o non concordare con concetti che appaiono chiari riguardo a ciò che si può o meno fare, senza contare l'ovvia difficoltà nel gestire il gruppo. Sicuramente, nel gruppo vi saranno soggetti che non sono poi così motivati a ridurre il consumo di droga o non lo desiderano affatto e altri che potrebbero causare problemi e mettere a rischio la partecipazione collettiva. Come illustreremo più avanti, esistono regole chiare che i partecipanti devono seguire per rendere sicuro l'ambiente e consentire agli altri membri di raggiungere i loro obiettivi. Alcuni soggetti particolarmente problematici possono essere addirittura invitati a lasciare il gruppo, temporaneamente o per sempre, anche se ciò si verifica raramente. Il compito di creare un ambiente in grado di garantire sostegno e incoraggiamento per i tentativi e i piccoli progressi compiuti verso una riduzione dell'uso di sostanze e, in un secondo momento, verso l'astinenza, spetta in primo luogo al terapeuta. Ricordate che anche una persona non fortemente motivata a ridurre il consumo di droga può acquisire informazioni o imparare abilità tali da accrescere la motivazione o essere utili in futuro.

3.2.1.5
Fornire rinforzo

Per la maggior parte di noi, quando diamo istruzioni, è naturale dire agli altri ciò che non hanno fatto o ciò che hanno sbagliato. Un punto chiave per fare in modo che questo intervento risulti efficace è l'essere sempre positivi e fornire un supporto. Alcuni terapeuti non pratici interpretano questa indicazione come un suggerimento a essere eccessivamente concilianti ed elogiare qualsiasi comportamento. Al contrario, uno stile "rilassato" si rivela utile purché i partecipanti abbiano la sensazione di stare compiendo progressi e che il terapeuta e gli altri membri del gruppo approvino un determinato comportamento. La maggior parte dei soggetti affetti da SPMI presenta, alle spalle, una lunga storia di fallimenti e frustrazioni. Negli incontri di *training* rivolto alle abilità sociali i partecipanti possono essere certi di ottenere un successo in quanto: 1) il livello della richiesta è adattato alla loro capacità e non è uno standard astratto o irraggiungibile; e 2) le comunicazioni sono sempre positive e danno risalto a ciò che il soggetto ha fatto bene e non a ciò che ha sbagliato. Questo mantenersi positivi non significa, tuttavia, essere disonesti e affermare che qualcosa è giusto o corretto quando non lo è: si può dire, implicitamente, che un'idea è cattiva o stupida, il che avrebbe un effetto iatrogeno, oppure si può correggere informazioni o idee sbagliate pur continuando a offrire il proprio sostegno. Ad esempio, nell'ambito della fase di definizione degli obiettivi, il terapeuta potrebbe intervenire in questo modo: "Susan, è fantastico che tu abbia deciso di non fare più uso di cocaina, ma è una promessa molto difficile da mantenere. Scegliamo un obiettivo a breve termine che sia più facile da raggiungere, magari il non fare uso di cocaina fino al prossimo incontro di gruppo".

Anche i membri del gruppo più problematici (e alcuni lo sono davvero...) possono essere controllati senza dimostrare troppa negatività e senza censure, se il leader si concentra sulle regole e sulla situazione piuttosto che sul comportamento sbagliato della persona (ad es., "È importante che qui non ci si derida a vicenda, Fred. Se non riesci a trattenerti dal ridere quando John cerca di parlare forse sarebbe meglio se tu ti prendessi una piccola pausa"; "Steve, Susan può distrarsi se la tocchi durante gli incontri di gruppo. Perché non vieni a sederti vicino a me? Così ti sarà più facile non toccarla"). Ricordatevi che se volete essere dei bravi insegnanti non dovete adirarvi, essere sarcastici o parlare con un tono di voce che esprima rabbia. I membri del gruppo se ne potrebbero andare oppure, se vi stanno mettendo alla prova, saranno rafforzati nel loro comportamento inappropriato. Naturalmente, ciascuno si deve sentire a proprio agio, compreso il leader. Se un membro rappresenta davvero una minaccia bisognerebbe invitarlo a lasciare il gruppo e, in questo caso, il tono generalmente positivo deve essere temporaneamente sospeso.

3.2.1.6
Siate tenaci

Condurre interventi fortemente strutturati basati sulle capacità con persone in "doppia diagnosi" non è facile. Per essere preparato il leader ha un maggior peso di lavoro da svolgere a casa rispetto ai leader che conducono altri tipi di trattamento. L'intervento è piacevole sia per il leader che per i partecipanti (e lo è davvero!) ma tutti lavorano sodo. Nessuno se ne sta con le mani in mano lasciando che il lavoro venga svolto dagli altri. Spesso sembra più facile parlare di qualcosa o introdurre un argomento nuovo piuttosto che ripetere lo stesso gioco dei ruoli per l'ennesima volta, ma tornando all'analogia con il tennis e la musica, ci vuole esercizio, esercizio, esercizio.

3.2.1.7
Non lavorate da soli

Con tutta probabilità i partecipanti del gruppo sono in trattamento con farmaci psicotropi e sono stati affidati a un *caseworker* e (probabilmente) a uno o più terapeuti, oltre a voi. Mantenetevi in contatto con i vostri colleghi. Cercate di sapere quando il paziente comincia ad assumere un farmaco nuovo o se il dosaggio del farmaco che sta già prendendo viene aumentato. Indagate su quale sia la situazione negli altri ambienti terapeutici (è un periodo particolarmente negativo? Sta mostrando sintomi prodromici di caduta?). Fondamentale è la possibilità di valutare se il soggetto stia dando a voi problemi che non sta creando ad altri, o viceversa. Allo stesso modo, cercate di sapere cosa sta accadendo nella vita del soggetto al di fuori del centro; ad esempio, se dove vive sta affrontando delle situazioni conflittuali. A tale proposito è necessario stare in contatto con i familiari o i direttori della residenza per assicurarsi che le nuove capacità acquisite vengano rafforzate o insegnare una specifica capacità per evitare l'insorgere di conflitti nell'ambiente domestico (ad es., il soggetto è in lite con un fratello o con un compagno di alloggio e voi potete insegnargli come alleviare tale conflitto...). Come regola generale, gli effetti del *training* saranno tanto più utili quanto più le abilità insegnate saranno: 1) attinenti all'ambiente immediato in cui il soggetto vive; e 2) rafforzate dall'ambiente (per le modalità di realizzazione del BTSAS in un centro clinico si veda il capitolo 13).

3.2.2
Strategie generali

Il ruolo del terapeuta nel gruppo, e i modi in cui il trattamento può essere adattato, sono due aspetti assai importanti.

3.2.2.1
Il ruolo dei terapeuti nel gruppo

Ciascun incontro viene condotto da due terapeuti. Per differenziare i loro ruoli e le loro responsabilità uno viene identificato come *"presenter"*, o leader del gruppo mentre il secondo, il coordinatore, agisce come supporto durante gli incontri. Spesso i terapeuti differenziano il proprio ruolo nei vari incontri e team diversi sviluppano modi leggermente diversi di interagire e di aiutarsi a vicenda. I terapeuti dovrebbero chiarire quali siano i ruoli di ciascuno per quel giorno prima dell'inizio dell'incontro. Inoltre, durante ciascun incontro entrambi i co-facilitatori dovrebbero fornire un *feedback* individuale positivo ai membri del gruppo. Il *presenter* ha il compito di introdurre gli argomenti che verranno trattati in quell'incontro, sollecitare un *feedback* e fornire un riscontro positivo e correttivo ai membri del gruppo. Durante l'introduzione dei giochi di ruolo il *presenter* illustra le varie capacità con l'aiuto del coordinatore e aiuta i partecipanti durante l'effettuazione dei *role-play*. Inoltre, riassume i temi e i compiti dell'incontro precedente, ne assegna di nuovi per l'incontro successivo e illustra esempi di *role-play*.

Anche il coordinatore partecipa nell'incoraggiare il *feedback* e fornire ai membri del gruppo quello positivo e più correttivo. Il coordinatore funge da assistente nei giochi di ruolo delle abilità sociali e in tutti i giochi di ruolo finalizzati al rifiuto delle sostanze e dell'alcool effettuati dai membri del gruppo. Come partecipante del *role-play*, quando è opportuno, il coordinatore fornisce comunque un *feedback* positivo ai clienti e gestisce le interruzioni, se necessario. Ad esempio, nel caso in cui un membro del gruppo si presenti all'incontro in stato di intossicazione, il coordinatore lo condurrà fuori dal gruppo per evitare interruzioni o garantire che non venga prestata eccessiva attenzione a tale situazione. Il coordinatore è responsabile, inoltre, della consegna del materiale scritto, di suggerimenti per le abilità di rifiuto delle sostanze e dell'alcool e della gestione dei sussidi visivi per enfatizzare gli argomenti trattati.

La presenza di una lavagna è fondamentale a questo proposito. Il *feedback* dei membri, le istruzioni per il *role-play* o le definizioni vengono evidenziate dal coordinatore del gruppo anche mediante l'uso di questo strumento durante le riunioni. Anche le informazioni ottenute nel corso di un incontro dovrebbero essere registrate, quando possibile, per essere utilizzate come materiale di riferimento nelle riunioni successive.

Al termine di ciascun incontro ai membri del gruppo viene consegnato un foglio prestampato per lo svolgimento dei compiti a casa. I suggerimenti o le idee di uno qualsiasi dei partecipanti che possono essere utili per i compiti o per memorizzare dei concetti dovrebbero essere registrate su questi fogli. Per quanto possibile, questo materiale dovrebbe essere realizzato dal *facilitator* e dal coordinatore che, al termine dell'incontro, li consegnano ai partecipanti.

3.2.2.2
Adattare il trattamento ai membri del gruppo

Le persone che soffrono di malattie mentali croniche e problemi da uso di sostanze hanno un retroterra culturale, una condizione socioeconomica e capacità cognitive e comportamentali differenti. Per questo motivo il programma deve essere adattato alle necessità dei suoi partecipanti. La capacità di ciascun membro di funzionare all'interno del gruppo dovrebbe essere valutata durante gli incontri iniziali. Il format può quindi essere adattato in base al livello medio di funzionamento del gruppo. Questo compito spetta a uno o più *facilitator* esprimendo, innanzitutto, dei giudizi – sia clinici sia comportamentali – sulle capacità dei partecipanti. Indichiamo di seguito alcune aree che possono essere considerate dai facilitatori nel formulare tali giudizi:

- in che misura il soggetto riesce a far propria e ad eseguire correttamente una capacità illustrata per la prima volta?
- quanto velocemente il soggetto impara a eseguire una capacità illustrata per la prima volta?
- i membri del gruppo riescono a rimanere concentrati durante tutti gli stadi di una capacità costituita da più fasi?
- quando si utilizza la lavagna come sussidio visivo, i soggetti hanno bisogno che il concetto venga espresso per esteso o per loro sono sufficienti semplici frasi/parole-chiave come aiuto per il gioco dei ruoli?

Con i soggetti che apprendono rapidamente, che vengono coinvolti più facilmente e che hanno una maggiore capacità di astrazione, i facilitatori dovrebbero fare appello al proprio giudizio clinico e aumentare la complessità del materiale e il livello di difficoltà delle situazioni simulate. Ad esempio, se un soggetto è in grado di riconoscere i propri problemi di comunicazione o di rimanere sobrio/libero da droga e desidera condividere questi stati d'animo fin dall'inizio (può essere il caso di persone attivamente coinvolte nel processo di guarigione a 12 fasi...) è possibile organizzare dei *role-play* di rifiuto altamente individualizzati. Si può spendere più tempo nell'elaborare scenari e chiedendo ai membri del gruppo un *feedback*. Diversamente, con i soggetti che è difficile coinvolgere a causa dei sintomi o di altri fattori o che hanno difficoltà a partecipare alle fasi di una determinata capacità, si dovrebbe rimanere concentrati sull'acquisizione degli elementi basilari della stessa. Ciò dovrebbe essere fatto effettuando giochi di ruolo semplici e i facilitatori dovrebbero cercare di coinvolgerli chiedendo di ripetere le fasi della capacità e di fornire, a vicenda, un *feedback* positivo.

3.2.2.3
Adattamento per i nuovi membri nei gruppi a ingresso aperto

L'adattamento è particolarmente importante per i nuovi membri del gruppo. Costoro dovrebbero essere inseriti in modo che le aspettative e le richieste loro rivolte aumentino gradatamente il livello di difficoltà. I nuovi arrivati dovrebbero partecipare come osservatori durante la prima settimana, in modo che abbiano modo di imparare guardando, appunto, ciò che fanno gli altri. È utile che il nuovo membro sieda vicino a uno dei terapeuti che gli può spiegare o descrivere ciò che accade. I nuovi entrati dovrebbero essere invitati a fornire un *feedback* ai giochi di ruolo effettuati e anche parteciparvi, se lo desiderano. In quest'ultimo caso gli scenari dovrebbero essere più brevi rispetto a quelli sviluppati per i partecipanti ormai esperti e i criteri di performance dovrebbero essere più semplici. Le aspettative di partecipazione in tutti gli aspetti del trattamento dovrebbero essere aumentate a partire dalla seconda settimana. Tutti i nuovi membri, a partire dalla seconda settimana, cominciano a partecipare all'esame delle urine e alla definizione degli obiettivi. Se necessario, i riferimenti al materiale delle riunioni educative (ad es., ruolo della dopamina, situazioni ad alto rischio...) dovrebbero essere loro brevemente spiegati fino a che le unità sono state formalmente ripetute. Spesso è utile che siano i clienti già esperti a spiegare tali punti ai nuovi membri con le proprie parole. Questo processo rafforza il materiale per l'"insegnante", oltreché essere di insegnamento al nuovo arrivato. Ad esempio:

Terapeuta: (rivolgendosi al nuovo membro) Ramon, uno dei passi più importanti nella riduzione dell'uso di sostanze è conoscere quali situazioni evitare, quelle che noi chiamiamo situazioni "ad alto rischio". Carlo (membro esperto) puoi spiegare a Ramon cos'è una situazione ad "alto rischio"?
Carlo: Una situazione ad alto rischio è quando ci sono molti stimoli che inducono a fare uso di droga e tu vuoi farne uso.
Terapeuta: Grazie Carlo, è vero. Susan (membro esperto) puoi dare a Ramon un esempio di una situazione ad alto rischio in cui ti sei trovata?
Susan: Beh, ho sempre fatto uso di sostanze con il mio ragazzo, Bob. Quindi Bob sarebbe uno stimolo e il vederlo significa farmi venire voglia di fare uso di droga. Per questo motivo, l'incontrarmi con Bob rappresenta per me una situazione ad alto rischio.
Terapeuta: È un buon esempio. Ramon, quale potrebbe essere una situazione ad alto rischio per te?

Nella maggior parte dei casi i nuovi arrivati dovrebbero riuscire ad acclimatarsi nel giro di due settimane ed entro tre-quattro settimane dovrebbero essere diventati dei membri del gruppo a tutti gli effetti. L'unico limite nell'includere un nuovo cliente è il caso in cui tutti i partecipanti abbiano cominciato nello stesso momento e debbano quindi terminare il programma nelle quattro-cinque settimane successive. In questo caso è molto difficile per il nuovo membro adattarsi ed è meglio che il soggetto venga inserito quando verrà formato un nuovo gruppo.

3.2.3
Insegnare ai membri del gruppo a essere dei buoni partecipanti

Prima di partecipare al BTSAS, la maggior parte dei soggetti con "doppia diagnosi" ha sperimentato altre modalità di approccio alla terapia di gruppo meno strutturate, più orientate all'introspezione e che li incoraggiavano a "liberare le proprie emozioni". Quando si partecipa per la prima volta a un gruppo di BTSAS si può rimanere sorpresi della sua struttura e del suo approccio didattico e, all'inizio, il soggetto potrebbe avere difficoltà ad adattarsi a questo format.

I leader dovrebbero fornire una chiara descrizione e spiegazione del modo in cui un gruppo di BTSAS è strutturato: questo nei colloqui iniziali con i potenziali membri e, nuovamente, quando essi cominciano il programma. I primi incontri dovrebbero prevedere un breve programma di orientamento/lezione in modo che il cliente sappia che cosa aspettarsi dall'incontro di quel giorno. In generale, ai partecipanti dovrebbe essere fornito un curriculum in modo tale da sapere ciò che costoro faranno in futuro e quello che accadrà in un determinato incontro.

Quando un cliente si scosta dal format, i leader possono riportarlo in modo cortese ma deciso al punto in questione ("vorrei che ti trattenessi dal fare commenti mentre Steve è impegnato nel gioco dei ruoli"). Anche l'elogiare i membri del gruppo che fanno progressi nel seguire il format può essere utile. Per esempio, a un cliente che in passato era solito interrompere i *role-play* e ora ha cominciato a seguirli senza disturbare, i leader potrebbero dire: "Miguel, mi è piaciuto il fatto che hai aspettato che Steve finisse il suo *role-play* prima di fornire il tuo *feedback*".

Solitamente i clienti sono in grado di attenersi al format del gruppo dopo alcuni incontri. La struttura aperta è particolarmente utile nel fare in modo che il nuovo membro riesca ad adattarsi in quanto, almeno durante la prima settimana, non gli viene richiesto un contributo particolare. I nuovi partecipanti possono osservare gli altri membri del gruppo e imparare un comportamento appropriato seguendone l'esempio. Ai partecipanti del gruppo si dovrebbe insegnare, inoltre, come fornire a vicenda un *feedback* appropriato e positivo. Spesso, i soggetti coinvolti per la prima volta in un gruppo BTSAS forniscono un *feedback* critico o vago. Ciò non deve sorprendere perché questo è il tipo di *feedback* che la maggior parte di loro ha ricevuto in passato. Inoltre, per molte persone è più facile trovare difetti piuttosto che elogiare, senza tener conto che, comunque, l'imparare a fornire un *feedback* positivo richiede tempo. Questo comportamento può essere favorito in molti modi. Come indicato sopra, i membri imparano attraverso il modellamento sociale: osservando il terapeuta e gli altri membri del gruppo. I leader possono inoltre ricordare ai partecipanti di fornire un *feedback* positivo con frasi come, ad esempio: "Isabel, cosa ti è piaciuto del rifiuto della droga da parte di Frank in quel *role-play*?". In genere, i clienti rispondono a questa domanda rivolgendosi al terapeuta piuttosto che alla persona che ha effettuato la simulazione di dialogo. In questo caso si può correggere la persona dicendo: "per favore, rivolgiti a Frank".

Se un membro del gruppo comincia a criticare un altro, allora il leader deve fermarlo quanto prima. È importante bloccare le critiche sul nascere dicendo, ad esempio, "Basta Susan. Vorrei dicessi a Maria che cosa ha fatto bene. Più avanti possiamo darle dei suggerimenti per migliorarsi". È anche importante elogiare le persone che cominciano a fare commenti positivi dopo aver fatto delle critiche nel *feedback* precedente. Ad esempio, dicendo: "Grazie, è stato un *feedback* molto utile. Hai davvero colto ciò che Maria ha fatto bene".

Dopo che il gruppo si è riunito per alcune settimane, solitamente si sviluppa un certo grado di coesione e i partecipanti dimostrano un maggiore sostegno – gli uni a favore degli altri – per gli sforzi compiuti. Possono cominciare a fornire un *feedback* positivo spontaneamente e, anche, applaudire i membri che hanno raggiunto un obiettivo per loro molto difficile da perseguire. Se dopo diverse settimane non c'è un *feedback* appropriato, potrebbe essere utile riesaminare ciò che si intende per *feedback* costruttivo, distribuire del materiale scritto e apporne una copia nell'aula.

3.3
Regole del gruppo

Il format del gruppo è orientato ai suoi partecipanti, ma esistono delle regole che tutti devono seguire per la sicurezza sia dei clienti che del terapeuta e per aumentare la possibilità che tutti si sentano a proprio agio e abbiano l'opportunità di fare progressi. La presenza di regole esplicite aiuta anche a evitare di essere eccessivamente critici quando i membri non si comportano in modo appropriato. Ad esempio, il dire "Matt, so che vuoi dire qualcosa ma ti prego di ricordare che una delle regole è che si parli uno alla volta" è molto meno duro e critico rispetto al dire "Matt, lascia che Judy finisca". Le regole vengono presentate in copie distribuite a ciascun partecipante e spiegate dopo che tutti sono stati presentati e il format generale è stato illustrato.

3.3.1
Linee guida per i membri del gruppo

- L'obiettivo del gruppo consiste nell'aiutare a ridurre o cessare l'uso di sostanze. Se hai bisogno di parlare di altri problemi rivolgiti al terapeuta o prima o dopo l'incontro di gruppo;
- può intervenire solo una persona alla volta;
- non sono ammessi insulti o imprecazioni;
- non sono ammessi il criticare o il deridere gli altri;
- non è ammesso mangiare o bere in aula;
- alla riunione di gruppo bisogna presentarsi sobri;
- bisogna rispettare la *privacy* e la riservatezza. Ciò che viene detto deve rimanere nell'ambito dell'incontro;
- cercare di rimanere nel gruppo. È possibile che vi venga chiesto di allontanarvi se non siete sobri o se il vostro comportamento crea problemi agli altri partecipanti;
- dovete presenziare al gruppo per almeno 30 minuti per godere dell'incentivo economico che viene negato, invece, se si arriva molto in ritardo o se si lascia in anticipo la riunione.

Quando il terapeuta presenta le regole per la prima volta dovrebbe discuterne anche privatamente con gli altri membri del gruppo, il team clinico e i rappresentanti di altri enti e autorità legali. Le linee di condotta a riguardo variano da stato a stato e da ente a ente ed anche a seconda che il trattamento venga realizzato come parte di un progetto di ricerca o come applicazione clinica e dal fatto che sia o meno protetto dal Certificato di Riservatezza. In genere il BTSAS viene incorporato in un sistema di cure più ampio e i pazienti dovrebbero sapere quali sono le informazioni che possono essere incluse nelle registrazioni cliniche e quelle che possono essere condivise con altri medici.

3.4
Riepilogo

In questo capitolo abbiamo fornito una panoramica delle problematiche relative alla conduzione del BTSAS. Abbiamo prima descritto le diverse componenti del trattamento e poi discusso della filosofia che ne sta alla base e dell'atteggiamento clinico con cui il terapeuta dovrebbe condurre un gruppo di BTSAS. Abbiamo inoltre evidenziato come venga dato più risalto all'insegnamento piuttosto che alla discussione, fornendo una struttura in un contesto di accoglienza e positivo, evitando critiche o censure e adattando il trattamento alle necessità e al livello di funzionamento di ciascun membro del gruppo. I terapeuti del BTSAS devono tenere a mente, sempre, come sia difficile modificare un comportamento tossicomanico e come la difficoltà sia ancora maggiore per i soggetti con "doppia diagnosi". Abbiamo poi discusso alcune strategie generali impiegate nella conduzione del BTSAS come, ad esempio, individualizzare il trattamento per i membri con differenti necessità e grado di capacità e come insegnare ad essere dei buoni partecipanti. Le strategie per affrontare i problemi associati alle componenti specifiche del trattamento verranno presentate nella più ampia discussione relativa a ciascun elemento di cui è composto il trattamento stesso. Abbiamo concluso, infine, con una discussione delle regole del gruppo utili per fornire struttura e strumenti validi per affrontare un comportamento disturbante.

La disfunzione sociale – ossia l'incapacità di svolgere il proprio ruolo nell'ambito della società (ad es., di coniuge, dipendente, genitore...) – è una delle caratteristiche distintive della schizofrenia (Bellack e Blanchard, 1993) ed è relativamente indipendente da altri aspetti della malattia, come i sintomi psicotici e negativi; è, invece, associata al decorso e all'esito della stessa. La disfunzione sociale, pur non essendo così diffusa in altri disturbi, è tuttora uno dei fattori più importanti che contribuiscono alla disabilità nei soggetti affetti da SPMI. Per spiegare la causa della disfunzione sociale sono state formulate diverse ipotesi. Tra queste, quella più avvalorata da un punto di vista empirico si riferisce al _modello delle abilità sociali_ (Meier e Hope, 1998; Mueser e Bellack, 1998) secondo cui la competenza sociale è basata su tre capacità principali: 1) percezione sociale, ossia il _ricevere_ le abilità; 2) cognizione sociale, ossia l'_elaborazione_ delle abilità; e 3) risposta comportamentale o abilità _espressive_. La percezione sociale consiste nella capacità di leggere correttamente o codificare gli input sociali e include, tra gli altri aspetti, l'individuazione accurata di stimoli correlati alla sfera emotiva (ad es., espressioni del viso, tono della voce, gestualità e postura) e al contenuto verbale (cosa l'altra persona dice). La cognizione sociale comporta: l'analisi dello stimolo o del contesto sociale (ad es., colloquio di lavoro vs. incontro sociale casuale); l'integrazione tra informazioni attuali e pregresse (ad es., come si è comportato il soggetto nelle interazioni precedenti? qual è la sua esperienza in situazioni sociali analoghe?) e la pianificazione di una risposta efficace. Questo aspetto viene definito anche come _problem solving_ sociale. Infine, le risposte comportamentali o le abilità espressive includono la capacità di produrre un contenuto verbale efficace (cioè, dire la cosa giusta o fornire informazioni pertinenti), l'esprimersi con le caratteristiche para-linguistiche appropriate (ad es., tono e inflessione della voce adeguati) e l'utilizzare comportamenti non verbali congrui quali espressione del viso, gesti e postura.

Un comportamento sociale efficace richiede la lenta integrazione di questi tre processi in modo da soddisfare le richieste di una determinata interazione sociale. Ad esempio, l'interazione con un supervisore sul lavoro richiede un maggiore

La terapia cognitivo-comportamentale dell'abuso di sostanze in comorbilità con disturbi mentali gravi. Alan S. Bellack, Melanie E. Bennett, Jean S. Gearon
© Springer-Verlag Italia 2011

grado di formalità e l'utilizzo di segni espliciti di rispetto in confronto alle interazioni con amici o familiari. Inoltre, il livello di formalità e di rispetto richiesto dipende dal tipo di rapporto che si ha con il supervisore, da quanto tempo il soggetto lavora in quell'ambiente e dalla struttura dell'organizzazione. Un comportamento sociale efficace comporta anche stili di risposta più dinamici e orientati da un *macro-livello* come, ad esempio, l'attendere il proprio turno per intervenire e fornire rinforzo sociale (cenni con la testa, sorrisi, esclamazioni che indicano attenzione mentre l'altra persona parla...).

Il termine abilità viene utilizzato in senso molto preciso per rimarcare il fatto che la competenza sociale è formata da una serie di abilità acquisite piuttosto che da tratti, necessità o altri processi mentali. Al contrario, un comportamento sociale sbagliato o non efficace è, spesso, il risultato di un *deficit* delle abilità sociali. Molti aspetti basilari delle abilità sociali, come il sorridere, il prestare attenzione o l'aspettare il proprio turno vengono appresi durante la fanciullezza. Routine comportamentali più complesse, invece, come il dare appuntamenti e sostenere un colloquio di lavoro, generalmente vengono acquisite nell'adolescenza e nella giovane età adulta. Ancora, altre abilità possono essere acquisite più tardi nella vita di una persona, a seconda delle situazioni in cui l'individuo si trova, come l'interagire con i medici ed esprimere condoglianze. Alcuni elementi della competenza sociale, come la percezione delle espressioni del viso, non sono acquisiti ma sembrano geneticamente presenti fin dalla nascita. Ciononostante, la ricerca suggerisce come, indipendentemente da quando e come vengono acquisiti, praticamente tutti i comportamenti sociali vengano appresi; cioè, possono essere modificati dall'esperienza o dal *training*. Ad esempio, le espressioni del viso che indicano affetto (emozione) sono universali, il che suggerisce che simili risposte possono avere una componente genetica. Tuttavia, ogni cultura differisce in termini di momento, luogo e grado di intensità in cui l'affetto può essere dimostrato, il che indica che le regole culturali per esprimere e interpretare l'affetto vengono acquisite.

È stato ipotizzato che la disfunzione sociale sia il risultato di tre circostanze: 1) la persona non sa come comportarsi in modo appropriato in situazioni importanti; 2) la persona non utilizza le capacità del proprio repertorio comportamentale in circostanze appropriate; o 3) un comportamento appropriato è compromesso da uno socialmente inappropriato (ad es., la persona esprime le condoglianze a un funerale ma è vestita come se andasse in spiaggia). I soggetti affetti da schizofrenia o da altri tipi di SPMI sembrano trovarsi frequentemente in situazioni simili. In primo luogo, esiste fondato motivo di credere che molti degli individui schizofrenici non siano in grado di imparare abilità sociali essenziali. Sebbene la malattia si sviluppi tipicamente nella tarda adolescenza o nell'età adulta, è stato dimostrato come i bambini che, più avanti nel tempo, sviluppano schizofrenia rivelino leggeri deficit di attenzione nella fanciullezza che possono interferire con lo sviluppo dei rapporti sociali e l'acquisizione delle abilità sociali di base. Inoltre, report retrospettivi indicano spesso come da bambini costoro fossero piuttosto "strani". Secondariamente, la tarda adolescenza e la prima età adulta – ossia quando, in genere, la schizofrenia esordisce – sono periodi critici per la padronanza di ruoli e abilità sociali dell'adulto, come il dare appuntamenti o i comportamenti sessuali, le abilità correlate al lavoro e la capacità di instaurare e mantenere dei rapporti. Inoltre, molti soggetti schizofrenici sviluppano gradualmente vite isolate che li allontanano dal gruppo di persone "normali" e forniscono poche opportunità di svolgere ruoli sociali adatti all'età: costoro limitano i contatti sociali al personale psichiatrico e ad altre persone gravemente malate. Ciò limita l'opportunità di acquisire – e mettere in pratica – le regole appropriate necessarie in età adulta. Inoltre, le abilità acquisite in un periodo precedente della vita possono essere perse a causa del fatto che non vengono più utilizzate o per la mancanza di rinforzo da parte dell'ambiente durante i periodi di cronicizzazione della malattia. In terzo luogo, la compromissione cognitiva, soprattutto i deficit della cognizione sociale e dei processi esecutivi, interferisce con la percezione sociale e il *problem solving* correlato a situazioni sociali. Un'area di disfunzione cognitiva particolarmente importante è la difficoltà di integrare informazioni contestuali: la capacità di vedere l'attinenza di una precedente esperienza con eventi attuali e utilizzarla per modificare il proprio comportamento in futuro.

4.1
Procedure di *training* mirato al miglioramento delle abilità

Il miglioramento del funzionamento correlato al ruolo sociale e della qualità di vita per i soggetti affetti da schizofrenia e da altre SPMI è, da qualche tempo, uno degli obiettivi principali del programmi terapeutici. Il *social skills training* (SST) si è dimostrato uno degli approcci più efficaci per il miglioramento delle abilità e del funzionamento sociali. La tecnica di base per l'insegnamento delle capacità sociali è stata sviluppata negli anni '70 e non ha subito grandi modifiche negli anni successivi (Bellack, 2004; Drake e Bellack, 2005). I lettori che non conoscono il *training* rivolto alle abilità sociali sono invitati a far riferimento al volume *Social Skills Training for People with Schizophrenia* (Bellack et al., 2004), una guida dettagliata per condurre il *training* rivolto alle capacità e un utile sussidio a questo volume.

4.1.1
Teoria dell'apprendimento sociale

La teoria dell'apprendimento sociale (SST) è basata sui principi dell'apprendimento sociale (Bandura, 1969) che pone in risalto il ruolo delle prove di comportamento nello sviluppo delle abilità piuttosto che del colloquio tra terapeuta e cliente. Il processo viene concettualizzato come insegnamento piuttosto che come psicoterapia ed è analogo al modo in cui verrebbe insegnata un'abilità motoria. Dalla teoria dell'apprendimento sociale derivano cinque principi, inclusi nell'intervento mirato al miglioramento delle abilità sociali, che rappresentano le componenti essenziali del BTSAS: modellamento, rinforzo, *shaping*, *overlearning* e generalizzazione.

4.1.1.1
Modellamento

Un concetto centrale della teoria dell'apprendimento sociale è che le persone imparano osservando gli altri; questo concetto è indicato con il termine *modellamento*. Il *training* rivolto alle abilità sociali include due forme di modellamento: 1) il modellamento diretto, in cui i terapeuti dimostrano esplicitamente come effettuare un comportamento appropriato quando introducono nuove capacità; e 2) il modellamento indiretto, che si verifica quando i membri del gruppo osservano i terapeuti e i pari nell'applicazione di un comportamento desiderato senza dover essere invitati ad apprendere qualcosa. Ad esempio, i membri osserveranno i terapeuti che forniscono un *feedback* positivo ad altri partecipanti e non criticano chi ha fornito un campione di urine negativo. Ciò accade anche quando i membri del gruppo si osservano a vicenda durante il gioco dei ruoli, nel cercare di risolvere i problemi e nel riuscire a conseguire un obiettivo. Il modellamento è particolarmente utile quando si lavora con clienti in "doppia diagnosi" in quanto, spesso, questi soggetti hanno difficoltà a modificare il proprio comportamento in seguito ad ammonizioni o discussioni.

4.1.1.2
Rinforzo

Una premessa importante, nella teoria dell'apprendimento sociale, è che un comportamento si manifesta in funzione delle conseguenze che produce: un atteggiamento seguito da conseguenze positive tende ad essere più frequente, mentre uno associato a conseguenze negative tende a diminuire in frequenza. Nell'ambito del SST, le due conseguenze più evidenti sono il rinforzo positivo e le punizioni. Il rinforzo positivo viene fornito ampiamente sotto forma di elogi da parte dei leader e dei membri del gruppo e viene utilizzato per rafforzare sia il tentativo di applicazione, sia l'esecuzione di specifiche componenti di un'abilità sociale. All'interno del BTSAS, il rinforzo positivo gioca un ruolo fondamentale anche nel programma di esami delle urine. La punizione consiste, invece, nell'andare incontro a conseguenze negative dopo un determinato comportamento, ma sia nel *training* rivolto alle abilità sociali che nel BTSAS il suo impiego è strettamente proibito. Nessuna forma di terapia, del resto, promuove l'uso di punizioni, che però spesso vengono somministrate impercettibilmente sotto forma di critiche, espressioni del viso negative e commenti che implicano insoddisfazione o fallimento. I soggetti schizofrenici affetti da altre forme di SPMI sembrano particolarmente sensibili a un *feedback* negativo, forse perché hanno ricevuto già molte critiche in passato e hanno conosciuto numerosi fallimenti. La punizione, per quanto impercettibile e indiretta, è sempre controproducente e induce i clienti a saltare gli incontri di gruppo e a non seguirne il format.

4.1.1.3
Shaping

Lo *shaping* è il rinforzo di passi successivi verso l'obiettivo desiderato, compresa la performance appropriata di un particolare comportamento. Le abilità insegnate nel *training* rivolto alle abilità sociali sono, per la maggior parte, troppo complesse e difficili perché i clienti le imparino in un singolo trial. Scomponendo complesse routine comportamentali in fasi più semplici e insegnandole passo per passo in più trial, le abilità sociali più complicate possono essere formate nel tempo. Similmente, la prestazione può essere migliorata incoraggiando progressivamente una performance più sofisticata (cioè, specifica). I terapeuti nell'ambito del BTSAS utilizzano lo *shaping* per aumentare gradualmente la motivazione a ridurre l'uso di sostanze e per incentivare i membri del gruppo ad astenersi per periodi di tempo più lunghi o in situazioni più difficili, oltreché utilizzarlo nelle sezioni dedicate al *training* delle capacità.

4.1.1.4
Overlearning

Il termine *overlearning* si riferisce al mettere più volte in pratica un'abilità fino a quando la sua esecuzione diventa relativamente automatica. Per quanto riguarda il SST, i clienti nel *training* applicano ripetutamente le abilità che costituiscono il tema del gioco dei ruoli, sia durante gli incontri di gruppo, sia come compito a casa. Capita spesso che terapeuti nuovi al SST ritengano che un membro del gruppo, una volta divenuto in grado di simulare un certo comportamento nell'ambito del gioco dei ruoli, acquisisca l'abilità rendendo inutile altro *training*. Non vi è nulla di più sbagliato. I clienti invariabilmente mimano i terapeuti durante i primi giochi di ruolo. Solo dopo molte prove essi cercano di personalizzare l'abilità ed è qui che sorgono i problemi. Inoltre, è molto più facile mettere in atto un comportamento in una situazione strutturata, con un terapeuta che ha funzione di supporto, piuttosto che in una circostanza non pianificata nell'ambito della comunità. Quando si è sotto stress, le abilità vengono rapidamente dimenticate, come dimostrato dal modo in cui gli atleti professionisti sbagliano un tiro decisivo o i musicisti e gli attori che non fanno errori durante le prove sbagliano di fronte a un pubblico dal vivo. Inoltre, nel periodo intercorrente tra un incontro e un altro, ci si può dimenticare qualcosa che si era appreso o perdere una determinata abilità. La soluzione a questo problema è la pratica, fino a quando la risposta viene ripetuta più volte al punto da poter essere effettuata correttamente anche in situazioni difficili e inaspettate ed essere mantenuta senza un'ulteriore messa in pratica nel tempo.

4.1.1.5
Generalizzazione

La generalizzazione è il trasferimento delle abilità acquisite da un ambiente a un altro senza che sia stato fornito alcun *training*. È chiaro che il *training* non può coprire una gamma infinita di situazioni in cui la persona si potrebbe trovare nella vita di tutti i giorni. Affinché il SST sia efficace, i clienti devono essere in grado di estrapolare quanto hanno appreso negli incontri di gruppo e utilizzare le nuove capacità nell'ambito della comunità. La generalizzazione delle abilità sociali è l'ultima prova prevista dal *training* rivolto al miglioramento delle capacità. Nella terapia comportamentale esiste una vecchia norma secondo la quale la generalizzazione dovrebbe essere programmata e non attesa. In altre parole, i terapeuti devono pianificarla. Nel SST la generalizzazione viene in parte programmata assegnando dei compiti a casa per consentire ai clienti di mettere in pratica le nuove abilità al di fuori dall'ambiente del gruppo. I compiti vengono poi esaminati nell'incontro successivo di *training* rivolto al miglioramento delle abilità. Nel BTSAS i compiti sono inclusi nella definizione degli obiettivi e nella revisione degli stessi all'inizio di ciascun incontro, oltre che essere una parte esplicita del *training*.

4.1.2
Gli stadi del *training* rivolto alle abilità sociali

Il *training* rivolto alle abilità sociali richiede molto lavoro da parte dei terapeuti, sia nella preparazione degli incontri che durante lo svolgimento degli stessi. Un primo e fondamentale passo consiste nello sviluppare un programma che comprenda un curriculum. Una volta stabilita l'area dell'abilità sociale che verrà insegnata (ad es., capacità di conversazione) i repertori complessi, come l'instaurare nuove amicizie o il presentarsi a un colloquio di lavoro, vengono scomposti in diversi stadi o componenti, in un modo simile a quello con cui un insegnante di musica dividerebbe un pezzo difficile in tanti brani più semplici. Ciascuno stadio implica dei comportamenti che prevedono risposte verbali, non verbali e para-linguistiche. Ad esempio, per iniziare una conversazione è necessario dapprima attirare l'attenzione dell'altra persona con frasi introduttive ("Salve, questo posto è occupato?" "Mi scusi, il bus numero 2 si ferma qui?") orientando il corpo verso la persona a cui vi state rivolgendo; guardandola e terminando la domanda con un'inflessione della voce appropriata. Il saper mantenere una conversazione già iniziata implica, invece, il rivolgere domande di carattere generale (ad es., "Come è andata?" "Vieni spesso qui?") facendo seguire le risposte con domande specifiche (ad es., "Hai visto la partita l'altra sera?") e frasi che esprimano un pensiero personale (ad es., "Io penso...", "io credo...", "a me piace...").

I comportamenti non verbali e para-linguistici sono divisi in segmenti simili (ad es., guardare in volto la persona, stringere la mano, fare cenni con la testa). Nel SST viene prima insegnato ad applicare i vari elementi e poi, gradualmente, a combinarli attraverso lo *shaping* e il rinforzo di successive approssimazioni. Le prove di comportamento vengono condotte sotto forma di conversazioni simulate, o *role-play*, che vengono ripetute quanto è necessario fino a quando il soggetto è in grado di effettuare la risposta in modo adeguato. Ritornando all'analogia con le capacità motorie, il gioco dei ruoli può essere paragonabile, per chi gioca a golf, all'allenarsi a effettuare il colpo in modo corretto e, per chi suona uno strumento musicale, all'esercitarsi in continuazione con le scale. Il *training* consiste di sette componenti, illustrate nella Tabella 4.1. Esse vengono somministrate seguendo una sequenza standard.

Tabella 4.1 Stadi del *social skills training*

1. Fornire un razionale per l'abilità
2. Descrivere le fasi dell'abilità
3. Modellare l'abilità in un gioco di ruolo
4. Coinvolgere i membri nel gioco di ruolo
5. Fornire un *feedback* positivo
6. Ripetere il gioco di ruolo
7. Assegnare compiti a casa

4.1.2.1
Fornire un razionale per l'abilità

Per motivare i membri del gruppo a imparare una nuova abilità, è importante fornire una giustificazione o un razionale che spieghi il motivo per cui ciò è importante. Due sono le scelte disponibili: 1) il terapeuta introduce brevemente, e in termini semplici, il motivo per cui il comportamento è importante; oppure 2) si invitano i membri del gruppo a fornire esempi di come la mancanza di un'abilità abbia portato all'insorgere di problemi o come l'abilità sia stata usata in modo efficace per raggiungere un determinato obiettivo. In genere, la modalità più efficace risulta essere una combinazione di entrambe le strategie. Il razionale fornito dai terapeuti dovrebbe essere incentrato su questioni pratiche e che possano interessare i membri del gruppo e non su astrazioni o argomentazioni moraleggianti. Ad esempio, "Quando vuoi che qualcuno smetta di chiederti di 'sballare' in sua compagnia, è meglio essere diretti e dire chiaramente che non volete. Oggi lavoriamo su come dire NO quando qualcuno vi invita a fare uso di sostanze". Il razionale dovrebbe, inoltre, essere relativamente breve: una lunga lezione e, tanto meno, un sermone sarebbero inutili nella migliore delle ipotesi e controproducenti nella peggiore.

Si può fare in modo che siano i membri del gruppo a indicare le ragioni per le quali è utile acquisire una nuova abilità rivolgendo domande mirate sull'importanza dell'abilità in questione. Ad esempio, quando si insegna l'abilità relativa a come cominciare una conversazione, il leader può rivolgersi ai partecipanti domandando: "Perché è importante essere in grado di cominciare una conversazione?" In alcuni casi, a questo tipo di domande, seguono delle risposte, ma può anche accadere che nessuno risponda. In tal caso è più efficace rivolgersi ai singoli membri. Ad esempio: "Raphael, perché pensi sia importante imparare come dare inizio a una conversazione?" Quando si utilizza questo approccio, è importante che il soggetto non venga messo in imbarazzo. Se la persona cui è stata rivolta la domanda sembra a disagio o non è in grado di fornire una risposta, ci si dovrebbe rivolgere a un altro membro del gruppo. Inoltre, è importante fornire un supporto sociale per i tentativi compiuti dai membri del gruppo anche se la risposta non è stata di aiuto.

Potrebbe essere utile anche porre una domanda sugli svantaggi del non utilizzare una specifica abilità. Ad esempio, quando si sviluppa un razionale per dire "Grazie" il terapeuta potrebbe chiedere: "Cosa pensi che accadrebbe se qualcuno di tua conoscenza ti avesse fatto diversi favori e tu non hai mai detto niente a riguardo? Come pensi si sentirebbe quella persona?" Il rivolgere ai membri del gruppo domande sugli svantaggi di non utilizzare un'abilità è un altro modo per aiutarli a vedere i vantaggi che possono derivare dall'acquisirla.

4.1.2.2
Descrivere i vari stadi di un'abilità

Una volta che il gruppo ha raggiunto una conoscenza di base dell'abilità in questione e del perché essa sia importante, il leader procede nella descrizione degli stadi di cui la capacità si compone. Ogni abilità insegnata nell'ambito del SST viene scomposta in una serie di "stadi" (illustrati nella Tabella 4.2), il numero dei quali può variare da quattro a sei. Il primo stadio consiste nel "contatto dello sguardo", mentre l'ultimo è costituito da un modo per terminare l'interazione come, ad esempio, "dare una motivazione e salutare". I vari stadi dell'abilità vengono scritti su un cartellone o una lavagna in modo che i membri del gruppo possano facilmente farvi riferimento durante il gioco dei ruoli. Ai partecipanti viene inoltre consegnato del materiale scritto contenente le stesse informazioni, che costoro possono portare con sé o conservare in un raccoglitore per poterlo eventualmente consultare in futuro. Come quando si fornisce il razionale di un'abilità, il leader illustra brevemente ciascuno stadio invitando i membri del gruppo a indicarne l'importanza o a spiegarlo con le loro parole. Quando vengono discusse le varie fasi, il leader indica quella di cui sta parlando sul cartellone o sulla lavagna.

Tabella 4.2 Fasi dell'abilità "iniziare una conversazione"

1. Guardare la persona
2. Salutare e presentarvi se non conoscete la persona
3. Rivolgere una domanda di carattere generico: ad es., "Salve, come sta?" o "Ciao Tom, che novità ci sono?" o "Hey Mary, come è andata?"
4. Rivolgere una domanda specifica correlata a ciò che la persona ha detto
5. Fornire una motivazione del perché dovete andare, e salutare: ad es., "Beh, devo andare al gruppo ora. Ci vediamo"

4.1.2.3
Modellare l'abilità nel gioco di ruolo

Una volta che le fasi dell'abilità sono state descritte, il terapeuta procede alla loro dimostrazione o le modella, in un *role-play*. Solitamente, nel nostro programma gli incontri di *training* rivolti alle abilità sociali (e quelli di BTSAS) vengono condotti da due terapeuti che provvedono insieme alla dimostrazione. Se vi è un solo terapeuta, questi può invitare un membro del gruppo a supportarlo nel *role-play*. L'obiettivo della dimostrazione consiste nell'aiutare i partecipanti a vedere come le diverse componenti dell'abilità di adattino tra loro formando una risposta globale socialmente efficace. Ciò aiuta a tradurre le fasi astratte dell'abilità nella realtà. Le situazioni scelte per il modellamento dovrebbero riguardare la maggior parte dei membri del gruppo. È da notare che queste simulazioni dovrebbero essere brevi e attinenti al tema in questione. Spesso i terapeuti non esperti si lasciano prendere la mano e il gioco dei ruoli si trasforma in un incontro sociale esteso piuttosto che essere una dimostrazione semplice e diretta delle fasi dell'abilità. Ciò è controproducente in quanto i partecipanti possono essere sviati dall'aspetto che dovrebbero osservare. I *role-play* più estesi, utilizzati per la dimostrazione delle varie sfumature di un'abilità, dovrebbero essere utilizzati in un secondo momento, dopo che i partecipanti hanno acquisito una certa padronanza delle fasi basilari dell'abilità. Prima di dare inizio al gioco di ruolo, il terapeuta invita i membri del gruppo a passare rapidamente in rassegna i diversi stadi e, al termine della dimostrazione, li esamina nuovamente. Spesso è utile domandare ai singoli membri se hanno prestato attenzione a particolari fasi; ad esempio: "Shawn, ho rivolto una domanda generica? Che cosa ho chiesto?".

4.1.2.4
Coinvolgere i membri del gruppo nel gioco dei ruoli

Dopo la dimostrazione dell'abilità, l'attenzione si sposta sui membri del gruppo che cominciano, a turno, a svolgere il *role-play* ricevendo poi un *feedback* sulla propria performance. Quando un'abilità viene introdotta per la prima volta, è preferibile che i partecipanti si esercitino sperimentando la stessa situazione utilizzata come esempio dimostrativo dal leader. Lo scopo di questi giochi di ruolo iniziali consiste nel fare in modo che i partecipanti familiarizzino con una specifica fase dell'abilità. Le variazioni vengono introdotte dopo che costoro hanno sviluppato una certa competenza. Naturalmente, per essere sicuri che il processo di *training* sia pertinente, sarebbe meglio adattare le situazioni al singolo membro. In un secondo momento, si possono apportare delle modifiche minime, come il fare individuare al partecipante una persona specifica con cui quella situazione si potrebbe verificare o una domanda specifica con cui si vuole che il soggetto faccia pratica.

I primi giochi di ruolo dovrebbero essere eseguiti con un membro del gruppo dal quale il terapeuta prevede collaborazione e che sia in grado di eseguire l'abilità. Ciò consente ai soggetti, che hanno maggiori capacità, di servire da modello per quelli che, invece, incontrano ancora delle difficoltà. I terapeuti dovrebbero invitare un partecipante, in particolare, a effettuare il *role-play* piuttosto che domandare, in generale, chi sia disposto ad eseguirlo, chiedendo, ad esempio "Chi si offre?" Il porre una richiesta diretta solitamente è più efficace dell'aspettarsi che un membro del gruppo si offra volontario. Chi svolge il gioco di ruolo viene invitato ad alzarsi o a spostare la propria sedia al centro del gruppo. Ciò aumenta la probabilità che la simulazione del dialogo somigli a una vera interazione comportamentale. Una volta terminato il *role-play* il soggetto torna al proprio posto. Per questo motivo viene riservato uno spazio specifico per l'esecuzione del *role-play*. La posizione di coloro che effettuano il gioco di ruolo ha, inoltre, il vantaggio di introdurre un elemento teatrale che attira anche l'attenzione dei partecipanti meno interessati o che presentano un deficit cognitivo più grave. Prima di cominciare, il terapeuta invita il soggetto a riesaminare quale sarà lo scenario della simulazione e a ripetere le varie fasi dell'abilità in questione (in genere leggendo sulla lavagna). È utile che la lavagna sia visibile dalla persona che svolge il gioco di ruolo nel caso in cui dimentichi una delle fasi. I membri del gruppo vengono invitati a verificare se vengono eseguite tutte le fasi. Il terapeuta, così come avviene per il modellamento, dovrebbe attenersi strettamente a quanto scritto e non dovrebbe improvvisare rendendo il compito più difficile. L'obiettivo del gioco di ruolo consiste nel far sì che la persona non vada incontro a un fallimento, anche se la performance è imperfetta. Se il soggetto si blocca, il terapeuta lo aiuterà invitandolo a guardare la lavagna. In ogni caso, il terapeuta dovrebbe rispondere in modo collaborativo (ad es., accettare una richiesta; accettare una scusa...) in modo che la persona riceva un rinforzo per il tentativo compiuto.

Il gioco dei ruoli non sempre si svolge senza intoppi. I problemi sorgono soprattutto con i membri del gruppo che hanno capacità molto scarse o deficit cognitivi significativi. Questi individui, durante la simulazione del dialogo, spesso si bloccano, perdono il filo o non sono in grado di superare una determinata fase dell'abilità. In queste situazioni sono particolarmente utili due strategie: l'allenamento (*coaching*) e il *prompting*.

Coaching

Con il termine di *coaching* si indica l'utilizzo di suggerimenti verbali durante lo svolgimento del gioco di ruolo per indicare come le specifiche componenti di un'abilità dovrebbero essere eseguite o aiutare un soggetto che si blocca. Il *coaching* viene utilizzato soprattutto quando le istruzioni verbali fornite prima dell'esecuzione del gioco di ruolo non producono la risposta desiderata. Piuttosto che fornire semplicemente ulteriori istruzioni verbali sperando che il partecipante sia in grado di far meglio nel *role-play* successivo, il terapeuta lo aiuta fornendo suggerimenti verbali durante l'interazione. Ciò si rivela più efficace quando il gruppo è diretto da due terapeuti, in quanto uno svolge il ruolo di partner e l'altro si posiziona vicino al membro del gruppo dandogli dei suggerimenti se ne avesse bisogno. Un suggerimento potrebbe essere del tipo: "Ricordati di dirgli come ti senti" oppure "ora rivolgi una domanda". L'obiettivo del *coaching* consiste nell'aiutare il soggetto a riuscire nel proprio compito in qualche modo piuttosto che ad andare incontro a un fallimento. Il *coaching* viene gradualmente diminuito (ridotto sistematicamente nel corso dei vari giochi di ruolo) fino a quando il soggetto è in grado di eseguire l'abilità senza avere bisogno di aiuto.

Prompting

Il *prompting* è una forma di *coaching* utilizzata quando il soggetto, che sta svolgendo la simulazione di dialogo, necessita solo di una sollecitazione. Anziché suggerire istruzioni nell'orecchio o fornire indicazioni su cosa dire, il *prompting* è semplicemente un promemoria o un segnale spesso utilizzato per modificare le caratteristiche non verbali e para-linguistiche dell'abilità sociale quali, ad esempio, contatto dello sguardo o volume della voce. Solitamente, il terapeuta stabilisce i segnali con il membro del gruppo prima di iniziare il *role-play* (ad es., l'indicare i propri occhi per suggerire di aumentare il contatto dello sguardo...). È possibile utilizzare anche indicazioni scritte, come cartelli con scritte "più alto" o "più basso", per coloro che hanno bisogno di suggerimenti con il tono della voce. Come avviene con il *coaching*, anche il *prompting* viene sempre meno utilizzato col procedere del programma.

4.1.2.5
Fornire un *feedback* positivo

Le prove del gioco di ruolo sono sempre seguite da un *feedback* positivo. Idealmente, se la performance è stata buona i commenti positivi sono spontanei. Tuttavia, il *feedback* deve essere sempre positivo, anche se l'esecuzione conteneva parecchie imperfezioni. Il *feedback*, inoltre, non dovrebbe essere né disonesto, né falso. Si può sempre trovare qualcosa di positivo anche nella performance più scarsa. Mal che vada, il soggetto può essere elogiato per lo sforzo compiuto. Ad esempio: "Buon tentativo, Tom, ti ho visto che guardavi la lavagna cercando di ricordarti le fasi". È frequente che il soggetto tralasci alcune fasi e, in questo caso, il terapeuta potrebbe commentare: "Buon lavoro. Hai avuto un buon contatto dello sguardo e avrei detto che avevi qualcosa di importante da dire". Spesso, è anche possibile porre in risalto un miglioramento; ad esempio: "Buon lavoro, Susan, questa volta hai alzato di più il tono della voce". Il *feedback* deve sempre essere specifico oltre che positivo, indipendentemente dal fatto che la performance sia stata scarsa o eccellente.

Un *feedback* positivo dovrebbe anche provenire dagli altri membri del gruppo. Ciò consente di coinvolgere tutti i partecipanti in quanto ciascuno sa di poter essere interpellato per fornire un commento. Inoltre, il valore delle osservazioni positive da parte dei "pari" è diverso da quello di un commento dei terapeuti. Domande utili per favorire un *feedback* positivo possono prendere la seguente forma: "Mina, cosa ne pensi del modo in cui P ha simulato l'abilità?" oppure "Juan, quali fasi dell'abilità hai visto che P abbia eseguito?" I terapeuti dovrebbero garantire che il *feedback* fornito in questa fase sia positivo. Un *feedback* negativo o correttivo deve essere rapidamente interrotto in quanto l'obiettivo consiste nell'incoraggiare colui che ha effettuato la simulazione e il favorire un commento positivo specifico su un determinato elemento della simulazione che è stato ben eseguito. I membri del gruppo imparano presto che un *feedback* positivo precede sempre un *feedback* correttivo, e ciò viene accettato come norma del gruppo.

Il *feedback* fornito dai partecipanti solitamente è seguito da un ulteriore intervento da parte del leader, il quale sottolinea quelli che sono i punti più importanti. Il *feedback* dovrebbe essere il più specifico possibile e riguardare le particolari fasi dell'abilità indicate sulla lavagna o capacità specifiche non verbali e para-linguistiche. A questo punto può essere introdotto il *feedback* correttivo per cominciare a migliorare la performance di coloro che eseguono la simulazione. Il *feedback* correttivo non dovrebbe mai esprimere critiche ma dovrebbe essere il più mirato possibile dal punto di vista comportamentale. Inoltre, non dovrebbe includere l'elenco completo delle imperfezioni notate nella performance di un determinato partecipante. Lo scopo consiste nell'individuare gli aspetti essenziali dell'interazione che dovrebbero essere modificati. Per questo motivo ci si dovrebbe concentrare su una o, al massimo, due fasi dell'abilità in ciascun intervento. Esempi di *feedback* correttivo appropriato includono: "Anna, ho notato che hai avuto un buon contatto dello sguardo ma si faceva fatica a sentire quello che dicevi. Sarebbe meglio se alzassi un po' il tono della voce" oppure: "Buon lavoro Mark. Nella tua simulazione hai inserito la maggior parte delle fasi. Facciamolo ancora e questa volta ricordati di dare una motivazione prima di salutare". L'effettuazione di leggere modifiche o perfezionamenti viene lasciata a una fase successiva, dopo che gli elementi basilari sono stati acquisiti, oppure viene del tutto omessa. Un criterio chiave che i terapeuti possono utilizzare per fornire un *feedback* correttivo consiste nell'individuare il livello minimo di abilità richiesta affinché la persona possa raggiungere il proprio obiettivo una volta che si trova nella situazione simulata e nel valutare cosa è necessario aggiungere (o sottrarre) affinché tale obiettivo venga raggiunto. Concentrarsi sulle sfumature sociali con la maggior parte dei soggetti affetti da SPMI, i quali hanno spesso difficoltà a soddisfare i bisogni basilari nelle interazioni sociali, è controproducente.

4.1.2.6
Ripetizione del gioco di ruolo

Dopo il *feedback* correttivo (o positivo se non è stata necessaria alcuna correzione), il partecipante viene coinvolto in un'altra simulazione della medesima situazione e invitato a concentrarsi sugli aspetti comportamentali che necessitano di una correzione. Anche questa performance è poi seguita da un *feedback* positivo o correttivo. In genere, segue un terzo *role-play*. Se il soggetto fa progressi il terapeuta lo può avvertire del fatto che il compito sarà un po' più difficile; ad esempio, simulando il rifiuto di una richiesta. Altrimenti, lo scenario può essere modificato. Se la persona continua ad avere difficoltà, allora viene ripetuta la stessa situazione senza effettuare cambiamenti che possano rendere l'interazione più difficile.

A questo punto il leader deve decidere se coinvolgere il soggetto in altre simulazioni della stessa situazione, cambiare lo scenario o passare a un altro membro del gruppo. Questa decisione viene presa tenendo conto di diversi fattori. Il primo, e più importante, è il modo in cui la persona sta rispondendo alla procedura. Se sembra frustrata o affaticata è meglio passare a un altro membro del gruppo. È meglio passare a un altro partecipante anche nei casi in cui non vi sono stati miglioramenti o se la persona ha eseguito il compito in maniera eccellente. Al contrario, se la persona ha mostrato un modesto progresso e può trarre vantaggio da un'altra prova, allora è giustificata l'esecuzione di una quarta simulazione. Il terapeuta dovrebbe, inoltre, considerare il resto del gruppo nel prendere questa decisione. Se gli altri membri sembrano annoiati o distratti, o se non è rimasto molto tempo, potrebbe essere saggio andare avanti in modo che ognuno abbia l'opportunità di eseguire un *role-play*.

Il format del *training* viene stabilito con il primo partecipante e seguito con ciascun membro. Il medesimo schema – consistente in *role-play*, *feedback* ed elogio per un miglioramento anche lieve – viene applicato a tutti singolarmente. In genere i soggetti che man mano entrano nel gruppo mostrano livelli diversi di abilità. Proprio come il contenuto delle simulazioni è adattato alle singole necessità, così vale anche per il livello di difficoltà. Alcuni membri possono aver bisogno di lavorare sulle abilità basilari mentre altri, pur facendo parte dello stesso gruppo, sono in grado di simulare situazioni molto complesse. Il compito del terapeuta consiste nell'assicurarsi che ciascuno abbia l'opportunità di partecipare e apprendere. Nessuno dovrebbe essere trascurato per il fatto di avere una scarsa capacità, ma neanche per il fatto di avere una abilità assai elevata.

4.1.2.7
Assegnare compiti a casa

Da ultimo, il terapeuta assegna i compiti a casa a ciascun membro del gruppo affinché venga messa in pratica l'abilità che è stata trattata durante l'incontro. L'importanza dei compiti non dovrebbe essere sovrastimata. Mentre il gioco di ruolo offre l'opportunità di mettere in pratica nuove abilità sociali, la trasposizione di queste abilità nella vita reale è fondamentale per la riuscita del *training*. Ciò accade solo se i membri del gruppo mettono in pratica, nella comunità, la capacità da poco sviluppata. Per aumentare al massimo le possibilità che il compito assegnato venga portato a termine, è importante che esso sia chiaro e il più specifico possibile e che rientri nell'area di abilità della persona. L'individualizzazione del compito è fondamentale per facilitarne l'esecuzione. Ai membri del gruppo si dovrebbe chiedere di individuare situazioni specifiche in cui potrebbero mettere in pratica l'abilità piuttosto che fornire loro istruzioni generali per applicarla per conto proprio. Il compito a casa deve indicare quando e dove il comportamento deve essere messo in pratica e anche il tipo di comportamento. Il compito viene scritto e ciascun membro termina l'incontro con un compito personalizzato.

Ciascun incontro di SST si apre con la rassegna dei compiti assegnati al termine dell'incontro precedente. Il terapeuta invita ciascun membro a riferire se ha cercato di eseguire il compito e su come è andata. Vengono raccolte informazioni sufficienti per stabilire se la persona lo ha effettivamente svolto o se sta semplicemente dicendo di esserci riuscito. Se il terapeuta capisce che il soggetto ha realmente eseguito il compito fornisce un rinforzo sociale, mentre se non lo ha completato cerca di capirne il motivo e procede al *problem solving* per aiutarlo a superare le difficoltà incontrate e che si potrebbero ripresentare in futuro. Il membro del gruppo è quindi invitato alla simulazione del compito con il terapeuta che ribadisce l'importanza di svolgere i compiti a casa. In qualsiasi caso, la persona non dovrebbe essere criticata per non aver portato a termine il compito.

4.2
Struttura del gruppo

I gruppi di SST sono composti da 6-8 membri al massimo. Il fatto che il numero dei partecipanti sia così ristretto è un aspetto essenziale affinché ciascun membro abbia l'opportunità di esercitarsi nelle simulazioni. Gruppi più numerosi possono sembrare più vantaggiosi dal punto di vista del costo per molti centri clinici, ma sono controproducenti per i soggetti affetti da SPMI in quanto nei gruppi di grandi dimensioni essi non ricevono l'attenzione necessaria. L'insegnamento deve essere adattato al soggetto: il contenuto della simulazione, l'andamento del *training* e i criteri in base ai quali vengono valutati i progressi variano a seconda della capacità. Ad esempio, un soggetto potrebbe essere solo in grado di rifiutare una semplice richiesta mentre un altro, che presenta una minore compromissione, potrebbe imparare a negoziare e a giungere a un compromesso. Un soggetto potrebbe aver bisogno di eseguire tre simulazioni di dialogo prima di raggiungere un livello adeguato mentre un altro potrebbe necessitarne dieci. Esiste chi deve essere aiutato a ricordare ciò che deve dire e chi, invece, incontra maggiori difficoltà con i parametri non verbali o para-linguistici, come il contatto dello sguardo o il parlare con un tono di voce abbastanza alto in modo da poter essere sentito.

Il contenuto dei programmi di *training* delle capacità è organizzato in *curricula*, in un modo simile a quello con cui vengono organizzati i corsi scolastici. Ecco alcuni esempi: abilità di conversazione, capacità di sostenere colloqui di lavoro, gestione dei farmaci (come comunicare con gli erogatori di salute mentale), capacità di gestire gli appuntamenti e capacità di praticare un'attività sessuale sicura. Ciascun curriculum è diviso in unità o classi. Ad esempio, il programma sulle abilità di conversazione include il saper cominciare, sostenere e terminare una conversazione; il proporre richieste; il rifiutare richieste irragionevoli; il saper negoziare e il saper giungere a un compromesso. Ciascuna abilità viene suddivisa in stadi o elementi specifici, come illustrato nella Tabella 4.2 per la capacità relativa al "Cominciare una conversazione".

Gli stadi illustrati nella Tabella 4.2 rappresentano il minimo richiesto per poter condurre una breve conversazione. Tuttavia, questa pur semplice sequenza spesso presenta delle difficoltà per gli individui affetti da SPMI. Una volta che il soggetto è in grado di eseguire queste fasi in modo adeguato, il compito si fa più difficile e le interazioni vengono estese a risposte più complesse. I membri del gruppo con un livello di funzionamento più elevato possono cominciare il *training* a un livello più sofisticato.

La durata degli incontri di gruppo può variare da quattro a otto riunioni per un'abilità specifica e da sei mesi a due anni per un programma completo. Il BTSAS dura sei mesi, quattro o cinque dei quali sono dedicati a *training* rivolto alle capacità necessarie per ridurre l'uso di sostanze. Indipendentemente dalla durata del programma, gli incontri di *training* solitamente vengono tenuti tre-cinque volte alla settimana. Il *training* è strutturato in modo da ridurre al minimo le richieste sulla capacità neurocognitiva, soprattutto l'attenzione e la memoria, e prevede un ampio uso di sussidi visivi. Le informazioni vengono fornite tramite fotocopie e scritte sulla lavagna, oltre che verbalmente. Il materiale viene presentato in brevi unità con frequenti ripetizioni e riepiloghi. Ai membri del gruppo viene regolarmente chiesto di verbalizzare ciò che è stato insegnato e ciò che dovrebbero fare durante le simulazioni di dialogo (ad es., i diversi stadi in cui si suddivide un'abilità, cosa si deve dire...), piuttosto che avere semplicemente la possibilità di fornire risposte minime a domande che comportano una risposta del tipo sì/no. Ad esempio, "Joan, ci vuoi dire perché è bene rivolgere domande generiche?" al contrario di "Joan capisci perché dobbiamo fare domande generiche?"

4.3
Supporto empirico per il *social skills training*

A partire dal 1990 sono state realizzate almeno otto revisioni e quattro meta-analisi della letteratura empirica sul *social skills training* nell'ambito di riviste specialistiche (in lingua inglese); per una valutazione invitiamo il lettore interessato a consultare Bellack (2004). Queste revisioni hanno utilizzato criteri di inclusione differenti e non hanno considerato i medesimi articoli. Gli autori di una di queste revisioni sono giunti alla conclusione che il *training* rivolto alle abilità sociali non è veramente efficace, ma altri hanno espresso giudizi molto positivi che riflettono conclusioni relativamente simili. In primo luogo, il *social skills training* non è efficace per ridurre i sintomi o prevenire le ricadute. Secondariamente, esso ha un effetto attendibile e significativo sulle capacità comportamentali. Terzo, ha un impatto positivo sul funzionamento del ruolo sociale, nonostante i risultati in questo settore non siano del tutto concordanti. I dati sono migliori per aree di abilità specifiche come quelle di conversazione o la gestione dei farmaci, piuttosto che per misure generali del funzionamento sociale. In quarto luogo il *training* rivolto alle abilità sociali ha un impatto positivo sulla soddisfazione del consumatore e l'autoefficacia: al termine del *training*, i clienti si sentono più sicuri di sé in situazioni sociali (mirate). Questi risultati generali sono confermati nella raccomandazione PORT 2002 per il trattamento della schizofrenia (Lehman, 2002): ai pazienti schizofrenici si dovrebbe poter offrire un *training* delle capacità i cui elementi principali siano i seguenti: indicazioni su base comportamentale, modellamento, *feedback* correttivo, rinforzo sociale *"contingent"* e compiti a casa.

4.4
Riepilogo

In questo capitolo è stato illustrato a grandi linee il *social skills training*, una strategia terapeutica alla base del BTSAS. Il SST è un approccio terapeutico ben collaudato che è stato sviluppato negli anni '70. Esso è basato sulla teoria dell'apprendimento sociale ed enfatizza l'insegnamento piuttosto che la conversazione per riuscire a modificare il comportamento. Comportamenti sociali complessi vengono scomposti in varie componenti tra cui le risposte verbali, non verbali e para-linguistiche. Questi elementi vengono poi spiegati in modo analogo a come si fa con le abilità motorie, come il praticare uno sport o il suonare uno strumento musicale. Tra gli elementi chiave del *training* vi sono l'istruzione, il modellamento, le prove di *role-play*, il *feedback* e i compiti a casa. Come avviene per le capacità motorie, la ripetizione della pratica è essenziale se si vuole ottenere una certa padronanza del comportamento. Nel SST la pratica viene condotta attraverso il *role-play* in cui i membri del gruppo mettono in atto incontri sociali simulati con il terapeuta o un altro membro del gruppo. Molti soggetti affetti da SPMI sono sensibili al *feedback* negativo e, pertanto, una premessa fondamentale del SST prevede il fornire proprio un *feedback* positivo. I comportamenti difficili vengono gradualmente modellati rinforzando le approssimazioni successive del completo repertorio comportamentale. A supporto del *training* delle abilità sociali vi è un'ampia letteratura. Esso è uno dei trattamenti più efficaci disponibili ed è stato raccomandato come pratica basata sull'evidenza da parte dello *Schizophrenia* PORT.

5.1
Introduzione

Il BTSAS è stato ideato per i clienti affetti da SPMI che abusano di sostanze. Una componente fondamentale di questo intervento, oltre alle strategie terapeutiche, è la valutazione. Uso, abuso e dipendenza da sostanze, le conseguenze che ne derivano, la motivazione a cambiare e l'utilizzazione del trattamento sono elementi importanti di un cambiamento all'interno del programma di BTSAS. Un'accurata valutazione di questi aspetti è fondamentale sia dal punto di vista clinico che da quello empirico. Clinicamente, la valutazione ci consente di monitorare il progredire del cliente nell'ambito del programma di BTSAS e di rimanere aggiornati sui suoi successi e su eventuali difficoltà emergenti nel tempo. Dal punto di vista empirico, una valutazione accurata è fondamentale per capire come il BTSAS funzioni e per individuare quali siano le componenti più efficaci e per quale tipo di clienti.

Numerosi sono i problemi da affrontare per analizzare in modo accurato l'abuso di sostanze e i costrutti ad esso correlati nei clienti affetti da SPMI. Di conseguenza, ad oggi esistono poche misure specificatamente progettate per valutare l'uso di sostanze in questa popolazione di pazienti.

5.2
Problematiche nella valutazione dell'abuso di sostanze nei soggetti affetti da SPMI

Diverse sono le problematiche che rendono importante la valutazione dell'uso di sostanze nei pazienti con SMPI come, ad esempio, gli aspetti correlati al soggetto che effettua la valutazione e le misure utilizzate.

La terapia cognitivo-comportamentale dell'abuso di sostanze in comorbilità con disturbi   **67**
mentali gravi. Alan S. Bellack, Melanie E. Bennett, Jean S. Gearon
© Springer-Verlag Italia 2011

5.2.1
Fattori correlati alla malattia

La valutazione dei disturbi da uso di sostanze e delle problematiche correlate nei soggetti affetti da SPMI è difficoltosa a causa della presenza di diversi fattori. La formulazione della diagnosi è particolarmente problematica in quanto l'uso di sostanze e l'astinenza da queste possono causare sintomi simili a quelli caratteristici dei disturbi psichiatrici (Schuckit, 1983). Ad esempio, l'uso di alcool a lungo termine e l'astinenza dall'alcool possono determinare l'insorgenza di sintomi psicotici, mentre l'abuso di anfetamine spesso causa sintomi psicotici identici a quelli della schizofrenia. I soggetti che riescono a osservare un periodo di astinenza dalla cocaina spesso riferiscono una grave depressione. Dal momento che i sintomi dell'abuso di sostanze e dell'astinenza possono somigliare a quelli di una SPMI, il formulare una diagnosi differenziale potrebbe essere difficile. Inoltre, vi è una sovrapposizione di criteri diagnostici tra disturbi da uso di sostanze e SPMI. Ad esempio, il DSM-IV include i problemi del funzionamento sociale sia tra i sintomi della schizofrenia che tra quelli dei disturbi da uso di sostanze (American Psychiatric Association, 1994). Il fatto che alcuni criteri rientrino in più diagnosi può aumentare i tassi di comorbidità e rendere difficoltosa la formulazione della diagnosi dei disturbi da uso di sostanze. È importante sottolineare il fatto che applicare i criteri del DSM-IV ai disturbi da uso di sostanze in un soggetto affetto da SPMI non è facile. Per soddisfare la diagnosi di dipendenza il soggetto deve presentare almeno tre dei nove criteri su base per lo più comportamentale (cercare di smettere, uso nonostante la consapevolezza delle conseguenze, smettere o ridurre attività importanti, dedicare parecchio tempo per procacciarsi o fare uso della sostanza o per il processo di guarigione). Anche l'abuso è un pattern di coinvolgimento comportamentale (utilizzo in situazioni rischiose, uso nonostante i suoi effetti sul funzionamento sociale, lavorativo o fisico). Molti pazienti affetti da SPMI non soddisfano queste diagnosi in quanto non hanno un impiego, non svolgono attività o non hanno rapporti interpersonali che potrebbero essere disturbati dall'uso di sostanze.

Anche il riuscire a quantificare l'impatto dell'uso e dell'abuso di sostanze nei casi in cui la SPMI ha un profondo effetto su molte aree del funzionamento è difficile. I clienti affetti da SPMI presentano una serie di deficit nel funzionamento sociale, cognitivo, lavorativo e psicologico ed è difficile valutare l'impatto negativo dei disturbi da uso di sostanze su pazienti il cui funzionamento è cosi gravemente compromesso. Infine, i pazienti affetti da SPMI potrebbero incontrare notevoli difficoltà nel partecipare a una lunga valutazione dell'abuso di sostanze e concentrarsi su di essa e, come già dimostrato, potrebbero anche riferire livelli inferiori dell'uso e dell'abuso di sostanze. I pazienti con abuso di sostanze e SPMI presentano diversi deficit cognitivi e sociali che fanno sì che essi possano fornire informazioni inattendibili o non accurate o minimizzare l'uso di sostanze, soprattutto se hanno molto da perdere ammettendolo o discutendone onestamente (ad es., servizi, benefici o custodia dei figli) (Ridgely et al., 1990).

5.2.2
Fattori correlati al valutatore

La valutazione è influenzata anche dalla persona che effettua l'intervista e dal sistema di trattamento in cui questa viene effettuata. I pazienti affetti da SPMI e abuso di sostanze accedono al sistema terapeutico attraverso diversi punti di ingresso quali, ad esempio, sale di pronto soccorso, cliniche psichiatriche, centri per il trattamento dell'uso di sostanze o altre strutture, il che rende difficile la raccolta di informazioni sull'abuso di sostanze in modo standardizzato. Ad esempio, un paziente che si presenta in pronto soccorso manifestando sintomi psicotici sarà sottoposto a una valutazione diversa rispetto a uno che si presenta presso una clinica psichiatrica o che ha fatto domanda di ammissione in una struttura per il trattamento dell'uso di sostanze. Inoltre, tra i pazienti affetti da SPMI, la percentuale di non partecipazione al trattamento, drop-out e frequentazione sporadica è elevata, il che rende difficile l'ottenimento di informazioni complete.

È importante notare come l'uso di sostanze e le malattie mentali siano sempre stati considerati due problemi separati e come i sistemi assistenziali a supporto di questi disturbi si siano sviluppati in modo relativamente indipendente l'uno dall'altro (Grella, 1996; Polcin, 1992; Ridgely et al., 1998). Di conseguenza, gli erogatori di trattamenti per la salute mentale spesso non sono preparati a valutare l'uso di sostanze e molte volte non riescono a individuarne l'abuso nei pazienti affetti da SPMI (Albanese et al., 1994; Breakey et al., 1998; Drake et al., 1990; Wilkins et al., 1991). È importante notare come gli studi abbiano rilevato che, quando il personale psichiatrico è adeguatamente preparato, questo sia anche in grado di valutare e individuare l'uso di alcool e di sostanze e i problemi ad esso associati e che, non di rado, esso ha accesso a informazioni più dettagliate e importanti rispetto a quelle che possono essere raccolte con una breve misura di autovalutazione (Drake et al., 1990).

5.2.3
Fattori correlati alle misure di valutazione

La maggior parte delle misure di valutazione dell'uso di sostanze è stata ideata per popolazioni con un funzionamento abbastanza elevato. Non è chiaro quanto queste misure siano adatte ai soggetti affetti da SPMI. Sebbene alcuni studi abbiano indicato che questi strumenti di valutazione sono adeguati per una popolazione psichiatrica (Appleby et al., 1996; Appleby et al., 1997; Cocco e Carey, 1998), altri hanno dimostrato che alcuni degli strumenti più ampiamente utilizzati nella popolazione con uso di sostanze primario non fossero altrettanto efficaci su campioni di pazienti con "doppia diagnosi" (Carey et al., 1997; Lehman et al., 1996; Toland e Moss, 1989; Zanis et al., 1997). Le misure sviluppate su popolazioni con minor grado di compromissione possono essere problematiche sia nel tipo di informazioni raccolte, sia nel linguaggio utilizzato per ottenerle. In termini di contenuto, tali valutazioni potrebbero non riuscire a individuare aree o esperienze riguardanti i pazienti affetti da SPMI ma potrebbero non avere alcun impatto su altre popolazioni di soggetti che abusano di sostanze. Ad esempio, questioni correlate a farmaci, effetti collaterali e sintomi psicotici sono spesso strettamente legate all'uso e all'abuso di sostanze nei pazienti con SPMI e non sono ancora state incluse nelle misure di valutazione. Corse e colleghi (1995) hanno riscontrato che le misure progettate per i soggetti con uso di sostanze primario potrebbero non riuscire a individuare la gravità dei problemi sperimentati dai pazienti affetti da SPMI e potrebbero concentrarsi su alcuni problemi correlati all'uso di sostanze più pertinenti a popolazioni con funzionamento più elevato (conflitti familiari o sociali), trascurandone altri che maggiormente riguardano i pazienti con un livello di funzionamento più basso (fare uso di sostanze per alleviare l'isolamento sociale). Inoltre, le misure già esistenti potrebbero non riuscire a cogliere pattern d'uso e abuso caratteristici solo dei pazienti con SPMI.

In genere, i soggetti affetti da SPMI fanno uso e abuso di minori quantità di sostanze rispetto ad altre popolazioni che abusano di sostanze ma vanno comunque incontro a livelli simili di conseguenze negative correlate (Lehman et al., 1994, 1996; Mueser et al., 1990). Le misure progettate per le popolazioni con uso di sostanze primario potrebbero non avere la flessibilità necessaria per cogliere i pattern d'uso che sono chiaramente problematici per i pazienti con SPMI. Conseguentemente, la maggior parte delle misure è stata ideata per essere utilizzata in maniera trasversale e valutare se il soggetto ha avuto problemi durante la vita o per un certo periodo di tempo come, ad esempio, l'anno precedente. Tuttavia, i pazienti affetti da SPMI tendono a smettere e poi riprendere ciclicamente l'uso, l'uso pesante e l'abuso di sostanze; pertanto, una misurazione effettuata in un momento specifico potrebbe non riflettere in modo accurato il pattern di uso di sostanze su un periodo più lungo.

In termini di linguaggio, i deficit cognitivi e neurologici comunemente osservati nei pazienti con SPMI potrebbero impedire a questi soggetti di comprendere misure che sono state realizzate per soggetti con minor grado di compromissione. I pazienti affetti da SPMI presentano deficit di attenzione, memoria e dei processi cognitivi a livello più elevato, come il ragionamento astratto e altre funzioni "esecutive" (Bellack et al., 1999), che sicuramente influiscono sulla capacità di comprendere misure che sono state sviluppate per pazienti che non presentano tali deficit cognitivi. Ad esempio, alcune misure prevedono domande complesse e aperte o utilizzano un linguaggio sofisticato, qualità tali da creare difficoltà se utilizzate con pazienti che presentano un deficit cognitivo. Alcune misure includono anche domande relative a determinati periodi di tempo richiedendo ai pazienti di fornire informazioni riguardanti l'uso di sostanze o il coinvolgimento nel trattamento in determinati lassi di tempo, alcuni dei quali possono essere stati facilmente dimenticati. Considerati i limiti cognitivi e di memoria di molti pazienti affetti da SPMI, il considerare periodi di tempo diversi e il richiedere informazioni relative a mesi o anni addietro può rendere difficoltosa una valutazione accurata.

5.2.4
Implicazioni

Considerate tali problematiche è estremamente importante stabilire quando effettuare la valutazione durante il trattamento e scegliere quali misure utilizzare.

Idealmente, le valutazioni dovrebbero essere effettuate con una certa frequenza ed essere realizzate da professionisti che hanno una certa esperienza con i pazienti affetti da SPMI. Inoltre, le misure dovrebbero essere quelle designate per la popolazione dei soggetti con SPMI, o mostrare di essere attinenti o utili ad essa, ed esaminare gli aspetti e i pattern caratteristici dei soggetti affetti da SPMI che abusano di sostanze utilizzando un linguaggio semplice e facilmente comprensibile.

5.2.5
Uso della valutazione nel BTSAS

La valutazione viene effettuata in diversi momenti del programma di BTSAS e per differenti scopi. Riteniamo che siano quattro i punti di valutazione principali durante i sei mesi di BTSAS: 1) al momento dell'invio al programma BTSAS; 2) all'inizio del trattamento/primo colloquio motivazionale; 3) durante il trattamento; e 4) al termine del trattamento. Nella Tabella 5.1 vengono riassunte le possibili opzioni per ciascuno di questi punti.

Tabella 5.1 Punti di valutazione e opzioni consigliate

Punto nel tempo	Settori esaminati	Opzioni di intervista	Opzioni di self-report	Altre opzioni
Invio al programma BTSAS	Diagnosi di SPMI; Diagnosi di disturbo da uso di sostanze Uso recente Conseguenze recenti DALI	SCID DIS Intervista clinica Intervista all'ammissione ASI	TLFB MAST DAST	Esame delle urine Rapporti collaterali Analisi delle cartelle
Inizio del trattamento; primo colloquio motivazionale	Funzionamento globale Motivazione a cambiare	SUESS BQOL Abstinence self-efficacy scale Readiness ruler	URICA Equilibrio decisionale	Rapporti collaterali
Valutazione durante il trattamento	Uso di sostanze Frequenza Partecipazione al gruppo		Rivolgere domande al cliente durante l'incontro di gruppo	Esame delle urine durante ciascun incontro Valutazione della partecipazione

(cont.→)

Tabella 5.1 (continua)

Punto nel tempo	Settori esaminati	Opzioni di intervista	Opzioni di self-report	Altre opzioni
Termine del trattamento e follow-up	Uso recente Conseguenze recenti Funzionamento globale Motivazione a cambiare	ASI DALI SUESS BQOL Equilibrio decisionale Astinenza Self-efficacy scale Readiness ruler	TLFB MAST DAST URICA	Esame delle urine Rapporti collaterali

ASI, Addiction Severity Index; *BQOL*, Brief Quality of Life Scale; *BTSAS*, Behavioral Treatment for Substance Abuse in Schizophrenia; *DALI*, Dartmouth Assessment of Lifestyle Instrument; *DAST*, Drug Abuse Screening Test; *DIS*, Diagnostic Interview Schedule; *MAST*, Michigan Alcoholism Screening Test; *SCID*, Structured Clinical Interview for DSM-IV; *SPMI*, Severe and Persistent Mental Illness; *SUESS*, Substance Use Event Survey for Severe Mental Illness; *TLFB*, Alcohol Timeline Followback; *URICA*, University of Rhode Island Change Assessment

5.3
Invio al programma BTSAS

In verità, la valutazione ha inizio nel momento in cui un cliente viene inviato al programma di BTSAS. Questa prima valutazione è volta a stabilire se il cliente è o meno adatto a parteciparvi. Dal momento che il BTSAS è stato ideato per clienti affetti sia da SPMI che da disturbi da uso di sostanze, è importante assicurarsi che i soggetti che vi vengono inviati presentino effettivamente una forma di SPMI e un disturbo da uso di sostanze. I clienti del BTSAS, in genere, mostrano un funzionamento peggiore rispetto a quelli che primariamente abusano di sostanze. Mentre a un soggetto con uso di sostanze primario certamente non farebbe male partecipare al BTSAS, è importante garantire che i clienti che partecipano al BTSAS abbiano le caratteristiche dei soggetti per i quali il programma è stato ideato. Sebbene i criteri per entrare nel programma BTSAS differiscano a seconda del setting terapeutico, alcune delle caratteristiche più importanti che il cliente deve avere per potervi accedere sono: 1) presentare una qualche forma di SPMI; 2) essere affetto da un disturbo da uso di sostanze (abuso o dipendenza); 3) aver fatto recentemente uso di sostanze e averne subito le conseguenze; e 4) possedere la capacità e la volontà di partecipare all'intervento. Non è necessario che il soggetto ammetta di avere un problema o desideri smettere di far uso di sostanze per partecipare alla BTSAS. Molti clienti sono ambivalenti riguardo a eventuali modifiche dell'uso di sostanze. Altri possono essere stati inviati per problemi legali o per l'insistenza dell'equipe di salute mentale e potrebbero non considerare affatto la possibilità di modificare qualche aspetto dell'uso di sostanze. Sebbene i clienti debbano essere in grado e desiderosi di partecipare alle riunioni di gruppo, non devono necessariamente essere pronti a cambiare il proprio pattern di consumo di sostanze.

5.4
Valutazione di SPMI e disturbi da uso di sostanze

Le SPMI possono essere definite in molti modi diversi. Noi utilizziamo una definizione basata sui criteri sviluppati da Lehman e colleghi (1997) che include: 1) diagnosi di schizofrenia, disturbo schizoaffettivo o altri gravi disturbi mentali, compresi disturbo bipolare, depressione maggiore o grave disturbo d'ansia; 2) l'avere lavorato per un periodo pari al 25% o meno dell'anno precedente; oppure 3) il beneficiare dell'assegno di invalidità psichica (SSI, SSDI, sussidio di invalidità concesso dalla VA). Il fatto che i clienti rispondano a tali requisiti garantisce che essi non solo soddisfino i criteri per un disturbo ma anche che il disturbo ha un impatto sul funzionamento della persona. È importante che il soggetto sia effettivamente affetto da una SPMI e non stia semplicemente manifestando qualche sintomo passeggero simile a quelli caratteristici delle SPMI a causa dell'uso di sostanze o dell'astinenza, che scomparirà una volta superata la fase acuta.

Vi sono diversi metodi e misure per valutare la presenza di SPMI e disturbo da uso di sostanze. Le interviste cliniche strutturate – ad esempio la Structured Clinical Interview for DSM-IV (First et al., 1994) – sono gli strumenti più attendibili per raccogliere informazioni diagnostiche sia sulla SPMI che sui disturbi da uso di sostanze. Questo tipo di intervista, legata ai criteri del DSM, ha subito un'ampia standardizzazione e revisione ed è altamente attendibile se effettuata correttamente. Queste caratteristiche rendono le interviste cliniche strutturate una valida opzione per la ricerca di un intervento e anche per i casi in cui vi sono criteri precisi e limitati per poter accedere al programma BTSAS. Tuttavia, le interviste cliniche strutturate richiedono tempo e personale altamente preparato piuttosto che professionisti profani, un grande svantaggio per i setting clinici nella comunità.

In situazioni in cui l'utilizzo di criteri di inclusione corretti e specifici non costituisce un problema è preferibile l'impiego di un tipo di intervista meno strutturato o di un colloquio effettuato al momento dell'ingresso nel programma, al fine di stabilire l'eventuale presenza di SPMI e disturbi da uso di sostanze. Ciò è abbastanza semplice in termini di diagnosi di SPMI. Ad esempio, l'inviare un paziente a un gruppo di BTSAS presso un centro di salute mentale di comunità richiede solo che qualcuno parli con il cliente e raccolga informazioni sul tipo e la durata dei sintomi per poter formulare una diagnosi DSM. Dal momento che questa è la pratica standard presso la maggior parte delle cliniche e delle strutture che servono i pazienti affetti da SPMI, in genere l'utilizzare le informazioni ottenute durante il colloquio effettuato all'ammissione o altri dati contenuti nella cartella medica del cliente è sufficiente per stabilire se la diagnosi di SPMI sia giustificata. Tuttavia, spesso la registrazione medica è meno precisa quando si tratta di una diagnosi di disturbo da uso di sostanze. Sebbene gli esami delle cartelle abbiano il vantaggio di utilizzare fonti di informazione collaterali (registrazioni di altri setting terapeutici, informazioni fornite da altri provider di trattamento e familiari), i dati inclusi nella cartella clinica sono soggetti a variazioni a seconda di ciò che effettivamente viene inserito nella cartella. Spesso ai pazienti con SPMI, che solitamente entrano in trattamento presentando una serie di problematiche acute, non vengono poste domande sull'uso di sostanze al momento dell'ingresso. Poiché nella cartella clinica non vengono registrate tutte le informazioni, le revisioni potrebbero non riflettere interamente l'entità dell'uso di sostanze tra i clienti affetti da SPMI.

5.4.1
Valutazione di uso recente

Il BTSAS è stato ideato per clienti che sono utilizzatori attuali di sostanze. Il termine "attuale" può assumere significati diversi da persona a persona a seconda del setting terapeutico e del tipo di consumo della sostanza. È importante immaginare quale comportamento correlato all'uso di sostanze si è più interessati a trattare e quale sia il periodo di tempo da prendere in considerazione e adattare, di conseguenza, il tipo di valutazione. Ad esempio, l'uso di una determinata sostanza è problematico in una particolare popolazione di clienti o è l'attenzione sull'uso di droga che causa le conseguenze negative ad esso associate? Nel secondo caso, il terapeuta è interessato solo ai clienti con più gravi problemi correlati all'uso di sostanze (dipendenza da sostanze) o anche a quelli che manifestano conseguenze meno gravi ma, comunque, regolari dell'uso di droga (abuso di sostanze)? L'interesse è incentrato sui clienti che ne fanno uso tutti i giorni o anche su quelli dediti a *binges* con frequenza mensile e coincidenti con il percepimento dell'assegno all'inizio di ogni mese? Alcuni clienti possono anche essere riusciti a osservare un periodo di astinenza, ma è un'astinenza fragile e gli stimoli che potrebbero indurre a una ricaduta sono numerosi. Tutti questi fattori devono essere presi in considerazione quando si sviluppa un programma BTSAS e si scelgono le misure di valutazione.

In base alla nostra esperienza possiamo fornire alcune linee guida – in relazione al grado di uso attuale e alle sue conseguenze – che possono rivelarsi appropriate per un invio al programma BTSAS. In primo luogo, abbiamo riscontrato che tra i clienti affetti da SPMI l'uso può essere definito problematico nella maggior parte dei casi. Cioè, vi è una variazione minore rispetto a quella rilevata in soggetti non affetti da SPMI in termini di grado del danno associato al consumo di droga. Alcuni clienti affetti da SPMI fanno un uso di sostanze a livello ricreazionale; la maggior parte per affrontare i sintomi, gli stati affettivi negativi o il *craving*. Sebbene vi siano, comunque, alcuni soggetti affetti da SPMI che fumano marijuana occasionalmente e senza conseguenze significative, abbiamo riscontrato che la maggiore parte dell'uso di crack e cocaina in polvere, dell'impiego prolungato di marijuana e del consumo di eroina tra i clienti con SPMI causa una serie di problemi tra cui scarsa capacità di gestione della malattia, incapacità di assumere regolarmente i neurolettici e instabilità della situazione abitativa e di altre forme di supporto. Secondariamente, abbiamo rilevato che una finestra di sei mesi per la valutazione dell'uso attuale, con alcune conseguenze ad esso associate, è un buon parametro per riuscire a individuare un ampio gruppo di clienti per i quali l'uso di sostanze è problematico. In questo gruppo, ovviamente, rientrano sia quanti fanno uso di sostanze quotidianamente, sia i soggetti il cui pattern d'uso è più sporadico, ma ugualmente problematico. Ad esempio, molti clienti affetti da SPMI non hanno risorse economiche sufficienti o non ne hanno affatto. Tuttavia, all'inizio del mese, quando ricevono gli assegni SSI o SSDI si dedicano ad "abbuffate" di sostanze. Un pattern d'uso così regolare e dannoso (tutto il denaro necessario per far fronte alle necessità di un intero mese viene subito speso: il *bingeing* è una forma particolarmente pericolosa di consumo di droga!) verrebbe incluso in una definizione a sei mesi di uso "attuale". In terzo luogo, i clienti che non hanno fatto uso di sostanze in un arco di tempo di sei mesi potrebbero essere considerati come aver raggiunto un'astinenza stabile. Sebbene questi clienti potrebbero trarre beneficio da un supporto e un *problem solving* costanti per continuare a osservare l'astinenza, in questi casi un programma di gruppo mirato e intensivo come quello del BTSAS non sarebbe adatto.

Molti sono i modi per valutare se un soggetto ha fatto recentemente uso di sostanze. È importante ricordare come i clienti potrebbero riferire un utilizzo inferiore a quello effettivo o mentire. Come abbiamo detto precedentemente, le ragioni per cui si riferisce un uso minore di quello reale possono essere diverse: dalla presenza dei sintomi di SPMI che influiscono sulla memoria o causano confusione, al timore di perdere l'alloggio o i benefici economici. In qualunque caso, è importante rivolgere domande sull'uso attuale assumendo un atteggiamento non giudicante e rassicurare i clienti del fatto che, se anche rivelassero la verità, ciò non comporterebbe per loro delle misure punitive. In queste circostanze la strategia più utile consiste spesso nel rivolgere al cliente delle semplici domande su un eventuale uso recente come:

- di quali sostanze fa uso?
- quali sono le sostanze che utilizza più spesso?
- con quale frequenza fa uso di questa sostanza?
- quando è stata l'ultima volta che ha fatto uso di questa sostanza?

È poi utile riassumere le informazioni fornite dal cliente in risposta a queste domande per assicurarsi che siano corrette: "Lei mi ha detto che fa uso di crack e che, in questo periodo, ne fa uso circa una volta alla settimana. Poi ha anche affermato che l'ultima volta che ha fatto uso di crack è stato circa due giorni fa. È tutto giusto ciò che ho detto?"

Un metodo più standardizzato per valutare un eventuale recente uso di sostanze è il metodo *Time-Line Follow-Back* (TLFB; Sobell e Sobell, 1992), Il TLFB richiede che il cliente ricostruisca l'uso di sostanze giornalmente utilizzando un calendario e può includere valutazioni relative a più sostanze (droga e alcool) nello stesso tempo. Questo metodo consente di riassumere le caratteristiche principali dell'uso: quantità, frequenza, pattern e grado di variabilità. Il TLFB ha dimostrato di avere un elevato grado di attendibilità e validità. I reports relativi a uno stesso periodo tendono ad essere replicabili nel tempo e, in genere, è stato riscontrato un buon accordo tra quanto riferito dal paziente e quanto indicato da rapporti collaterali in relazione all'uso, oltreché tra le informazioni fornite dal cliente stesso e i rapporti ufficiali circa eventuali arresti e ricoveri. Carey e colleghi (1997) hanno riferito risultati comparabili per pazienti psichiatrici con disturbi psicotici. In genere viene valutato un periodo di 30 giorni, in modo da avere un quadro del comportamento correlato all'uso recente di sostanze concentrandosi su un periodo di tempo che dovrebbe favorire l'accuratezza dei ricordi. Se la finestra per l'entrata nel programma è di sei mesi, è importante stabilire che il mese più recente valutato con il TLFB sia rappresentativo dei precedenti sei mesi e, in caso contrario, in che modo l'uso è cambiato in quel periodo di tempo.

Per valutare un eventuale uso recente di sostanze sono disponibili anche altri mezzi di valutazione come i test di laboratorio, l'esame delle urine e i rapporti da fonti collaterali. I test biologici possono essere estremamente utili nel favorire un rapporto accurato sull'uso da parte del paziente stesso. Cioè, se il soggetto è consapevole che il suo test delle urine risulterà positivo è più facile che ammetta di avere fatto recentemente uso di sostanze. Tuttavia, la maggior parte delle sostanze rimane individuabile nell'organismo per uno-tre giorni. Di conseguenza, il test può essere negativo anche se il soggetto ha comunque consumato recentemente la sostanza (falso negativo). La nostra esperienza ci suggerisce che i test biologici sono utili se inseriti in una valutazione più completa dell'uso di sostanze. Anche i rapporti collaterali, comprese le informazioni fornite da familiari o altri professionisti, sono una buona fonte di informazione circa il comportamento del cliente nell'ambiente in cui vive. I *counselor* e i *case manager*, in particolare, spesso hanno una profonda conoscenza dei clienti e dell'uso di sostanze tale da rivelarsi particolarmente utile (per una revisione su questo tema si veda Carey e Correia, 1998), mentre le informazioni da parte di parenti possono contenere inesattezze dovute ad attribuzioni e stati d'animo circa l'uso di sostanze e la malattia da cui è affetto il familiare.

5.4.2
Valutazione delle conseguenze negative dell'uso di sostanze

Esistono diverse misure di *self-report* relativamente brevi che possono essere utilizzate per valutare le conseguenze negative dell'uso di sostanze. Probabilmente, tra quelle più utilizzate sui soggetti affetti da SPMI sono da annoverare il *Michigan Alcoholism Screening Test* (MAST; Selzer, 1971) e il *Drug Abuse Screening Test* (DAST; Skinner, 1982), Entrambi questi strumenti di valutazione includono un breve elenco delle conseguenze dell'uso di alcool e di droga (25-28 items) e domande rivolte a verificare se il soggetto abbia mai incontrato simili problemi; inoltre, sono facilmente somministrabili. Studi hanno dimostrato che un cut-off di 5 è indicativo di uso di sostanze problematico.

Alcune ricerche condotte sul MAST hanno dimostrato una buona sensibilità e specificità e moderate proprietà psicometriche con le popolazioni affette da SPMI (Searles et al., 1990), mentre altre hanno riscontrato uno scarso funzionamento psicometrico nei clienti con SPMI (Drake et al., 1990). Uno studio ha indicato che sui pazienti psichiatrici il DAST ha buone proprietà psicometriche (Cocco e Carey, 1998). L'*Alcohol Use Disorders Identification Test* (AUDIT; Saunders et al., 1993) è un'altra breve (10 item) misura di valutazione del consumo di alcool e dei comportamenti e problemi correlati al bere e ha dimostrato una buona attendibilità e validità con i clienti affetti da SPMI (Dawe et al., 2000). È importante notare come tutte queste misure di *self-report* siano state sviluppate e applicate su popolazioni con minor grado di compromissione e, pertanto, la loro applicabilità su clienti affetti da SPMI e la loro attendibilità e validità in questa popolazione non sia stata ancora pienamente avvalorata. Inoltre, alcune di queste misure possono rivelarsi troppo complesse per i pazienti che soffrono di SPMI, alcuni dei quali, ad esempio, non sono in grado di leggere e, quindi, completarle. Noi, solitamente, leggiamo tali questionari ai pazienti; tuttavia non sappiamo se questa modifica procedurale influenzi il risultato di queste misure con i nostri clienti affetti da SPMI.

5.5
Strumenti di intervista per individuare l'uso recente e le conseguenze

Vi sono parecchi tipi di intervista per valutare l'uso di sostanze e le sue conseguenze. Quello più ampiamente utilizzato è l'*Addiction Severity Index* (ASI; McLellan et al.; 1980; McLellan et al., 1992), un'intervista clinica strutturata per rilevare la gravità dei problemi correlati alla dipendenza in sette settori (medico, legale, abuso di sostanze, abuso di alcool, lavoro, famiglia e disturbi psichiatrici), utilizzata ampiamente nella ricerca sull'abuso di sostanze (ad es., Carroll et al., 1993; McLellan et al., 1980; McLellan et al., 1983). Sebbene l'ASI sia diventata la misura standard dell'uso di sostanze e delle sue conseguenze, per la maggior parte degli erogatori di trattamento per l'uso di sostanze vi sono dimostrazioni del fatto che esso sia meno efficace quando applicato ai clienti affetti da SPMI. Ad esempio, Lehman e colleghi (1996) hanno riscontrato che l'ASI non era in grado di individuare il 20% circa dei casi di disturbo da uso di sostanze invece rilevati mediante interviste diagnostiche strutturate; diversi altri studi hanno indicato che questo strumento di valutazione è meno attendibile nelle popolazioni affette da disturbi psichiatrici (Carey et al., 1997; Corse et al., 1995; Zanis et al., 1997).

Vi sono stati alcuni tentativi di realizzare strumenti di valutazione dell'uso di alcool e di sostanze nei pazienti affetti da SPMI. Rosenberg e colleghi (1998) hanno sviluppato il *Dartmouth Assessment of Lifestyle Instrument* (DALI), uno strumento di breve durata per la valutazione dei disturbi da uso di sostanze nei pazienti psichiatrici. Il DALI è stato realizzato identificando, tramite regressione logistica in campioni di pazienti psichiatrici, gli item più utili per la classificazione tra i numerosi *screens* per i disturbi da uso di sostanze largamente utilizzati e rivolti a soggetti con abuso di sostanze primario, compresi il MAST e il DAST. Il DALI è uno strumento di breve durata che può essere utilizzato in diversi setting da parte di professionisti di vari settori e mostra un alto grado di classificazione (Rosenberg et al., 1998). Ciononostante, esso non è in grado di fornire una valutazione accurata dell'uso di sostanze e dei problemi ad esso correlati nei pazienti affetti da SPMI in quanto valuta solo alcool, marijuana e cocaina ed è stato progettato su una popolazione rurale e di razza prevalentemente caucasica. Inoltre, la sua brevità limita la quantità di informazioni che è possibile ottenere sulla quantità e sulla frequenza dell'uso.

5.5.1
Una valutazione integrata per gli invii al programma di BTSAS

Per riassumere, i principali settori da valutare al momento dell'invio al programma di BTSAS sono le diagnosi di SPMI e di disturbo da uso di sostanze – per assicurarsi dell'opportunità dell'invio – e il recente uso di sostanze e le conseguenze da esso derivanti. Per determinare rapidamente le diagnosi di SPMI e di disturbo da uso di sostanze consigliamo di utilizzare il seguente approccio. Innanzitutto, l'ingresso dovrebbe comportare una discussione dei sintomi sia di SPMI che del disturbo da uso di sostanze. Il personale che effettua l'intervista dovrebbe essere in grado di valutare l'eventuale presenza di criteri del DSM per i disturbi da uso di sostanze (sia abuso che dipendenza) e queste informazioni dovrebbero essere registrate in una sezione specifica della valutazione di ingresso. È particolarmente importante stabilire che i clienti siano affetti sia da SPMI che da un disturbo da uso di sostanze e assicurarsi che i sintomi di SPMI non siano semplicemente secondari all'uso di sostanze. In secondo luogo, è utile sia una discussione sull'uso recente di sostanze e sulle sue conseguenze, sia il far compilare al cliente un breve questionario sulle conseguenze negative correlate al consumo di droga.

Riteniamo particolarmente utile far prima completare al cliente tale questionario e poi valutarne le risposte e discuterne le conseguenze negative correlate all'uso di sostanze. La combinazione di queste misure è utile in quanto il questionario può includere un elenco più lungo di conseguenze rispetto a quelle che il clinico può ricordarsi di chiedere. Inoltre, spesso i clienti sono maggiormente disposti a riferire le conseguenze dell'uso quando le domande vengono poste in formato di questionario. Infine, tale valutazione dell'uso recente dovrebbe essere accompagnata da un esame delle urine per verificare, oggettivamente, un eventuale impiego negli ultimi giorni. Il terapeuta dovrebbe avere qualche contatto con l'equipe di salute mentale che segue il paziente e ottenere da essa informazioni nel momento in cui viene effettuato l'invio al programma di BTSAS.

5.6
Inizio del trattamento/primo colloquio motivazionale

Una volta stabilito che il cliente è affetto da SPMI e da un disturbo da uso di sostanze, che ne ha fatto di recente uso e ne sta sperimentando le conseguenze, si può affermare che il soggetto sia idoneo a entrare nel programma di BTSAS: l'obiettivo del trattamento viene allora spostato sulla valutazione del livello globale di funzionamento e del grado di motivazione a cambiare. È importante stabilire un livello base di funzionamento che possa essere preso come termine di confronto sia durante il trattamento, sia dopo il termine dello stesso. Il cercare di capire fino a che punto il soggetto è motivato a cambiare è utile per dare forma alla discussione durante il primo colloquio motivazionale e fornisce informazioni importanti sull'obiettivo che il paziente si è prefisso e sulle ragioni per le quali vuole cambiare.

5.6.1
Stabilire un livello base di funzionamento

Oltre a stabilire l'adeguatezza della partecipazione al programma di BTSAS, la valutazione effettuata al momento dell'ingresso consente di stabilire un livello base di funzionamento per poter verificare se, al termine del trattamento, vi sia stato o meno un miglioramento. A questo proposito abbiamo sviluppato uno strumento di valutazione – il *Substance Use Event Survey for Severe Mental Illness* (SUESS) – per esaminare i principali aspetti clinici che riguardano più da vicino i pazienti affetti da SPMI con "doppia diagnosi". Il SUESS include sia un settore relativo alla salute mentale che una sezione riguardante l'uso di sostanze, è in grado di individuare esperienze e argomenti attinenti in modo particolare ai pazienti con "doppia diagnosi", utilizza un linguaggio che può essere facilmente compreso anche da soggetti che presentano gravi deficit e può essere utile ai professionisti che operano in diversi settori. Il SUESS contiene due tipi di items: 1) quelli correlati all'utilizzo dei servizi; e 2) quelli necessari per raccogliere informazioni descrittive che possono essere correlate all'uso dei servizi da parte dei pazienti affetti da SMI. Combinando questi due tipi di item in un'unica valutazione, il SUESS è in grado di raccogliere i dati sull'uso dei servizi nel contesto delle problematiche terapeutiche ed eventi che siano fortemente pertinenti a questa popolazione di pazienti. Il formato del SUESS è stato sviluppato basandosi sul modello dell'ASI, ossia consente di valutare gli aspetti medici e quelli correlati all'uso di alcool e al suo trattamento, le problematiche associate all'uso di droga e al trattamento connesso, nonché i settori familiare e psichiatrico, ma include anche gli aspetti riguardanti i pazienti affetti da SMI, fra i quali l'uso di farmaci psicotropi, l'aver sperimentato gli effetti collaterali di un farmaco e la vittimizzazione. Inoltre, sono stati inclusi item per la valutazione dei fattori correlati alla motivazione a cambiare nei pazienti con "doppia diagnosi". Ad esempio, il SUESS include una valutazione dei cambiamenti effettuati dal paziente in relazione al consumo di sostanze negli ultimi 90 giorni e l'individuazione di eventuali fattori che possano aver contribuito a questi cambiamenti: tra questi arresti, problemi di salute, malattie psichiatriche, modifiche nella terapia farmacologica psichiatrica, insistenza di un familiare o di un amico, entrata in un programma terapeutico e questioni finanziarie o stati emotivi negativi come il sentirsi annoiato, solo o triste. Il SUESS contiene, inoltre, una scala mediante la quale è possibile individuare i motivi che hanno indotto il paziente a sottoporsi a trattamento – particolarmente attinenti a questa popolazione – tra i quali l'avere sperimentato un evento traumatico, il peggioramento di problemi psicologici, l'essere stati messi in guardia dal proprio medico riguardo all'uso di sostanze e l'esser stati inviati da fonti legali o dal proprio *case manager* o terapeuta. Simili informazioni sono fondamentali per comprendere ciò che motiva i pazienti affetti da SMI a ricercare un trattamento e sono importanti anche per stabilire il tipo di servizi e di interventi di *outreach* da utilizzare con quanti necessitano di trattamento ma non l'hanno ancora ricercato. Abbiamo voluto, inoltre, che il SUESS fosse utile nel tracciare il pattern di utilizzo dei servizi da parte dei pazienti con "doppia diagnosi". Gli item valutano una serie di servizi ospedalieri e ambulatoriali per il trattamento dell'uso di sostanze e dei problemi psichiatrici che sono altamente rilevanti per la popolazione di pazienti che soffre di SMI. Ad esempio, ai pazienti viene domandato – sia in relazione all'uso di alcool che all'uso di sostanze – se sono stati sottoposti a un programma ospedaliero, se hanno partecipato a un programma extra-ospedaliero (compresi gruppi di auto-aiuto e gruppi per la "doppia diagnosi"), se hanno ricevuto farmaci per disintossicarsi o per bloccare gli effetti delle sostanze, se hanno effettuato esami del sangue o delle urine o se hanno avuto serie problematiche per il fatto di impiegare sostanze. Similmente, la sezione relativa agli aspetti psicologici/emotivi include item inerenti eventuali ricoveri, l'assunzione di farmaci, visite pregresse, l'affidamento a *case manager* o assistenti sociali o la partecipazione a gruppi terapeutici.

Un altro strumento di valutazione del funzionamento globale dei clienti affetti da SPMI è la *Brief Quality of Life Interview* (BQOL; Lehman et al., 1996). La BQOL ha una durata di circa 15 minuti e fornisce una misura della soddisfazione, oltreché indicatori oggettivi e soggettivi della qualità della vita. Le valutazioni ricoprono un'ampia gamma di variabili, tra cui la stabilità della situazione abitativa, le attività quotidiane, la frequenza dei contatti con familiari e amici, la disponibilità a spendere denaro e l'adeguatezza dei supporti finanziari, lo stato lavorativo, eventuali arresti, vittimizzazione e stato di salute. La BQOL è una versione più breve della *Lehman's Quality of Life Interview* che ha dimostrato di avere un'attendibilità e una validità adeguate (Lehman, 1988).

Infine, la possibilità di ottenere informazioni collaterali sul funzionamento di un cliente è un buon metodo per confermare quanto riferito dal soggetto stesso. Le persone che conoscono da molto tempo il soggetto – come medici, *caregivers* o familiari – possono, meglio di chiunque altro, fornire un quadro realistico del funzionamento del paziente in trattamento e nella comunità.

5.6.2
Valutare il grado di prontezza a cambiare

Nel capitolo 6 vengono descritte le modalità con cui viene effettuata la valutazione durante il primo colloquio motivazionale incluso nel programma BTSAS. Specificatamente, il primo colloquio motivazionale prevede che il cliente e il terapeuta discutano i risultati delle valutazioni pre-trattamento e le informazioni raccolte da altri medici o dai familiari riguardanti l'uso di sostanze da parte del cliente. Molte sono le tipologie di informazioni che è possibile includere in questo *feedback*, la scelta del quale deve adattarsi agli obiettivi globali del colloquio motivazionale. Abbiamo riscontrato quanto sia utile, durante il primo colloquio motivazionale, concentrarsi sulle possibilità di aiutare i clienti a parlare di quello che è successo loro a causa del far uso di sostanze e indurli ad esprimere autovalutazioni che l'intervistatore può, in un secondo momento, rafforzare. Nel nostro programma il primo colloquio motivazionale prevede un breve *feedback* sui giorni di consumo e i giorni di partecipazione al trattamento (sia di salute mentale sia per l'uso di sostanze) durante l'ultimo mese e sulle risposte fornite dal cliente in un questionario che consente di valutare il grado di motivazione e di prontezza al cambiamento.

Vi sono diversi modi per valutare i giorni di consumo di sostanze e quelli di partecipazione al trattamento durante l'ultimo mese. Il più facile consiste nell'utilizzare le informazioni acquisite al momento dell'invio attraverso il TLFB o l'ASI. Il TFLB viene solitamente utilizzato per raccogliere informazioni sull'uso di sostanze nell'ultimo mese, ma può essere utilizzato anche per valutare in quali giorni del mese il cliente ha seguito il trattamento. Inoltre, l'ASI contiene item relativi al consumo di sostanze e all'adesione al trattamento negli ultimi 30 giorni. Se non viene utilizzata nessuna di queste misure si può chiedere, semplicemente, al cliente il numero di giorni di consumo e quelli di adesione al trattamento nel mese precedente. Sebbene il soggetto possa riferire un uso minore di quello effettivo e una maggiore adesione al trattamento rispetto alla realtà, abbiamo riscontrato che quando si rivolgono domande in modo non giudicante sul consumo di sostanze in genere i clienti rispondono onestamente. L'associare le informazioni riportate dal cliente stesso con quelle fornite dal *counselor* o dai *provider* del trattamento di salute mentale solitamente è sufficiente per ottenere una stima ragionevole del consumo attuale e del grado di adesione al trattamento stesso.

In termini di motivazione a cambiare, consigliamo di utilizzare uno strumento di valutazione semplice e breve. Numerose sono le misure per valutare il grado di motivazione a cambiare e i costrutti correlati. Tuttavia, la maggior parte di questi non è stata ideata per clienti affetti da SPMI, i quali potrebbero avere difficoltà a comprendere e a rispondere in modo attendibile. Piuttosto che una completa valutazione della motivazione a cambiare, consigliamo di scegliere una misura contenente item che possano favorire una discussione sul cambiamento e sulle strategie per poterlo attuare e che si correli agli obiettivi del colloquio motivazionale. Ad esempio, il cliente viene invitato a completare l'*University of Rhode Island Change Assessment* (URICA; DiClemente e Hughes, 1990), un questionario composto da 32 item finalizzati a valutare lo stadio di cambiamento in cui il soggetto si trova. L'URICA utilizza una scala Likert a 5 punti sulla quale i soggetti indicano il grado di accordo (disaccordo). L'URICA si è rivelato utile con soggetti dipendenti da un'ampia gamma di sostanze (Carbonari et al., 1994). Tradizionalmente, questo strumento di valutazione viene utilizzato per collocare il paziente in una particolare fase del processo di cambiamento (pre-contemplazione, contemplazione, azione, mantenimento). Durante i colloqui motivazionali si utilizzano degli item selezionati dell'URICA per dare avvio a una discussione riguardo all'interesse e alla prontezza al cambiamento. Come diremo più dettagliatamente nel capitolo 6, diversi item dell'URICA sono rivolti al riconoscimento del problema e ai tentativi di cambiamento generale; tra questi, "a volte il mio problema (con l'uso illegale di droga) è difficile, ma ci sto pensando su"; "ho un problema (con l'uso illegale di droga) e penso di dover fare qualcosa"; "anche se non riesco sempre a cambiare, almeno sto cercando di risolvere il mio problema (con l'uso illegale di droga)"; "vorrei avere più idee su come risolvere il mio problema (con l'uso illegale di droga)"; "sto facendo qualcosa per il mio problema (con l'uso illegale di droga)". Il *feedback* e la discussione su questi item possono aiutare i professionisti a stabilire a che punto di motivazione si trovi il paziente e ad aiutarlo a porsi obiettivi realistici.

Per valutare i pensieri riguardanti il cambiamento vi sono anche altre opzioni. Un costrutto utile, secondo noi, per i clienti affetti da SPMI che si dimostrano ambivalenti nei confronti del cambiamento, è l'equilibrio decisionale. Utilizzando l'illustrazione di un'altalena abbiamo discusso con i clienti degli aspetti del consumo di sostanze che ritengono piacevoli ma anche dei problemi che hanno sperimentato a causa di esso. Una misura del Bilancio Decisionale è stata originariamente sviluppata per esser impiegata negli studi sui tentativi di smettere di fumare e una serie di altri comportamenti correlati alla salute (Prochaska et al., 1994; Velicer et al., 1985). Noi abbiamo utilizzato le versioni per la droga e per l'alcool che includono sottoscale in grado di misurare i benefici ("pros") e gli svantaggi ("cons") percepiti del consumo di sostanze e di alcool, rispettivamente (LaForge et al., 1999). Per aumentare l'attinenza di questa scala ai clienti affetti da SPMI abbiamo aggiunto diversi item identificati come importanti nel nostro lavoro pilota (ad es., essere in libertà condizionata, essere allontanato da una residenza, controllo del tribunale sui propri figli, ecc.).

Abbiamo riscontrato anche l'utilità di comprendere le situazioni in cui i nostri clienti fanno uso di sostanze e il livello di difficoltà che essi incontrerebbero nel non utilizzarla in simili frangenti. L'*Abstinence Self-Efficacy Scale* (ASES; DiClemente et al., 1994) – una scala composta da 20 item per valutare il grado in cui il soggetto si sente "tentato" a utilizzare droghe o alcool in diverse situazioni e il grado in cui ha fiducia nella propria capacità di astenersi, se si trovasse in una determinata situazione. I clienti vengono invitati a esprimere il grado di tentazione e di autoefficacia su una scala Likert a 5 punti. I punteggi vengono calcolati separatamente per ciascuna delle quattro sottoscale (Affetto negativo, Influenze Sociali/Positive, Problemi fisici e di altro tipo e Astinenza e desiderio incontrollato di fare uso della sostanza). Le proprietà psicometriche di queste scale sono rilevanti per quanto riguarda diversi comportamenti correlati a dipendenza (DiClemente et al., 1995).

Un modo veloce per avere un quadro dei pensieri del cliente e dei suoi tentativi di cambiamento in relazione a diverse sostanze è il *Readiness Ruler*; per una revisione su questo tema invitiamo il lettore a consultare Hesse (2006). Il *Readiness Ruler* elenca diverse sostanze, tra cui l'alcool, e chiede ai clienti di valutare i propri pensieri/tentativi di cambiamento su una scala a 10 punti indicando "Non pronto a cambiare", "Insicuro" "Pronto a cambiare" e "Sto cercando di cambiare". Il *Readiness Ruler* è semplice da comprendere e facile da somministrare e consente una discussione circa il cambiamento e diversi atteggiamenti nei confronti di un cambiamento in relazione a sostanze differenti.

5.6.3
Valutazione integrata per il funzionamento generale e motivazione a cambiare

Per riassumere, all'inizio del trattamento è utile avere una misura strutturata del funzionamento generale e informazioni sulla prontezza del soggetto a cambiare. Pensiamo che l'utilizzo di un'intervista semistrutturata come il SUESS o il BQOL sia un buon metodo per valutare sistematicamente il funzionamento globale (piuttosto che rivolgere domande aperte sul funzionamento attuale come parte di un'intervista non standardizzata effettuata al momento dell'ingresso) e per rivolgere domande che possono essere ripetute al termine del trattamento per valutare se vi è stato o meno un miglioramento nel funzionamento. È a disposizione, inoltre, una serie di opzioni per valutare se un soggetto è pronto per un cambiamento. Piuttosto che utilizzare queste misure per porre il cliente in una determinata fase, riteniamo sia più utile impiegare gli item per dare avvio a una discussione sul cambiamento e sui tentativi di cambiamento come parte del primo colloquio motivazionale.

5.7
Valutazione durante il trattamento

Una volta che i clienti hanno cominciato il BTSAS, è necessario valutare i loro progressi all'interno del programma. In occasione di ciascun incontro raccogliamo informazioni sull'uso di sostanze e sul grado di partecipazione di ogni singolo cliente. Quando i dati di tutti gli incontri vengono messi insieme, siamo in grado di avere un quadro del progresso del cliente all'interno del programma. A questo proposito abbiamo sviluppato una forma di raccolta dati effettuata durante l'incontro stesso, il *Session Data Collection Form*, che viene illustrato a seguire. Questo modulo include i seguenti settori, che vengono valutati in ciascun incontro del programma BTSAS: 1) frequenza; 2) uso di sostanze; e 3) partecipazione agli incontri di gruppo.

5.7.1
Valutare la presenza a ciascun incontro di BTSAS

La frequenza agli incontri di BTSAS viene registrata sia per capire di quanti incontri necessiti ciascun partecipante per raggiungere l'obiettivo consistente in una riduzione dell'uso di sostanze, ma anche per motivi pratici: ad esempio, per sapere a che punto del gruppo un membro interrompa il trattamento o, avendo raggiunto il suo 52esimo incontro, se è pronto o no a uscire dal programma. Sul registro vengono segnate le presenze e le assenze e, in caso di assenza, viene indicato se questa sia stata o meno giustificata. La distinzione tra assenza giustificata e non giustificata è importante per il programma di esami delle urine (UCP) descritto più avanti nel capitolo 7. Nell'UCP le assenze non giustificate determinano un azzeramento della somma del "premio" e i clienti che saltano un incontro devono ricominciare da capo. Al contrario, le assenze giustificate non comportano un azzeramento della ricompensa dal momento che il cliente può essere giustificato per una ragione legittima (si richiede una qualche documentazione che indichi la ragione dell'assenza).

5.7.2
Valutare il consumo di sostanze durante ciascun incontro

Dal momento che l'obiettivo del programma di BTSAS consiste nel ridurre il consumo di sostanze, è fondamentale misurare il consumo in occasione di ciascun incontro. Noi raccogliamo sia informazioni dal paziente stesso, sia dati oggettivi sul consumo di sostanze nel periodo che intercorre tra un incontro e l'altro. All'inizio di ciascun incontro ai partecipanti viene chiesto se dall'ultima riunione del programma BTSAS hanno o meno fatto uso della sostanza "target" o di altre sostanze. Quanto riferito dal cliente stesso viene registrato sul *Session Data Collection Form*. Successivamente, ciascun partecipante fornisce un campione di urine, il risultato del quale viene anch'esso registrato sul *Session Data Collection Form*. Le informazioni fornite dal paziente e i dati oggettivi vengono registrati, separatamente, per le sostanze più utilizzate nella popolazione di soggetti affetti da SPMI (cocaina, eroina e marijuana); il modulo comprende anche una categoria "altre sostanze" nel caso in cui l'esame delle urine riveli, appunto, la presenza di altre sostanze.

Riteniamo importante raccogliere informazioni sia da parte del paziente, sia dati oggettivi circa il consumo di sostanze tra un incontro e l'altro. L'impiego dell'esame delle urine è un sistema oggettivo e sembrerebbe che non sia necessario raccogliere informazioni dal paziente stesso. Tuttavia, vogliamo che i clienti siano onesti riguardo al consumo di sostanze. Sebbene l'esame delle urine aiuti a incoraggiare il paziente a fornire informazioni veritiere, riteniamo utile che il paziente sia invitato a riferire di persona. Molti clienti affetti da SPMI in passato si sono già sottoposti a trattamenti per l'uso di sostanze in cui venivano utilizzati toni aspri, minacce e mezzi di coercizione per convincerli a smettere di fare uso di sostanze. Di conseguenza, molti di loro hanno imparato a minimizzare o a mentire per evitare di essere puniti. Noi vogliamo mostrare ai clienti che riferire in termini onesti il proprio consumo è importante e utile per riuscire a smettere e che ammettere e discutere dei periodi di uso può aiutare ad apprendere modalità utili per affrontare determinate situazioni in futuro. Per questo motivo elogiamo e incoraggiamo i *self-report* accurati, sia quando il cliente ha fatto uso di sostanze, sia quando ha osservato l'astinenza.

5.7.3
Valutare la partecipazione al gruppo durante ciascun incontro

La maggior parte degli incontri del programma di BTSAS prevede lo svolgimento di un gioco di ruolo. A tale proposito, spesso è utile annotare il numero delle simulazioni di dialogo effettuate da ciascun partecipante e valutare, più in generale, la qualità della loro partecipazione all'incontro. Da una parte ciò consente di esaminare se i clienti che svolgono un maggior numero di simulazioni o che dimostrano una maggiore partecipazione presentano risultati migliori rispetto a quelli meno coinvolti. Noi registriamo il numero dei giochi di ruolo che i clienti portano a termine sia durante la fase di definizione degli obiettivi, che durante il processo di *training*/programmazione. Inoltre, abbiamo sviluppato delle misure di valutazione della partecipazione e del-

Tabella 5.2 Valutazioni durante l'incontro

Attenzione	Collaborazione	Performance	Autoefficacia	Probabilità di successo (solo individuazione degli obiettivi)
1. Non attento Partecipa per 0-20% circa della durata dell'incontro. A volte sa di cosa si sta discutendo ma, in genere, è assorto o preoccupato	**Non collaborante** Si preoccupa solo minimamente di partecipare. Provoca apertamente/disturba. Gran parte del tempo è speso per incoraggiarlo a partecipare	**Scarsa** Necessita di tantissimo aiuto. Mostra un'abilità scarsa o nulla se non è continuamente guidato	**Insicuro** Il cliente esprime una totale mancanza di fiducia in se stesso	**Scarsa** Il terapeuta crede fermamente che il cliente non proverà neanche a raggiungere l'obiettivo. Il cliente sceglie l'obiettivo solo perché gli viene richiesto
2. Abbastanza disattento Partecipa per 20-40% circa della durata dell'incontro. A volte è consapevole e a volte non lo è ma, in media, segue per metà del tempo	**Non del tutto collaborante** Piuttosto riluttante a partecipare, ma mostra dei tentativi. Può rispondere a qualche domanda ma si rifiuta di rispondere ad altre e si rifiuta di svolgere il gioco di ruolo se richiestogli	**Abbastanza scarsa** Richiede notevole aiuto durante lo svolgimento del gioco di ruolo ma è in grado di mostrare qualche capacità spontaneamente. Con grande aiuto può anche riuscire a individuare degli obiettivi. Non è in grado di effettuare in modo indipendente la procedura di *problem solving*	**Abbastanza insicuro** Accetta in modo riluttante l'obiettivo o la capacità ed esprime poco ottimismo riguardo alle proprie capacità di riuscire	**Abbastanza bassa** Il terapeuta ritiene improbabile che il cliente cerchi di raggiungere l'obiettivo. Il cliente è riluttante a individuare un possibile obiettivo
3. Né attento né disattento Partecipa per 40-60% circa della durata dell'incontro. Per circa metà del tempo segue e per l'altra metà è distratto o annoiato	**Né collaborante né non collaborante** Fa quello che gli si chiede senza opporsi. Risponde alle domande e svolge le simulazioni di dialogo. Non avanza idee spontaneamente	**Né scarsa né buona** Necessita di aiuto o di essere continuamente guidato, ma può individuare almeno un obiettivo e mostra capacità di *problem solving* per il raggiungimento di tale obiettivo, anche se necessita di un considerevole aiuto da parte del terapeuta	**Né insicuro né sicuro** Accetta l'obiettivo o la capacità ma non esprime fiducia nell'essere in grado di riuscirci. Vorrebbe provare ma ha delle riserve	**Né alta né bassa** Il terapeuta pensa che il cliente cercherà di raggiungere l'obiettivo ma non è sicuro che ci riuscirà

(cont.→)

Tabella 5.2 (continua)

Attenzione	Collaborazione	Performance	Autoefficacia	Probabilità di successo (solo individuazione degli obiettivi)
4. Abbastanza attento Partecipa per 60-80% circa della durata dell'incontro. Per la maggior parte del tempo è in grado di seguire, anche se può avere alcuni momenti di disattenzione	**Abbastanza collaborante** Partecipa attivamente, almeno in parte, senza essere incoraggiato a farlo. All'inizio può dimostrarsi esitante ma si entusiasma presto	**Abbastanza buona** Necessita di un piccolo *feedback* correttivo. Con un po' di aiuto è in grado di individuare un obiettivo/piano realistico e mostrare capacità di *problem solving* per il raggiungimento dello stesso. Necessita di aiuto per migliorare	**Abbastanza sicuro** Accetta l'obiettivo/capacità ed è disposto a tentare. Ha delle riserve sulla propria capacità di riuscire ma esprime ottimismo	**Abbastanza alta** Il terapeuta pensa che il cliente cercherà di raggiungere l'obiettivo e ha buone aspettative di successo
5. Attento Partecipa per 80-100% della durata dell'incontro. Segue e fornisce risposte attinenti e specifiche alle domande che gli vengono rivolte	**Collaborante** Facilmente coinvolto ed entusiasta. Fornisce volontariamente informazioni e idee. Può dare suggerimenti spontanei	**Buona** Non necessita di aiuto. Può individuare un obiettivo/piano realistico e attinente ed è in grado di risolvere da solo i problemi che si frappongono al raggiungimento di tale obiettivo/piano e discute delle potenziali soluzioni	**Sicuro** Il cliente esprime fiducia e afferma con certezza di poter raggiungere l'obiettivo o di eseguire la capacità o il piano	**Molto alta** Il terapeuta ritiene che il cliente cercherà di raggiungere l'obiettivo, si interessa ad esso e riuscirà a raggiungerlo

l'impegno da parte del cliente costituite da componenti di *goal setting* e di *training*/programmazione per ciascun incontro. Queste valutazioni includono attenzione, collaborazione, performance, autoefficacia e probabilità di successo (solo definizione degli obiettivi). Le descrizioni di queste valutazioni sono illustrate nella Tabella 5.2.

5.8
Termine del trattamento e follow-up

Al termine del trattamento è utile rivalutare i clienti al fine di stabilire in che modo il consumo di sostanze e il funzionamento globale siano cambiati durante il periodo di partecipazione al programma di BTSAS. Le valutazioni possono essere effettuate anche in altri momenti, dopo il termine del trattamento, per valutare se il cambiamento perdura nel tempo, se i clienti che hanno inizialmente mostrato un piccolo cambiamento mostrino qualche miglioramento più avanti o se i clienti che non avevano buoni risultati continuino a peggiorare. Noi consigliamo di somministrare nuovamente le misure utilizzate al momento dell'invio e all'inizio del trattamento in modo da poter confrontare le risposte del cliente alle stesse domande. Anche il termine del trattamento è un momento opportuno per poter effettuare un controllo con i *provider* o con i familiari che hanno fornito informazioni collaterali quando il cliente ha cominciato il programma BTSAS.

5.9
Riepilogo

La valutazione dei clienti con "doppia diagnosi" presenta molte problematiche. Trovare la giusta combinazione di misure e di obiettivi è un aspetto importante dell'attuazione del programma di BTSAS.

Parte II

6.1
Introduzione

Per i soggetti affetti da SPMI il partecipare a un programma di trattamento per l'uso di sostanze e il frequentarne gli incontri può essere difficoltoso. I problemi correlati all'uso di sostanze o altre situazioni problematiche – tra cui una situazione abitativa instabile, problemi medici, scarsa adesione alla terapia farmacologia e mancanza di supporto da parte della società per smettere di far uso di sostanze – possono far sì che per questi soggetti sia estremamente difficile sottoporsi a un trattamento e parteciparvi. È importante, quindi, aiutare i soggetti affetti da SPMI all'inizio del programma di BTSAS per portarli a riconoscere le ragioni principali che li hanno spinti a sottoporsi al trattamento e aiutarli ad accrescere la motivazione a cambiare. Un intervento che include la collaborazione con il cliente e una particolare attenzione per quelle che sono le sue motivazioni è, appunto, il colloquio motivazionale (Miller e Rollnick, 1991). Questa modalità di colloquio prevede l'impiego di un tono non autoritario ma, comunque, direttivo e comporta il fornire un *feedback* chiaro e consigli, oltreché la negoziazione degli obiettivi e la risoluzione dei problemi che ostacolano il trattamento. Il colloquio motivazionale combina gli elementi terapeutici dimostratisi efficaci negli interventi brevi per l'uso di sostanze (Bien et al., 1993) utilizzando uno stile di counseling empatico e considerando quali sono gli ostacoli al trattamento. Numerosi sono stati i test effettuati sul colloquio motivazionale, sia come precursore del trattamento, sia come trattamento aggiuntivo a quello tradizionale in ambiente ospedaliero e ambulatoriale su una serie di popolazioni variegate di pazienti (per una rassegna si veda Miller e Heather, 1998).

Nel complesso, la letteratura supporta il colloquio motivazionale come strategia efficace per accrescere la motivazione del cliente, aumentare la partecipazione al trattamento e ridurre l'uso di sostanze (Miller, 2000).

La terapia cognitivo-comportamentale dell'abuso di sostanze in comorbilità con disturbi mentali gravi. Alan S. Bellack, Melanie E. Bennett, Jean S. Gearon
© Springer-Verlag Italia 2011

Sebbene si sia utilizzato il termine di *colloquio motivazionale* per deferenza verso Miller e Rollnick (1991), vi sono alcune importanti differenze tra il nostro approccio e quello utilizzato da questi autori. Come indicato nel capitolo 1, i soggetti con SPMI presentano deficit cognitivi che limitano la capacità di astrazione e di collegare gli eventi del passato, del presente e del futuro e di sviluppare e perseguire programmi comportamentali auto-diretti. Pertanto, lo stile incentrato sul cliente e lo stimolo per l'auto-esplorazione – fondamentali nell'approccio di Miller e Rollnick – probabilmente non si rivelerebbero utili per la maggior parte dei soggetti affetti da SPMI. Di conseguenza, abbiamo adottato uno stile più direttivo che porti i clienti al riconoscimento di uno o più fattori chiave che possono servire da elementi motivanti per ridurre l'uso di sostanze. In genere, questi aspetti centrali includono circostanze negative concrete come l'evitare di essere arrestati, il ritornare nella comunità o l'ottenere nuovamente la custodia dei figli. Obiettivi più astratti (ad es., "prendere il controllo della propria vita" o "riguadagnare il rispetto dei figli") e gli obiettivi relativi allo stile di vita (ad es., fare carriera) di solito non sono importanti per i soggetti affetti da SPMI. Generalmente, il terapeuta ricorda ai clienti i problemi individuati durante le valutazioni effettuate prima dell'inizio del trattamento (ad es., con l'*Addiction Severity Index*) piuttosto che aspettare che il cliente capisca da solo quanto l'uso di sostanze sia dannoso.

L'obiettivo dell'intervista motivazionale consiste nell'aiutare i clienti a mobilitare e utilizzare la motivazione interiore per introdurre delle modifiche nella pratica del consumo di sostanze. Gli incontri vengono utilizzati per discutere dell'impatto che le conseguenze negative dell'uso di sostanze hanno sulla vita, affinché il terapeuta possa individuare e rafforzare la motivazione interiore e i tentativi effettuati dai soggetti in direzione di un cambiamento registrando eventuali progressi nella riduzione o nella cessazione dell'uso di sostanze in corso di programma BTSAS.

Tre sono gli incontri dedicati al colloquio motivazionale durante il programma: all'inizio del BTSAS, a metà percorso (dopo tre mesi) e al termine della partecipazione al programma. Ciascun incontro è suddiviso in diverse parti: 1) discussione introduttiva in cui il cliente può riferire al terapeuta sul consumo di sostanze o su eventuali progressi in relazione alla partecipazione al gruppo e al consumo di sostanze; 2) discussione delle conseguenze negative derivanti dall'uso di sostanze; 3) *feedback* sul consumo di sostanze e sulla motivazione a cambiare dal momento della valutazione; e 4) individuazione di obiettivi e piani per riuscire a raggiungerli. A ciascuno di questi aspetti viene dato minore o maggiore risalto a seconda del momento in cui avviene il colloquio (ossia, il contenuto dell'incontro iniziale è diverso da quello del colloquio effettuato dopo tre e sei mesi) e in base allo stato del consumo (in astinenza da tutte le sostanze vs. fa ancora uso di tutte sostanze, ma non di quella principale vs. fa ancora uso di tutte le sostanze). I modi per adattarsi a queste variazioni in diverse fasi del tempo e allo status del consumo vengono illustrati nelle seguenti sezioni.

6.2
Colloquio iniziale

Il primo colloquio motivazionale ha luogo quando il cliente comincia il programma di BTSAS. L'obiettivo consiste nell'incoraggiare il soggetto a esprimere i propri pensieri riguardo a un'eventuale modifica del consumo di sostanze guidandolo verso una visione positiva del cambiamento. Prima del colloquio motivazionale, è importante effettuare una valutazione clinica del consumo di sostanze e stabilire il numero di giorni d'uso durante l'ultimo mese e il numero di giorni in cui il cliente ha partecipato al trattamento (per l'uso di sostanze, disturbi mentali o entrambi) sempre nell'ultimo mese. Il colloquio motivazionale è incentrato sulle esperienze del soggetto.

6.2.1
Introduzione iniziale al colloquio motivazionale

Il colloquio è preceduto da una parte introduttiva per aiutare il cliente a sentirsi a proprio agio nel parlare con il terapeuta e fare in modo che si possa esprimere riguardo all'uso di sostanze. Le persone affette da SPMI possono trovare difficoltà a parlare con un nuovo terapeuta e aver bisogno di tempo per abituarsi a un nuovo volto. Per questo motivo, è importante spiegare anticipatamente in che cosa consiste il colloquio e chiedere al paziente se ha domande da rivolgere. Per iniziare il colloquio motivazionale il terapeuta può procedere nel seguente modo:

> Oggi parleremo dell'utilizzo di sostanze e di eventuali cambiamenti a cui lei sta pensando circa quantità e frequenza con cui ne fa uso. Dapprima considereremo alcune delle conseguenze a cui lei è andato incontro a causa di tale comportamento e poi discuteremo di alcune delle informazioni che lei stesso ha fornito durante la valutazione che ha appena completato. Infine, stabiliremo un obiettivo, sempre correlato al consumo di sostanze, e individueremo i passi necessari per poterlo conseguire. Su questi obiettivi si tornerà a parlare sia durante gli incontri di gruppo, sia nelle sedute individuali. Spero di aiutarla a riflettere e ad effettuare i cambiamenti che lei vorrà attuare circa modalità e frequenza dell'uso di sostanze. Questo incontro durerà circa un'ora. Ha delle domande prima di cominciare?

A questo punto si rivolgono al paziente alcune domande basilari in modo che si abitui e si senta a proprio agio nel parlare del consumo di sostanze. Si può domandare, ad esempio, di quali sostanze fa uso e qual è quella che utilizza più frequentemente; se tale pratica avviene da solo o in compagnia di altre persone; se ha mai smesso di fare uso di sostanze e, se sì, quando e perché o se ha mai seguito un trattamento per l'uso di sostanze. Inoltre, il terapeuta può rivolgere alcune semplici domande che tendono a indicare il livello di motivazione al cambiamento sul quale il soggetto si colloca e a porre le basi per una discussione circa le conseguenze negative nella sezione successiva. Le domande includono, ad esempio, il chiedere se il cliente ha mai pensato di modificare il consumo di sostanze e cosa abbia pensato di cambiare, eventualmente. Lo scopo di queste domande consiste nel rendere scorrevole la conversazione e nel fare in modo che il soggetto sia a proprio agio discutendo del consumo di sostanze. Il ruolo del terapeuta consiste nell'ascoltare, riassumere e aiutare il cliente a non sentirsi a disagio.

6.2.2
Discussione sulle conseguenze negative

Dopo l'introduzione, si procede alla discussione sulle conseguenze negative dell'uso di sostanze in particolare per il soggetto. L'obiettivo di questa sezione consiste nel far esaminare i diversi problemi che costui ha incontrato a causa dell'uso di sostanze e nell'incoraggiarlo a parlarne. Durante la discussione il terapeuta mantiene un atteggiamento empatico senza esprimere giudizi, aiutando il soggetto a parlare delle conseguenze del consumo di sostanze senza che questi si senta a disagio per quanto accadutogli e senza che si sviluppi un senso di incapacità circa le possibilità di cambiamento. Per cominciare questa parte del colloquio motivazionale, il terapeuta può procedere nel seguente modo:

> Grazie per aver parlato con me del fatto di far uso di sostanze. Ora vorrei farmi un'idea di ciò che le è accaduto a causa di ciò. Sappiamo che chi fa uso di sostanze spesso ha dei problemi, ad esempio con i propri familiari o con la legge. Ha mai avuto problemi derivanti dal fatto che fa uso di sostanze?

Il cliente viene dapprima invitato a elencare le conseguenze negative a cui è andato incontro e, poi, a raccontare tali esperienze in maniera più dettagliata pensando a come potrebbero cambiare se smettesse di fare uso di droga. Ad esempio:

> Lei ha detto che uno dei problemi determinati dal consumo di sostanze è il peggioramento dei sintomi. Cosa succede? In che senso peggiorano? Quindi, un vantaggio del non far uso di droga o di usarne meno sarebbe che i suoi sintomi non peggiorerebbero. Lei ha anche detto che non le è consentito di vedere i suoi figli perché la loro madre non vuole che lei faccia loro visita quando è sotto l'effetto di sostanze. Da come lei parla è evidente che ama molto i suoi figli e che vorrebbe vederli più spesso. Quindi, un altro lato positivo del non fare uso di droga sarebbe che lei potrebbe vedere i suoi figli più spesso.

Attraverso questa discussione il terapeuta può rafforzare qualsiasi affermazione auto-motivazionale. Ad esempio, se il cliente sta parlando di una conseguenza – come il fatto di spendere tutti i soldi per acquistare la droga affermando di non aver denaro per altre cose – il terapeuta può commentare:

Mi sembra di capire che lei vorrebbe spendere i soldi in altre cose piuttosto
che nell'acquisto della droga. Che cosa comprerebbe se non spendesse tutti
i soldi nell'acquisto della sostanza? È fantastico che lei possa pensare a cosa
poter fare con il suo denaro che non sia il comprare la droga. Ciò significa
che ci sono cose che lei vorrebbe fare diverse dall'acquistare droga.

6.2.3
Feedback relativo alla valutazione

La sezione successiva del colloquio motivazionale iniziale è incentrata sul fornire
un *feedback* partendo da eventuali valutazioni effettuate prima del trattamento e
dalle informazioni raccolte da altri clinici o da familiari sempre riguardo l'uso di
sostanze da parte del cliente. Ciò è utile per diversi motivi. Innanzitutto, consente
al terapeuta e al cliente di partire dallo stesso punto – in termini di problemi esistenti – e di individuare quali siano gli aspetti fondamentali da considerare nel trattamento. Il riesaminare le informazioni raccolte durante la valutazione e i dati clinici ottenuti all'inizio del programma di BTSAS consente al terapeuta di verificare se le informazioni raccolte sono esatte e al cliente di chiarire eventuali incom-
pletezze o errori e di sapere se altre persone (medici, familiari, assistenti sociali)
hanno fornito informazioni attinenti il trattamento. In secondo luogo, le informazioni ottenute dalla valutazione possono fornire al cliente importanti spunti per
cominciare a considerare in modo diverso il consumo di sostanze. Ad esempio, l'e-
saminare i dati relativi ai giorni di utilizzo e agli anni di uso regolare può indurre il
soggetto a considerare l'uso di droga come un problema significativo rispetto a
quanto considerato prima. La discussione della sezione relativa al *feedback* può
essere facilmente realizzabile e comprensibile al cliente. Per favorire la sua collaborazione, il terapeuta dovrebbe fornirgli un duplicato delle informazioni ottenute
dalla valutazione, affinché costui le possa riesaminare o consentirgli di leggere sul
suo blocco per appunti. Il terapeuta può introdurre l'argomento in questo modo:

> Forse lei ricorda di aver compilato diversi moduli prima del nostro incontro
> di oggi. Quei moduli ci aiutano a conoscere le persone e a capire che tipo di
> problemi correlati all'uso di sostanze essi presentano. Da questi moduli ho
> raccolto alcune informazioni sull'uso che lei ha fatto di sostanze nell'ultimo
> mese e sulle sue risposte ad alcune domande riguardanti l'eventualità di
> ridurlo. Vorrei rivedere queste informazioni insieme a lei.

Nei colloqui motivazionali più tradizionali, il *feedback* generalmente include: livelli di consumo di alcool rapportati alle norme nazionali, il confronto della gravità
delle conseguenze negative rispetto a quelle riferite da altri clienti che entrano in
trattamento, i risultati degli esami medici sul funzionamento fisico (ad es., enzimi
epatici) e la storia familiare, utile per valutare la presenza di rischio. In base alla
nostra esperienza simili confronti sono, in genere, troppo astratti e complessi per la
maggior parte de soggetti affetti da SPMI. Abbiamo riscontrato come sia più utile

discutere con i clienti su informazioni semplici, che li aiutino a pensare di più all'uso che essi stessi fanno di sostanze e ai cambiamenti che vogliono effettuare, piuttosto che confrontare il proprio uso con quello di altre persone. In questo modo, il nostro *feedback* consiste piuttosto nel riesaminare insieme al cliente alcune importanti informazioni che lo riguardano e nel portarlo a riflettere su di esse. È importante scegliere informazioni semplici, facilmente comprensibili e che il cliente sia in grado di fornire con una certa attendibilità. È altrettanto importante sottolineare il fatto che il *feedback* dovrebbe esprimere sostegno ed essere effettuato con tono positivo. Abbiamo inoltre constatato l'utilità di includere informazioni relative alla frequenza attuale dell'uso di sostanze, al grado di partecipazione agli incontri e alle risposte relative alla motivazione a cambiare. Ad esempio, il cliente dovrebbe essere in grado di indicare senza difficoltà i dati relativi al numero di giorni di uso e di trattamento durante gli ultimi 30 giorni. Il *feedback* su queste informazioni può essere attuato nel seguente modo:

> Nella valutazione, lei ha indicato che la sostanza di cui fa maggiormente uso è la cocaina, giusto? Inoltre, vedo scritto qui che, nell'ultimo mese, lei ha fatto uso di cocaina per 10 giorni. Questo per lei rappresenta lo standard, oppure è inferiore rispetto ai giorni in cui di solito ne fa uso? In genere per quanti giorni fa uso di droga? Quindi, 10 giorni per lei sono un periodo inferiore rispetto alla norma. Pertanto, nell'ultimo mese lei ha fatto meno uso di cocaina rispetto al solito. Benissimo! Lei ha anche detto di aver partecipato al trattamento tre volte questo mese. Che tipo di trattamento è? È un buon dato che lei abbia partecipato al trattamento e che abbia fatto minor uso di cocaina in quest'ultimo mese. È un buon inizio proprio ora che sta entrando nel gruppo di trattamento!

Un altro esempio consiste nel fornire un *feedback* sulle risposte relative al grado di motivazione a cambiare. L'*University of Rhode Island Change Assessment* (DiClemente e Hughes, 1990), ad esempio, è uno strumento di valutazione ampiamente utilizzato per indagare la motivazione a cambiare. Diversi item riguardano il riconoscimento, da parte del cliente, di avere un problema e il grado di impegno a cambiare. Ad esempio: "A volte il mio problema (con l'uso di sostanze illegali) è serio, ma mi sto impegnando"; "Ho un problema (con l'uso di sostanze illegali) e penso che dovrei fare qualcosa"; "Anche se non sempre ci riesco, almeno sto cercando di risolvere il problema (con l'uso di sostanze illegali)"; "Vorrei avere più idee su come risolvere il mio problema (con l'uso di sostanze illegali)" e "Mi sto impegnando per risolvere il mio problema (con l'uso di sostanze illegali)". Il *feedback* e la discussione su questi item possono aiutare a capire il punto in cui si trova il cliente, da un punto di vista motivazionale, e aiutarlo a prefiggersi degli obiettivi realistici.

Ad esempio, supponiamo che un cliente abbia fornito le seguenti valutazioni: "A volte il mio problema è serio, ma mi sto impegnando" – non concordo; "Ho un problema e penso che dovrei fare qualcosa" – non concordo; "Anche se non sempre ci riesco, almeno sto cercando di risolvere il mio problema" – non concordo; "Vorrei avere più idee su come risolvere il mio problema" – non concordo; "Mi sto impegnando per risolvere il mio problema (con l'uso di sostanze illegali)" – non concordo. Il terapeuta può intervenire nel seguente modo:

> Da quanto lei stesso ha indicato, sembra che non si stia impegnando molto riguardo all'uso di droga. Comunque, lei ha affermato di non essere sicuro ma di cominciare a pensare di avere un problema con la droga e di necessitare di più idee su cosa fare per affrontarlo. Per me ciò significa che lei sta cominciando a pensare al fatto che ridurre l'uso di droga sarebbe una buona idea ma non sa da dove iniziare. È giusto quello che ho detto? È positivo il fatto che lei stia cominciando a pensare di ridurre il consumo di droga. Dalla nostra esperienza con altre persone che hanno smesso, sappiamo che è molto difficile decidere di smettere o anche solo di ridurre l'uso di sostanze e, quindi, è una buona cosa che lei stia cominciando a pensarci. Perché crede che sia una buona idea smetter di far uso di droga? Bene, lei dice di spendere tutti i suoi soldi per comprare la droga e di non averne più per acquistare altre cose. Quindi, se non facesse uso di sostanze, lei potrebbe usare il denaro per altre cose. Bene. La aiuterò ad avere qualche idea su come affrontare il suo problema con la droga.

Come altro esempio, supponiamo che un cliente abbia fornito le seguenti valutazioni per gli stessi item: "A volte il mio problema è serio ma mi sto impegnando" – sono d'accordo; "Ho un problema e penso che dovrei fare qualcosa" – concordo; "Anche se non sempre ci riesco, almeno sto cercando di risolvere il mio problema" – concordo; "Vorrei avere più idee su come risolvere il mio problema" – concordo pienamente; "Mi sto impegnando per risolvere il mio problema (con l'uso di sostanze illegali)" – concordo. Il *feedback*, da parte del terapeuta, potrebbe includere frasi del tipo:

> Vedo dalla sua valutazione che lei sta realmente cercando di modificare qualcosa nell'uso di droga. Che cosa ha fatto in proposito? Bene! Lei sembra davvero motivato a smettere! Dalla nostra esperienza con persone che stanno cercando di smettere sappiamo che quando si è motivati ciò risulta più facile. Lei ha affermato, inoltre, di volere dei suggerimenti e un aiuto per farla finita con la droga. Io la posso aiutare insieme ai membri del gruppo che lei frequenterà.

Questa sezione può essere utilizzata in modo simile con i clienti che non stanno attualmente facendo uso di sostanze o che hanno recentemente smesso di farne uso. Si tratta di soggetti fortemente motivati e sarà particolarmente facile fornire loro un rinforzo. Dal momento che il cliente ha già cominciato il processo di cambiamento in relazione all'uso di droga, lo scopo del colloquio motivazionale consiste nell'aiutarlo a chiarire e a concretizzare gli obiettivi che si è prefisso. L'intervistatore deve fargli capire come, in realtà, egli abbia già cominciato a realizzare dei cambiamenti. Questo tipo di rinforzo, quando possibile, non dovrebbe mai venire meno durante l'incontro. Ad esempio, all'inizio della seduta dedicata al colloquio motivazionale il terapeuta dovrebbe riconoscere che il cliente non sta attualmente facendo uso di sostanze e congratularsi con lui. Nel corso del colloquio il terapeuta rivolgerà al soggetto domande che lo invitino a parlare del fatto che non sta facendo uso di droga e delle strategie che ha utilizzato per riuscirci. Le domande che il terapeuta può rivolgere al cliente per aiutarlo a esprimere le sue motivazioni possono essere del tipo: Che cosa l'ha spinta a fare qualcosa per il problema dell'uso di sostanze? Quali erano gli aspetti negativi del fatto di impiegare droga? Che cosa è migliorato nella sua vita da quando non fa più uso di sostanze? Se il cliente ha difficoltà a rispondere, il terapeuta può essere più specifico e domandare quali siano stati gli aspetti positivi del non fare uso di sostanze in quella settimana (o nella giornata odierna, se il cliente è in grado di pensare solo al presente). Il terapeuta può anche fare degli esempi del tipo: "Ha un po' più denaro da quando ha smesso di consumare droga?"

6.2.4
Definizione degli obiettivi

L'ultima parte del colloquio motivazionale iniziale prevede la definizione di alcuni obiettivi. Il terapeuta e il cliente individuano insieme un fine concreto – e a breve termine – su cui il cliente può lavorare fino al primo incontro di gruppo. Diversi sono i motivi che ci hanno indotto a includere una sezione dedicata alla definizione degli obiettivi nel primo colloquio motivazionale. Innanzitutto, l'individuazione degli obiettivi costituisce un elemento fondamentale del programma di BTSAS e il fatto di inserire questo elemento nel colloquio motivazionale iniziale consente al cliente di farsi un'idea di quello che lo aspetta negli incontri di gruppo, con la speranza che serva da stimolo a parteciparvi. In secondo luogo, il *goal setting* – sia durante il primo colloquio motivazionale che durante l'incontro di gruppo – consente di aiutare i clienti ad accorgersi di come la risoluzione di gravi problemi (ad esempio, il ridurre il consumo di droga o lo smettere) può essere suddivisa in fasi più piccole e più facilmente gestibili che possono essere raggiunte una alla volta. Questo concetto è particolarmente importante per chi è affetto da SPMI, che può aver tentato più volte di smettere di fare uso di droga senza riuscirci. Per questi soggetti, spesso, il ridurre il consumo di sostanze o lo smettere sembra un obiettivo troppo difficile tanto da ritenerlo impossibile da raggiungere. Con ciò si vuole aiutare il cliente a porsi degli obiettivi minimi, che costui sia in grado di conseguire, e di gratificarlo ogniqualvolta uno di essi viene raggiunto, con la speranza che un continuo incoraggiamento porti a una serie di piccoli successi. Nella fase di definizione degli obiettivi viene sottolineato il fatto che il sommarsi di queste "vittorie" alla fine aiuterà il cliente a raggiungere il fine ultimo, ossia l'obiettivo della riduzione o della cessazione dell'uso di sostanze.

È importante, quindi, essere in grado di selezionare insieme al cliente un obiettivo condiviso e che costui sia in grado di raggiungere e non uno che voi volete che egli consegua. Spesso, il terapeuta è pronto per un cambiamento molto prima che lo sia il paziente stesso. Non imponete al cliente il vostro obiettivo ma sceglietene uno che sia rispondente a ciò che il paziente sta pensando riguardo all'uso di sostanze.

Ricordate che il colloquio motivazionale iniziale è rivolto al coinvolgimento del cliente nel trattamento. Una volta che il soggetto comincia a partecipare al programma di BTSAS il terapeuta ha molte opportunità per aiutarlo a pensare a un cambiamento come obiettivo.

Il terapeuta può introdurre la fase di individuazione degli obiettivi nel seguente modo:

> Le informazioni che abbiamo appena passato in rassegna mi suggeriscono che lei stia pensando di modificare il consumo di droga e di considerare la cessazione o la riduzione del consumo. Ciò è sicuramente difficile e penso sia una cosa molto positiva il fatto che lei me ne abbia parlato. Adesso vorrei che provassimo a porci degli obiettivi. Ciò significa che, dal momento che entrambi sappiamo che lei sta pensando di modificare in qualche modo il consumo di droga, noi lavoreremo insieme per individuare un obiettivo che la aiuterà a cominciare questo processo. Basandoci sull'esperienza con altre persone che sono riuscite a modificare l'uso di sostanze, sappiamo che il porsi un obiettivo aiuta la persona a iniziare la fase di cambiamento. Non deve essere un obiettivo importante ma solo un qualcosa che la possa aiutare a fare uso di sostanze in minore quantità e che lei pensa di poter essere in grado di fare.

È importante ricordare come questa fase preveda la scelta di obiettivi concreti e a breve termine – che dovrebbero essere individuati insieme al cliente – e come l'obiettivo deciso durante il colloquio motivazionale iniziale debba consistere in qualcosa che il cliente ritiene facilmente realizzabile (come verrà illustrato nel capitolo 7, gli obiettivi individuati nell'ambito degli incontri di gruppo possono essere resi più difficili a seconda dei progressi compiuti dal cliente e della durata del periodo di permanenza nel gruppo). La scelta di obiettivi facili da raggiungere effettuata durante il colloquio motivazionale iniziale è importante in quanto il terapeuta non conosce ancora bene il cliente, che potrebbe presentarsi senza una reale intenzione di cambiare. Se a un cliente che non è sicuro riguardo alla necessità di dover effettuare un cambiamento si propone un obiettivo ritenuto troppo difficile, come il non fare uso di sostanze fino all'incontro di gruppo successivo, ciò potrebbe allontanarlo definitivamente dal programma. Scegliendo un obiettivo concreto e relativamente facile da perseguire il soggetto può conseguire un successo immediato e l'effetto positivo generato da questo successo indurre il cliente ad avere un'opinione positiva dell'intervento stesso e partecipare al primo incontro di gruppo. Spesso gli obiettivi individuati nel colloquio motivazionale comportano un tentativo di ridurre il consumo di droga nel periodo che precede il primo incontro di gruppo. Altre volte i clienti, che non sono pronti o in grado di ridurre l'uso di sostanze, scelgono obiettivi quali il partecipare a una riunione di auto-aiuto prima di andare al primo incontro di gruppo o, semplicemente, il presenziare alla prima seduta del programma di BTSAS.

Ad esempio, consideriamo il primo ipotetico cliente che non era sicuro di voler modificare il proprio pattern di consumo di droga e non aveva ancora elaborato nessuna strategia. In questo caso la fase di determinazione degli obiettivi dell'incontro motivazionale iniziale può consistere in un intervento simile al seguente:

> OK, lei ha detto che sta cominciando a pensare di ridurre il consumo di droga ma non è sicuro su come fare. Quindi, dobbiamo individuare un obiettivo semplice che lei possa riuscire a conseguire nei prossimi giorni e che la aiuti a cominciare a modificare il consumo di droga. Deve essere un obiettivo che lei pensa di poter raggiungere e qualcosa in grado di far cominciare a ridurre l'uso di sostanze in modo da rendersi conto se una riduzione potrebbe essere un traguardo adatto a lei. Una volta che lei ha cercato di raggiungere questo facile obiettivo, discuteremo su come è andata durante il primo incontro di gruppo e potremo individuare altri obiettivi possibili. Quale pensa possa essere un traguardo semplice da raggiungere e che la potrebbe aiutare ad immaginare se ridurre il consumo di sostanze può essere utile per lei?

Prendiamo ora l'esempio del secondo ipotetico cliente che sta cercando di ridurre l'uso di droga ed è fortemente motivato. In questo caso il terapeuta può procedere in questo modo:

> Abbiamo detto che lei ha già cominciato a fare qualcosa per ridurre il consumo di droga e che vorrebbe avere più idee su come smettere. Ora dobbiamo individuare un obiettivo che lei possa conseguire nei prossimi giorni e che le faccia proseguire verso quel traguardo che consiste nello smettere di fare uso di sostanze. Quale pensa possa essere un valido obiettivo?

Durante la fase di definizione degli obiettivi il terapeuta dovrebbe rafforzare le affermazioni auto-motivazionali, pur mantenendo uno sguardo realistico su ciò che il cliente è in grado di fare. Ad esempio, se un cliente che ha di recente fatto uso di droga, ed è un consumatore abbastanza pesante, sostiene di voler smettere di colpo il terapeuta può intervenire nel seguente modo:

> È fantastico che lei sia davvero convinto sul fatto di smettere di fare uso di droga. Posso dirle come sia significativo il fatto di voler smettere e quanto sia importante che lei smetta del tutto. Questo alto grado di motivazione sarà prezioso mano a mano che lei andrà avanti in questo programma. Persone che sono riuscite a smettere ci hanno detto che è più facile se ci si pone piccoli traguardi per giungere gradualmente a obiettivi più grandi. Dal momento che lei sta cominciando a frequentare il gruppo, forse possiamo pensare a un obiettivo che comporti il non fare uso di sostanze e la aiuti a smettere del tutto, magari lo smettere per alcuni giorni. Dopo tutto, se lei smette per qualche giorno sarà più facile smettere ancora per pochi altri giorni e così via. Cosa ne pensa?

Come nella sezione "*feedback* relativo alla valutazione", la procedura di definizione degli obiettivi può essere effettuata allo stesso modo anche per i clienti che non stanno facendo uso di sostanze o che hanno smesso di recente. Gli obiettivi che questi soggetti si pongono potrebbero essere un po' diversi. Ad esempio, se il cliente è riuscito – per un certo periodo – a non far uso della sostanza prescelta, il terapeuta può suggerire di porsi come obiettivo il non fare uso della sostanza fino alla prima riunione di gruppo, ridurre il consumo di alcool o altre sostanze d'abuso o qualche altro traguardo a supporto di uno stile di vita libero dall'uso di sostanze (rientrare nel trattamento di salute mentale, aprire un conto bancario, partecipare a un incontro di auto-aiuto, ecc.).

6.3
Colloqui motivazionali di follow-up

Il programma di BTSAS prevede due colloqui motivazionali di follow-up, effettuati a tre e a sei mesi dall'inizio del trattamento, per valutare se il cliente abbia fatto passi in avanti verso il raggiungimento dei propri obiettivi e rafforzare la sua motivazione ponendo in rilievo, appunto, l'importanza di eventuali progressi. Pertanto, i colloqui motivazionali di follow-up includono: un'introduzione e una revisione del pattern di utilizzo di sostanze e della partecipazione al trattamento; una rassegna di eventuali conseguenze negative occorse negli ultimi tre mesi; una discussione sugli aspetti che sono invece migliorati negli ultimi tre mesi; un *feedback* sulla frequenza dell'uso, la partecipazione agli incontri e altri aspetti; le strategie utilizzate negli ultimi tre mesi e l'individuazione degli obiettivi.

6.3.1
Introduzione e *feedback*

La prima parte del colloquio motivazionale di follow-up è volta a ricordare al cliente lo scopo di tale incontro e a raccogliere informazioni in relazione all'uso e alla partecipazione al trattamento per l'uso di sostanze. Tali informazioni vengono poi confrontate con quelle fornite dal cliente durante il primo colloquio motivazionale. Bisogna ricordare che, a differenza degli approcci più tradizionali, durante il colloquio motivazionale noi utilizziamo informazioni semplici e riguardanti "da vicino" e concretamente il cliente. Ad esempio, il numero dei giorni di uso e di trattamento nel corso dell'ultimo mese è un dato che la maggior parte dei clienti può riferire con accuratezza e che può essere utilizzato per tracciare il progresso e fornire un contenuto motivazionale. Queste informazioni possono essere raccolte antecedentemente al colloquio motivazionale di follow-up ma, in genere, vengono chieste all'inizio dell'intervista motivazionale iniziale. Pertanto, il terapeuta – ancor prima di cominciare il colloquio di follow-up – dovrebbe avere annotato il numero dei giorni di uso della droga prescelta e il numero dei giorni di partecipazione al trattamento durante l'ultimo mese registrati in occasione del colloquio motivazionale iniziale.

Il terapeuta può dare inizio a questa fase nel seguente modo:

> Oggi parleremo del consumo di droga da parte sua durante gli ultimi tre mesi e vedremo come sta andando in relazione ai cambiamenti che lei voleva mettere in atto riguardo all'uso di sostanze. Discuteremo di alcuni avvenimenti

che possono esserle accaduti per aver fatto uso di sostanze negli ultimi tre mesi e, poi, parleremo del consumo e della partecipazione al trattamento, sempre durante il medesimo periodo. Termineremo fissando un obiettivo proprio come facciamo negli incontri di gruppo e parleremo dei passi necessari per raggiungerlo. Ha delle domande da rivolgere prima di cominciare?

Il terapeuta dovrebbe invitare il cliente, quindi, a riferire il numero di giorni in cui ha utilizzato la sostanza principale e il numero di giorni in cui ha partecipato a qualsiasi tipo di trattamento extra-ospedaliero per l'uso di sostanze nell'ultimo mese. L'impiego di un calendario può aiutare il cliente a ricordare.

Per offrire un esempio di come questo *feedback* possa essere utilizzato, dobbiamo impiegare le seguenti informazioni: la sostanza principale è la cocaina; numero di giorni di uso nell'ultimo mese = 5; numero di giorni di uso nell'ultimo mese riferito durante il colloquio motivazionale iniziale = 10; numero di giorni di trattamento negli ultimi 30 giorni = 6; numero di giorni di trattamento negli ultimi 30 giorni riferito durante il colloquio motivazionale = 3. Il terapeuta può dunque rivolgersi al cliente in questi termini:

> Sappiamo che la sostanza da lei prescelta è la cocaina e lei ha affermato di averne fatto uso in cinque giorni nell'ultimo mese. Quando ci siamo incontrati l'ultima volta mi aveva detto che in quel mese aveva consumato cocaina per 10 giorni. Quindi, lei ha ridotto il consumo di cinque giorni al mese – è fantastico! Ciò significa che lei si sta davvero impegnando per ridurre l'uso di cocaina. Inoltre, in questo mese lei ha raddoppiato i giorni di partecipazione al trattamento presenziandovi per sei giorni, rispetto ai tre giorni al mese, come lei stesso mi ha riferito l'ultima volta che ci siamo visti. Bene!

6.3.2
Discussione sulle conseguenze negative

Questa sezione del colloquio motivazionale di follow-up prevede una rassegna di eventuali conseguenze negative correlate all'uso di droga che possono essere occorse nei tre mesi successivi al colloquio motivazionale iniziale. In questo caso l'obiettivo consiste nell'aggiornarsi sulle conseguenze a cui il cliente è andato incontro a causa dell'uso di droga, il servirsi di esse come stimoli per accrescere la motivazione a cambiare e lo stabilire se il numero e la gravità di tali conseguenze è aumentato o diminuito nei tre mesi trascorsi. La discussione viene gestita in modo diverso a seconda del fatto che il cliente sia tuttora un utilizzatore attivo o abbia smesso di fare uso di sostanze. Per quanto riguarda il primo caso, è probabile che il soggetto sia andato incontro a conseguenze negative negli ultimi tre mesi. È opportuno che il terapeuta esamini anche il colloquio motivazionale per suggerire, eventualmente, al cliente le conseguenze sperimentate in precedenza. Il terapeuta può rivolgersi al paziente nel seguente modo:

> Forse lei ricorda che l'ultima volta che ci siamo visti abbiamo discusso di alcuni dei problemi che lei ha avuto a causa dell'uso di droga, come il fatto di avere speso tutto il denaro per acquistarla e di non averne più per altre cose. Lei ha detto anche che non le era consentito di vedere i suoi figli in quanto faceva uso di sostanze. Da quando ci siamo visti l'ultima volta, cioè negli ultimi tre mesi, ha avuto ancora questo tipo di problemi?

Alcuni dei clienti che fanno ancora uso di droga saranno andati incontro a diverse conseguenze. Se il cliente ha sperimentato delle conseguenze negative negli ultimi tre mesi discutetene brevemente e sottolineate il fatto che non le avrebbe sperimentate se non avesse utilizzato la sostanze. Ad esempio:

> Lei ha detto che un problema avuto negli ultimi tre mesi è che i sintomi sono peggiorati nei periodi in cui faceva uso della sostanza. Quindi, una cosa positiva del non consumarla, o di consumarne di meno, sarebbe che i sintomi non peggiorerebbero. Cosa ne pensa?

Un altro esempio:

> Quindi, negli ultimi tre mesi lei ha speso per la droga i soldi che avrebbe voluto usare per altro. Ciò è molto frequente e sono contento che me ne abbia parlato. Dunque, una cosa positiva del fatto di frequentare gli incontri di gruppo e continuare a provare a ridurre il consumo di droga consisterebbe nella possibilità di spendere il denaro per altre cose quali, ad esempio, il vestiario o l'affitto.

Altri clienti invece, potrebbero ancora far uso di droga, ma averne ridotto la quantità dall'ultimo colloquio motivazionale e quindi, probabilmente, sperimentare molte meno conseguenze correlate all'uso di sostanze rispetto al primo colloquio motivazionale, o hanno ridotto il consumo a tal punto da non sperimentare alcuna conseguenza negativa. Se, negli ultimi tre mesi, il cliente non è andato incontro a conseguenze avverse questa è una buona occasione per rafforzare la sua motivazione. Quale dimostrazione migliore che il ridurre/smettere l'uso di sostanze è un vantaggio, se non l'aver avuto pochi problemi, o addirittura nessuno, correlato all'uso di droga in tre mesi? Similmente, se il numero delle conseguenze correlate all'uso di droga si è drasticamente ridotto ciò può essere sottolineato e rafforzato nel seguente modo:

> Quando ci siamo incontrati la prima volta lei mi ha parlato di molti problemi a cui è andato incontro a causa dell'uso di droga. Lei ha detto che aveva discussioni in famiglia, aveva molti problemi a presentarsi agli appuntamenti per il trattamento e non prendeva regolarmente i farmaci. Ora lei mi dice che da quando ha ridotto il consumo i suoi familiari non le dicono più niente, è riuscito a presentarsi alla maggior parte degli appuntamenti e prende i farmaci con regolarità. È fantastico! Lei ha fatto un grande cambiamento.

6.3.3
Discussione degli aspetti che sono migliorati

Se un cliente, dall'epoca del primo colloquio motivazionale, ha cessato o ridotto l'uso di sostanze, è possibile esaminare gli aspetti migliorati negli ultimi tre mesi ossia, appunto, da quando ha diminuito o cessato il consumo di droga. L'obiettivo consiste nell'aiutare il cliente a stabilire un nesso tra questa riduzione/cessazione e i miglioramenti che ne derivano. Ecco un esempio di come discutere questo aspetto con il cliente:

> Abbiamo discusso di come lei abbia realmente ridotto l'uso di droga negli ultimi tre mesi. È fantastico! Mi dica come è andata. Sappiamo che quando una persona riduce o cessa il consumo di droga spesso la sua vita migliora. Quali sono gli aspetti della sua vita che sono migliorati da quando ha ridotto l'uso di sostanze?

Il terapeuta dovrebbe rivolgere domande relative allo stato di salute fisica (la maggior parte dei clienti che riducono o cessano il consumo di droga si sente meglio fisicamente), ai rapporti interpersonali, all'aspetto economico (la maggior parte ha a disposizione più denaro e lo spende per altro che non sia l'acquisto della droga). Il terapeuta dovrebbe utilizzare informazioni relative al cliente per sottolineare il fatto che i cambiamenti nel consumo di sostanze sono direttamente correlati a miglioramenti del funzionamento. Ad esempio:

> Una cosa che so essere migliorata è l'aver trovato un lavoro! Mi ricordo che quando ci siamo visti l'ultima volta lei voleva realmente smettere di fare uso di droga e trovare un impiego, e ora sta lavorando! Congratulazioni!

Oppure

> Molte delle persone che smettono di fare uso di droga sostengono di avere denaro da spendere per altre cose o di riuscire a risparmiare. È stato così anche per lei negli ultimi tre mesi?

6.3.4
Elenco delle strategie più utili applicate negli ultimi tre mesi

Per aiutare il paziente a riflettere e a concentrarsi sui cambiamenti positivi che è riuscito a compiere negli ultimi tre mesi è utile discutere, inoltre, delle strategie utilizzate per ridurre/cessare il consumo di droga. Anche in questa fase l'obiettivo consiste nel far parlare il cliente di ciò che lo ha portato a un qualsiasi mutamento nell'uso di sostanze. Il terapeuta può cominciare questa sezione nel seguente modo:

> Lei mi ha detto che sta consumando una minore quantità di cocaina rispetto
> a tre mesi fa. È fantastico! Vorrei avere un'idea di cosa l'ha aiutata a ridurre
> il consumo di questa sostanza. Riesce a pensare a qualcosa, fatta negli ultimi
> tre mesi, che può averla aiutata in questo? E perché ciò è stato utile?

Il terapeuta dovrebbe incoraggiare il cliente a pensare a quali siano state le strategie utili e a dare una spiegazione per ciascuna di esse, oltreché suggerire strategie che il soggetto potrebbe aver impiegato e che, probabilmente, sono state utili. Ad esempio:

> Quindi, per lei l'essere occupato e il presentarsi agli appuntamenti terapeutici si sono rivelati molto utili per aiutarla a ridurre il consumo di droga. Bene. Lei ha inoltre detto di trascorrere più tempo con persone che non fanno uso di sostanze, come sua madre e sua figlia, perché quando è in loro compagnia non fa uso di droga. Lei mi ha anche detto che ha trascorso qualche fine settimana a casa di sua madre in modo da poterla aiutare e stare lontano dalle persone che abitano nel suo stesso palazzo e che fanno uso di sostanze. Quindi, sembra che anche il trascorrere del tempo con persone che non utilizzano sostanze le sia stato utile. Cosa ne pensa?

6.3.5
Definizione degli obiettivi

Anche i colloqui motivazionali di follow-up terminano con la procedura di definizione degli obiettivi. Ora che il cliente è da qualche tempo in trattamento, i suoi obiettivi possono essere cambiati rispetto a quelli identificati in occasione del primo colloquio motivazionale. Ad esempio, può essere che, all'epoca dell'intervista iniziale, il soggetto si stesse semplicemente impegnando a partecipare agli incontri terapeutici e che invece, al momento del secondo colloquio motivazionale, sia pronto a prendere in considerazione l'ipotesi di smettere di fare uso di sostanze per qualche giorno. Come sempre, è importante fissare un traguardo che il cliente pensa di riuscire a raggiungere. Per questo motivo l'obiettivo dovrebbe essere deciso insieme al cliente e dovrebbe consistere in qualcosa che il cliente percepisca come utile, in modo da tentare di raggiungerlo. Ad esempio, un cliente che ha ridotto l'uso di sostanze potrebbe essere pronto a provare un temporaneo periodo di astinenza mentre un altro, riuscito anch'egli a diminuire il consumo di droga, potrebbe non essere pronto a provare un periodo di astinenza ma voler partecipare a una riunione della AA o ridurre ulteriormente il consumo. Ciò è particolarmente importante per i clienti che, dal primo colloquio motivazionale, non hanno modificato l'uso di droga, l'hanno addirittura aumentato o sperimentano gli stessi problemi, se non addirittura un maggior numero. In simili casi è fondamentale stabilire un obiettivo sensato e utile. A questo tipo di clienti il terapeuta si potrebbe rivolgere come segue:

Ora abbiamo discusso di alcune delle cose che le sono accadute negli ultimi tre mesi. Lei ha partecipato a numerosi incontri del programma di BTSAS e ciò è fantastico. Tuttavia, sembra che abbia ancora molti problemi e, quindi, è particolarmente utile che lei continui a partecipare al trattamento; sono davvero contento che lo abbia fatto. Ciò che dobbiamo fare ora è pensare a un obiettivo su cui lei possa lavorare da adesso fino al prossimo incontro di gruppo. So che lei ha parlato molto, durante gli incontri, del fatto di voler ridurre il consumo di droga ma per lei è molto difficile riuscirci. Riesce a pensare a qualcosa che la renda più determinato a provare?

6.4
Altri esempi

Segue qualche altro esempio di come condurre le diverse parti del colloquio motivazionale e adattarle al singolo cliente.

Esempio 1

Il primo è un esempio di colloquio motivazionale iniziale con un cliente che fa ancora uso di droga, che sta partecipando al trattamento perché è stato obbligato ("il mio terapeuta mi ha detto che devo farlo") e che non si sta impegnando in direzione di un cambiamento. I dati che sono stati raccolti riguardo a questo soggetto sono i seguenti:

Sostanza prescelta	Cocaina
Giorni di uso nell'ultimo mese	15
Giorni di trattamento nell'ultimo mese	0
Item URICA: A volte il mio problema è serio ma mi sto impegnando	Non concordo
Item URICA: Ho un problema e penso che dovrei fare qualcosa	Non concordo
Item URICA: Anche se non sempre ci riesco, almeno ci sto provando	Non concordo
Item URICA: Vorrei avere più idee su come risolvere il mio problema	Non concordo
Item URICA: Mi sto impegnando per risolvere il mio problema	Non concordo

Il cliente dell'esempio non vuole sottoporsi al colloquio motivazionale o ad altro tipo di trattamento per l'uso di sostanze. In questi casi, è importante capire che l'obiettivo dell'intervista motivazionale non è quello di fargli cambiare idea ma, piuttosto, di aiutarlo a riconoscere le proprie incertezze, porre la responsabilità del cambiamento su di lui e sottolineare il fatto che voi siete lì a dare delle indicazioni e non a dirgli cosa deve fare. Ad esempio, si potrebbe cominciare la parte del colloquio relativa alla discussione delle conseguenze negative nel seguente modo:

Grazie per avermi dato delle informazioni personali sull'uso di sostanze. Sembra che il motivo per il quale lei è qui oggi sia che il suo terapeuta pensa che ciò possa essere utile per lei e che, se non fosse venuto, l'avrebbe comunicato al suo assistente sociale e lei forse avrebbe dovuto tornare in carcere. In effetti, questi sono validi motivi e sono contento che lei sia qui oggi. L'obiettivo di questo incontro consiste nel parlare dell'uso che lei fa delle sostanze, di eventuali cambiamenti che lei vorrebbe attuare e della situazione dal suo punto di vista. Non sono qui per dirle cosa fare o ciò che deve fare. Piuttosto, il mio compito è quello di parlare dell'uso di sostanze, di chiederle come vanno le cose in questi giorni a tale riguardo e se pensa che dovrebbe cambiare oppure no. Non le dirò cosa deve fare ma le spiegherò cosa la attende e quello che il nostro programma insegna ai partecipanti. Spero che lei trovi utili almeno alcune di queste informazioni. La prima cosa che vorrei fare è parlare di alcune delle cose che le sono successe a causa del consumo di droga. La maggior parte delle persone che fa uso di sostanze o che ne ha fatto uso per un certo periodo di tempo è andata incontro a conseguenze negative quali problemi legali o di salute, o cose del genere. Dal momento che lei è stato affidato a un assistente sanitario, ciò significa che lei ha avuto problemi legali associati all'uso di droga. Mi può dire qualcosa a proposito?

Durante il colloquio motivazionale dovrebbe essere mantenuto un tono non giudicante e non critico, soprattutto nella parte dedicata al *feedback* relativo alla valutazione. Ricordate che il colloquio non ha l'obiettivo di convincere un cliente che lui ha torto e che voi avete ragione. Piuttosto, l'intervistatore vuole coinvolgere il cliente in una discussione nel tentativo di fare in modo che questi esprima le ragioni per le quali effettuare un cambiamento. In base alle informazioni acquisite il *feedback* dovrebbe essere di questo tipo:

Ho qui alcune delle informazioni da lei fornite durante la valutazione e vorrei che le riguardassimo insieme. Innanzitutto, lei ha affermato che la sua sostanza prescelta è la cocaina e che, nell'ultimo mese, ne ha fatto uso in circa 15 giorni. È giusto? Di solito ne fa uso in circa la metà dei giorni del mese? Quindi, ne faceva uso tutti i giorni e negli ultimi mesi ha ridotto il consumo a giorni alterni. È una buona notizia. È stato in grado ridurre di molto il consumo di droga da solo. Perché ha cominciato a farne uso un giorno sì e uno no anziché tutti i giorni? Quindi, non aveva abbastanza soldi per farne uso tutti i giorni. Ora, lei durante la valutazione aveva affermato di non essersi presentato a nessun incontro terapeutico lo scorso mese mentre adesso mi dice che è venuto ad alcuni appuntamenti qui in clinica perché non voleva essere rimandato in carcere tramite l'assistente sociale cui è stato affidato. Sembra una ragione molto valida per presentarsi agli appuntamenti: il non voler andare in carcere. Perché per lei è importante stare fuori di prigione? Sembra che lo stare in carcere per lei significhi non poter fare ciò che vuole. Vuole essere libero e prendere da solo le decisioni, giusto? Posso capire che lei voglia decidere da solo. Quindi, per lei stare fuori dal carcere significa avere libertà e poter decidere. Mi sembra una ragione eccellente per partecipare agli appuntamenti terapeutici.

La discussione sugli item motivazionali dell'URICA può avvenire come segue:

> Durante la valutazione le sono state rivolte diverse domande riguardo a ciò che
> pensa sul dover fare qualcosa per cambiare l'uso di sostanze. Forse lei ricor-
> da che le è stato chiesto se fosse o meno d'accordo con affermazioni del tipo:
> "A volte il mio problema è serio, ma ci sto lavorando su"; "Ho un problema e
> penso davvero di dover fare qualcosa" e "Anche se non sempre riesco, alme-
> no mi sto impegnando per risolvere il mio problema" o "Mi sto impegnando
> per risolvere il mio problema" (con il consumo di sostanze illegali). Lei non
> era d'accordo con nessuna di queste affermazioni. Mi può dire qualcosa a pro-
> posito: perché? Sembra che queste cose facciano riferimento al consumo di so-
> stanze come a un problema e che lei non consideri l'uso di droga come un pro-
> blema. E dal momento che non lo vede come un problema, non lo vede nep-
> pure come qualcosa che dovrebbe modificare. Giusto? Non sono qui per dir-
> le se lei ha o meno dei problemi con l'uso di droga. Nessuno meglio di lei può
> saperlo. Però, una cosa di cui abbiamo discusso a lungo oggi sono i problemi
> a cui lei è andato incontro a causa del fatto che fa uso di sostanze, primo fra
> tutti l'eventualità di tornare in carcere. Indipendentemente dal fatto che il con-
> sumo di droga sia o meno un problema, possiamo affermare che lei non vuo-
> le andare in carcere. E considerato che lei oggi è qui e che si è presentato ad
> alcuni degli appuntamenti terapeutici, sembra che lei stia cercando di fare di
> tutto per stare fuori dal carcere. Io penso che lei si stia davvero impegnando
> in questo. Cosa ne pensa? Credo che si debba partire dal punto su cui entram-
> bi concordiamo, cioè che nessuno di noi due vuole che lei vada in carcere. In
> questo programma terapeutico ci impegniamo a fondo per aiutare i clienti a
> raggiungere gli obiettivi che si sono prefissati insegnando loro delle strategie
> che possono utilizzare per parlare con gli altri, ridurre o cessare l'uso di dro-
> ga se questo è ciò che vogliono e riuscire, ad esempio, a partecipare al tratta-
> mento e stare fuori dal carcere. Perciò, per partecipare a questi gruppi lei non
> deve per forza essere convinto di avere un problema con la droga. Noi speria-
> mo solo di poterla aiutare a pensare agli obiettivi che vuole raggiungere e ad
> insegnarle le capacità per raggiungerli. Cosa ne pensa?

È importante ricordare di parlare con i clienti dei loro obiettivi e delle loro idee
piuttosto che cercare di convincerli dei vostri obiettivi e delle vostre idee. Cioè, se
un cliente vuole partecipare al gruppo solo perché ciò gli permetterà di stare fuori
dal carcere questa è una buona ragione per cominciare a frequentare gli incontri di
gruppo. Il resto dell'intervento del programma di BTSAS è mirato a fare in modo
che il cliente prosegua nel processo terapeutico, a indurlo a pensare positivamente
a un possibile cambiamento ed, eventualmente, a cercare di cambiare.

Per quanto riguarda il caso appena illustrato, nel terminare il colloquio motivazionale iniziale con la definizione degli obiettivi è importante concentrarsi su ciò
che il cliente vuole fare. È improbabile che questo tipo di cliente affermi di voler
smettere di fare uso di droga già al primo colloquio. Tuttavia, è motivato a frequentare gli incontri per stare fuori dal carcere e, quindi, il partecipare al primo incon-

tro di BTSAS sembra qualcosa che il soggetto vuole ed è in grado di fare. L'obiettivo potrebbe, quindi, essere la partecipazione al primo incontro del programma di BTSAS mentre il *problem solving* si può concentrare sui fattori che potrebbero ostacolare il raggiungimento di tale obiettivo.

Esempio 2

L'esempio successivo riguarda un colloquio motivazionale di follow-up con un cliente che ha ridotto il consumo, rispetto al colloquio iniziale, e che, inoltre, non fa più uso di sostanze da quindici giorni. Vi ricordiamo che il colloquio motivazionale di follow-up è un'opportunità per rafforzare il cliente per i successi che ha ottenuto e per aumentare l'autoefficacia collegando il proprio comportamento (ridotto consumo di droga) con i cambiamenti positivi avvenuti nella sua vita. Il *feedback* può iniziare come segue:

> Mi fa piacere rivederla. Da quando lavoriamo in gruppo lei ha ridotto di molto il consumo di droga e da due settimane non ne fa uso! È fantastico! Si sta impegnando davvero molto per cambiare. Cosa ne pensa di ciò che è stato in grado di fare in queste due ultime settimane? Sì, ha fatto un grosso cambiamento. Forse lei ricorda che ci siamo incontrati per un colloquio simile a questo quando lei ha cominciato il programma di BTSAS. A quell'epoca le abbiamo fatto un sacco di domande e lei aveva risposto che faceva uso di cocaina diverse volte alla settimana e che, nel mese precedente, ne aveva fatto uso per circa 10 giorni e andava dallo psichiatra solo una volta al mese. C'è stato un grande cambiamento, non trova? In quanti giorni ha fatto uso di droga lo scorso mese? Bene, forse due giorni, e poi non ne ha fatto uso per due settimane: prima di riuscire a fare tutto questo aveva ridotto di molto il consumo. È fantastico! È un grande cambiamento! Inoltre, la vedo partecipare al trattamento e so che viene agli incontri di gruppo due volte alla settimana, che vede il suo terapeuta ogni due settimane e il suo psichiatra una volta al mese. Quindi, frequenta regolarmente gli incontri terapeutici e si presenta agli appuntamenti. Questo è un altro grande passo avanti! Congratulazioni!

I colloqui motivazionali di follow-up prevedono una discussione sia sulle conseguenze negative verificatesi da quando si è svolto il colloquio iniziale, sia sugli aspetti che, invece, sono migliorati, sempre in quello stesso arco di tempo. In questo caso, il cliente sta andando così bene che queste sezioni del colloquio possono essere tralasciate. Basta poco per parlare delle conseguenze negative verificatesi, di quelle di cui si era discusso durante il colloquio iniziale e delle continue conseguenze che possono servire da fattori motivanti per un cambiamento. Invece, si dovrebbe spendere molto tempo su come la vita è migliorata da quando il cliente ha ridotto/cessato di fare uso della sostanza. Ciò può avvenire nel seguente modo:

> Quando ci siamo incontrati la prima volta, alcuni mesi fa, lei mi ha raccontato di avere molti problemi a causa dell'uso di droga. A quell'epoca i due problemi principali erano il fatto che il disturbo mentale di cui soffre peggiorava

in quanto non prendeva i farmaci e che non le era consentito di vedere i suoi figli. In questi mesi le cose sono cambiate? Quindi, il suo disturbo mentale è molto più controllato perché si presenta agli appuntamenti terapeutici e prende i farmaci regolarmente. Fantastico! E per quanto riguarda il non poter vedere i figli? Non ha ancora potuto vederli perché non ha completato il programma e ha smesso di fare uso di droga solo per brevi periodi. Quindi, forse un aspetto importante su cui ci dovremmo concentrare adesso – se lei continua a seguire il trattamento – è il fare in modo che non abbandoni il programma e prolunghi i periodi di astinenza in modo da poter vedere i suoi figli. Lei è già sulla strada giusta, dal momento che non fa uso di droga da due settimane. Dobbiamo fare in modo che lei continui così. Quindi, il suo disturbo mentale è migliorato, da quando lei ha smesso di fare uso di sostanze, e ora lei può pensare di poter rivedere i suoi figli. Sono traguardi davvero importanti. Mi dica cos'altro è migliorato nella sua vita nelle ultime settimane da quando ha smesso di fare uso di sostanze.

A questo punto del colloquio il cliente e il terapeuta individuano le strategie che si sono rivelate utili per ridurre e cessare il consumo di droga. Il terapeuta deve sottolineare il nesso tra il cambiamento di comportamento del cliente (riduzione dell'uso di sostanze) e le cose che costui ha fatto in modo diverso e che gli hanno consentito di attuare un cambiamento. L'obiettivo consiste non solo nell'accrescere la fiducia del partecipante nelle proprie capacità ma anche nell'aiutarlo a capire che le strategie che ha utilizzato hanno prodotto risultati positivi. Il seguente dialogo è un esempio di come discutere delle strategie che hanno funzionato per aumentare il senso di autoefficacia:

Terapeuta: Lei ha fatto davvero un grande cambiamento nel consumo di sostanze: da un uso regolare al non farne uso nelle ultime due settimane. Cosa pensa l'abbia aiutata?
Cliente: Beh, ho detto a un mia amica che non volevo fare uso di droga perché temevo che non avrei mai più rivisto i miei figli.
Terapeuta: Cosa pensa possa averla aiutata?
Cliente: Gliel'ho dovuto ripetere molte volte per farglielo capire. Anche lei ha dei bambini e penso possa comprendere il fatto che io non voglia perdere i miei figli.
Terapeuta: Eccellente. Quindi dire di no alla sua amica e fornire una buona ragione l'ha aiutata a non fare uso di sostanze per diverse settimane. È fantastico! Che cosa ha fatto ancora nelle ultime settimane che l'ha aiutata a non fare uso di sostanze?
Cliente: Beh, ho cercato di stare lontano dal punto in cui solitamente compravo la droga.
Terapeuta: Benissimo. Quindi, oltreché dare una buona spiegazione alla sua amica del perché non voleva far uso della droga, lei ha evitato il luogo dove era solito acquistarla (la chiamiamo una situazione "ad alto rischio" durante gli incontri di gruppo, si ricorda?) e così è stata in grado di non consumare droga per due settimane.

L'idea consiste nello stabilire un legame tra lo specifico cambiamento di comportamento e il risultato positivo e aiutare il cliente a individuare altri comportamenti che possono essere stati utili. Lo scopo è quello di aiutare il cliente a collegare comportamenti specifici con l'ottenimento dell'obiettivo.

Esempio 3

Come ultimo esempio, consideriamo il colloquio motivazionale di follow-up di un cliente che ha difficoltà a raggiungere gli obiettivi individuati durante gli incontri del gruppo di BTSAS e continua a fare uso di droga e a subirne le conseguenze negative. In questo caso l'obiettivo consiste nell'aiutare il cliente e individuare gli ostacoli che gli impediscono di raggiungere il suo obiettivo senza essere critici o esprimere giudizi. Se tali ostacoli possono essere facilmente individuati, allora il terapeuta deve aiutare il soggetto a sviluppare nuove strategie per superarli. Per alcuni soggetti, però, è necessario porsi degli obiettivi meno ambiziosi. Ad esempio, anziché suggerire al cliente di "rimanere pulito", si potrebbe fissare come obiettivo lo scegliere un giorno in cui fornire un campione negativo o ridurre il consumo in modo da avere un giorno "pulito" alla settimana. In questo caso l'obiettivo del colloquio motivazionale di follow-up consiste nel cominciare a collezionare esperienze di successo e, nello stesso tempo, aumentare la fiducia nella propria capacità di cambiare. Le parti più difficili probabilmente saranno quelle relative alla discussione delle conseguenze negative e alla definizione degli obiettivi. Facciamo dapprima un esempio di come si può svolgere la discussione sulle conseguenze negative:

> Quindi adesso lei fa uso di sostanze con circa la stessa frequenza di quando ha cominciato il programma di BTSAS. Mentre stiamo cercando di individuare cosa può essere utile per ridurre il consumo di droga, lei ha comunque raggiunto diversi importanti obiettivi dal nostro primo incontro. Innanzitutto viene regolarmente agli incontri di gruppo. Contiamo su di lei come un elemento importante del gruppo in quanto è di grande supporto agli altri partecipanti e riesce a mettere in pratica molto bene le capacità che noi insegniamo durante gli incontri. Lei ha davvero un ruolo importante e conosce a memoria tutte le fasi, presenzia agli incontri di gruppo e, quando è qui, si impegna davvero molto. Noi lo notiamo e lo apprezziamo e ciò è utile sia a lei che agli altri membri del gruppo. Un altro aspetto molto positivo è la sua onestà: riconosce quanto sia difficile per lei ridurre il consumo di droga e, quando ne fa uso, lo ammette. Essere onesti può essere davvero difficile e apprezziamo moltissimo che, quando lei viene agli incontri di gruppo, dica onestamente come sta andando. So che negli ultimi mesi lei ha avuto dei problemi a causa dell'uso di droga. Ricordo che lei, durante l'incontro di gruppo, ha raccontato di avere avuto una discussione animata con il suo co-inquilino proprio a causa di ciò e che ora rischia di essere mandato via da casa. Cos'altro le sta accadendo, in questi giorni, a causa dell'uso di sostanze? Quindi, oltre alle liti con il suo co-inquilino lei continua ad avere problemi a pagare le bollette perché spende il denaro per acquistare la droga. Forse vale pena di ricordare che, se lei riducesse o cessasse il consumo di droga, non litigherebbe più con il suo compagno di appartamento, non

> rischierebbe di perdere l'alloggio e avrebbe denaro sufficiente per pagare
> ciò che deve, perché non lo spenderebbe tutto nell'acquisto della droga. È
> importante tenerlo a mente cercando di immaginare come aiutarla a ridurre
> il consumo di droga.

È importante ricordare come questa discussione non dovrebbe trasformarsi in un elenco degli errori compiuti dal cliente ma, piuttosto, incentrarsi sui problemi che il soggetto incontra in modo da accrescere la sua motivazione a cambiare. Sottolineando all'inizio i progressi compiuti (in questo caso il partecipare agli incontri di gruppo del programma di BTSAS e l'impegnarsi durante le riunioni), pone le basi per una discussione che non ha un tono accusatorio o negativo.

Per un cliente che sta cercando di raggiungere il proprio scopo, la fase di definizione degli obiettivi può essere difficoltosa. Segue un esempio di come tale sezione potrebbe essere gestita con questo tipo di cliente:

Terapeuta: L'obiettivo individuato durante l'incontro di gruppo consiste nello smettere di usare il crack. Sembra che lei abbia qualche difficoltà nel raggiungerlo. Che cosa rende difficile lo smettere di far uso di questa sostanza?

Cliente: Beh, non saprei. Forse il fatto che quando mi viene a trovare il mio amico sento odore di crack e lui ne ha sempre un po' pronto da accendere.

Terapeuta: Quindi, per lei è difficile non farne uso e dire di no al suo amico che porta con se la droga anche perché sente l'odore della sostanza.

Cliente: Sì.

Terapeuta: Bene. Forse, allora, possiamo cambiare l'obiettivo e concentrarci sul ridurre il consumo. Dopo tutto, una riduzione dell'uso può portare a smettere e, forse, concentrarsi su una diminuzione del consumo può essere utile per lei. Quando si cerca di ridurre l'uso di una sostanza è utile pensare a una situazione in cui, in genere, la sostanza viene consumata (in gruppo l'abbiamo chiamata situazione "ad alto rischio", si ricorda?) e poi pensare a come sfuggire o evitare quella situazione in modo da non esserne tentati. Spesso, questo si rivela un buon metodo per cominciare a ridurre il consumo. Sembra che un buon punto di partenza siano le visite del suo amico. Pensiamo a una strategia di fuga o a un modo per evitarlo quando ha con sé il crack o quando lui stesso odora di droga. A che ora di solito le fa visita?

Cliente: Il sabato o la domenica prima di cena, verso le 17:00.

Terapeuta: Lei potrebbe trovarsi in un altro luogo in quell'orario?

Cliente: Qualche volta vado da mia mamma. Lì nessuno fa uso di sostanze.

Terapeuta: Bene. Quindi, una cosa che potrebbe fare questo sabato prima delle 17:00 – facciamo le 16:30 – è andare da sua madre. Ha un mezzo di trasporto e sua mamma sarebbe d'accordo?

Cliente: Ci posso andare ma, certe volte, lei non vuole oppure è fuori casa.

Terapeuta: Bene. Quindi, questo sabato veda se può andare da sua madre in modo da non essere a casa alle 17:00, quando riceve la visita del suo amico. Se non può andare da sua madre cos'altro potrebbe fare per non far uso di sostanze il sabato?

Cliente: Non saprei.

Terapeuta: Se la sente di non aprire o non rispondere?

Cliente: Sì. Potrei fare finta di non essere in casa. Però sarà difficile riuscirci.
Terapeuta: C'è stata una volta in cui non ha aperto?
Cliente: Sì. Una volta non l'ho sentito bussare perché ero in camera mia e stavo telefonando.
Terapeuta: Bene. Perché il prossimo sabato non proviamo questa soluzione? Se non può andare da sua mamma va in camera sua a telefonare. Chi potrebbe chiamare per distrarsi e non sentire che bussano alla porta?
Cliente: Potrei telefonare a mia sorella e chiederle come stanno i bambini.
Terapeuta: Bene!

Il terapeuta dovrebbe proseguire nel *problem solving* fino a giungere a una soluzione insieme al cliente.

6.5
Riepilogo

La procedura sopra descritta è adattata alle necessità della popolazione affetta da SPMI. Come tale, è più mirata, più concreta e più direttiva rispetto al colloquio motivazionale tradizionale, di cui abbiamo comunque mantenuto la filosofia, che prevede: il collaborare con il cliente piuttosto che dirgli cosa deve fare; il mostrarsi disponibili facendogli capire che i suoi pensieri e le sue idee sono comunque importanti; e il portare il cliente stesso a esprimersi riguardo a un possibile cambiamento piuttosto che tenere una lezione su come la vita del cliente sia sbagliata e come sarebbe migliore senza l'uso di sostanze. L'obiettivo del colloquio motivazionale, sia di quello iniziale che di quelli di follow-up, consiste in una discussione personalizzata delle ragioni per cambiare e nell'aiutare il cliente a vedere i benefici derivanti da un lavoro costante e dalla partecipazione al trattamento. Se il cliente continua a seguire il programma di BTSAS la possibilità che vi sia un reale cambiamento aumenta.

7.1
Introduzione

Il controllo delle urine con una procedura basata sugli interventi di contingenza (*Urinalysis Contingency Procedure*, UCP) e la definizione generale degli obiettivi sono parte integrante del programma di BTSAS. L'UCP è progettata per fornire un rinforzo immediato, sia economico che sociale, a una riduzione del consumo di droga. Più precisamente, i clienti forniscono un campione di urine ad ogni incontro che viene immediatamente analizzato: i soggetti il cui campione di urine risulta negativo per quanto riguarda la sostanza prescelta ricevono una piccola somma di denaro. La ricompensa parte da 1,50 dollari e aumenta di 0,50 dollari ogni volta che il cliente presenta campioni negativi per due incontri consecutivi (ad es., due volte in una settimana) fino a un massimo di 3,50 dollari. Lo schema è dunque il seguente: 1,50 $ per i primi due campioni consecutivi puliti; 2 $ per i campioni 3 e 4; 2,50 $ per i campioni 5 e 6; 3,00 $ per i campioni 7 e 8 e 3,50 $ per i campioni 9 e 10. Se il cliente presenta un campione di urine positivo o non si presenta alla riunione di gruppo la somma torna al valore iniziale di 1,50 $ e aumenta di nuovo di 0,50 $ dopo due campioni "puliti" consecutivi. Se il campione è positivo seguono una discussione e le procedure di *problem solving*. Con i clienti affetti da SPMI è fondamentale che questo tipo di *feedback* sia immediato. La maggior parte di essi, infatti, presenta deficit cognitivi che influiscono sulla capacità di prevedere situazioni "ad alto rischio" e di stabilire un collegamento tra uso di sostanze e conseguenze negative nel tempo che compromettono la capacità di sviluppare obiettivi realistici. Inoltre, gli obiettivi che la maggior parte dei clienti si pone è spesso a lungo termine e quindi difficile da raggiungere (restare fuori dal carcere, vedere i propri figli, avere una situazione abitativa migliore, ecc.). Fornire un *feedback* immediato rafforza il legame tra una riduzione, anche minima, del consumo di sostanze e una ricompensa tangibile immediata. È importante pure il fatto che il rinforzo sia di carattere economico e, con-

La terapia cognitivo-comportamentale dell'abuso di sostanze in comorbilità con disturbi mentali gravi. Alan S. Bellack, Melanie E. Bennett, Jean S. Gearon
© Springer-Verlag Italia 2011

temporaneamente, sociale: il primo funge da ricompensa concreta per un lavoro ben fatto.

L'aspetto sociale delle procedure basate sugli interventi di contingenza (attenzione ed elogi da parte del terapeuta, applausi e congratulazioni dagli altri membri del gruppo, ecc.) ha una funzione importante per i soggetti affetti da SPMI, i quali presentano vari gradi di compromissione del funzionamento sociale e, spesso, hanno difficoltà a sviluppare rapporti sociali validi con individui che non fanno uso di sostanze e a sviluppare un sistema di supporto sociale che li aiuti a ridurre il consumo di droga. La componente sociale dei rinforzi fa capire al cliente che è presente e attiva una comunità pronta ad aiutarlo a raggiungere i propri obiettivi e a sostenerlo quando ottiene un risultato di successo. La nostra esperienza ci ha indicato che gli applausi, le manifestazioni di incoraggiamento e le congratulazioni – che costituiscono la parte di rinforzo sociale – sono molto gratificanti per i clienti che, in genere, rispondono sorridendo e ringraziando gli altri membri del gruppo per il supporto fornito.

La componente del programma di BTSAS costituita dalla definizione degli obiettivi ha lo scopo di aiutare i clienti a stabilire e raggiungere, appunto, obiettivi concreti e a breve termine quali l'astinenza o la riduzione dell'uso di sostanze. Tale procedura avviene all'inizio di ciascun incontro di gruppo. Con l'aiuto del terapeuta i clienti individuano un obiettivo concreto su cui impegnarsi nell'intervallo di tempo intercorrente tra un incontro e l'altro. Spesso, tali obiettivi comportano la riduzione o la cessazione dell'uso della sostanza fino all'incontro successivo. I clienti che non sono pronti a ridurre il consumo scelgono invece obiettivi come la partecipazione ai gruppi di auto-aiuto, il risparmiare soldi invece di spenderli tutti per procurarsi la droga o, semplicemente, il presenziare all'incontro successivo del programma di BTSAS. Gli obiettivi vengono indicati per iscritto in un "contratto" formale sottoscritto sia dal terapeuta che dal cliente, al quale ne viene consegnata una copia. All'inizio di ciascun incontro di gruppo gli obiettivi vengono riesaminati, il raggiungimento dell'obiettivo prefissato viene rafforzato e al mancato conseguimento segue il *problem solving* e l'incoraggiamento.

7.2
Problematiche generali nelle procedure di esame delle urine basate sugli interventi di contingenza nel BTSAS

Gli individui affetti da SPMI che soddisfano i criteri del DSM-IV (American Psychiatric Association, 1994) per disturbo da uso di sostanze spesso abusano di più di una sostanza. Sebbene sia desiderabile che raggiungano l'astinenza per tutte le sostanze di cui abusano, questo, almeno all'inizio, non risulta un obiettivo realistico nella maggior parte dei casi. Di conseguenza, utilizziamo un modello di riduzione del danno in cui dapprima ci si concentra sulla sostanza principale di abuso e solo in un secondo momento, non appena il cliente riduce drasticamente o cessa il consumo di questa, vengono considerate le eventuali altre droghe di abuso.

7.2.1
UCP e scelta della sostanza target

La sostanza d'abuso principale – indicata nel programma BTSAS come "sostanza obiettivo" o "sostanza target" – viene individuata insieme dal cliente e dal terapeuta. Solitamente, è la sostanza che provoca maggiori danni, indipendentemente dal fatto che sia quella più frequentemente utilizzata. Ad esempio, molti clienti fanno uso frequente di alcool o di cannabis ma scelgono la cocaina come sostanza obiettivo in quanto è quella che determina un peggioramento della sintomatologia e causa maggiori problemi rispetto ad altre. Nell'individuare la sostanza obiettivo è importante anche tenere in considerazione con quale sostanza il cliente potrebbe avere un qualche successo iniziale in termini di riduzione o di cessazione dell'uso. Per alcuni clienti può essere utile iniziare dalla droga utilizzata meno frequentemente, il che forse non costituisce un problema, in quanto sarebbe relativamente facile cessarne il consumo. Ad esempio, un soggetto che fa uso di marijuana, cocaina e, meno spesso, di eroina potrebbe voler scegliere proprio quest'ultima come sostanza obiettivo e non voler smettere di fare uso di cocaina anche se la consuma più spesso e questa potrebbe costituire il problema maggiore. Ricordate: cominciate da dove il cliente è pronto a cominciare. Se il cliente vuole seguire il trattamento e lavorare sulla cessazione dell'uso di eroina questo è un buon punto di partenza e può offrire un successo iniziale che può essere rafforzato; mano a mano che la partecipazione al BTSAS aumenta e l'uso di eroina diminuisce o cessa, ci sarà il tempo di occuparsi anche del consumo di cocaina. In questo caso, una volta che il soggetto è riuscito a smettere di far uso di eroina potrebbe essere più disposto ad affrontare l'uso di cocaina e arrivare al punto di individuare in quest'ultima la sua sostanza obiettivo.

7.2.2
UCP e rinforzo economico

Nell'organizzare l'UCP e stabilire la somma di denaro da offrire per i campioni di urine negativi era importante raggiungere un equilibrio tra una cifra che fosse significativa per il cliente e, allo stesso tempo, non costituisse un costo eccessivo per i centri terapeutici e clinici. Come descritto precedentemente, i clienti che forniscono un campione "pulito" ricevono una piccola somma di denaro che parte da 1,50 $ e aumenta di 0,50 $ ogni due campioni negativi consecutivi, fino a raggiungere un massimo di 3,50 $. Riteniamo che questa somma rappresenti il punto di equilibrio ricercato. La maggior parte dei soggetti affetti da SPMI non ha un impiego e, spesso, non ha fonti di entrata a parte i sussidi previdenziali e l'indennità di malattia; di conseguenza, una somma che parte da 1,50 $ fino ad arrivare a 3,50 $, per questi soggetti, è una discreta somma di denaro. Non è un incentivo abbastanza forte da stimolare un cambiamento da solo ma, se associato a controlli delle urine regolari, al rinforzo sociale e all'attenzione pubblica verso l'uso di droga può essere una ricompensa tangibile per un successo (anche modesto) e sottolineare l'importanza degli obiettivi mirati alla riduzione dell'uso.

7.3
Conduzione dell'UCP

L'UCP ha inizio con il terzo incontro del programma di BTSAS. Per le prime due sessioni i nuovi clienti non devono fornire alcun campione di urine ma viene loro comunicato che, a partire dal terzo incontro, ciò verrà loro richiesto.

7.3.1
Fase iniziale

I soggetti affetti da SPMI necessitano di un rinforzo immediato e rapido per far sì che sperimentino il trattamento come qualcosa di gratificante fin da subito. Per questo motivo abbiamo voluto che i clienti potessero ricevere al più presto una ricompensa di carattere economico per essere stati in grado di astenersi dall'uso della propria droga principale di riferimento (*goal drug*) il più presto possibile. Abbiamo riscontrato come alcuni clienti che cominciano il programma di BTSAS siano pronti a porsi, fin da subito, l'obiettivo dell'astinenza dalla loro sostanza "obiettivo principale" e abbiamo voluto che essi ricevessero un rinforzo immediato per questo comportamento, piuttosto che fare in modo che riducessero l'uso o provassero a conseguire l'astinenza per poi dovere attendere un incentivo finanziario. Il doversi sottoporre all'esame delle urine a partire dal terzo incontro, piuttosto che dall'inizio del trattamento, offre ai clienti la possibilità di abituarsi al gruppo, imparare alcune abilità sociali di base e pianificare un cambiamento nel consumo di sostanze prima di doverlo effettivamente attuare. Molti clienti stanno ancora facendo uso di droga quando cominciano il programma di BTSAS. Pensiamo che se raccogliessimo i campioni di urina prima che i clienti siano a conoscenza di qual è l'obiettivo del programma, coloro che hanno fatto di recente uso di sostanze non riceverebbero un rinforzo economico al primo incontro: ciò può dare inizio a una serie continua di "fallimenti" o a un calo di motivazione a partecipare.

7.3.2
Riferire l'uso della sostanza e sottoporsi all'esame delle urine

All'inizio dell'incontro di gruppo del programma di BTSAS a ciascun partecipante viene chiesto se dall'ultima riunione ha fatto uso della sua sostanza "obiettivo". È importante che, all'inizio, il terapeuta rivolga questa domanda solo in relazione alla sostanza "obiettivo" per mantenere una caratteristica del gruppo, che è quella di fornire supporto. Il soggetto, se ha fatto uso di altre sostanze, può perdere l'obiettivo che consiste nel non fare uso della propria *"goal drug"*. Al cliente viene poi fornito un contenitore per le urine e costui viene invitato a recarsi nella toilette presso l'aula in cui si svolge il BTSAS per fornire il campione in privato. Noi non assistiamo a questa parte delle procedura in quanto non vi è motivo che il soggetto porti da casa un campione pulito (un eventuale uso non comporta conseguenze legali e il rinforzo è modesto) e solo pochi dei soggetti affetti da SPMI hanno un'organizzazione cognitiva tale da pianificare ed effettuare una dissimulazione. Ai clienti, comunque, non è permesso portare cappotti, borse o pacchetti nella toilette e i campioni di urina vengono sottoposti alla misurazione della temperatura. I campioni non validi (cioè freddi) o la mancata consegna del campione (cioè il cliente non riesce a urinare) vengono considerati come positivi e il soggetto non riceve alcun rinforzo finanziario. Tuttavia, a coloro che non riescono a consegnare il campione viene offerta dell'acqua, durante l'incontro, e costoro vengono invitati a provare ancora; se il campione è negativo, ricevono un rinforzo.

7.3.3
Fornire un *feedback* e un rinforzo immediati in caso di negatività del campione

Dopo che tutti i partecipanti hanno fornito il campione di urine, i risultati di ciascuno vengono resi noti davanti a tutti i membri del gruppo. Coloro il cui campione è negativo ricevono un immediato rinforzo sociale. In genere il terapeuta applaude e i membri del gruppo fanno altrettanto. Un esempio tipico di ciò che avviene è il seguente:

> Bob, hai detto che non hai fatto uso di cocaina dall'ultima riunione di gruppo e il tuo test, infatti, è negativo. Fantastico! Hai raggiunto l'obiettivo che ti eri prefissato nell'ultimo incontro di gruppo e ciò significa che hai avuto tre test puliti di seguito. Eccoti 2 dollari per esserci riuscito. Congratulazioni!

Se è la prima volta che il soggetto fornisce un campione negativo il commento del terapeuta può essere del tipo:

> Sue ha riferito di non aver fatto uso di eroina e infatti, Sue, il tuo test è negativo! È il tuo primo test negativo. Congratulazioni! Eccoti 1,50 dollari. Ora cominci a guadagnare un po' di soldi. Fantastico!

Anche gli altri membri del gruppo vengono incoraggiati a dare il loro rinforzo (ad es., "Congratuliamoci tutti con Juan perché adesso sono tre settimane che i suoi test sono sempre negativi!").

Due sono gli aspetti importanti da ricordare riguardo al *feedback*. Innanzitutto, non bisogna fornire un rinforzo eccessivo. Questa è una possibilità per divertirsi e ricompensare il cliente per il successo ottenuto. Assicuratevi che i termini e il tono che utilizzate – e il vostro comportamento – siano estremamente positivi. Tenete a mente che le persone affette da SPMI e disturbi da uso di sostanze hanno poche occasioni di ricevere commenti positivi e, spesso, negli altri trattamenti per uso di sostanze cui hanno partecipato o che stanno ancora seguendo, una riduzione graduale del consumo di sostanze non viene riconosciuta come un successo. Per questo motivo, il gruppo del programma di BTSAS è, per molti dei membri del gruppo, la sola fonte di riconoscimento. In secondo luogo, sia il rinforzo economico che quello sociale devono essere immediati. Ricordate che l'obiettivo consiste nel far seguire un test negativo da una ricompensa tangibile. Tanto più il risultato del test e la ricompensa sono vicini nel tempo tanto meglio è. In genere il terapeuta consegna il risultato del test e immediatamente seguono le congratulazioni e gli applausi e la consegna, da parte del terapeuta, della piccola somma di denaro guadagnata. A ciascun cliente, a turno, vengono forniti un *feedback* e un rinforzo adeguati.

7.3.4
Discussione in caso di positività del test

La maggior parte delle volte i clienti che hanno fatto uso della sostanza "obiettivo" sono onesti e lo ammettono ancora prima che sia reso noto il risultato del test. Altre volte, invece, accade che il soggetto ne ha fatto uso ma non è sicuro che la sostanza possa essere individuata dal test. I terapeuti che somministrano da poco il programma di BTSAS spesso sono a disagio quando devono comunicare che il risultato di un test è positivo. Tuttavia, l'obiettivo dell'UCP e del suo *feedback* è quello di rinforzare il successo e considerare un test positivo non come un fallimento, ma come un'opportunità per imparare a gestire meglio la medesima situazione in futuro. All'inizio l'accettare la positività di un test può essere difficile anche per il cliente, che potrebbe essere abituato a reazioni di disappunto, frustrazione o rabbia e a giudizi da parte dei provider del trattamento. Noi crediamo che l'aspettarsi critiche e reazioni negative in seguito a un test positivo sia uno dei motivi per i quali alcuni soggetti affetti da SPMI si dimostrano reticenti a sottoporsi a un trattamento per l'uso di sostanze in quanto si aspettano un *feedback* negativo e preferiscono saltare l'incontro piuttosto che pensare di poter essere criticati.

Per questo motivo è molto importante che i terapeuti che conducono il programma di BTSAS capiscano che il *feedback* per un test risultato positivo non è di critica o di giudizio ma che, piuttosto, dovrebbe includere tre componenti. Innanzitutto, il risultato deve essere comunicato in modo diretto e calmo. L'obiettivo consiste nel mostrare che questa è una componente del programma terapeutico, ma che il successo o il fallimento della terapia non è determinato da un solo test positivo. Non si deve esprimere collera od ostilità. Al contrario, al cliente viene comunicato il risultato del test e la discussione parte da lì. In secondo luogo, nel fornire il *feedback* dopo un campione positivo, il terapeuta dovrebbe mostrarsi comprensivo ed esprimere il proprio sostegno. È importante ricordare come un soggetto affetto da SPMI, anche se deve ancora effettuare un'effettiva riduzione nell'uso della sostanza, preferisca di gran lunga modificare alcuni aspetti del consumo di droga e smettere. Un test positivo in genere è scoraggiante anche per il cliente stesso, cui bisognerebbe pertanto fornire supporto e incoraggiamento. Infine, il *feedback* comporta un tentativo immediato di risoluzione del problema da parte del cliente e del terapeuta, i quali identificano le situazioni "ad alto rischio" che inducono all'uso della sostanza e stabiliscono in che modo il soggetto potrebbe affrontare meglio circostanze simili fino all'incontro di gruppo successivo. Se l'uso di sostanze è avvenuto in una situazione sociale (cioè, pressione sociale o tentazione da parte di una persona che ne sta facendo uso) il terapeuta può condurre un gioco dei ruoli. Ciò consente al cliente di mettere in pratica la capacità che potrebbe essere utilizzata per evitare o affrontare una simile circostanza in futuro. Le strategie di *coping* per situazioni a rischio che non sono di carattere sociale (ad es., noia, *craving*) sono più variabili e devono essere adattate alle necessità e alle capacità del singolo soggetto.

Questi tre aspetti del *feedback* sono chiaramente illustrati nel seguente esempio:

> Joe, oggi il tuo test è positivo per cocaina (*in modo diretto e calmo*). Capisco che hai cercato di ridurne l'uso e speravi in un test negativo e mi dispiace che tu sia deluso (*fornire supporto*). Adesso occupiamoci del tuo obiettivo e cerchiamo di capire quali sono le circostanze che ti hanno portato a farne uso e come potresti gestirle meglio nei prossimi giorni. Quindi, dall'ultimo incontro di gruppo, quando e in che circostanza hai fatto uso di cocaina? (*tentativo immediato di risoluzione del problema*).

Anche nel caso in cui il cliente abbia già riferito di aver fatto uso della sostanza e, quindi, il risultato del test sia prevedibile, il *feedback* dovrebbe essere diretto e comprensivo e incentrato sulla risoluzione della situazione in cui è avvenuto il consumo. In questo caso il *feedback* può essere di questo tipo:

> Sam, hai detto di aver fatto uso di cocaina questa settimana quindi non ti sorprende che il tuo test sia positivo. Mi fa piacere che tu sia stato onesto con noi: ciò è davvero ammirevole. In quale situazione ti trovavi? Vediamo se possiamo ricrearla e mettere a punto una strategia che ti aiuti a non farne uso se ti dovessi trovare nella medesima circostanza in futuro. Quindi, è arrivato un amico e ti ha chiesto se volevi e, dopo un paio di volte, tu hai ceduto. Sembra una situazione adatta al gioco dei ruoli per mettere in pratica la tua capacità di rifiuto della droga. Riguardiamo insieme la varie fasi di questa abilità.

Il terapeuta procede, quindi, a una rapida rassegna delle varie fasi dell'abilità di rifiuto della droga e poi organizza il gioco dei ruoli e lo fa eseguire dal cliente. Ecco un esempio:

Terapeuta: Quindi Marie, il tuo obiettivo era quello di non fare uso della sostanza dall'ultimo incontro di gruppo ad oggi. Ci hai detto che ne hai fatto uso sabato sera. In quale situazione?
Cliente: Mia sorella è venuta a trovarmi con il crack e l'abbiamo fumato.
Terapeuta: Allora l'essere stata in grado di dire a tua sorella che non volevi ti avrebbe aiutato in questa situazione. Giusto?
Cliente: Sì, ma lei insiste fino a che io cedo.
Terapeuta: OK, organizziamo un *role-play* in modo che si possa applicare le capacità di rifiuto della droga per dire a tua sorella che non vuoi fumare il crack con lei. La prima e la seconda fase consistono nel guardare in viso la persona e dire "Non voglio" con un tono di voce deciso. Perché pensi che il guardare la persona e parlare con un tono deciso sia importante?

Cliente: In questo modo l'altra persona capisce che stai parlando seriamente.

Terapeuta: Giusto! Bene! Se guardi qualcuno e parli con un tono fermo, questa capirà ciò che stai dicendo. La terza fase consiste nel dare una motivazione del fatto di non volerlo. Cosa potresti dire a tua sorella?

Cliente: Potrei dirle che sto cercando di smettere.

Terapeuta: OK. È una buona ragione. Quindi la guarderai e le dirai che non vuoi con voce decisa e poi le dirai che stai cercando di smettere. La fase 4 consiste nel dire a tua sorella di smettere di chiederti di fumare crack con lei. Come glielo diresti?

Cliente: Potrei dirle: "La smetti di insistere?"

Terapeuta: Bene! Come puoi vedere abbiamo scritto tutte le fasi e ciò che dovresti dire sulla lavagna. Adesso passiamo al gioco dei ruoli. Io sarò tua sorella e busserò alla porta dicendoti che ho con me del crack e tu utilizzerai queste abilità di rifiuto per dirmi che non vuoi farne uso. Pronta?

Se la persona non ha fatto uso della sostanza a causa di un problema interpersonale, il terapeuta dovrebbe introdurre una breve discussione su una capacità di *coping* che può consentire al cliente di superare il problema in futuro. Particolare rilievo viene dato a piani comportamentali semplici che vengano immediatamente messi in pratica e richiedano una minima enfasi sul "potere della volontà" o sulle più complesse capacità di pianificazione e risoluzione dei problemi. Illustriamo di seguito le problematiche più comuni e le possibili strategie di *coping*:

1. l'essere a casa propria da soli e annoiati: uscite e fate una passeggiata; chiamate un amico o un'altra persona; programmate un'attività per quando sapete di rimanere soli e di essere tentati di far uso di droga; partecipate a una riunione della AA/NA;

2. avere disponibilità finanziarie (ad es., giorno di ritiro dell'assegno di invalidità); nominate un beneficiario o autorizzate un'altra persona a custodire il vostro denaro; quando andate a ritirare l'assegno fatevi accompagnare da qualcuno che non fa uso di sostanze; quando andate a riscuotere l'assegno non tornate a casa passando dal luogo dove solitamente si trova lo spacciatore;

3. infastiditi da sintomi/effetti collaterali: capacità di gestire i farmaci per essere in grado di spiegare il problema al medico.

I clienti, spesso, riferiscono semplicemente di essere colti da un desiderio improvviso di far uso della sostanza. Se non è possibile evitare/sfuggire a una determinata situazione, o ciò non sarebbe sufficiente, il terapeuta può aiutare il cliente a stilare un elenco dei motivi per non far uso della sostanza o insegnargli una semplice strategia di "*self-talk*" che prevede la ripetizione di una o due ragioni principali proprio per non far uso della sostanza fino a quando il desiderio improvviso/*craving* svanisce. Segue un esempio di questa tecnica:

Terapeuta: Allora, Marcus, pensiamo a perché sia così importante per te non far uso di crack.

Cliente: Perché sono in libertà condizionata e tornerei in carcere se mi sorprendessero mentre ne faccio uso.

Terapeuta: E perché ciò sarebbe così brutto?

Cliente: Mi fa paura. Le voci peggiorano quando sono in cella.
Terapeuta: OK. Ora chiudi gli occhi. Bene. Immaginati di essere sul divano e cominciare a pensare al crack. Sei annoiato e vuoi fare qualcosa. Riesci ad immaginarti?
Cliente: Sì.
Terapeuta: Bene. Ora dì a te stesso perché non vuoi farne uso. Cioè di non voler andare in carcere eccetera.
Cliente: Se compro la roba posso essere arrestato e rimandato in carcere.
Terapeuta: OK. Ora dì a te stesso perché il tornare in carcere sarebbe così terribile.
Cliente: Quando sono dentro le voci peggiorano.
Terapeuta: Quindi usciresti per andare a prendere una dose di crack?
Cliente: No.
Terapeuta: Perché no?
Cliente: Perché potrei tornare in carcere.

Questo processo viene ripetuto per tre o quattro volte, fino a quando il cliente non è in grado di elencare i motivi fondamentali per non far uso della sostanza. Nello stesso tempo il co-terapeuta scrive la domanda principale e le risposte chiave su un biglietto di 3×5 pollici che consegna al cliente. Questi viene invitato a portarlo con sé e a leggerlo quanto si sente tentato e potrebbe cedere. Questa strategia dovrebbe essere ripetuta anche negli incontri successivi anche se il campione di urine fornito dal soggetto è negativo. Il punto chiave è la ripetizione di una o più semplici affermazioni che hanno un significato particolare per il cliente e possono motivare il non far uso della sostanza o essere una distrazione efficace fino a quando il *craving* svanisce.

7.3.5
Problematiche complesse

Vi sono due situazioni in cui il *feedback* nell'UCP può essere particolarmente difficoltoso. La prima si riferisce al caso in cui il cliente sostenga di non aver fatto uso della "sostanza obiettivo" dall'ultimo incontro e il test risulti, invece, positivo. In questi casi il terapeuta tende a voler fare ammettere al cliente di aver consumato la sostanza e, la maggior parte delle volte, non ci riesce: ciò può dare inizio a un conflitto con il soggetto e a una discussione su chi dei due abbia ragione. Inoltre, il far ammettere al cliente di aver fatto uso della sostanza non è utile ma, anzi, è controproducente. Il nostro approccio consiste nel riferire il risultato del test in modo diretto e calmo, nel fornire supporto se il cliente appare turbato, nello spostare l'attenzione sui problemi che potrebbero presentarsi fino all'incontro successivo e nell'utilizzare i potenziali problemi per effettuare un *role-play*. Il seguente esempio illustra in modo concreto come il terapeuta possa procedere:

> Mi spiace Bob, il tuo test è risultato positivo per ——- (la "sostanza obiettivo" del cliente). Per questo motivo non riceverai la somma di 1,50 $. Proviamo a immaginare come affrontare la situazione che ti ha spinto a farne uso,

così la prossima volta che ti trovi in una circostanza simile sarai in grado di evitare di farne uso. In quale situazioni ti trovavi?

Alcune volte il cliente insiste sul fatto che il test deve essere sbagliato e continua a sostenere di non aver consumato la sostanza. Ingaggiare una lunga discussione potrebbe spostare l'argomento dell'incontro sull'insoddisfazione del soggetto perdendo di vista il tema che, invece, dovrebbe essere affrontato. Ancora una volta, non discutiamo con il cliente mostrandogli che il suo test è positivo e facendogli ammettere di aver fatto uso della sostanza. Piuttosto, nello spirito del colloquio motivazionale (Miller e Rollnick, 1991) abbiamo riscontrato come sia più utile il volgere a nostro vantaggio la resistenza del cliente, ossia l'utilizzare la sua rabbia e insistenza per procedere. Illustriamo di seguito il tipico modo in cui rispondiamo a un cliente che insiste sul fatto che il risultato del suo esame delle urine sia sbagliato:

Cliente: Lei sostiene che il mio test è positivo, ma io non ho usato cocaina. Il test è sbagliato.

Terapeuta: Ti stai davvero impegnando negli incontri di gruppo, e anche fuori, per cercare di ridurre l'uso di cocaina e capisco che tu sia deluso. Questi test riescono a rilevare la presenza di cocaina fino a 3-4 giorni dall'uso e la presenza di eroina fino a circa tre giorni dopo.

Cliente: Beh, io non ne ho fatto uso negli ultimi quattro giorni. Il test è sbagliato.

Terapeuta: Abbiamo riscontrato come questo sistema sia molto valido, ma la cosa più importante per noi è fissare un obiettivo e immaginare cosa si possa fare affinché tu lo possa raggiungere. Il tuo obiettivo, come abbiamo stabilito negli ultimi incontri, era quello di non far uso della sostanza nel periodo intercorrente tra le varie riunioni. Vuoi che l'obiettivo rimanga lo stesso anche per questo incontro di gruppo?

Cliente: Non mi interessano gli obiettivi. Oggi voglio essere pagato perché non ho fatto uso di cocaina. Il test è sbagliato.

Terapeuta: Ti sei impegnato a fondo e hai cercato di fornire un test delle urine negativo e questo va benissimo. Hai anche partecipato ai gruppi regolarmente e posso dire che stai facendo di tutto per smettere di usare cocaina. Noi tutti vediamo come ti stai impegnando. Ciò che voglio fare è stabilire un obiettivo in modo da aiutarti a non fare uso della sostanza tra una riunione di gruppo e l'altra. Adesso andiamo avanti e, se vuoi, continuiamo a parlarne dopo l'incontro.

7.4
Definizione degli obiettivi

Dopo il completamento del protocollo per l'esame delle urine e la procedura di *problem solving* per i test positivi si passa alla definizione degli obiettivi che procede, per ogni singolo cliente, individualmente. Se necessario, il terapeuta richiede il contributo e la partecipazione degli altri membri del gruppo. Lo scopo di questa fase consiste nell'individuare un obiettivo specifico, invitare il cliente a verbalizzare alcuni motivi personali per non far uso della sostanza e risolvere alcuni importanti ostacoli che impediscono il raggiungimento dell'obiettivo. In genere, l'obiettivo riguarda la sostanza principale. Il concentrarsi su di essa aumenta la probabilità che la persona riesca a non farne uso e correla la definizione degli obiettivi all'UCP (lo scopo è il non utilizzare la sostanza e l'UCP documenta se tale scopo è stato o meno raggiunto). Dopo aver ottenuto il successo con la sostanza principale è possibile includere un'altra sostanza nella procedura di definizione degli obiettivi, purché la sua presenza possa essere oggettivamente misurata. Siamo convinti che il modellare un nuovo comportamento e ampliare gradualmente l'obiettivo aumenti il coinvolgimento e le possibilità di successo. Per i clienti che non sono pronti a osservare l'astinenza l'obiettivo può concentrarsi su una riduzione del consumo (usare solo 5 dollari al giorno, scegliere un giorno della settimana in cui non fare uso, ecc.). I soggetti che, invece, non sono ancora pronti o non sono in grado di ridurne l'uso possono fissarsi come obiettivo la partecipazione agli incontri di auto-aiuto, il risparmiare denaro anziché spenderlo tutto per procurarsi la sostanza o, semplicemente, il partecipare all'incontro terapeutico successivo. Gli obiettivi devono essere rivisti in occasione di ciascun incontro per verificare se il cliente ha fatto dei cambiamenti. Il terapeuta dovrebbe comunque sempre considerare quali siano le reali possibilità di successo e adattare di conseguenza l'obiettivo.

La procedura di definizione degli obiettivi è costituita da diverse fasi: 1) individuazione di un obiettivo; 2) riepilogo delle ragioni principali per le quali è vantaggioso cessare o ridurre il consumo della sostanza; 3) *problem solving* degli ostacoli che potrebbero impedire il raggiungimento dell'obiettivo; e 4) revisione dell'obiettivo tra un incontro e l'altro.

7.4.1
Individuare un obiettivo

Diversi sono i fattori che è necessario prendere in considerazione per aiutare il paziente a individuare il proprio obiettivo personale. In primo luogo, è necessario essere realistici, in modo da ridurre al minimo le possibilità di fallimento. I soggetti che seguono il programma di BTSAS, soprattutto nelle fasi iniziali, non riescono ad essere obiettivi in ciò che propongono. I fini non realistici, pur essendo sensati ("non voglio più fare uso di cocaina") dovrebbero essere rifiutati ma comunque elogiati come dimostrazione di aver capito che il cliente intende davvero smettere. Compito del terapeuta è quello di aiutare il soggetto a porsi un obiettivo realistico che possa essere raggiunto e che lo aiuti ad avanzare verso il fine ultimo (ad es., "Cosa ne dici se questa settimana provassi a farne uso solo durante il week-end?" oppure "Che ne pensi di provare a non consumare cocaina da oggi fino al prossimo incontro di gruppo?"). Naturalmente, per stabilire ciò che è realistico e ciò che non lo è, il terapeuta deve avvalersi della conoscenza del cliente, considerare la situazione specifica e usufruire della propria esperienza circa le modifiche comportamentali in genere. La regola generale consiste nell'essere prudenti. Secondariamente, se il cliente fallisce continuamente e non riesce a conseguire il fine prefissato, il terapeuta dovrebbe aiutarlo a individuare un obiettivo intermedio più facilmente raggiungibile (ad es., se il cliente non può evitare di fare uso di crack per l'intera settimana, forse può cercare di limitarlo a uno o due giorni). È importante ricordare come il cambiare il proprio comportamento sia difficile e che ciò debba essere attuato gradatamente. In terzo luogo, il terapeuta non deve insinuare che il cliente è matto o ingenuo o che è la sua inadeguatezza o mancanza di competenza a rendere difficile il raggiungimento dell'obiettivo. Fornite sempre al cliente sostegno e incoraggiamento ed esprimetevi in termini positivi. Ad esempio, piuttosto che dire "Penso che sia troppo per te" o "Non penso che tu sia realistico" bisognerebbe dire:

> Questo è un buon obiettivo e dimostra che vuoi davvero smettere di far uso di droga. È quello che volevo sentire. Ma una cosa che abbiamo imparato lavorando con persone affette da questi disturbi che abusano di sostanze è come sia necessario, talvolta, procedere per piccoli passi. Il non farne uso per un'intera settimana è un passo davvero significativo rispetto al punto in cui siamo adesso. Che ne dici di provare a...?

Oppure:

> Sono contento che tu voglia fare un cambiamento così significativo, ma potrebbe essere difficile non farne uso se tuo fratello continua a portarla a casa per consumarla insieme ai suoi amici. E se tu provassi a uscire di casa [fuga] quando tuo fratello arriva con gli amici e la roba?

7.4.2
Riepilogo delle ragioni per le quali sarebbe vantaggioso smettere o ridurre il consumo

Il cliente che sceglie come obiettivo il non far uso della sostanza o il ridurne il consumo tra un incontro e l'altro viene invitato ad esprimere almeno due ragioni per le quali ciò sarebbe opportuno. Ciò gli offre l'opportunità di spiegare con parole proprie ciò che lo motiva. Quando si discutono le ragioni del cliente per cessare o ridurre l'uso, può essere utile trasformarle in affermazioni che hanno per soggetto il cliente stesso e che riflettono le conseguenze negative di un determinato comportamento. Infatti, vi è maggiore probabilità che il paziente si astenga dal far uso della sostanza quando la motivazione consiste nell'evitare qualcosa di negativo (ad es., "Se ne faccio uso tornerò in carcere") piuttosto che esprimere ragioni più astratte e dal contenuto positivo (ad es., "Voglio il rispetto della mia famiglia").

7.4.3
Risolvere i problemi che sono di ostacolo al raggiungimento dell'obiettivo

A questo punto i terapeuti del gruppo dovrebbero passare a un approccio di *problem solving* del tipo "mezzi-fine", incluso l'individuare ciò che potrebbe andare storto o cosa il cliente potrebbe fare in seguito, invitando gli altri membri del gruppo a fornire suggerimenti e indicare possibili difficoltà o soluzioni. Per definire gli obiettivi e per prevedere e affrontare situazioni "ad alto rischio" che potrebbero interferire con il raggiungimento del fine viene utilizzata una semplice strategia a 5 punti. Illustriamo di seguito i vari stadi:

1. al cliente viene dapprima chiesto cosa potrebbe impedirgli di raggiungere il proprio obiettivo;
2. dopo che è stato individuato il problema, al cliente viene domandato cosa farebbe per evitarlo;
3. dopo che il cliente ha proposto una soluzione ragionevole, gli si chiede cosa potrebbe andare storto o non funzionare;
4. dopo avere individuato un problema simile, al cliente viene chiesto cosa farebbe se ciò accadesse;
5. dopo che è stata suggerita una soluzione ragionevole, il terapeuta dirà: "Sembra una buona strategia; organizziamo un gioco dei ruoli così facciamo pratica". La strategia viene illustrata nel seguente dialogo esemplificativo:

Terapeuta: Quindi Raul, questa settimana il tuo obiettivo è di non far uso di crack mercoledì e giovedì. Cosa pensi possa renderti difficile il raggiungere questo obiettivo?

Cliente: Potrebbe venire a trovarmi Anita con della roba buona e chiedermi se voglio usarla con lei.

Terapeuta: Cosa potresti fare in questo caso?

Cliente: Potrei dirle che non voglio.

Terapeuta: Bene. Puoi utilizzare le tue capacità di rifiuto della droga e dirle che non vuoi farne uso. Ma se lei non ti ascolta cosa fai?

Cliente: Potrei dirle di andarsene e di tornare quando non ha con sé la roba.

Terapeuta: Buona idea! Potresti dirle di andarsene e di tornare più tardi senza la droga. Ci sarebbero problemi?

Cliente: Potrebbe dirmi che se la faccio restare possiamo fare sesso.

Terapeuta: OK, e lei cosa direbbe?

Cliente: Le posso dire che non mi interessa e di venire più tardi.

Terapeuta: OK. Benissimo. Organizziamo un gioco dei ruoli così puoi mettere in pratica quanto abbiamo detto.

In genere, il terapeuta dovrebbe incoraggiare il cliente a individuare e valutare due o tre situazioni alternative. Molti clienti non sono in grado di pensare a più di due opzioni ragionevoli e l'obiettivo dovrebbe essere composto da due possibilità che il cliente sia in grado di utilizzare, che abbiano una ragionevole probabilità di funzionare e che siano socialmente appropriate. Se il cliente si blocca o non riesce a pensare a soluzioni fattibili, il terapeuta dovrebbe chiedere ai membri del gruppo di aiutarlo fornendo alcune idee.

7.4.4
Riconsiderare l'obiettivo tra un incontro e l'altro

Quando possibile, il cliente dovrebbe essere incoraggiato a mettere a conoscenza persone vicine a sé (genitore, case manager, fratelli, ecc.) su quello che è il suo obiettivo e su cosa può fare per raggiungerlo. Si dovrebbero indicare la persona, il momento e il luogo in cui tale dichiarazione potrebbe essere effettuata e il cliente può eseguire delle simulazioni di tale situazione, se necessario. Il terapeuta può fingere un iniziale scetticismo seguito poi da supporto entusiastico. Ad esempio:

Terapeuta: (fingendo di essere la persona significativa) Ciao Wanda, cosa mi racconti?
Wanda: Questa settimana il mio obiettivo è di non fare uso di sostanze.
Terapeuta: Mi sembra di avere già sentito questa frase.
Wanda: Questa volta dico sul serio.
Terapeuta: Fantastico! Come posso esserti di aiuto?

Alcuni clienti riferiscono di non avere nessuno con cui riesaminare l'obiettivo tra un incontro e l'altro. In questo caso il terapeuta dovrebbe individuare delle strategie diverse e scegliere il metodo migliore per riesaminare gli obiettivi di ciascun cliente. Se nel gruppo vi è coesione e il cliente sembra trarre beneficio da un'esposizione pubblica del proprio obiettivo, può riesaminarlo pubblicamente durante l'incontro di gruppo. Spesso, sembra che il cliente stia semplicemente leggendo il proprio obiettivo senza un evidente coinvolgimento o impegno. In questo caso chiedetegli di scegliere un membro del gruppo e di illustrare il suo obiettivo a quella persona. Ricordate che il cliente dovrebbe trarre vantaggio dall'esposizione pubblica del proprio obiettivo indipendentemente dal metodo utilizzato. Se per il soggetto il riesaminare il proprio obiettivo non è altro che un "compito" e gli altri membri sembrano annoiarsi, non fate riesaminare pubblicamente l'obiettivo al cliente durante l'incontro ma, piuttosto, incoraggiatelo a rivederlo da solo tra un incontro e un altro. Un'altra opzione consiste nella possibilità che il cliente riesamini il proprio obiettivo con il terapeuta.

7.4.5
Modulo di definizione degli obiettivi

Per aumentare la possibilità di successo del cliente viene utilizzato un modulo su cui vengono indicati l'obiettivo, due o tre possibili ostacoli al suo raggiungimento e i modi per superarli. Il nuovo obiettivo dovrebbe essere espresso per iscritto e sottoscritto sia dal cliente che dal terapeuta. Il cliente viene invitato a conservare il modulo e a porlo in un luogo visibile.

7.4.6
Esempio di definizione degli obiettivi

Ecco un esempio di definizione degli obiettivi:

Terapeuta: Allora Marie, qual è il tuo obiettivo tra ora e il prossimo incontro?
Cliente: Non fare uso della sostanza.
Terapeuta: È un obiettivo importante! So che ti stai impegnando davvero molto per non farne uso e penso che porselo come obiettivo sia una buona idea. Quindi, il tuo obiettivo è di non usare cocaina fino al prossimo incontro. Mi puoi indicare alcune delle ragioni per cui non vuoi farne uso?
Cliente: Voglio star fuori dal carcere.
Terapeuta: È davvero una buona ragione. C'è un altro motivo?
Cliente: L'usare cocaina mi fa sentire confusa e io, invece, voglio stare bene.
Terapeuta: OK. Quindi, due motivi per cui non vuoi farne uso è che non vuoi andare in carcere e che vuoi star bene e non sentirti confusa; fantastico. Cosa può ostacolarti nel raggiungimento del tuo obiettivo fino al prossimo incontro di gruppo?
Cliente: Potrei avere un *craving*.
Terapeuta: Cosa potresti fare – se hai un *craving* – per non cedere?
Cliente: La scorsa settimana ho avuto un *craving* mentre guardavo la TV. Sono andata a fare una passeggiata ed è svanito.
Terapeuta: È davvero fantastico! Ricorda che un *craving* dura solo per 7-10 minuti. Quindi se riesci a distrarti in questo periodo di tempo la maggior parte delle volte poi scompare. Quindi, stavi guardando la TV e sei uscita, ti sei distratta e hai superato il *craving*. Benissimo!
Cliente: Grazie.
Terapeuta: Quindi, un ostacolo al raggiungimento del tuo obiettivo sarebbe quello di avere un *craving*. Se hai un *craving*, puoi guardare la TV, uscire o fare qualcosa che ti distragga per 10 minuti. Che cos'altro potrebbe esserti di ostacolo fino al prossimo incontro di gruppo?
Cliente: Il mio ragazzo potrebbe portare un po' di roba quando viene a trovarmi.
Terapeuta: E tu cosa potresti fare se il tuo ragazzo porta la roba in modo da non farne uso e raggiungere il tuo obiettivo?
Cliente: Penso che gli chiederei di non portarne più.
Terapeuta: È una buona idea. È un buon modo – per assicurarsi di non vedere neanche la droga o averla vicino – dirgli innanzitutto di non portarla. Buon lavoro! Come pensi di potergli dire di non portare più con sé la droga?
Cliente: Potrei chiamarlo e dirglielo.
Terapeuta: Perché non organizziamo un *role-play* di questa situazione così puoi metterla in pratica? Io sarò il tuo ragazzo. Tu mi chiami e mi dici di non portare droga. Cosa pensi che dica il tuo ragazzo?
Cliente: Probabilmente se la prenderebbe. Gli piace usarla a casa mia perché è confortevole.
Terapeuta: C'è forse qualcos'altro che potreste fare insieme? O viene a trovarti solo per consumare la droga?

Cliente: Gli piace andare fuori a mangiare.

Terapeuta: OK. Tu mi chiami al telefono e mi dici che non vuoi che porti la droga. Ricordati di parlare con tono deciso e di dirmi che non vuoi far uso di droga. Poi, devi darmi una spiegazione del perché non vuoi. Che motivazione potresti dare?

Cliente: Gli potrei dire che se ne facessi uso ciò risulterebbe nel test che devo fare.

Terapeuta: È una buona ragione per non farne uso. Quindi mi dirai con tono deciso che non vuoi usarla perché devi fare il test e mi offri l'alternativa di uscire a mangiare. Pronta?

7.5
Riepilogo

UCP e definizione degli obiettivi sono strategie mirate a rendere più concreti i benefici e gli obiettivi del trattamento e a fare in modo che siano più comprensibili al cliente. Attraverso l'UCP i clienti ricevono ricompense immediate e tangibili per una riduzione nell'uso della sostanza. Mediante la definizione degli obiettivi, essi imparano invece a sviluppare obiettivi a breve termine che sono in grado di raggiungere e vengono aiutati a pensare a cosa possono fare per riuscirvi. Entrambe le strategie vengono attuate con un atteggiamento positivo che esprima rinforzo e sostegno al cliente, il quale si deve sentire bene accetto e considerato nel gruppo, indipendentemente dal suo grado di motivazione o dal livello di uso. Sia l'UCP che il *goal setting* riflettono gli adattamenti necessari affinché il trattamento per l'abuso di sostanze sia significativo per i pazienti affetti da SPMI e sia in grado di coinvolgerli.

8.1
Introduzione

La sezione del programma di BTSAS relativa al *training* delle abilità è composta da due parti principali. La prima include tre incontri (incontri 1-3) di *social skills training* generico, in cui vengono insegnate abilità quali il saper sostenere brevi conversazioni, il fare programmi con un amico e capacità sociali generiche. La seconda parte include le capacità di rifiuto dalla droga ed è presente nella sezione dedicata allo *skills training* dei rimanenti incontri di gruppo (incontri 4-22). Tre sono le abilità principali che vengono insegnate e messe in pratica ripetutamente: 1) rifiutare le offerte di droga e offrire un'alternativa; 2) rifiutare le offerte di droga e chiedere alla persona di non insistere; e 3) rifiutare la droga e allontanarsi.

Sia le abilità sociali generiche sia le capacità di rifiuto della droga sono componenti importanti del programma di BTSAS. I clienti affetti da SPMI spesso vivono situazioni che rendono difficoltoso il trattamento per l'abuso di sostanze. Innanzitutto, questi soggetti manifestano una marcata compromissione del funzionamento sociale. Spesso non sono in grado di raggiungere gli obiettivi o di soddisfare le proprie necessità in situazioni che richiedono un'interazione sociale: conseguentemente, hanno gravi difficoltà a sviluppare rapporti con persone che non utilizzano sostanze, a resistere alla pressione sociale all'uso e ad accedere a un sistema di supporto per ridurne il consumo. Inoltre, la maggior parte delle volte l'abuso di sostanze da parte dei soggetti affetti da SPMI avviene in un contesto sociale (Dixon et al., 1990). Ciò suggerisce che l'uso di sostanze possa essere associato a necessità di socializzazione-affiliazione, compreso il desiderio di sentirsi "normali" e di essere accettati dagli altri e viene utilizzato come mezzo per ridurre l'ansia sociale e compensare i deficit delle capacità sociali. Spesso, i clienti stessi riferiscono di far uso di sostanze per socializzare e sentirsi normali quando si trovano in mezzo ad altre persone.

La terapia cognitivo-comportamentale dell'abuso di sostanze in comorbilità con disturbi mentali gravi. Alan S. Bellack, Melanie E. Bennett, Jean S. Gearon
© Springer-Verlag Italia 2011

Inoltre, i soggetti affetti da SPMI spesso mancano di un ambiente che li sostenga e svolgono poche, o nessuna, attività positive o gratificanti che rendano possibile, oltre che piacevole, una vita libera dal consumo di sostanze. Gli individui affetti da SPMI hanno poche opportunità di sperimentare sensazioni piacevoli nell'ambiente in cui vivono e l'uso di sostanze potrebbe costituire l'unica esperienza positiva che essi hanno regolarmente. Spesso i soggetti affetti da SPMI identificano nella facilitazione sociale e nel sollievo dalla noia alcune delle motivazioni che stanno alla base dell'uso di sostanze (Dixon et al., 1991; Test et al., 1989). Questi individui, inoltre, non di rado si ritrovano a far cose che non vogliono (ad es., prestare denaro, sbrigare commissioni per un familiare, ecc.) e spesso non sanno dire di no alle richieste che vengono loro fatte; una situazione, questa, che può essere una costante fonte di stress e di rabbia.

Considerati tali deficit, la sezione del programma di BTSAS dedicata alle abilità sociali generiche è mirata ad aiutare i clienti a imparare nuove capacità per relazionarsi con gli altri e a stabilire nuovi contatti sociali. Abilità, come l'essere in grado di sostenere brevi conversazioni e fare programmi con altre persone, sono necessarie affinché il cliente cominci a costruire nuovi sistemi di supporto *drug-free* e sperimenti altre attività che non implichino l'uso di droga. Il programma di BTSAS include anche un incontro sulle capacità di rifiuto generiche, mirato ad aiutare i clienti a imparare a dire di no alle richieste che non riguardano la droga ma anche a farli sentire a proprio agio nel rifiutare offerte in generale, affinché costoro siano in grado di opporre un rifiuto nelle situazioni più stressanti consistenti nel non cedere alle offerte di droga. Dopo un *training* preliminare sulle capacità sociali generiche, il resto dell'incontro è incentrato sulle principali capacità di rifiuto della droga che i clienti imparano e mettono in pratica ripetutamente in modo che le fasi di queste capacità diventino, appunto, automatiche. È questa familiarità nel contesto sicuro del gruppo di BTSAS che li aiuta ad apprendere capacità di rifiuto della droga che possono poi essere utilizzate in situazioni molto stressanti.

Come è possibile intuire dal numero degli incontri dedicati a ciascun tipo di capacità (generiche vs. rifiuto) lo *skills training* è quasi interamente incentrato sulle abilità di rifiuto della droga. Questa struttura è stata sviluppata in risposta al *feedback* dei clienti in relazione alle prime versioni del programma di BTSAS. Originariamente, il numero degli incontri dedicati al *training* delle abilità generiche incluso nel programma era molto più elevato ma, in un secondo momento, si è ritenuto più opportuno dare maggior rilievo alle capacità di rifiuto della droga per andare incontro alle necessità dei clienti, i quali riferivano come gran parte dell'uso avvenisse in seguito alla pressione da parte di persone significative o a causa dell'incapacità di rifiutare le offerte di droga. Inizialmente, si era deciso di insegnare ai clienti una serie di abilità di *coping* che li aiutasse a gestire gli stati affettivi negativi e il *craving*, ma erano pochi i soggetti che riferivano come l'affetto negativo o il *craving* fossero i principali fattori che li inducevano all'uso di sostanze (Gearon et al., 2001). La sezione dedicata alle capacità di *coping* è stata quindi riformulata e focalizzata sull'evitamento e la fuga da situazioni in cui vi sia pressione da parte di altri a consumare la sostanza o offerte di droga.

8.2
Social skills training generico

Il *social skills training* (SST; Bellack et al., 1997) è un approccio comportamentale per la riabilitazione dei clienti affetti da SPMI utilizzato con buoni risultati a partire dai primi anni '80. Si tratta di una procedura educativa fortemente strutturata che include componenti quali insegnamento, modellamento, *role-playing* e rinforzo sociale.

8.2.1
Razionale e struttura del *social skills training*

Nel contesto del *social skills training*, repertori sociali complessi – come, ad esempio, l'instaurare nuove amicizie – vengono scomposti in diverse componenti quali il mantenere il contatto dello sguardo e il fornire rinforzi sociali. Ai clienti viene dapprima insegnato a mettere in pratica i singoli elementi e poi, gradualmente, costoro imparano a combinarli. Particolare risalto viene dato alle prove di comportamento e alla ripetizione di poche capacità, specifiche e relativamente semplici, che possono essere utilizzate automaticamente riducendo quindi al minimo le richieste a carico delle capacità cognitive durante le interazioni stressanti.

Ciascun incontro dedicato all'insegnamento delle capacità sociali generiche ha un formato simile. Dopo l'esame delle urine e la procedura di definizione degli obiettivi, i terapeuti riesaminano il materiale trattato nell'incontro precedente, insegnano una nuova abilità nelle varie fasi di cui è composta e, insieme al gruppo, organizzano e mettono in atto vari giochi di ruolo. Come già accennato precedentemente, ciascuna abilità viene scomposta in vari stadi e, durante la sezione di ciascun incontro dedicata allo *skills training*, ciascuna di queste fasi viene rivista e ai clienti viene chiesto di discuterne il contenuto e la ragione. I vari stadi in cui vengono suddivise le capacità non differiscono molto l'uno dall'altro e, pertanto, i clienti acquisiscono rapidamente una certa competenza nello spiegare le ragioni di ciascuno, il che offre al terapeuta eccellenti opportunità di rinforzo. Inoltre, cerchiamo di aumentare il livello di realismo nei *role-plays* in modo che le situazioni siano il più possibili simili a quelle in cui ci si potrebbe realmente trovare. Per quanto riguarda la componente delle capacità sociali generiche, ciò significa individuare – tramite il *role-play* – situazioni in cui i clienti potrebbero realmente imbattersi; utilizzare degli argomenti e un linguaggio che i clienti userebbero e con cui si sentono a proprio agio e aumentare il grado di difficoltà del *role-play* mano a mano che i clienti sviluppano una maggior competenza nel seguire i vari stadi.

Sebbene il format del *social skills training* del programma di BTSAS sia stato inizialmente ideato per soggetti con funzionamento relativamente scarso, i terapeuti possono adattare il materiale anche a clienti con capacità migliori, introducendo situazioni più complesse o aumentando la durata del *role-play*. L'errore più comune consiste nel procedere troppo rapidamente o nell'utilizzare materiale troppo complesso (ad es., astratto). È quasi sempre meglio eccedere sul lato della semplificazione piuttosto che da quello della sofisticazione. Mentre i clienti con funzionamento elevato vi diranno se il livello è troppo semplice, quelli con scarse abilità, al contrario, non vi diranno che il materiale è troppo complesso per le loro capacità.

Nelle seguenti sezioni di questo capitolo discuteremo di ciascun incontro dedicato alle capacità sociali del BTSAS e presenteremo un Foglio di Lavoro per ognuna di esse. Ciascuno di questi fogli contiene un'introduzione all'unità (razionale); la descrizione delle varie fasi; le risposte suggerite (in particolare, esempi di domande generiche in modo che il cliente non si blocchi perché non sa cosa dire); scene esemplificative di *role-plays* e direttive generali. Il Foglio di Lavoro verrà utilizzato dal terapeuta durante l'incontro. Le varie fasi vengono elencate su fogli distribuiti ai partecipanti, oltreché sulla lavagna.

8.2.2
Presentazione

Nel primo incontro dedicato alle abilità sociali generiche ai clienti vengono illustrati il concetto di capacità sociale e il motivo dell'insegnamento delle abilità sociali generiche in un intervento per il trattamento dell'uso di sostanze. Lo scopo principale di questa presentazione consiste nell'informare i clienti di ciò che faranno negli incontri successivi e far comprendere loro il perché sia utile apprendere e mettere in pratica le abilità sociali. Un altro motivo per il quale si comincia dalle capacità sociali generiche è che, di solito, i clienti le trovano un po' più facili (rispetto a quelle di rifiuto della droga) e, quindi, questi incontri consentono ai clienti di abituarsi al gruppo e al gioco dei ruoli.

Come illustrato sul Foglio di Lavoro (pag. 150), la presentazione si apre con la definizione di abilità sociale e la spiegazione del motivo per cui l'acquisire le capacità sociali sia importante. Infine viene spiegato cos'è il *role-play* e cosa i partecipanti si devono attendere da questi incontri.

8.2.3
Sostenere brevi conversazioni

La prima abilità sociale generica che viene presentata è l'essere in grado si sostenere una breve conversazione. Si tratta di una capacità fondamentale che consente di incontrare nuove persone e di sentirsi a proprio agio con gli altri. I clienti imparano le fasi necessarie per sostenere un breve dialogo: 1) guardare la persona e salutare; 2) porre una domanda generica; 3) rivolgere domande in relazione a un argomento appropriato; 4) accomiatarsi dopo averne spiegata la ragione. Successivamente, il terapeuta organizza i *role-plays* e mette in pratica queste fasi con i partecipanti del gruppo. L'obiettivo dell'insegnamento di questa capacità consiste nel fare in modo che i clienti imparino e si abituino a sostenere brevi conversazioni scegliendo gli argomenti adatti. Spesso, nelle conversazioni informali, i clienti affetti da SPMI si esprimono in modo inappropriato o rivelano informazioni di carattere troppo personale o riservato per quella circostanza. Noi suggeriamo loro quali sono le situazioni in cui è utile saper sostenere una breve conversazione, a scegliere gli argomenti adatti e a terminare in modo cortese un incontro breve e amichevole.

Dal momento che il Foglio di Lavoro fornisce la struttura del gruppo, il seguente è un esempio di come un terapeuta del programma di BTSAS può spiegare l'utilità di questa capacità ai partecipanti:

Terapeuta: Oggi impareremo come sostenere una breve conversazione. Qualcuno ha già sentito l'espressione "sostenere una breve conversazione"? Chi mi può dire cosa significa?

Cliente 1: Parlare un po'?

Terapeuta: Giusto, sostenere una breve conversazione significa parlare un po' con qualcuno. Si ha una breve conversazione quando si vuole parlare con qualcuno che, magari, incontrate in sala d'aspetto mentre attendete per il vostro appuntamento o qualcuno con cui siete in fila al supermercato. Una breve conversazione è un modo cortese di parlare con un'altra persona. John, ti è mai capitato di avere una breve conversazione?

Cliente 2: Beh, oggi prima dell'incontro ho chiesto a qualcuno l'ora.

Terapeuta: Bene! È proprio quello che intendo per "breve conversazione". Una breve conversazione di solito è qualcosa di più che chiedere l'ora ma è comunque un dialogo di durata limitata. Perché pensi sia importante saper sostenere una breve conversazione?

Cliente 3: Per poter parlare con gli altri.

Terapeuta: Giusto! In questo programma lavoreremo molto su come ridurre o cessare l'uso di sostanze. Una cosa importante, quando si diminuisce o si cessa l'uso di droga, è trovare altre persone con cui parlare che possano diventare nostri amici. Il primo passo per essere in grado di trovare altre persone che non fanno uso di sostanze è quello di sentirsi a proprio agio parlando anche per breve tempo con gli altri. Bob, perché pensi sia importante sentirsi a proprio agio quando si parla con gli altri?

Cliente 4: Perché se non parli non puoi incontrare nuove persone.

Terapeuta: Esatto. Bene! Per incontrare persone nuove dovete essere in grado di intavolare una conversazione o anche solo di chiacchierare con qualcuno. Ecco di cosa si tratta.

8.2.4
Fare programmi con un amico

La seconda abilità sociale inclusa nel programma di BTSAS consiste nel fare programmi con un amico. L'insegnamento di questa abilità prevede l'aiutare il cliente ad andare oltre a una breve conversazione in modo appropriato, chiedendo a qualcuno di fare qualcosa insieme. Le fasi che costituiscono questa abilità sono le seguenti: 1) guardare la persona e salutarla; 2) rivolgere una domanda generica; 3) chiedere alla persona di fare qualcosa di divertente con voi; 4) confermare il programma, dare una spiegazione del perché ci si deve accomiatare e salutare. Ancora una volta l'obiettivo consiste nel suggerire ai clienti quali siano le situazioni appropriate in cui fare programmi con altre persone e nell'insegnare loro a mettere in pratica delle strategie per essere in grado di farlo.

Dal momento che il Foglio di Lavoro fornisce la struttura del gruppo, il seguente è un esempio di come un terapeuta di BTSAS insegnerebbe i vari stadi di questa abilità:

Terapeuta: Come già detto nella presentazione, sono quattro le fasi necessarie per fare programmi con un amico. Sono indicate sui fogli che sono stati consegnati a ciascuno di voi. Joe, per favore puoi leggere la prima fase?
Cliente 1: Guardare la persona e salutare.
Terapeuta: Bene. Forse ti ricordi che abbiamo parlato di contatto dello sguardo quando abbiamo imparato come sostenere una breve discussione e di nuovo, oggi, ritroviamo questa fase nella capacità di fare programmi con un amico. Ora, perché è importante il contatto dello sguardo quando si parla con qualcuno?
Cliente 2: Così la persona sa che ti stai rivolgendo a lei.
Terapeuta: Esattamente. Quando guardi qualcuno, e hai un contatto dello sguardo, quella persona sa che stai parlando con lei. Inoltre, è un comportamento cortese. Se sto parlando con te ma mi sto guardando i piedi, tu ti sentiresti un po' a disagio. Quindi, il contatto dello sguardo è un comportamento cortese e fa in modo che l'altra persona sappia che ti stai rivolgendo a lei. Jane, per favore leggi la fase 2.
Cliente 2: Rivolgere una domanda generica.
Terapeuta: Bene. Chi mi dà un esempio di domanda generica?
Cliente 3: Forse "Come stai"?
Terapeuta: Molto bene! Una domanda generica è una domanda che può dare inizio a una conversazione; ad esempio "Come stai?" o "Come va"? o "Che succede?". Nell'ultimo incontro di gruppo, Joe ha detto che la domanda generica che solitamente rivolge lì è "Come va?" Perché cominciamo una conversazione con una domanda generica?
Cliente 4: È un modo per cominciare a parlare.
Terapeuta: Esatto. Una domanda generica pone le basi per una conversazione. Bene. Qualcuno può leggere la fase 3?
Cliente 1: Chiedi alla persona di fare qualcosa di piacevole con te.
Terapeuta: Bene. Una cosa importante è assicurarci che tutti noi si sappia quali possano essere le cose piacevoli da fare. Ora, può sembrare strano parlare di questo ma abbiamo constatato che, spesso, gli individui che sono forti consumatori di sostanze dimenticano che ci si può divertire senza ricorrere all'uso di droga e, talvolta, hanno difficoltà a pensare a cose diverse dal consumo di sostanze. Guardate il vostro foglio al punto "Attività piacevoli da fare". Abbiamo stilato un elenco di attività che potete fare con un amico. Vediamo l'elenco. Jane, quale di queste attività dell'elenco pensi sarebbe divertente fare con qualcuno?
Cliente 2: A me piace andare al cinema.
Terapeuta: Eccellente! Quindi potresti chieder a qualcuno di venire al cinema con te. Grande idea. E tu Joe?
Cliente 1: Andare a mangiare fuori.

Terapeuta: Bene, qualcosa di davvero piacevole da fare con qualcuno: andare a mangiare fuori. Bene! Bob puoi leggere alcune delle attività piacevoli elencate?

Cliente 3: Andare a un incontro, fare una passeggiata, prendere un caffè, entrare in una libreria, andare in chiesa.

Terapeuta: Grazie Bob! Quale altra attività piacevole possiamo inserire nell'elenco?

Cliente 1: A me piacciono le partite di baseball.

Terapeuta: Eccellente idea! In primavera e in estate andare a vedere gli Orioles è davvero divertente. Qualcos'altro?

Cliente 4: Qualche volta noleggio dei film.

Terapeuta: Un'altra grande idea! Aggiornerò l'elenco. OK. Quindi sembra che tutti voi abbiate capito. L'ultima fase – la fase 4 – consiste nel confermare il programma, fornire una spiegazione del fatto che ci si deve accomiatare e salutare. Perché pensate sia importante confermare il programma?

Cliente 3: Così entrambi abbiamo la conferma di quello che abbiamo deciso di fare.

Terapeuta: Esattamente! Bene. Confermare il programma chiarisce a voi e alla persona con cui avete fatto il programma cosa dovete fare in modo che entrambi pensiate la stessa cosa. Jane, perché pensi sia importante dare una giustificazione al fatto che ci si deve accomiatare?

Cliente 2: Per non essere maleducati. Andarsene e basta sarebbe scortese.

Terapeuta: Giusto! Bene. Voi date una spiegazione dicendo che sarebbe scortese girarsi e andarsene e basta. Che motivazioni potreste dare per terminare una conversazione?

Cliente 1: "Devo prendere il bus".

Terapeuta: Bene. Un'altra?

Cliente 3: "Ho un appuntamento".

Terapeuta: Benissimo! Vedo che avete capito. Altri suggerimenti?

Cliente 2: "Devo andare. Ci vediamo più tardi".

Terapeuta: Benissimo. Questa motivazione combina lo spiegare perché si deve andare e il salutare. Bene. Quindi, riassumendo, le fasi sono: contatto dello sguardo e salutare, rivolgere una domanda generica, chiedere all'altra persona di fare qualcosa di piacevole con voi, confermare il programma, dare una spiegazione del perché dovete andare e accomiatarsi. Adesso proviamo a eseguire qualche *role-play*.

8.2.5
Abilità di rifiuto generiche

La terza abilità sociale inclusa nel programma di BTSAS è quella relativa al rifiuto generico che intende dare ai clienti l'opportunità di imparare a dire di no agli altri in situazioni quotidiane. Gli individui affetti da SPMI spesso hanno difficoltà a rifiutare le richieste e, di conseguenza, si ritrovano a fare cose che non vogliono fare. Insegnare a rifiutare una richiesta li può aiutare a ridurre una grande fonte di stress e il suggerire loro come farlo in modo appropriato li faciliterà nell'utilizzare questa abilità nella vita di tutti i giorni, con il risultato che essi non faranno cose che non possono o non vogliono fare. Inoltre, l'insegnare abilità di rifiuto generiche è un buon modo per cominciare a imparare a dire di no alle offerte di droga, che sarà l'argomento dell'incontro successivo del *training* rivolto alle capacità di rifiuto. Le fasi che compongono questa abilità sono: 1) contatto dello sguardo e tono di voce deciso; 2) dire alla persona che non potete fare ciò che vi chiede; 3) dare una motivazione; 4) offrire un'alternativa valida in modo da migliorare le interazioni con gli altri.

Dal momento che il Foglio di Lavoro fornisce la struttura di questo incontro, il seguente è un esempio di come un terapeuta di BTSAS può organizzate un *role-play* per mettere in pratica questa abilità:

Terapeuta: OK Joe, che ne dici se cominciamo da te? Quale può essere una situazione in cui ti potresti trovare a fare qualcosa che non vuoi fare, oppure, quando per te è difficile dire di no a qualcuno?

Cliente: Mia sorella mi chiede sempre dei soldi e io non voglio darglieli perché non me li restituisce mai.

Terapeuta: Questa è un'eccellente situazione. Quando è stata l'ultima volta che tua sorella ti ha chiesto del denaro?

Cliente: Due giorni fa. Le ho dato tutto quello che avevo e adesso sono rimasto io senza.

Terapeuta: Quindi, è una situazione in cui ti stai trovando tuttora. Sembra importante per te essere in grado a dire di no a tua sorella quando ti chiede del denaro. OK. Organizziamo il *role-play*. In che modo tua sorella ti chiede il denaro? Ti chiama o viene da te di persona?

Cliente: Viene a casa mia.

Terapeuta: OK, quindi tua sorella ti viene a trovare. Viene da te solamente quando ti deve chiedere del denaro oppure ti fa visita abitualmente e ogni tanto ti chiede dei soldi?

Cliente: Dice che vuole vedermi, ma poi mi chiede sempre i soldi.

Terapeuta: E cosa ti dice?

Cliente: Mi dice "Sono senza soldi, me li puoi prestare"?

Terapeuta: OK. Adesso rivediamo le varie fasi e vediamo che cosa le potresti dire. La fase 1 consiste nel guardare la persona e parlare con un tono di voce deciso. Jane, puoi ricordare a tutti noi perché ciò è importante?

Cliente 2: In questo modo la persona sa che stai parlando seriamente.

Terapeuta: Giusto. Bene. Adesso, Joe, la fase 2 consiste nel dire alla persona che non potete fare ciò che vi chiede. Come potresti dire a tua sorella che non puoi prestarle i soldi? Cosa le potresti dire?

Cliente: Non posso prestarti soldi.

Terapeuta: Bene! È una risposta breve e precisa. Eccellente. Quindi tu dirai: "Non posso prestarti soldi". Ora passiamo alla fase 3: fornire una motivazione. Che motivazione potresti dare?

Cliente: Non saprei.

Terapeuta: Chi può aiutare Joe? Che motivazione potrebbe fornire a sua sorella per spiegarle che non può prestarle i soldi?

Cliente 3: Potrebbe dire che quei soldi gli servono per prendere il bus e andare all'appuntamento.

Terapeuta: Buona idea! Potresti dire a tua sorella che quei soldi ti servono per altre cose. Per che cosa ti potrebbero servire?

Cliente: Per comprarmi da mangiare e per prendere il bus.

Terapeuta: Bene! Quindi, la motivazione che potresti dare a tua sorella potrebbe essere "Quei soldi mi servono per comprarmi da mangiare e per il bus". Benissimo. La fase 4 consiste nel suggerire un'alternativa. Bob, ci puoi ricordare che cos'è un'"alternativa"?

Cliente 4: È un'altra cosa che la persona può fare.

Terapeuta: Esatto! Suggerisci a tua sorella qualche altra cosa da fare dal momento che tu non le puoi prestare i soldi. Che alternativa potresti suggerirle, Joe?

Cliente: Potrei dirle di chiedere i soldi a qualcun altro. Potrei darle 5 dollari per aiutarla.

Terapeuta: Quindi, le presteresti solo un po' di spiccioli per aiutarla. Oppure le diresti di chiedere i soldi a qualcun altro. Sono entrambe delle alternative molto valide. Quale scegli per il *role-play*?

Cliente: Le darei 5 dollari perché è mia sorella.

Terapeuta: Bene. Sembra che tu voglia aiutarla un po' ma non le puoi dare tutti i tuoi soldi. Quindi, guardate la lavagna, qui sono indicate le fasi e ciò che dovete fare per ciascuna di esse. Innanzitutto, la guardi e parli con tono deciso. Poi le dirai che non puoi darle i tuoi soldi. Poi dirai a tua sorella che quei soldi ti servono per comprarti da mangiare e per il bus. Infine, le suggerirai l'alternativa di prestarle 5 dollari. Sei pronto?

8.2.6
Fornire un *feedback*

Dopo ciascun *role-play* al cliente viene fornito un *feedback* sulla sua prestazione effettuata e su come ha messo in pratica le varie fasi dell'abilità; costui viene invitato ad apportare eventuali cambiamenti per il *role-play* successivo. Il *feedback*, nell'ambito del programma di BTSAS, ha alcune importanti caratteristiche. Innanzitutto, avviene sempre in tono positivo. I clienti vengono elogiati per le capacità che hanno eseguito correttamente, rinforzati per aver mostrato una parziale abilità – affinché riescano in tutta la capacità completa – e viene loro fornito un *feedback* in maniera fortemente positiva. Il *feedback* può essere sollecitato dai membri del gruppo con domande che inducano colui che è interpellato a fornire la risposta che il terapeuta vuole (ad es., "Joe, che cosa ti è piaciuto del *role-play* di Bob?"). Un altro modo per garantire un *feedback* positivo dai membri del gruppo consiste nell'assegnare a uno di essi una particolare fase da osservare, prestando particolare attenzione ad assegnarne una che sapete che il cliente sarà facilmente in grado di dimostrare nel *role-play* (ad es., "Bob, mentre Joe esegue il *role-play*, controlla il contatto dello sguardo mentre tu, Jane, osserverai se usa un tono di voce deciso"). Poi, nel chiedere il riscontro da parte dei membri del gruppo, fate in modo che essi diano una risposta positiva ("Bob, mi è piaciuto il tuo tono di voce chiaro e forte. Jane, hai sentito il tono fermo di Bob, era molto deciso, vero?").

In terzo luogo, il *feedback* dovrebbe includere un suggerimento affinché il cliente si migliori nel *role-play* successivo. Il suggerimento potrebbe consistere nel prestare particolare attenzione a una fase che è stata saltata ("Rifacciamo il *role-play* e, questa volta, voglio sentirti dire "No" con tono deciso"); nell'attenersi allo schema del *role-play* ("Questa volta esprimi la tua ragione in modo conciso e cortese e vorrei che ti attenessi a quello che c'è scritto sulla lavagna"), o nel ripetere il *role-play* nello stesso modo per esercitarsi ulteriormente ("Il tuo *role-play* è stato fantastico. Rifacciamolo nello stesso modo così diventerai davvero bravo nell'eseguire queste fasi"). Infine, il *feedback* non dovrebbe mai includere critiche, riflettere la frustrazione del terapeuta o assumere un tono negativo. Ricordate che l'obiettivo consiste nel creare un'atmosfera di supporto positiva e non giudicante. Se i clienti non eseguono bene il *role-play* ciò significa che non sono in grado di rifiutare le offerte di droga – proprio la medesima ragione per cui sono nel gruppo.

8.3
Capacità di rifiuto della droga

Gli incontri dedicati alle capacità di rifiuto della droga hanno lo stesso schema di quelli rivolti alle abilità sociali generiche e le sezioni di *skills training* vengono eseguite nello stesso modo.

8.3.1
Razionale generale e procedure

È particolarmente importante personalizzare al massimo le situazioni simulate nei *role-play*. I clienti dovrebbero essere invitati a indicare i partner e le situazioni specifiche in cui è probabile che avvenga l'uso di sostanze e il particolare linguaggio che verrebbe utilizzato dal partner. A tale proposito, nell'organizzare il *role-play* i terapeuti dovrebbero farsi dare dai clienti informazioni riguardanti, ad esempio, i nomi delle persone con cui fanno uso della sostanza, i luoghi in cui solitamente avviene il consumo, in che modo quella persona chiederebbe all'interessato di utilizzare la droga e con quale termine il soggetto e il cliente chiamano quella determinata sostanza. Nel nostro programma, inoltre, esercitiamo una pressione sociale molto maggiore sui partecipanti rispetto a quella utilizzata nei trattamenti per la schizofrenia; questo perché i clienti stessi ci hanno riferito che il realismo era maggiore quando i terapeuti erano molto insistenti e ostili nei confronti dei tentativi di rifiuto della droga. I terapeuti esercitano pressione indicando diverse ragioni per le quali il cliente dovrebbe fare uso di droga, oltreché usando lo stesso linguaggio del cliente e stimoli come mezzo di persuasione.

Prima di iniziare un incontro sull'uso di sostanze vi sono diversi aspetti che devono essere presi in considerazione. Innanzitutto, quando si comincia con un gruppo nuovo o si inseriscono nuovi membri bisogna ricordarsi di comunicare loro che si discuterà del consumo di droga e che a ciascun partecipante verranno rivolte periodicamente delle domande in relazione all'uso personale. Parlare del consumo di sostanze può essere difficile per i clienti affetti da SPMI e il far loro sapere in anticipo che verranno rivolte loro domande specifiche a tale riguardo serve per assicurarsi che i membri del gruppo vengano a conoscenza dell'argomento che verrà trattato durante gli incontri e sappiano cosa aspettarsi. Secondariamente, affinché il terapeuta possa comprendere una situazione difficile, i ruoli possono essere invertiti e il membro del gruppo può fare la parte della persona la cui offerta si cerca di rifiutare. Ciò consente al terapeuta di valutare come costui risponderebbe al rifiuto del membro del gruppo e creare un *role-play* più realistico. Tuttavia, ciò potrebbe non essere appropriato quando la persona la cui offerta si cerca di rifiutare è l'utilizzatore della sostanza in quanto l'obiettivo del *role-play* non è quello di insegnare ai membri del gruppo migliori capacità di persuasione all'uso di droga. In terzo luogo, la capacità di "offrire un'attività alternativa" può essere utilizzata come suggerimento dopo aver rifiutato l'invito a usare droga, purché la scena non implichi che la persona la cui offerta si cerca di rifiutare abbia la droga con sé in quel momento o che sia qualcuno con cui il cliente vorrebbe fare qualcosa. È troppo rischioso invitare qualcuno che ha con sé droga a svolgere un'altra attività. Naturalmente, lo stesso si porrebbe se a fare l'offerta fosse uno spacciatore. Se l'altra persona ha con sé la droga una decisione ottima sarebbe che il membro del gruppo gli dica che la useranno insieme un'altra volta e si allontani (fuga).

8.3.2
Situazioni con amici/familiari vs. spacciatori

Abbiamo riscontrato come, in genere, i clienti necessitino di essere in grado di opporre un rifiuto in due situazioni, in particolare: quando devono opporre un rifiuto a un'offerta di fare uso di droga proveniente da familiari o amici (cioè, persone che conoscono) o rifiutare le offerte di droga o di consumo da parte di spacciatori o sconosciuti (cioè, persone che non conoscono affatto o che non conoscono bene). Alcuni clienti sperimentano entrambe le situazioni (cioè, un familiare o un amico spesso li invita insistentemente a fare uso della sostanza e incontrano spacciatori che offrono droga da acquistare o campioni gratuiti). Altri invece si trovano ad affrontare solo una delle due. Sono stati i clienti stessi a farci notare che questi due tipi di situazione richiedono capacità di rifiuto un po' diverse. Essi infatti sostengono di essere in grado di utilizzare tutte le fasi dell'abilità quando devono interagire con persone che conoscono, ma che il guardare la persona o il fornire una motivazione spesso sono elementi irrilevanti con individui che non si conoscono (soprattutto gli spacciatori). I terapeuti devono discutere questo aspetto con i clienti durante gli incontri dedicati alle capacità di rifiuto della droga e aiutarli ad elaborare dei piani da poter applicare nelle interazioni con persone sconosciute o spacciatori, se ciò è importante per loro. Ad esempio, quando i terapeuti hanno suggerito a un cliente di andarsene immediatamente quando viene avvicinato da uno spacciatore, costui aveva risposto che avrebbe dovuto essere cortese e rispettoso nei confronti di questa persona e che non poteva dargli le spalle a meno che non volesse essere picchiato o colpito con un'arma da fuoco. Questo cliente è stato aiutato a individuare una motivazione che pensava potesse essere utilizzata con lo spacciatore (non posso perché domani devo fare l'esame delle urine e se risulto positivo mi mettono dentro) e si è organizzato un *role-play* per simulare quella situazione.

Sebbene l'obiettivo consista nel fare in modo che i clienti individuino quelle situazioni che li potrebbero riguardare maggiormente, talvolta è difficile avere un suggerimento di una circostanza che sarebbe possibile simulare in gruppo. Ecco elencate di seguito alcune situazioni adatte per un *role-play*:

1. avere denaro a disposizione il giorno di riscossione dell'assegno. È una situazione che riguarda molti individui che ricevono o interagiscono con persone che beneficiano di cospicui assegni mensili di invalidità o assegni bisettimanali. In queste occasioni vi è una maggiore probabilità che il cliente offra la droga a un amico o che venga offerta a lui stesso;
2. imbattersi in, o essere avvicinati da, uno spacciatore per la strada;
3. la richiesta di fare uso della sostanza proviene da un familiare con cui spesso avviene il consumo;
4. avere una conversazione telefonica con qualcuno che chiede droga o offre al cliente di farne uso con lui;
5. richiesta di fare uso della sostanza da parte di altri clienti presso la clinica.

Il messaggio complessivo è quello di stare attenti ad adattare i piani e i giochi dei ruoli alle diverse situazioni in cui il cliente si potrebbe trovare. A tale proposito, per sottolineare la diversità tra i vari tipi di situazione, i temi vengono affrontati in incontri diversi.

8.3.3
Opporre un rifiuto e suggerire un'alternativa

Durante gli incontri ai partecipanti viene insegnato come rifiutare un invito a far uso di droga e a suggerire un'attività alternativa all'uso di sostanze. Vale comunque la pena di ricordare che non a tutte le situazioni è possibile trovare un'alternativa. Come abbiamo accennato precedentemente, la capacità di "offrire un'attività alternativa" può essere utilizzata – come suggerimento – dopo aver rifiutato un invito a far uso di droga, purché la persona da cui proviene l'offerta non abbia con sé la sostanza in quel momento e purché non sia qualcuno con cui il cliente vorrebbe fare qualcosa. Il terapeuta deve sempre chiedere al cliente se la persona in questione solitamente porta con sé la sostanza che invita a consumare. In tal caso insegniamo ai clienti di allontanarsi immediatamente (fuga).

Le fasi di cui è composta questa capacità sono le seguenti: 1) contatto dello sguardo e parlare con tono di voce deciso; 2) rifiuto; 3) motivare il perché non si vuole far uso della sostanza; 4) proporre un'alternativa. È da notare come molte delle fasi di cui questa capacità si compone siano le stesse delle abilità sociali già trattate, e ciò perché si vuole che i clienti riesaminino l'importanza di queste fasi in ciascun incontro per capire che esse si possono applicare a molte situazioni diverse. Anche negli incontri successivi dedicati alle capacità di rifiuto della droga, quando ormai i pazienti hanno raggiunto una certa abilità nell'esecuzione dei *role-play*, il terapeuta dovrebbe comunque esaminare brevemente il significato e l'importanza di ciascuna fase. Dal momento che a questo punto i clienti conosceranno le risposte esatte a tali domande, l'analisi offre una buona opportunità di rinforzare i clienti per le risposte fornite e l'impegno dimostrato.

8.3.4
Opporre un rifiuto e chiedere alla persona di non insistere

I clienti ci hanno detto di essere in grado di dire di no una volta ma che, spesso, finiscono col cedere all'insistenza di una persona che "non accetterebbe un no come risposta". In base a tale considerazione abbiamo dunque sviluppato degli incontri in cui insegniamo loro come gestire la situazione per renderli in grado di rifiutare richieste anche insistenti di fare uso di droga. Le fasi di tale abilità sono: 1) contatto dello sguardo e tono di voce deciso; 2) dire di no; 3) fornire una spiegazione del perché non si vuole far uso della droga; 4) chiedere alla persona di smettere di invitarvi a far uso della sostanza.

8.3.5
Rifiutare e allontanarsi

In molti, se non nella maggior parte dei casi sarebbe meglio che i pazienti parlassero il meno possibile e si allontanassero quanto prima. I clienti ci hanno confermato come ciò sia vero, soprattutto quando la richiesta di far uso della sostanza proviene da spacciatori o da persone che non conoscono bene. Le fasi di cui si compone questa abilità sono: 1) contatto dello sguardo e tono di voce deciso; 2) dire di no; 3) fornire una motivazione del perché non si vuole far uso della sostanza; 4) allontanarsi.

8.3.6
Esempio di adattamento delle abilità di rifiuto della droga a diversi clienti nell'ambito di uno stesso incontro

Una volta introdotti e insegnati i principali tipi di abilità (suggerire un'alternativa, chiedere alla persona di non fare più richieste, allontanarsi), gli incontri dedicati alle capacità di rifiuto della droga sono incentrati sulla messa in pratica – da parte dei partecipanti – delle abilità che potrebbero essere loro utili. Diversi clienti potrebbero voler mettere in pratica abilità differenti nell'ambito dello stesso incontro ed è compito del terapeuta del programma di BTSAS immaginare ciò che potrebbe interessare maggiormente ciascun partecipante e fargli mettere in pratica quella determinata abilità. Il seguente è un esempio di come questi argomenti – e le varie fasi – vengano elaborati nel corso dell'incontro e nell'esecuzione dei *role-play* di diversi clienti nello stesso gruppo.

Terapeuta: Finora abbiamo visto come rifiutare le richieste di far uso di droga. Abbiamo imparato e messo in pratica le varie fasi di queste abilità e abbiamo visto come l'ultima fase cambiasse a seconda della situazione. Talvolta vogliamo dire di no, ma proponiamo un'alternativa. Altre volte, invece, diciamo di no e chiediamo alla persona di smettere di chiederci di far uso della sostanza. Molte volte diciamo di no e ci allontaniamo immediatamente, di solito quando la persona ha con sé la droga. Oggi svolgeremo dei *role-play* e voi dovrete scegliere quale fase 4 utilizzare: proporre un'alternativa, chiedere alla persona di smettere di invitarvi a far uso della sostanza o allontanarvi. Dobbiamo immaginarci una situazione che sia davvero difficile da affrontare per voi e usare la fase 4 che vi serve in quell'occasione. Bob, vuoi cominciare tu? Qual è una situazione in cui ti sei già trovato e in cui per te è stato difficile non fare uso della sostanza?

Cliente: Quando il mio amico Al viene a trovarmi e vuole che consumiamo la roba insieme.

Terapeuta: OK. Descrivimi un po' la situazione. Quando Al viene a trovarti, che cosa ti dice?

Cliente: Viene dopo cena dicendo che ha del crack e mi chiede se voglio farne uso insieme a lui.

Terapeuta: Quindi ha la droga con sé. Quale fase 4 useresti in questa situazione?

Cliente: Mi allontanerei.

Terapeuta: Giusto! Benissimo! Dal momento che la persona ha con sé la droga tu vuoi allontanarti subito. Ora eseguiamo il *role-play*. Prima stabilisci un contatto dello sguardo rivolgendoti a lui con un tono di voce deciso. Poi dirai di no. Come gli diresti di no in questa situazione?

Cliente: Gli direi che non voglio.

Terapeuta: Bene. E che motivazione gli daresti?

Cliente: Gli direi che il giorno dopo devo fare l'esame delle urine.

Terapeuta: È un buon motivo. E poi cosa faresti?

Cliente: Me ne andrei.

Terapeuta: Giusto. Te ne vai. Non parlare molto e non ascoltare quello che la persona ha da dirti. Vai e basta. Proviamo [eseguono il *role-play* tre volte]. Benissimo. Jane, passiamo a te adesso. Che situazione vuoi utilizzare per il tuo *role-play*?

Cliente: Quando mia sorella mi chiama e mi chiede di procurarle il crack.

Terapeuta: E cosa accade in questa situazione?

Cliente: Mia sorella mi chiama e continua a chiedermi di prenderle la droga. Non smette finché accetto.

Terapeuta: Quindi, sembra che in questo *role-play* tu debba utilizzare la fase 4 che prevede il chiedere alla persona di smettere di insistere.

Cliente: Sì. Prima la guardo e poi le parlo con un tono di voce deciso.

Terapeuta: Bene! Conosci davvero bene la fase. In che modo diresti di no e che motivazione le daresti?

Cliente: Le direi che non voglio andarle a prenderle la droga perché voglio rimanere pulita in modo da poter vedere i miei figli. Poi le direi "Smetti di chiamarmi e di chiedermelo. Se mi vuoi chiedere solo questo non chiamarmi più".

Terapeuta: Eccellente! Fai davvero sul serio e questo è fantastico. Io penso che farai bene sia nel tuo *role-play*, sia quando cercherai di dirlo a tua sorella. Sulla lavagna sono indicate la varie fasi e c'è scritto quello che devi dire. Sei pronta? [eseguono tre *role-plays*]. Bene! Tom, sei tu il prossimo. Che situazione vuoi mettere in pratica oggi?

Cliente: Non saprei.

Terapeuta: L'ultima volta abbiamo lavorato su come potresti dire di no al tuo migliore amico Ed. Hai detto che, di solito, Ed non porta la droga con sé ma viene a trovarti e ti dice che vuole uscire, e tu sai che vuole andare a comprarla per poi farne uso. Cosa ne dici se mettiamo in pratica ancora questa situazione? Quale fase 4 sceglieresti con Ed? Con lui potresti fare qualcos'altro, oppure insieme fate solo uso di droga?

Cliente: Di solito andiamo al bowling.

Terapeuta: Allora perché non provi a mettere in pratica questa situazione dicendo a Ed che non vuoi far uso della sostanza ma gli suggerisci l'alternativa di andare a giocare al bowling. Bene! [continuano a organizzare ed eseguire *role plays*].

8.4
Altre problematiche importanti nel *training* rivolto alle capacità (sia quelle sociali generiche che quelle di rifiuto della droga)

Alcuni clienti affetti da gravi disturbi mentali presentano un livello di funzionamento molto basso. Spesso questi soggetti hanno difficoltà a individuare delle situazioni che possano essere oggetto di una simulazione e a comprendere quali siano le fasi di cui si compone una determinata abilità. In tali casi è possibile ricorrere a diverse strategie. La cosa più importante da ricordare è che l'obiettivo del *role-playing* consiste nell'esercitarsi a mettere in pratica le diverse abilità.

8.4.1
Pazienti con un basso funzionamento e sintomatici

Per i clienti che presentano un basso livello di funzionamento, l'obiettivo consiste nell'individuare una situazione che consenta al cliente di mettere in pratica le varie fasi. La nostra esperienza ci suggerisce che alcuni clienti impiegano più tempo di altri ma che, alla fine, la maggior parte riesce a identificare una situazione adatta e a partecipare all'organizzazione del *role-play*. Alcuni ci riescono fin da subito, mentre per altri sono necessari tutti i 22 incontri di *skills training*. Ecco perché ciascun Foglio di Lavoro illustra delle situazioni campione che possono essere suggerite dal terapeuta nel caso in cui il cliente non sia in grado di proporne una. Ad esempio, alcune situazioni adatte per mettere in pratica le capacità sociali generiche sono il conversare brevemente con qualcuno in una sala d'aspetto o nell'ascensore di un ospedale, il dialogare o fare programmi con chi si conosce o si è incontrato a una riunione della AA o della NA o in chiesa, il rifiutare richieste di denaro o di sigarette o l'invitare chicchessia ad andare da qualche parte.

Vi sono, poi, i casi in cui il cliente vorrebbe simulare una situazione che, però, risulta troppo complessa (ciò avviene soprattutto durante i primi incontri di *skills training*, quando i clienti sono nuovi a questo tipo di capacità; le situazioni difficili sono più adatte per gli incontri effettuati più avanti quando i clienti hanno acquisito parecchia pratica) o non è appropriata per l'abilità in questione. Un esempio può essere rappresentato da un paziente maschio che suggerisce di simulare una situazione di rifiuto di un invito a far uso di droga con una donna con cui spesso il soggetto consuma sostanze e, in tali occasioni, ha anche rapporti sessuali. Una situazione del genere richiederebbe il rifiuto di entrambe le richieste della donna, sia in relazione all'uso di droga sia per quanto riguarda il rapporto sessuale, ma il cliente potrebbe voler dire di no alla droga ma avere comunque un incontro intimo con la donna. Un altro esempio potrebbe essere quello di un cliente che suggerisce una situazione di rifiuto della droga durante un incontro dedicato alle abilità di rifiuto generiche. L'obiettivo degli incontri mirati al *training* di abilità generiche consiste, infatti, nel consentire ai partecipanti di fare brevemente pratica con le varie fasi prima di cimentarsi con le difficili situazioni correlate alla droga. Un ultimo esempio potrebbe essere, infine, rappresentato da un cliente che suggerisce situazioni lunghe e complesse che includono un numero eccessivo di persone o contesti e non si prestano ad essere suddivise in fasi.

Altri clienti possono avere difficoltà a partecipare a causa della malattia: potrebbero parlare poco, manifestare i sintomi della malattia mentale di cui soffrono o (molto spesso) essere in corso di guarigione dagli effetti dell'uso di sostanze (affaticamento a causa delle poche ore di sonno la notte successiva all'uso della sostanza, sonnolenza dovuta a una recente assunzione di metadone, sentirsi male a causa di un *hangover*, ecc.). In questi casi l'obiettivo consiste nell'organizzare un *role-play* anche semplice e fare in modo che il cliente lo completi per cominciare a far pratica con le fasi di questa abilità. Per i clienti sintomatici o per quelli che stanno sperimentando gli effetti della sostanza ciò comporta, spesso, la ripetizione per assicurarsi che costui abbia sentito e il chiedergli di stare in piedi o di camminare mentre organizzano il *role-play* in modo che non si addormenti, eccetera.

Segue un esempio di come organizzare un *role-play* con questo tipo di clienti:

Terapeuta: Bob, sembra che oggi per te sia una giornataccia. Facciamo un *role-play*. Riesci a pensare una situazione in cui tu debba rifiutare la droga?
Cliente: No.
Terapeuta: Questa settimana qualcuno ti ha offerto della droga?
Cliente: Non so.
Terapeuta: OK. Ammettiamo che tu stia salendo sul bus e qualcuno si avvicini e ti offre della droga. La fase 1 consiste nel guardare la persona e parlare con un tono di voce deciso. Poi devi dire di no e dare una motivazione. Come diresti di no?
Cliente: Nessuna risposta.
Terapeuta: Bob lo so che oggi è difficile per te. Vediamo se mi puoi aiutare a organizzare questo *role-play*. Guarda a pagina 5. C'è un elenco di modi di dire di no. Puoi leggere il primo?

Cliente: "No. Non voglio fare uso di droga".

Terapeuta: Bene. Molto bene. Quindi potresti rifiutare dicendo "No. Non voglio farne uso". Ora dobbiamo dare una motivazione. Prima hai detto che una ragione per non farne uso è il non essere allontanato dalla residenza. È una buona ragione che può essere utilizzata nel *role-play*. La fase successiva consiste nell'allontanarsi. Adesso proviamo.

8.4.2
Rendere interessanti le capacità di rifiuto della droga per 22 incontri

Uno dei maggiori problemi degli incontri di *skills training* consiste nel fare in modo di mantenere vivo l'interesse dei partecipanti per tutti i 22 incontri. Diverse sono le strategie che è possibile utilizzare per rendere interessante un incontro e sottolineare l'importanza di queste riunioni per chi ha intenzione di ridurre o cessare l'uso di droga:

1. i clienti con problemi di uso di sostanze non riescono a rifiutare le offerte di droga. Ciò potrebbe sembrare ovvio, ma è un concetto che vale la pena di ripetere in quanto consente di portare avanti 22 incontri sulle capacità di rifiuto della droga. I soggetti con problemi di droga devono imparare queste capacità e metterle più volte in pratica per poterle utilizzare in modo efficace. Noi ricordiamo ripetutamente ai clienti che il nostro obiettivo è che essi sviluppino una certa capacità nell'usare queste abilità negli incontri di gruppo in modo che le imparino a memoria e il loro utilizzo diventi automatico. Sottolineiamo anche che la ragione di queste ripetizioni sta nel fatto che – quando i clienti sono al di fuori del gruppo, in mezzo ad altra gente e si trovano davanti a reali offerte di droga – essi sperimentano stress e altri disagi e devono conoscere le abilità di rifiuto così bene che l'utilizzarle non richiederebbe il dover pensarci a lungo più di tanto. Utilizziamo l'analogia con il saper guidare un autoveicolo: si diventa talmente bravi che non bisogna pensare ai vari passi da compiere per andare da un luogo all'altro: devi solo guidare. Allo stesso modo, se si conoscono bene le varie fasi dell'abilità non bisogna pensarci nel momento in cui servono: devi solo rifiutare;

2. ciascun incontro è un'opportunità di rinforzo. La maggior parte dei clienti dopo circa tre settimane ha memorizzato le fasi delle abilità di rifiuto, le ragioni che ne stanno alla base ed è in grado di simulare diverse situazioni "ad alto rischio". Ciascun incontro, piuttosto che essere visto come qualcosa di noioso dovrebbe essere considerato, invece, come un'opportunità per incoraggiare i partecipanti per i successi ottenuti. I soggetti in grado di rispondere senza problemi alle domande riguardanti le varie fasi o di eseguire un *role-play* dovrebbero essere incoraggiati tramite riconoscimento e rinforzo. Essi possono venire interpellati per rivedere le varie fasi durante un incontro o per illustrarle ai nuovi membri e per fornire suggerimenti su come possano essere applicate a diverse situazioni. Il seguente esempio chiarisce il concetto:

Terapeuta: Rivediamo le fasi delle abilità di rifiuto della droga. Bob, tu sei diventato davvero esperto in questo. Puoi dirci in cosa consiste la fase 1 e spiegarci perché è importante?

Cliente: Consiste nel guardare negli occhi la persona e parlare con un tono di voce deciso. È importante perché così l'altra persona sa che ti stai rivolgendo a lei e che stai parlando seriamente.

Terapeuta: Proprio così! Io stesso non avrei potuto spiegarlo meglio! Bene. Jane, anche tu sei diventata molto brava. Penso che tu le sappia a memoria! Qual è la fase 2?

Cliente: Dire di no.

Terapeuta: Bene. E non hai neanche guardato sul tuo foglio! E perché dire di no è importante?

Cliente: Perché in questo modo metti in chiaro qual è la tua posizione.

Terapeuta: Benissimo! Hai centrato il punto – è chiaro! Dire di no significa che non c'è confusione. Jane hai risposto davvero bene!

Anche se le fasi non cambiano, gli incontri non dovrebbero essere uno uguale all'altro. Nonostante tutti i 22 incontri siano incentrati sull'apprendimento e la messa in pratica delle abilità di rifiuto della droga, è importante che il *role-play* sia sempre differente, in modo che i partecipanti possano applicare con regolarità le varie fasi. I giochi dei ruoli dovrebbero differenziarsi in diversi modi. Innanzitutto nei primi incontri le situazioni scelte dovrebbero essere relativamente semplici e aumentare di difficoltà nel corso dei 22 incontri. All'inizio del coinvolgimento del cliente nel programma di BTSAS si dovrebbero scegliere situazioni semplici in modo che il cliente possa imparare le fasi e ottenere dei successi nel *role-play*. Col tempo le situazioni del *role-play* possono farsi più complesse, in modo che quando si giunge agli ultimi incontri i clienti possano mettere in pratica le situazioni per loro più difficili in cui rifiutare la droga. Ad esempio, le situazioni che si potrebbero simulare negli incontri della prima metà del programma potrebbero includere il rifiutare offerte di droga da parte di amici o familiari che appoggiano il tentativo del cliente di smettere di far uso di sostanze o che non esercitano pressione su di lui affinché faccia uso di droga o situazioni in cui il cliente deve opporre un rifiuto a una sola persona. Situazioni più difficili possono includere il rifiutare un gruppo di persone, una persona assai insistente, individui che non appoggiano i tentativi del cliente di smettere e persone che offrono rapporti sessuali insieme all'uso di droga. È necessario domandare al soggetto quali sono le situazioni personalmente più difficili e porgere la stessa domanda, nuovamente, dopo un intervallo di qualche incontro. I clienti possono mettere in pratica il rifiuto a un familiare per diversi incontri e, in un secondo momento, potrebbero accennare a una situazione fino a quel momento non nota riguardante l'interazione con uno spacciatore che deve essere rivista e simulata. I clienti possono acquisire una certa padronanza delle fasi in una determinata situazione ma dimenticarle in un'altra. Il compito del terapeuta nell'ambito del programma di BTSAS consiste nel selezionare nuove situazioni bilanciando la necessità del cliente di ottenere un successo e di acquisire familiarità con le varie fasi proprio con l'obiettivo di sperimentare situazioni sempre più difficili. Ciò comporta l'instaurare un buon rapporto con il singolo paziente e avere, di lui, una certa conoscenza. Ad esempio, Bob potrebbe acquisire una certa capacità di risposta negativa in una situazione che comporti il rifiutare l'offerta di un amico, ma non riuscirci nell'interazione con uno spacciatore. Jane potrebbe essere molto brava nel dire a uno sconosciuto che non vuole far uso di droga ma non essere in grado di fare altrettanto con il suo ragazzo che paga le bollette di casa. Variando le situazioni e aumentandone il grado di complessità per ogni singolo cliente ciascuno dei 22 incontri è, in qualche modo, nuovo o unico.

8.5
Riepilogo

Gli incontri dedicati al *training* delle capacità, sia quelle sociali generiche che quelle di rifiuto della droga, rappresentano la base del programma di BTSAS. Le capacità sociali generiche consentono al cliente di apprendere strategie utili per incontrare altre persone e sentirsi a proprio agio nelle situazioni sociali. Gli incontri dedicati alle capacità di rifiuto della droga permettono ai partecipanti di imparare e mettere in pratica le varie fasi che consentono di affrontare situazioni "ad alto rischio" correlate alla droga in un'atmosfera positiva e di rinforzo. In questi incontri viene messa in pratica la teoria in base alla quale il *training* delle capacità e la ripetizione dei comportamenti sono componenti chiave per ottenere un cambiamento di comportamento nei soggetti affetti da SMI.

Foglio di lavoro: introduzione alle abilità sociali

Obiettivi

Ai membri del gruppo viene spiegata la definizione inerente le abilità sociali e la loro importanza nell'interazione con gli altri. Esaminate le abilità sociali suddividendole nelle loro varie fasi.

Nota per i terapeuti: Un'introduzione alle abilità sociali dovrebbe essere inclusa nell'incontro dedicato a come imparare a sostenere una breve conversazione ed essere rivista durante ciascun incontro di *training* delle abilità sociali stesse. Non costituisce l'argomento di un incontro di per sé ma serve per aiutare i clienti a comprendere l'importanza delle capacità sociali.

Cosa sono le abilità sociali e perché sono importanti?

[C] L'apprendimento delle abilità sociali comporta l'imparare a relazionarsi e a parlare con altre persone. Molti individui hanno difficoltà a conversare e parlare con gli altri in quanto, in situazioni nuove, difficili o eccitanti, si pensa con minor lucidità. Quando ciò avviene, è possibile che sia difficile sapere cosa fare o cosa dire. Si potrebbe anche riferire qualcosa di cui ci si può pentire. Vi è mai successo? Le abilità sociali ci aiutano a parlare con gli altri senza sentirci a disagio in modo da saper cosa vogliamo dire e avere meno probabilità di dire cose di cui potremmo pentirci.

Come acquisirete le abilità sociali nel corso degli incontri di gruppo

Abbiamo riscontrato come sia più facile imparare qualcosa se lo si fa passo per passo. Quando si suddivide un elemento nelle varie parti che lo costituiscono, è più facile imparare e ricordare cosa fare. Facciamo un esempio. Se vi hanno insegnato come colpire la palla nel baseball, dapprima vi avranno mostrato come tenere la mazza. Poi vi avranno spiegato come posizionarvi sulla base e, infine, come colpire la palla. L'insegnante, probabilmente, vi farà poi esercitare a simulare il colpo un paio di volte prima di provare realmente a colpire la palla. La pratica nel simulare il colpo vi aiuta a imparare come la mazza debba essere fatta oscillare e fa in modo che tale movimento diventi familiare.

Ci siamo accorti che la stessa cosa vale anche nell'apprendere le abilità sociali – imparare passo per passo rende più facile capire e ricordare cosa fare ed è per questo motivo che si sono suddivise le capacità sociali in varie fasi. Nel corso della nostra ricerca abbiamo riscontrato, inoltre, come solo il parlare di un problema non sia sufficiente. È necessario sviluppare un programma e fare molta pratica fino ad acquisire una certa maestria. Se riesci a imparare, programmare e a parlarne durante gli incontri di gruppo, risulterà più facile farlo anche al di fuori del gruppo in situazioni reali. Questo è il motivo per il quale – in questo gruppo – eseguiamo numerose simulazioni. Il *role-playing* è un modo per mettere in pratica le capacità e i piani che abbiamo appreso in modo che voi li utilizziate con facilità. Avete mai sentito l'espressione "la pratica perfeziona?". Beh, ciò è vero anche per la abilità sociali – quanto più fai pratica tanto più l'abilità in questione diventa facile. Facendo le cose passo per passo si impara più facilmente. Alcune delle fasi che metteremo in pratica saranno facili e altre, invece, lo saranno meno. Ci siamo accorti che le fasi diventano più facili se ci si esercita a metterle in pratica. Noi le mettiamo in pratica attraverso il *role-playing*, che consiste nel simulare una situazione come se stesse realmente accadendo. Simulare le varie fasi può aiutare a imparare le abilità che tratteremo.

Nota per il terapeuta: Per spiegare l'importanza delle varie fasi, è possibile utilizzare diversi esempi presi da altri settori. Se al cliente non interessa il baseball, bisognerà ricorrere a un'analogia di altro tipo più attinente come, ad esempio, l'imparare a suonare uno strumento musicale (come tenerlo, imparare a suonare le diverse note, metterle insieme per suonare una melodia); il guidare una bicicletta (cominciare con l'aiuto delle rotelle, per imparare a girare il manubrio, provare con qualcuno che ci tiene, per imparare a trovare l'equilibrio, poi provare da soli), ecc.

In questo incontro di gruppo discuteremo dei modi con cui relazionarci agli altri, farsi nuovi amici, evitare dissidi e imparare come giungere a compromessi e negoziare. Metteremo in pratica queste capacità attraverso il *role-play*, ossia il far finta di trovarsi in una determinata situazione. Un esempio di situazione potrebbe essere il cominciare una conversazione con un amico o l'imparare a dire di no. All'inizio, magari, vi sentirete ridicoli mentre eseguite il *role-play*, ma, col tempo, la maggior parte delle persone si abitua e trova che sia un modo utile per mettere in pratica queste abilità e diventare più bravi nell'eseguirle.

Foglio di lavoro: sostenere una breve conversazione

Obiettivi

I membri del gruppo impareranno le fasi necessarie per sostenere una conversazione ponendo domande ed effettuando brevi dialoghi. Successivamente, mettono in pratica le varie fasi attraverso il *role-play*.

Indicazioni per i terapeuti

1. Sottoporre i pazienti ad esame delle urine e seguire le procedure indicate nella sezione relativa a "Esame delle urine con procedura basata sugli interventi di contingenza" (se per il cliente si tratta del primo incontro di gruppo, l'esame delle urine non viene effettuato. Verrà eseguito solo a partire dal terzo incontro);
2. rivedere gli obiettivi e completare la procedura di definizione degli stessi (se per il cliente è il primo incontro di gruppo, questa fase viene saltata. Verrà effettuata solo a partire dal secondo incontro);
3. breve riepilogo dell'ultimo incontro (in alcuni gruppi ciò avviene al primo incontro e, quindi, non c'è nulla da rivedere);
4. incontro odierno. Una delle ragioni per cui vi insegniamo le abilità di conversazione consiste nel fatto che, ora che state cercando di non fare uso di sostanze, dovete farvi degli amici tra persone che non fanno uso di droga o di alcool. Potete utilizzare queste abilità per sviluppare amicizie con conoscenti che non consumano sostanze. Talvolta, magari, volete continuare a conversare con una persona perché vi piace o siete interessati a quello che dice, ma spesso non si sa come mantenere una conversazione o ci si sente a disagio quando si parla con qualcuno che non si conosce molto bene. Un modo per mantenere viva una conversazione consiste nel rivolgere domande e scambiare un breve dialogo. Questa abilità è costituita da quattro fasi.

Fase 1: Contatto dello sguardo e salutare

Perché è importante guardare la persona con cui si sta parlando? Perché ciò attira la sua attenzione. Cosa succederebbe se mentre parlate con una persona vi guardate i piedi invece che guardarla in volto? Cosa penserebbe questa persona? Potrebbe non capire che vi state rivolgendo proprio a lei o potrebbe non sentirvi.

Fase 2: Rivolgere una domanda generica

Questo aiuta ad avviare la conversazione e offre alla persona la possibilità di parlare con voi. Alcuni esempi di domande generiche sono elencati sui fogli che vi sono stati consegnati:

Come stai?

Che succede? Che novità ci sono?

Come è andata?

Cosa pensi di questo tempo?

Tutte queste sono domande con le quali è possibile iniziare una conversazione.

Fase 3: Sostenere una breve conversazione rivolgendo domande su un argomento appropriato

Siete in grado di dirmi cos'è una breve conversazione? Una breve conversazione consiste nel parlare con qualcuno di un argomento molto generico – qualcosa di cui potete parlare con chiunque. Il rivolgere delle domande aiuta a mantenere viva la conversazione. Sul foglio che vi è stato consegnato sono elencati diversi argomenti adatti a un breve scambio di battute e potete trovare anche alcune domande riguardanti ciascuno di questi argomenti (passate in rassegna l'elenco con i partecipanti). Vi viene in mente qualche altra domanda che potremmo aggiungere? Ci sono altri argomenti che potremmo includere nell'elenco? Su quale argomento potreste voler avere una breve conversazione?

Cinema/Programmi TV

Che genere di film preferisci? Hai visto un bel film recentemente? Qual è il tuo programma televisivo/film preferito?

Sport

Qual è il tuo sport preferito? Cosa ne pensi del fatto che Baltimora abbia una propria squadra di football? Ti piacciono i Baltimora Orioles?

Musica

Qual è il tuo complesso musicale preferito? Che genere di musica ti piace?

Fase 4: Fornire una motivazione e salutare

Perché pensate sia importante dare una motivazione del perché ve ne dovete andare? Giusto. È un modo cortese di terminare la conversazione. Sui fogli che vi sono stati consegnati c'è un elenco di espressioni con cui è possibile accomiatarsi (passare in rassegna l'elenco con i partecipanti).

Beh, devo andare. Ho un appuntamento.

Devo incontrarmi con un amico. Mi ha fatto piacere vederti.

Devo prendere il bus. Ci vediamo più tardi.

Adesso eseguiremo qualche simulazione per mostrarvi come funziona. Prima, vi daremo un esempio e, poi, potrete fare anche voi qualche *role-play* insieme a noi. Supponiamo che io mi trovi nella sala d'aspetto, in attesa che cominci la riunione di gruppo. Sono seduto vicino a Tara e voglio cominciare una breve conversazione con lei. Mentre eseguiamo il *role-play* osservate se mettiamo in pratica tutte e quattro le fasi.

Situazioni da utilizzare nel *role-play*

Nota per il terapeuta: Parlare con qualcuno in una sala d'aspetto della clinica; altre situazioni attinenti suggerite dai membri del gruppo.

Programma della lezione

Nota per il terapeuta: I co-leader eseguono un *role-play* tra di loro e, poi, con ciascun membro del gruppo. Se lo ritenete opportuno, fate un altro giro di simulazioni lasciando che siano i partecipanti a effettuare il *role-play*.

Foglio di lavoro: fare programmi con un amico

Obiettivi

I membri del gruppo imparano le fasi necessarie per fare programmi con un amico e le mettono in pratica attraverso il *role-play*.

Indicazioni per i terapeuti

1. Sottoporre i membri all'esame delle urine e seguire le procedure indicate nella sezione "Esame delle urine con interventi basati sulle contingenze" (se per il cliente è il primo incontro di gruppo, l'esame delle urine non viene effettuato; si comincia a partire dal terzo incontro);
2. rivedere gli obiettivi e completare la procedura di definizione degli stessi (se per il cliente si tratta del primo incontro di gruppo, la procedura di definizione degli obiettivi non viene effettuata ma comincia a partire dal terzo incontro);
3. breve riepilogo dell'incontro precedente;
4. incontro odierno. Spesso, quando cominciate a parlare con qualcuno scoprite di avere qualcosa in comune con il vostro interlocutore e potreste voler diventare amico di questa persona. Ricordate che state imparando delle capacità di conversazione per farvi nuovi amici tra persone che non fanno uso di droga o alcool. Un modo per cominciare è quello di programmare attività che vi piacciano. Trascorrere il vostro tempo con persone che non fanno uso di alcool o droga vi rende più facile il non farne uso voi stessi.

Fase 1: Contatto delle sguardo e salutare

Perché è importante guardare la persona con cui state parlando? Perché in questo modo attirate la sua attenzione. Se voi vi guardate i piedi mentre parlate con una persona, anziché guardarla in volto, questa persona cosa penserebbe? Non saprebbe che vi state rivolgendo proprio a lei o potrebbe non sentirvi.

Fase 2: Rivolgere una domanda generica

Questo consente di cominciare una conversazione e offre alla persona la possibilità di parlare con voi. Alcuni esempi di domande generiche sono elencati sul foglio che vi è stato consegnato. Come stai? Come va? Che novità ci sono? Come è andata? Cosa ne pensi del tempo? Tutte queste sono domande con cui è possibile dare inizio a una conversazione.

Come stai?
Come va? Che novità ci sono?

Come è andata?

Cosa ne pensi di questo tempo?

Fase 3: Invitare la persona a fare qualcosa di divertente con voi

Adesso dovete chiedere alla persona di fare qualcosa insieme a voi. Ci sono diverse cose che potreste chiedere a una persona di fare con voi. Dovreste scegliere qualcosa che volete fare e che pensate sia divertente. Perché è importante scegliere qualcosa che volete fare e che pensate sia divertente? Cosa sarebbe divertente poter fare con qualcun altro? Beh, si può andare al cinema, uscire a mangiare o, semplicemente, andare a bere un caffè o fare una passeggiata. Sul foglio che vi è stato consegnato vi sono alcuni suggerimenti per chiedere a una persona di fare qualcosa di divertente con voi. Quale altra attività potremmo aggiungere all'elenco?

Stanno dando dei film davvero belli al cinema. Che ne dici se andassimo a vederne uno sabato sera? Ti va di venire da me una sera di questa settimana per vedere un po' di TV insieme? Qui vicino ci sono diversi posti dove si mangia molto bene; che ne dici se qualche volta uscissimo a pranzo insieme?

Fase 4: Confermare l'invito e poi motivare il fatto che dovete andare

Perché pensate sia importante confermare l'invito che è stato fatto? Giusto, solo per assicurarvi che l'altra persona abbia capito cosa farete e quando. Perché pensate sia importante dare una motivazione del fatto che dovete andare? Giusto, è un modo cortese per terminare la conversazione. Sul foglio che vi è stato consegnato trovate un elenco di alcuni dei modi con cui è possibile confermare un programma e accomiatarsi (*date una scorsa all'elenco insieme ai partecipanti*).

Beh, devo andare. Ho un appuntamento. Ci vediamo sabato per il film.

Devo prendere il bus. Ci vediamo questa settimana a casa mia.

Adesso eseguiamo qualche *role-play* per mostrarvi come funziona. Prima ve ne daremo un esempio noi e poi potrete farlo anche voi. Supponiamo che io conosco Tara perché frequentiamo lo stesso gruppo e vorrei chiederle se domani, dopo l'incontro, vuole prendere un caffè con me. Durante la simulazione osservate se eseguiamo tutte le fasi.

Situazioni da utilizzare nel *role-play*

Potete invitare qualcuno a bere un caffè dopo un incontro della AA/NA, invitare a pranzo qualcuno del vostro gruppo, chiedere a qualcuno di fumare una sigaretta con voi.

Programma della lezione

Nota per il terapeuta: I co-leaders eseguono il *role-play* tra di loro e, poi, con ciascun membro del gruppo. Se lo ritenete opportuno, fate eseguire il *role-play* tra i vari membri del gruppo a turno. Usate interazioni sempre più complesse in base alla capacità di apprendimento di ciascun partecipante. Ai soggetti dotati di un funzionamento più elevato, si possono insegnare abilità più complesse (ad es., esprimere sentimenti, porre domande personali). Il lettore che volesse ulteriori suggerimenti è invitato a consultare Bellack et al. (1997).

Foglio di lavoro: capacità di rifiuto generiche

Nota per il terapeuta: La procedura di definizione degli obiettivi comincia a partire da questo incontro.

Obiettivi

I membri del gruppo imparano le fasi necessarie per rifiutare una richiesta e suggerire un'alternativa e le mettono in pratica attraverso il *role-play*.

Indicazioni per i terapeuti

1. Sottoporre i partecipanti all'esame delle urine e seguire le procedure indicate nella sezione relativa a "Esame delle urine con interventi basati sulla contingenza";
2. riesaminare gli obiettivi e completare la procedura di definizione degli stessi;

Prima di passare a una nuova abilità, devo spiegarvi in che cosa consiste la procedura di definizione degli obiettivi che, d'ora in poi, verrà effettuata all'inizio di ciascun incontro di gruppo. La procedura di *definizione degli obiettivi* consiste nell'individuare qualcosa che ciascuno di voi può cercare di fare tra un incontro e l'altro per ridurre o cessare il consumo di droga. Utilizzeremo la procedura di definizione degli obiettivi per individuare aspetti su cui lavorare per ridurre o cessare il consumo di droga. Nei fogli che vi sono stati consegnati è contenuto un modulo per la definizione degli obiettivi. Completiamolo cominciando da te, Bob. Cosa vorresti cambiare in relazione al tuo consumo di droga? Su cosa pensi potresti lavorare, a partire da ora, per ridurre o cessare l'uso di droga?

Nota per il terapeuta: Nello stabilire, insieme ai clienti, gli obiettivi specifici di quella settimana, i terapeuti del gruppo riesaminano gli obiettivi individuati all'epoca dell'intervista motivazionale. I terapeuti seguono questa procedura con ciascun membro del gruppo rafforzando le idee riguardanti gli obiettivi e negoziando un obiettivo che il cliente pensa di poter raggiungere. Un obiettivo può consistere nel ridurre il consumo di droga o nel non farne uso nel periodo intercorrente tra un incontro o un altro.

OK Bob, ricordi di aver detto che quando fai uso di crack le voci peggiorano e che, invece, ciò non accade se smetti? Cosa possiamo fare questa settimana per aiutarti a raggiungere questo obiettivo?

Nota per il terapeuta: A questo punto i terapeuti dovrebbero passare alla procedura di risoluzione dei problemi e definizione degli obiettivi, pensando anche a cosa potrebbe andare storto e a cosa il cliente potrebbe fare successivamente, lasciando che gli altri membri del gruppo intervengano suggerendo possibili problemi e soluzioni. Per aiutare i membri del gruppo a completare il modulo relativo alla definizione degli obiettivi il terapeuta può rivolgere le seguenti domande: "Cosa potrebbe andare storto o cosa potrebbe impedirti di raggiungere questo obiettivo? Cosa faresti in tal caso, *oppure* cosa pensi di poter fare per evitare che ciò accada? E cosa potrebbe andare storto, *oppure* perché ciò potrebbe non funzionare? OK, cosa faresti se ciò accadesse?"

3. breve riepilogo dell'incontro precedente;
4. incontro odierno.

> Talvolta non è possibile fare ciò che gli altri ci chiedono. A volte non siamo in grado di aiutare una persona perché siamo stanchi, non ci sentiamo in grado di farlo o, semplicemente, siamo troppo occupati. Se noi opponiamo un rifiuto in modo scortese, potremmo ferire i sentimenti di quella persona o innervosirla. D'altra parte, se non esprimiamo un chiaro rifiuto o se parliamo con un tono di voce esitante potremmo generare equivoci o dare luogo a una discussione. Pertanto, per evitare scontri e ridurre lo stress è importante imparare a dire "No" in modo chiaro e cortese. A volte, però, è possibile suggerire all'altra persona un'alternativa. Oggi metteremo in pratica come dire "no" a qualcuno, ma anche a offrirgli un'alternativa.

Nota per il terapeuta: Assicuratevi che ai membri del gruppo sia chiaro il significato del termine "alternativa".

Fase 1: Contatto dello sguardo

> Perché è importante guardare la persona con cui si sta parlando? Perché ciò attira la sua attenzione. Se, mentre parlate con una persona, vi guardate i piedi anziché guardarla in volto cosa penserebbe? Non saprebbe che state parlando con lei o potrebbe non riuscire a sentirvi.

Fase 2: Dire alla persona che non potete fare ciò che vi ha chiesto

> Dire alla persona con tono deciso che non potete fare quello che vi ha chiesto, chiarisce il fatto che non potete aiutarla. Perché pensate sia importante essere chiari, quando si dice a qualcuno che non potete fare ciò che vi chiede? Giusto. Se non siete chiari la persona potrebbe pensare che voi potreste fare per lei qualcosa che, invece, non potete fare. Potrebbero cercare di convincervi a farla perché pensano che, alla fine, voi cederete. Se voi siete chiari, la persona saprà che state parlando sul serio.

> Scusa ma non posso...
> Mi piacerebbe aiutarti ma non posso...

Fase 3: Dare una motivazione del perché non potete fare ciò che vi è stato chiesto

Perché pensate sia importante fornire una ragione del perché non potete fare ciò che vi viene chiesto? Dare una motivazione è un modo cortese di far capire all'altra persona il perché non potete aiutarla. Ricordate di essere onesti. Perché pensate sia importante essere onesti? Beh, sappiamo che quando una persona non è onesta diventa nervosa e tesa e trova più difficoltoso il parlare e il sostenere la bugia che sta dicendo. Qualcuno di voi è mai stato non onesto e, di conseguenza, stressato cercando di far passare per vera la bugia che stava dicendo? È tutto lo stress che vi fa pensare in maniera meno lucida. Quindi, se siete onesti sarete meno stressati mentre parlate e sarete in grado di pensare più lucidamente.

Nota per il terapeuta: Indirizzate i partecipanti a immaginare situazioni che implichino che il soggetto non ha denaro, sigarette ecc., da prestare a un'altra persona.

Devo conservare le sigarette per dopo.
Ho un appuntamento.
Sono davvero stanco e non me la sento adesso.
I soldi mi servono per pagare le bollette.

Fase 4: Suggerire un'alternativa

Nota per il terapeuta: In questa fase suggerite alla persona un'altra attività o un'alternativa. Ricordate che offrire un'alternativa significa suggerire un'altra idea se dovete dire di no a qualcuno. Perché pensate sia importante proporre un'alternativa? Offrire un'alternativa vi aiuta a dire alla persona che anche se non potete fare ciò che vi ha chiesto, ci sono altre opzioni o altre occasioni in cui potreste essere in grado di aiutarla. Sui fogli che vi sono stati consegnati, sono elencate alcune alternative che possono essere utilizzate quando qualcuno vi chiede dei soldi o vi chiede di fare qualcosa per lui o qualcosa che non volete fare.

Puoi chiedere le sigarette a qualcun altro.
Ci possiamo incontrare alle 13:00, invece.
Potresti chiederli a qualcun altro i soldi.
Posso prenderti le cose dal droghiere domani.

Adesso eseguiamo qualche simulazione per mostrarvi come funziona questa abilità. Prima vi daremo noi un esempio e, poi, potete fare alcuni *role-play* con noi. Supponiamo che Tara mi chieda di prestarle dei soldi e io voglia dirle che non posso perché mi servono per pagare le bollette e per il mangiare. Durante l'esecuzione del *role-play*, controllate se eseguiamo tutte le quattro fasi.

Situazioni da utilizzare nel *role-play*

- Qualcuno vi chiede una sigaretta ma dovete conservare quelle che avete;
- qualcuno vi chiede di prestarvi del denaro, ma i soldi vi servono per comprare da mangiare;
- il vostro terapeuta vi chiede di fissare l'incontro alle 15:00, ma voi a quell'ora avete già un appuntamento;
- il vostro compagno di stanza vi chiede di andare dal droghiere a fargli una commissione, ma voi siete stanchi.

Programma della lezione

Nota per il terapeuta: Come per abilità sociali generiche, l'obiettivo consiste nell'insegnare un comportamento efficace. I co-leaders prima svolgono il *role-play* tra di loro e, poi, con ciascun membro del gruppo. Per il primo *role-play*, l'interlocutore accetterà l'alternativa suggerita dopo due tentativi. I membri dovrebbero essere invitati a eseguire il *role-play* tra di loro se ne sono in grado. Aumentare gradualmente la resistenza dell'interlocutore e richiedere risposte più complesse dai clienti con funzionamento più elevato.

Foglio di lavoro: rifiutare alcool e droga (I) – suggerire un'alternativa

Obiettivi

I membri del gruppo imparano le fasi necessarie per essere in grado di rifiutare le offerte di consumo di alcool e di droga e suggerire un'alternativa: successivamente, mettono in pratica queste abilità attraverso il *role-play*.

Indicazioni per i terapeuti

1. Sottoporre i membri del gruppo a esame delle urine e seguire le procedure indicate nella sezione relativa a "Esame delle urine con interventi basati sulla contingenza";
2. rivedere gli obiettivi e completare la procedura di definizione degli stessi;
3. breve riepilogo dell'ultimo incontro;

   Durante l'ultimo incontro abbiamo visto come rifiutare una richiesta. Quando è bene rifiutare una richiesta? Giusto! Quando non potete o non volete fare quello che vi viene chiesto. Chi vuole rivedere le varie fasi che abbiamo imparato per rifiutare una richiesta? Innanzitutto, guardiamo la persona e, in secondo luogo, le diciamo che non possiamo fare ciò che ci ha chiesto. Poi diamo una motivazione e, infine, suggeriamo un'alternativa. Quali sono state alcune delle situazioni che abbiamo simulato per mettere in pratica la capacità di rifiuto di una richiesta?

4. incontro odierno.

   Nell'ultimo incontro abbiamo discusso di come rifiutare una richiesta. Chi può dirmi perché è importante rifiutare richieste che non potete o non volete soddisfare? Giusto! Talvolta non siamo in grado di aiutare qualcuno perché siamo stanchi o troppo impegnati. Ci siamo esercitati a dire di no in modo cortese e ad utilizzare le fasi di cui è composta l'abilità. Dal momento che tante persone fanno uso di droga e di alcool è probabile che ognuno di voi riceva forti pressioni a sperimentare un "*high*" o a bere. Poiché, talvolta, è difficile dire "no", è importante esercitarsi a farlo e indicare le ragioni per le quali non volete fare uso di droga o di alcool. Ciò può essere davvero difficile quando la richiesta viene da una persona che conosciamo bene o con cui vorremmo trascorrere un po' di tempo. Talvolta, si vuole trascorrere del tempo con una persona che vuole fare uso di droga mentre voi, invece, non lo volete. Vi è mai successo che un familiare o un amico volesse consumare droga con voi e voi lo abbiate assecondato solo perché volevate stare con questa persona? Quindi, è necessario trovare dei modi per dire che non volete fare uso di droga ma potreste voler fare qualcos'altro con questa persona. Oggi, quindi, discuteremo su come dire a qualcuno che non volete fare uso di droga e offrire un'alternativa, suggerire un'altra attività che potreste fare insieme a questa persona. Le fasi qui illustrate si sono rivelate utili nel rifiutare le richieste di far uso di droga o di alcool.

Fase 1: Contatto dello sguardo

Perché è importante il contatto dello sguardo con la persona cui vi state rivolgendo? Perché, in questo modo, attirate la sua attenzione. Se parlate con una persona guardandovi i piedi anziché guardarla in volto cosa potrebbe pensare? Non saprebbe che volete parlare proprio con lei o potrebbe non sentirvi.

Fase 2: Usare un tono di voce deciso. Dire alla persona che non volete fare uso di droga o alcool

Perché è importante usare un tono di voce deciso? Giusto! Ciò aiuta a chiarire che non volete fare uso di droga/alcool con questa persona. Quando vi mostrate decisi con qualcuno questa persona capirà che state parlando seriamente. Talvolta, può risultare difficile dire a qualcuno che non volete far uso di sostanze. Perché? Perché questa persona potrebbe perdere la testa o innervosirsi. Dal momento che è difficile dirlo, abbiamo trovato dei modi con cui potreste dire a qualcuno che non volete fare uso di sostanze. Sul foglio che vi è stato consegnato sono elencati alcuni modi con cui potreste dire a qualcuno che non volete far uso di droga o di alcool:

No, mi dispiace, ma non ne faccio più uso.
No, sto cercando di smettere/rimanere pulito.
No, non faccio più uso di droga (alcool).
Sto cercando di ridurre il consumo.

Fase 3: Motivare la ragione per cui non volete far uso della sostanza

Nota per il terapeuta: Vedere il foglio supplementare: è molto importante aiutare ciascun membro del gruppo a individuare quali possano essere le ragioni personali.

Perché questa è una fase importante? Perché aiuta la persona a capire che non volete far uso di droga o di alcool. È importante ricordare di fornire una ragione onesta e non inventata. Perché è importante essere onesti quando date una motivazione? Pensiamo sia importante perché, se ciò che dite non corrisponde alla verità, potreste sentirvi stressati o agitati per il fatto che state dicendo una bugia e ciò non vi aiuta a pensare in maniera lucida e a riuscire a far valere le vostre ragioni. Sul foglio abbiamo elencato alcune delle motivazioni che possiamo fornire a qualcuno che ci chiede di far uso di droga o di alcool.

Nota per il terapeuta: È molto importante aiutare ciascun individuo a trovare ragioni personali.

Fase 4: Suggerire qualcos'altro

Nota per il terapeuta: Vedi il foglio supplementare: Andarsene via (quando la persona ha con sé la sostanza)

A volte potete dire alla persona che, anche se non volete far uso di droga o di alcool, comunque desiderate far qualcos'altro insieme. Ricordate che ciò si chiama "suggerire un'alternativa", ossia un'altra idea riguardo qualcosa che potete fare insieme. Sul foglio vi è un elenco di altre cose che potreste suggerire, come andare a un incontro o uscire a mangiare:

Perché invece non andiamo al cinema? Facciamo una passeggiata? Andiamo a pranzo fuori, invece. Perché non andiamo in chiesa, invece? Perché non andiamo all'incontro della AA/NA?

È molto importante ricordare che, talvolta, la persona che vi invita a far uso di droga o di alcool ha con sé la sostanza. In tal caso, non suggerite un'alternativa in quanto è scontato che la persona la consumerà in quel momento. Quello che dovete fare è allontanarvi senza offrire alcuna alternativa. Se la persona che vi invita a fare uso della sostanza ha con sé la droga dovete allontanarvi il più presto possibile. Sul foglio avete un elenco delle cose che potete dire a una persona per uscire da una situazione di questo genere.

Adesso eseguiamo qualche simulazione per dimostrare questa abilità. Prima vi daremo noi una dimostrazione e poi potrete fare qualche *role-play* anche voi. Facciamo finta che Tara mi chieda di far uso di droga e di alcool con lei. Io vorrei dirle di no perché sto osservando l'astinenza. Vorrei offrirle un'alternativa: Mentre eseguiamo il *role-play*, voi controllate che si eseguano tutte e quattro le fasi.

Situazioni da utilizzare nel *role-play*

Nota per il terapeuta. Invitate ciascun membro del gruppo a individuare le persone che potrebbero invitarlo a far uso di sostanze o alle quali sarebbe difficile dire di no e ad indicare con quale persona nota trascorrere del tempo (ad es., un familiare o un amico). Nella simulazione, quella persona sarà interpretata da un altro membro del gruppo. Per individuare persone, luoghi e sostanze che hanno un particolare significato per ciascun membro del gruppo, fate riferimento alle informazioni raccolte durante i colloqui motivazionali.

Se il soggetto si imbatte in uno spacciatore potrebbe non volerlo guardare in volto. In questo caso consigliategli di non guardarlo e di andarsene.

Programma della lezione

Nota per il terapeuta: I co-leaders eseguono il *role-play* tra di loro e, poi, con ciascun membro del gruppo. Durante il *primo* giro di simulazioni, la persona che eseguirà il *role-play* con il soggetto farà la parte di un individuo con cui il soggetto fa uso della sostanza nel luogo dove, solitamente, essi ne fanno uso insieme. I co-leader dovrebbero tentare di convincere il membro almeno due o tre volte a fare uso della sostanza. Il leader – o un altro del gruppo – accetterà l'alternativa proposta dal membro al consumo di droga/alcool e terminerà il *role-play*. Nell'incontro successivo i co-leader continuano a eseguire *role-play* con i membri del gruppo utilizzando persone e luoghi specifici. Il livello di difficoltà viene aumentato. L'interlocutore accetterà l'alternativa proposta dopo tre tentativi e non dovrebbe convincere il membro a far uso della sostanza attaccandolo da un punto di vista personale. I co-leaders devono strutturare con attenzione il *role-play* anche per il referente delle situazioni che riguardano il rapporto con la droga.

Foglio di lavoro: rifiutare alcool e droga (II) – chiedere alla persona di smettere di insistere

Obiettivi

I membri del gruppo imparano le fasi necessarie per rifiutare droga e alcool e per dire alla persona di smettere di chiedere loro di farne uso e, successivamente, esercitano queste capacità tramite il *role-play*.

Indicazioni per i terapeuti

1. Sottoporre i membri del gruppo all'esame delle urine e seguire le procedure indicate nella sezione relativa a "Esame delle urine con interventi basati sulla contingenza";
2. riesaminare gli obiettivi e completare la procedura di definizione degli stessi;
3. breve riepilogo dell'ultimo incontro;

    Nell'ultimo incontro di gruppo abbiamo discusso di come rifiutare offerte di alcool o droga e suggerire all'altra persona un'attività alternativa al consumo di sostanze. Chi mi può dire quando è bene proporre a qualcuno un'alternativa? Giusto – possiamo farlo se il nostro interlocutore è una persona con cui spesso facciamo cose diverse dall'usare alcool o droga e con cui vorremmo trascorrere un po' di tempo. Qualcuno ricorda la situazione in cui non è opportuno suggerire un'alternativa? Giusto – se la persona ha con sé alcool o droga. In quel caso dobbiamo solo andarcene;

4. incontro odierno.

    Durante l'ultimo incontro di gruppo abbiamo discusso di come rifiutare un'offerta di droga e suggerire un'alternativa quando qualcuno che conosciamo – può essere un familiare o un amico – vuole farne uso insieme a noi. Ci siamo esercitati a fornire una motivazione del perché non vogliamo farne uso e a proporre un'alternativa come, ad esempio, andare a bere un caffè o al cinema. Talvolta, la persona cui noi opponiamo un rifiuto ci può creare problemi insistendo o mettendoci in una brutta situazione. Spesso, è qualcuno che conosciamo – un familiare o un amico – a insistere affinché si faccia uso della sostanza. È successo a tutti i presenti qui – un amico ci viene a trovare, vuole consumare droga con noi e continua a insistere mettendoci sotto pressione. Per i prossimi due incontri ci eserciteremo a utilizzare le capacità di dire di no quando siamo sotto pressione. Oggi parleremo di cosa fare in questa situazione – quando un familiare o un amico o qualcuno che conosciamo continua a chiederci di fare uso di sostanze (discutere la differenza nella fase 4).

Fase 1: Contatto dello sguardo

Perché è importante guardare la persona con cui state parlando? Perché, in questo modo, attirate la sua attenzione. Se mentre state parlando con una persona fissate i vostri piedi anziché guardarla in volto cosa penserebbe? Non saprebbe che state parlando con lei o potrebbe non sentirvi.

Fase 2: Usare un tono di voce deciso, dire alla persona che non volete far uso di droga o di alcool

Perché è importante usare un tono di voce deciso? Giusto! Perché, in questo modo, rendete chiaro che non volete fare uso di droga/bere con la persona che ve lo ha chiesto. Quando si è decisi con qualcuno, questa persona saprà che state dicendo sul serio. Talvolta, può essere difficile dire a qualcuno che non volete far uso di droga. Perché è difficile? Perché la persona potrebbe perdere la testa o innervosirsi. Dal momento che è difficile farlo, noi abbiamo individuato alcuni modi con cui è possibile dire a qualcuno che non volete far uso della sostanza. Sul foglio che vi è stato consegnato sono elencate alcune espressioni con cui potete dire a qualcuno che non volete far uso di droga o di alcool:

No, mi spiace, ma non ne faccio uso.
No, sto cercando davvero di smettere /rimanere pulito.
No, non consumo più droga /alcool.
No, sto cercando di ridurre il consumo.

Fase 3: Dare una motivazione del perché non volete

Nota per il terapeuta: Si veda il foglio supplementare: è molto importante aiutare ciascun membro del gruppo a individuare alcune ragioni personali.

Perché questa è una fase importante? Perché, in questo modo, la persona con cui state parlando capisce che non volete fare uso di droga o di alcool e la spiegazione correlata. È importante ricordare di essere onesti. Non inventate un motivo che non sia vero. Perché è importante essere onesti quando si fornisce una motivazione? Perché, se ciò che dite non corrisponde alla verità vi potreste sentire stressati o agitati e ciò non vi aiuta a pensare in maniera lucida e a far valere le vostre ragioni. Sul foglio che vi è stato consegnato sono elencate alcune motivazioni che potete dare a una persona che vi chiede di far uso di droga o di alcool.

Fase 4: Chiedere alla persona di non invitarvi a far uso di droga/alcool

Questa fase dell'abilità è leggermente diversa. Quando qualcuno esercita pressione su di voi affinché facciate uso della sostanza, dovete dirgli che non volete e che smetta di insistere. Perché è importante dire a qualcuno che non volete che insista affinché facciate uso di alcool o droga? Giusto! Perché desiderate che sappia che non volete continuare a rispondere di no, che volete essere lasciati in pace. Come si può dire a qualcuno di non continuare a chiedervi di far uso di droga o alcool?

Nota per il terapeuta: Usate i fogli che avete distribuito per dare ai clienti un'idea di ciò che potrebbero dire:

Hey, ho detto che sto cercando di rimanere pulito, non chiedermelo ancora.
Ti ho detto che non uso più droga/alcool: quindi, smettila di chiedermelo.
Sto cercando di rimanere pulito, per favore non chiedermi un'altra volta di far uso di droga/bere.

Ora eseguiremo alcuni *role-play* per mostrarvi come funziona questa abilità. Prima, ve ne daremo una dimostrazione; poi, potrete anche voi fare alcune simulazioni con noi. Nel nostro *role-play* Tara mi chiederà di fare uso di alcool e di droga con lei. Immaginate che lei abbia la droga con sé e che stia insistendo affinché ne faccia uso anche io e me lo chieda diverse volte. Voglio dire no perché non sto facendo uso di droga e voglio rimanere pulito. Voglio anche dirle di smettere di chiedermelo e di insistere. Mentre eseguiamo i *role-play*, controllate che si eseguano tutte e quattro le fasi.

Situazioni da utilizzare nel *role-play*

Nota per il terapeuta: Utilizzare le persone e i luoghi individuati precedentemente da ciascun membro. Se, per un membro, sono rischiosi più di una persona o di un luogo, è necessario variare il *role-play*, di conseguenza.

Programma della lezione

Nota per il terapeuta: I co-leaders eseguono il *role-play* tra di loro per dimostrare le varie fasi e, poi, effettuano simulazioni con ciascuno dei membri del gruppo. Non cedete subito alla richiesta del membro di smettere di insistere. Fate almeno tre tentativi per persuadere la persona a far uso di sostanze e, poi, smettete di chiederglielo. Ecco alcuni esempi:

Dai! Sarà divertente!
Ti farà sentire meglio
Solo un po', non ti farà male
Bene. Pensavo che tu fossi mio amico!
Pensi di essere migliore di me?
Così, adesso, non ti vado più bene?
Beh, allora vai all'inferno! Me ne vado!

Foglio di lavoro: rifiutare alcool e droga (III) – parlare con uno sconosciuto o con uno spacciatore; allontanarsi

Obiettivi

Tramite il *role-play* i membri del gruppo imparano le fasi necessarie per rifiutare offerte di alcool e droga da parte di sconosciuti o spacciatori e chiedere loro di smettere di insistere.

Indicazioni per i terapeuti

1. Sottoporre i membri del gruppo a esame delle urine prima dell'inizio dell'incontro e seguire le procedure indicate nella sezione relativa a "Esame delle urine con interventi basati sulla contingenza";
2. riesaminare gli obiettivi e completare la procedura di definizione degli stessi;
3. breve riepilogo dell'ultimo incontro;

Nel nostro ultimo incontro di gruppo abbiamo discusso di come utilizzare le capacità di rifiuto della droga e chiedere alla persona di smettere di insistere affinché voi facciate uso di sostanze. Chi può dire perché è importante chiedere a qualcuno di smettere di chiederci di far uso di sostanze? Giusto! Per far sapere alla persona che non volete e che non deve insistere. Rivediamo insieme le varie fasi di queste abilità. Vi ricordate quali erano?

4. incontro odierno.

Negli ultimi incontri di gruppo abbiamo imparato come utilizzare e mettere in pratica le capacità di rifiuto da offerte provenienti da persone che conosciamo, come familiari e amici. Ci siamo esercitati nel contatto dello sguardo, nel dire alla persona che non vogliamo far uso di sostanze, nel fornire una motivazione del perché non lo vogliamo e nel suggerire un'alternativa nel caso in cui volessimo trascorrere, comunque, un po' di tempo con quella persona. Nell'ultimo incontro di gruppo abbiamo discusso di cosa fare se un familiare o un amico insiste e abbiamo applicato le modalità per dire alla persona che non vogliamo che continui a chiedercelo. Oggi, ci eserciteremo in abilità di rifiuto della droga in situazioni in cui l'offerta non proviene da qualcuno che conosciamo o con cui vorremmo trascorrere un po' di tempo, ma da uno sconosciuto o da uno spacciatore che vi invita ad acquistare droga. Alcune persone, in altri gruppi, ci hanno fatto notare che dovete parlare in modo diverso a uno spacciatore rispetto a come parlereste a un familiare o a un amico. Cosa pensate ci sia di diverso se a chiedervi di comprare la droga è uno sconosciuto o uno spacciatore? È più difficile per voi dire di no a uno sconosciuto o a uno spacciatore?

Nota per i terapeuti: Le fasi di cui è composta l'abilità sono già elencate, ma voi dovete adattarle a ciascun cliente. Ad esempio, qualcuno potrebbe sentirsi a disagio nel guardare in volto uno spacciatore. Altri vorranno andarsene senza dire niente, piuttosto che dare una motivazione. Altri ancora potrebbero volere spiegare perché non vogliono farne uso in quel momento (non hanno soldi o si devono sottoporre ad esame delle urine) con l'idea che lo spacciatore li lascerebbe andare se pensa che tornerebbero un altro giorno.

Fase 1: Contatto dello sguardo

Nota per il terapeuta: Punti da discutere con il cliente: Guardereste in volto uno spacciatore?

Fase 2: Dire alla persona che non volete far uso di droga o di alcool

Nota per il terapeuta: Punti da discutere con il cliente: Usereste un tono di voce deciso? Direste poche parole per rifiutare; direste semplicemente no o non direste nulla?

Fase 3: Fornire una motivazione del perché non volete far uso della sostanza

Nota per il terapeuta: Si veda il foglio supplementare: è molto importante aiutare ciascun individuo a identificare alcuni motivi personali.

Punti da discutere con il cliente: Dareste una spiegazione o, semplicemente, vi allontanereste senza dir nulla? Che tipo di motivazione sarebbe soddisfacente per uno spacciatore?

Fase 4: Dire alla persona di non chiedervi di far uso di sostanze/allontanarsi

Nota per il terapeuta: Punti da discutere con il cliente: Chiedereste allo spacciatore di smettere di insistere o, semplicemente, vi allontanereste? Che tono di voce dovreste usare con uno spacciatore?

> Ora, eseguiremo qualche *role-play* per esercitarci nell'abilità di rifiuto delle offerte provenienti da uno spacciatore o da uno sconosciuto. Vi chiederemo di pensare a come utilizzereste le abilità di rifiuto e svilupperemo un programma diverso per ciascuno di voi. Dapprima vi daremo una dimostrazione e, poi, potrete fare anche voi qualche simulazione insieme a noi. Immaginiamo che Tara sia uno spacciatore e mi chieda di acquistare la droga. Lei ha con sé la droga e insiste affinché io ne faccia uso e mi chiede diverse volte di appartarci. Io voglio dirle di no perché non sto facendo uso di droga e voglio rimanere pulito. Inoltre, voglio dirle di smettere di insistere. Mentre eseguiamo il *role-play,* voi controllate se applichiamo tutte e quattro le fasi.

Situazioni da utilizzare nel *role-play*

Nota per il terapeuta: Utilizzate le persone e i luoghi identificati in precedenza da ciascuno. Se, per un determinato membro, sono rischiosi più di una persona o luoghi, allora è necessario variare il *role-play*, di conseguenza.

9.1
Introduzione

La sezione relativa all'educazione e alle capacità di *coping* nell'ambito del BTSAS intende fornire ai clienti informazioni che accrescano il grado di motivazione a non far uso di sostanze e insegnar loro abilità di *coping* che aumentino le probabilità di successo, trattando i problemi particolari cui vanno incontro i soggetti affetti da SPMI che fanno uso di sostanze. Ai partecipanti vengono illustrate le basi biologiche delle SPMI e viene spiegato in che modo i farmaci alleviano i sintomi e come l'utilizzo di sostanze abbia effetti sul cervello e influisca negativamente sull'efficacia dei farmaci psichiatrici. I membri del gruppo apprendono nozioni relative all'HIV, a come l'uso di sostanze comporti un maggior rischio di contrarre il virus dell'HIV, a come usare il preservativo e ridurre il rischio di malattia; inoltre, mettono in pratica simulazioni di situazioni "ad alto rischio" che includono sia l'uso di droga, sia l'attività sessuale al fine di apprendere strategie che possano ridurre il rischio di infezione. Negli incontri dedicati alle abilità di *coping* i clienti imparano a individuare gli stimoli che generano il desiderio incontrollabile di far uso della sostanza e le situazioni "ad alto rischio". Vengono insegnate e messe in pratica abilità di evitamento e di fuga in modo che i clienti apprendano strategie utili per evitare, appunto, le situazioni "ad alto rischio" e siano in grado di uscirne rapidamente qualora dovessero trovarsi di fronte a più stimoli.

La sezione dedicata all'educazione e alle abilità di *coping* è strutturata in maniera un po' diversa da quella relativa all'intervento mirato al miglioramento delle capacità e vede alternarsi sequenze di incontri educativi a incontri incentrati sulle abilità di *coping*.

In questo capitolo dapprima verranno descritti gli incontri educativi e poi quelli dedicati alle abilità di *coping*. Tuttavia, i Fogli di Lavoro inseriti al termine (pag. 186) vengono presentati nell'ordine in cui vengono somministrati in un gruppo di

La terapia cognitivo-comportamentale dell'abuso di sostanze in comorbilità con disturbi mentali gravi. Alan S. Bellack, Melanie E. Bennett, Jean S. Gearon
© Springer-Verlag Italia 2011

BTSAS. Inoltre, per maggiore comodità, descriveremo ciascuna unità educativa e di capacità di *coping* in blocchi lunghi quanto un incontro. Ciascuna unità può comunque essere suddivisa in varie parti, come si ritenga opportuno, o trattata in più incontri. Le unità dovrebbero essere suddivise in modo che eventuali sotto-argomenti vengano presentati per intero nell'ambito di un solo incontro. Ciascun incontro dovrebbe includere un riepilogo del materiale didattico presentato durante quello precedente.

9.2
Incontri educativi

9.2.1
Aspetti generali

La componente educativa del BTSAS prevede sette incontri in cui vengono discussi argomenti relativi al rapporto tra uso di droga e SPMI e in cui sono incluse informazioni sugli effetti "fisiologici", ma negativi, dell'uso di sostanze sui disturbi mentali; di questi aspetti, come abbiamo potuto constatare grazie alla nostra esperienza clinica, i nostri clienti solitamente non sono a conoscenza. Piuttosto che rivolgere un'ammonizione generica sui pericoli dell'utilizzo di droga, si cerca di dare rilievo alle informazioni che abbiano un certo interesse personale per ciascun membro del gruppo. I clienti vengono incoraggiati a correlare esperienze individuali all'uso e l'abuso di sostanze nel tentativo di alterare il rapporto che essi percepiscono tra rischio e beneficio del consumo di sostanze. Le informazioni vengono adattate al grado di attenzione e alla capacità di apprendimento dei partecipanti e si fa ampio uso di materiale audiovisivo e fotocopie. I membri del gruppo vengono invitati a ripetere e a spiegare con parole proprie le informazioni apprese. Gli argomenti trattati nella componente educativa includono: 1) le conseguenze positive e negative del consumo di sostanze; 2) le basi biologiche delle SPMI; 3) l'impatto dell'uso di sostanze sui sintomi delle SPMI; 4) il rapporto tra uso di droga e HIV/epatite C e il *training* per il miglioramento delle capacità di prevenzione dell'HIV.

9.3
Indicazioni generali ai terapeuti

Sebbene sia necessario utilizzare un format didattico per fornire informazioni nell'ambito degli incontri educativi, i clienti potrebbero non accettare di buon grado il dover seguire una sorta di lezione. Il terapeuta non dovrebbe parlare per più di circa cinque minuti senza coinvolgere i membri del gruppo nella discussione. In generale, tanto più i clienti discutono del materiale con parole proprie, quanto più facilmente assimilano i punti chiave. Elenchiamo, di seguito, alcune strategie utili per suddividere le informazioni didattiche:

1. chiedere a uno dei partecipanti di riassumere o ripetere una parte di quanto è stato detto (ad es., "Quindi, Susan, ci puoi dire che cos'è la dopamina?" "Giusto. È una sostanza chimica presente nel cervello e che nei soggetti affetti da schizofrenia può creare problemi");
2. invitare a raccontare eventuali esperienze personali (ad es., "Rafael, ti viene in mente qualche volta in cui le tue voci sono peggiorate dopo aver fatto uso di crack?"): in questo modo i terapeuti cercano esempi con i quali ci si possa identificare e, magari, scoprire quale aspetto dell'uso personale della sostanzia sia maggiormente temuto;
3. rivedere gli obiettivi e dedurre quali possano essere le conseguenze positive e negative dell'abuso di sostanze secondo quanto emerso durante i colloqui motivazionali. Ai terapeuti possono essere consegnate copie degli elenchi stilati durante i colloqui motivazionali per potervi fare riferimento;
4. non rivolgere domande che comportino una risposta del tipo sì/no o una parola sola (ad es., "È chiaro?" "Avete capito tutti?" "Ci sono domande?"). Cercare di porre domande che inducano i pazienti a spiegare i vari punti con parole proprie (ad es., "Quindi, Maurice, ci puoi dire perché l'uso di cocaina peggiora i sintomi della schizofrenia?"; oppure "Juan, ci puoi spiegare con l'aiuto di questo diagramma cosa succede quando prendi il farmaco?" "OK. Cosa succede se fumi un joint?"). I terapeuti possono anche rivolgere domande che prevedano la presenza di spazi vuoti da riempire (se ciò fosse troppo difficile utilizzate domande a risposte multiple).

Il programma prevede un ampio utilizzo di sussidi visivi e materiale fotocopiato che viene distribuito ai membri del gruppo. Non ci si dovrebbe aspettare che i partecipanti ricordino tutto ciò che viene loro spiegato. L'obiettivo consiste nel far sì che essi apprendano e si ricordino i punti chiave che li motiveranno e li aiuteranno a mantenere il consumo di sostanze a livelli ridotti. Ad esempio, un cliente potrebbe imparare a usare il termine "dopamina" come parola di moda o suggerimento per gli effetti negativi della cocaina, mentre un altro potrebbe semplicemente ricordare che il neurolettico non funziona se fuma il crack.

9.4
Pro e contro dell'uso di sostanze

Nel primo incontro educativo coinvolgiamo i clienti in una discussione sugli aspetti positivi e negativi del consumo di sostanze. Sebbene per molti clinici e clienti il parlare delle conseguenze negative sembri abbastanza ovvio nell'ambito di un trattamento per l'abuso di sostanze, la maggior parte di essi mette in questione l'importanza del discutere anche degli aspetti positivi, partendo dal presupposto che il riconoscere che l'utilizzo di sostanze fa stare bene o che presenta altri vantaggi possa indurre il soggetto a continuare a farne uso. Noi non siamo d'accordo. I soggetti affetti da SPMI fanno uso di sostanze perché ciò arreca loro un beneficio (rinforzo): perché li fa sentire bene o li aiuta a dimenticare i propri problemi oppure perché contribuisce a scacciare la noia, ad alleviare i sintomi o a prender sonno. Inoltre, essi sanno che, sotto molti punti di vista, il consumo di sostanze è vantaggioso. Non riconoscere questo aspetto significa perdere l'opportunità di discutere del perché un determinato soggetto ne fa uso e di risolvere i problemi in altri modi (sentirsi meglio, dormire meglio, sopportare i sintomi, ecc.) senza ricorrere all'uso di sostanze.

Questa parte dell'incontro prevede che vengano elencati i pro e i contro del consumo di droga su un tabellone o una lavagna. In questo modo anche i membri del gruppo più tranquilli o reticenti saranno incoraggiati a partecipare attivamente perché ognuno ha idee ben definite e personali su quelli che vengono considerati gli aspetti piacevoli dell'uso di droga e tutti ne hanno sperimentato le conseguenze negative. Questo è un argomento che interessa tutti ed è un buon modo per coinvolgere tutti i partecipanti. Inoltre, l'aspetto "visivo" dell'elenco dovrebbe far sì che i clienti si rendano conto che l'uso di droga è, nel complesso, più dannoso che benefico. L'obiettivo consiste nello stilare un elenco costituito da due colonne facendo in modo che quella dei "contro" sia molto più lunga di quella dei "pro". Questa differenza visiva dovrebbe essere uno degli argomenti di discussione una volta terminato l'elenco. Il terapeuta può far notare la differenza di lunghezza tra le due colonne e dirigere la discussione in modo che i clienti capiscano che l'uso di droga causa più problemi di quanti ne possa risolvere.

9.5
Basi biologiche delle SPMI

L'obiettivo dell'incontro sulle basi biologiche delle SPMI consiste nel fornire ai clienti informazioni su come il cervello umano funziona e sul modo in cui i neurolettici agiscono per correggere i deficit del funzionamento cerebrale causati dai disturbi psichiatrici. Il trattare un simile argomento, non specificatamente correlato all'uso di sostanze, consente di fornire ai soggetti con "doppia diagnosi" informazioni importanti. Innanzitutto, sorprende sempre scoprire quanti clienti affetti da SPMI non sappiano cosa c'è alla base della loro malattia e quale sia la causa dei loro sintomi. Abbiamo riscontrato come, spesso, le informazioni di base da noi fornite sul funzionamento cerebrale siano le uniche informazioni che questi soggetti ricevono riguardo alla malattia di cui soffrono. Secondariamente, questo incontro fornisce le basi per gli incontri successivi, che saranno incentrati sui rischi cui vanno incontro gli individui affetti da SPMI che fanno uso di sostanze. Affinché i clienti comprendano come l'uso di sostanze comprometta l'efficacia dei neurolettici, essi devono prima sapere come funziona il cervello e qual è l'azione svolta da questi farmaci.

È importante ricordare che con questo incontro non si intende impartire una lezione di neurobiologia e neurofarmacologia ma si vogliono illustrare pochi concetti chiave che verranno trattati nel corso dei vari incontri per spiegare il fondamento biologico dei rischi in cui possono incorrere i soggetti affetti da SPMI che fanno uso di sostanze. Tali concetti sono i seguenti: 1) le cellule cerebrali comunicano per mezzo di alcune sostanze chimiche; 2) una quantità troppo elevata o troppo scarsa di alcune sostanze chimiche gioca un ruolo fondamentale nelle SPMI; 3) i farmaci correggono gli squilibri dei livelli di queste sostanze chimiche determinando una remissione dei sintomi. Ricordate di usare un linguaggio semplice (ad esempio, anziché il termine *neurotrasmettitori* è possibile utilizzare il termine *sostanze chimiche*) e di adattare il linguaggio e il contenuto alla capacità di comprensione di ciascun membro del gruppo. Ad esempio, si possono usare termini più complessi (cioè, *neurotrasmettitori*) quando si parla con un soggetto dal funzionamento elevato che ha già un'idea di ciò di cui voi state parlando e termini più semplici con un altro cliente che ha difficoltà a seguire un linguaggio complicato.

9.6
Impatto del consumo di sostanze sui sintomi delle SPMI

Il contenuto dei concetti esposti in questo incontro è un po' più complicato rispetto al materiale degli incontri precedenti in quanto correla l'uso di sostanze al peggioramento dei sintomi di SPMI e a uno scarso funzionamento. È importante rivedere il contenuto delle precedenti riunioni sulle basi biologiche delle SPMI assicurandosi che i clienti abbiano compreso i tre concetti principali (le cellule cerebrali comunicano tramite sostanze chimiche; una quantità troppo elevata o troppo esigua di alcune sostanze chimiche svolge un ruolo fondamentale nelle SPMI; i farmaci correggono lo squilibrio nei livelli di queste sostanze chimiche portando a una remissione dei sintomi delle SPMI). Un altro obiettivo di questo incontro consiste nell'aiutare i membri del gruppo a capire come l'uso di sostanze determini un aumento dei livelli dei neurotrasmettitori e possa scatenare/esacerbare i sintomi dei disturbi mentali. Come per l'incontro dedicato alle basi biologiche delle SPMI, anche in questa occasione è importante fare in modo che il contenuto sia semplice e adatto al livello di funzionamento e di comprensione di ogni singolo soggetto. Ancora una volta, l'attenzione è rivolta su alcuni concetti chiave con cui è possibile spiegare la base biologica dei rischi cui vanno incontro i clienti con SPMI che fanno uso di sostanze. Questi includono: 1) l'uso di sostanze influisce sui meccanismi delle sostanze chimiche a livello cerebrale; 2) quando un soggetto affetto da SPMI consuma droghe da strada subisce un "doppio colpo" – il funzionamento di alcune sostanze chimiche, che già presenta anomalie, viene ulteriormente alterato causando modificazioni a livello emotivo, comportamentale e percettivo che costituiscono l'elemento principale del disturbo mentale. Ancora, è necessario ricordare di esprimersi con termini semplici e adattare linguaggio e contenuto alla capacità di comprensione dei singoli membri del gruppo.

9.7
Unità su HIV ed epatite C

Gli incontri dedicati alla prevenzione dell'HIV e dell'epatite e a come l'uso di droga comporti il rischio di contrarre queste malattie sono quattro e trattano i seguenti punti: 1) definizione di HIV, modalità di trasmissione e comportamenti a rischio; 2) come ridurre il rischio di HIV illustrando il corretto uso del preservativo; 3) abituarsi a chiedere al proprio partner rapporti sessuali sicuri; 4) prevenzione dell'epatite. Nel complesso gli incontri hanno come argomento principale il legame tra uso di sostanze e rischio elevato, con l'obiettivo di indicare ai clienti le ragioni per cui sarebbe opportuno ridurre o cessare il consumo di sostanze e aiutarli, quando ne fanno uso, a farlo nel modo più sicuro possibile. Inoltre, le pratiche sessuali "ad alto rischio" (i nostri clienti sono "ad alto rischio" in quanto spesso seguono pratiche sessuali non sicure) sono spesso correlate all'uso di droga. Molti, infatti, utilizzano sostanze prima e durante l'attività sessuale o hanno rapporti intimi con partner che ne fanno uso. Fornendo informazioni sull'HIV e sull'epatite e correlando queste malattie all'uso di sostanze, il nostro obiettivo è aiutare i clienti a capire che il consumo di sostanze può avere conseguenze a lungo termine.

Un punto importante di questi incontri riguarda i clienti e il loro rapporto con il virus dell'HIV e con l'epatite. Molti individui con "doppia diagnosi" sono affetti da una o entrambe queste malattie e ne sono consapevoli; altri, invece, possono essere infetti ma non saperlo; altri ancora, dopo aver avuto informazioni su queste malattie, desiderano sottoporsi al test per l'HIV o per l'epatite. Questi possono essere argomenti difficili da discutere per i clienti infetti o per quelli che temono di esserlo. Diverse sono le strategie da tenere a mente. Alcuni clienti rivelano di essere affetti da HIV o epatite durante gli incontri di gruppo e desiderano parlarne. In genere, questi soggetti hanno una certa conoscenza di queste malattie e se acconsentono a parlarne liberamente possono essere utilizzati come "esperti" in grado di esporre agli altri quali siano i sintomi, i test a cui è necessario sottoporsi, i farmaci utilizzati e così via. Questi clienti forniscono, inoltre, informazioni preziose su come l'uso di sostanze abbia influito sulla loro salute considerato che sono affetti da HIV/epatite. Altri membri del gruppo, invece, possono essere affetti da HIV o da epatite ma non vogliono discuterne nelle riunioni di gruppo. Non chiedete a un cliente di parlare del fatto che è affetto da HIV a meno che sia la persona stessa volontariamente ad aver informato il gruppo di ciò e ne abbia già discusso. È fondamentale che il cliente si senta a proprio agio all'interno del gruppo e il rivelare la malattia o meno deve essere una decisione che solo il paziente può prendere. Inoltre, assicuratevi di avere informazioni sui luoghi e i costi delle strutture in cui vengono effettuati i test per l'HIV e l'epatite nella vostra zona. Se il partecipare a questi incontri induce il cliente a sottoporsi ai test, aiutatelo a organizzarsi informando anche il suo erogatore primario di cure psichiatriche.

Nel corso degli anni, per rispondere a importanti questioni sollevate dai clienti sui rischi e la salute sono state aggiunte altre componenti. Ad esempio, durante l'incontro dedicato alle definizioni sono state incluse informazioni riguardanti le malattie a trasmissione sessuale in quanto alcuni clienti hanno chiesto informazioni a riguardo. Nell'incontro sull'uso del profilattico vengono fornite informazioni e istruzioni per l'utilizzo delle misure anticoncezionali femminili alla luce della nostra esperienza con donne che sapevano che non sarebbero riuscite a convincere i propri partner a usare una protezione.

9.8
Definizione di HIV, modalità di trasmissione; comportamenti a rischio

Questo incontro è dedicato alle definizioni e alle statistiche. Innanzitutto, ai membri del gruppo viene fornita la definizione di HIV e vengono spiegate le modalità di trasmissione del virus. Sebbene alcuni di questi argomenti possano essere difficili da trattare, la maggior parte dei nostri clienti ha già delle informazioni a proposito e alcuni sono molto informati sui modi in cui l'HIV si trasmette. Questo fornisce ai membri del gruppo una buona opportunità di rispondere alle domande e ricevere un rinforzo per la partecipazione e l'interesse dimostrati verso l'argomento. In un secondo momento la discussione sui comportamenti a rischio spesso assume un tono serio. La maggior parte dei membri del gruppo mantiene un atteggiamento serio e alcuni mostrano un certo turbamento quando vengono esaminati comportamenti messi in atto dalla maggior parte di loro (rapporti sessuali non protetti o con più partner). È importante fornire queste informazioni in tono serio, ma anche aiutare i clienti a vedere che i loro sforzi per ridurre o cessare l'uso di droga li aiuteranno a stare in salute e ad abbassare il rischio di infezione. L'approccio dovrebbe consistere nel ricordare loro che il rischio di infezione da HIV è qualcosa che possono gestire imparando a controllare il proprio comportamento. L'enfasi è posta sulle strategie di risoluzione dei problemi e sull'aiutare i clienti a sentirsi in grado di compiere scelte comportamentali corrette.

L'altro importante obiettivo di questo incontro consiste nell'individuare l'uso di droga come comportamento a rischio in quanto può indurre a mettere in atto pratiche sessuali rischiose. La correlazione che si dovrebbe porre in risalto è la seguente: l'uso di droga fa pensare meno lucidamente, quando si pensa meno lucidamente di prendono decisioni sbagliate, una decisione sbagliata consiste nell'attività sessuale a rischio. Pertanto, l'uso di sostanze può portare alla decisione di adottare pratiche sessuali a rischio. Questo è il nesso che deve essere spiegato e ripetuto durante l'incontro.

9.9
Ridurre il rischio di HIV e insegnare un uso corretto del profilattico

Molti dei soggetti affetti da SPMI hanno scarsa dimestichezza nell'uso del profilattico o non ne hanno alcuna esperienza. L'obiettivo di questo incontro consiste nel collegare l'utilizzo del preservativo a una pratica sessuale sicura in grado di ridurre il rischio di infezione da HIV. Preparatevi a mostrare ai clienti come usare il preservativo e, mano a mano che la dimostrazione procede, spiegate come il suo utilizzo riduca il rischio di contrarre l'HIV. Questo incontro assumerà un tono molto più leggero, rispetto ad altri, sopratutto per il fatto che la maggior parte dell'incontro è dedicato al fare pratica su modelli di legno e molti lo trovano divertente. Il tono dell'incontro dovrebbe essere mantenuto a questo livello: l'obiettivo consiste nel fare in modo che ogni partecipante faccia pratica nell'utilizzo del profilattico e un'atmosfera umoristica e divertente incoraggia anche i clienti che inizialmente possono provare imbarazzo o disagio. A questo proposito, l'esempio da parte del terapeuta è molto importante. Un terapeuta che si sente a disagio nel parlare di argomenti correlati al sesso e all'uso del profilattico farà fatica a mettere a proprio agio i membri del gruppo. Prima di tenere l'incontro relativo a queste tematiche per la prima volta vi consigliamo di fare pratica, in modo che la discussione del tema risulti scorrevole.

Questo incontro prevede anche il trattare quelle che possono essere delle alternative al rapporto sessuale, compresi altri modi di instaurare un rapporto di intimità con qualcuno e di trascorrere del tempo insieme all'altra persona. Anche queste sono opzioni che molti clienti affetti da SPMI, i quali spesso hanno rapporti sessuali in seguito al consumo di droga o si avvantaggiano dell'uso di sostanze durante i rapporti sessuali, non hanno mai preso in considerazione. Il terapeuta piuttosto che cercare di convincere i clienti che le "coccole" siano meglio del rapporto sessuale dovrebbe offrire anche queste opzioni ai clienti e fare in modo che essi pensino quando sia meglio non avere rapporti sessuali (quando ciò è correlato all'uso di sostanze o quando non sarebbe sicuro).

9.10
Abituarsi a richiedere pratiche sessuali sicure

Questa sessione comporta la simulazione di situazioni in cui i clienti imparano a dire al proprio partner che non vogliono avere un rapporto sessuale o che sono disposti ad averlo solo utilizzando misure di sicurezza. Per molti pazienti, se non per tutti, questa può costituire un nuova capacità e parecchi incontrano delle difficoltà. Per questo è importante che costoro eseguano più *role-play* per trovare le parole giuste e non sentirsi a disagio. Ancora, è importante far presente ai clienti che vi sono delle alternative al rapporto sessuale e che, se comunque si desidera avere un incontro intimo, esistono dei modi più sicuri di altri. I *role-play* devono essere adattati alla situazione di ciascun cliente e a ciò che questi vuole dire al proprio partner. Ad esempio, un soggetto potrebbe voler avere un rapporto sessuale con l'altra persona e, quindi, aver bisogno di esercitarsi a parlare con il partner di come poterlo fare in sicurezza. Un altro potrebbe preferire un'alternativa al rapporto sessuale e quindi necessitare di esercitarsi in questo. Ricordate che la finalità consiste nel far esercitare i clienti nelle varie fasi e fare in modo che siano in grado di applicarle a situazioni in cui potrebbero trovarsi con l'obiettivo di ridurre il rischio di contrarre l'HIV. Se un membro del gruppo non riesce a individuare una situazione che si applichi alla realtà fategli eseguire il *role-play* che desidera per farlo esercitare nell'esecuzione delle varie fasi. Con i soggetti che si sentono a disagio o che sostengono che non eseguiranno mai un *role-play* può essere utile il seguente approccio:

Cliente: Se voglio fare sesso è questo ciò che voglio e basta. Non mi serve il preservativo e non lo userei neanche se la mia partner me lo chiedesse. Non mi piace.
Terapeuta: OK, quindi ti sembrerebbe innaturale il chiedere alla tua partner di pren-

dere precauzioni o di fare qualcos'altro che non sia sesso.

Cliente: Sì.

Terapeuta: Bene, il nostro obiettivo è di immaginare come si possa ridurre il rischio di contrarre l'HIV. Un modo consiste nell'avere rapporti sessuali sicuri utilizzando il preservativo. Anche se, magari, in questo momento l'idea non ti va, potrebbe giungere il momento in cui vorrai avere rapporti sessuali sicuri – ad esempio se vieni a sapere che la tua partner è affetta da HIV o se hai una nuova compagna ma non sai molto di lei e vuoi essere sicuro di non correre il rischio di contrarre il virus dell'HIV. Quindi, in futuro, potrebbe accadere che tu voglia suggerire l'uso del preservativo alla tua partner. Adesso eseguiamo un *role-play* immaginando che tu ti trovi in compagnia di qualcuno che non conosci bene e vuoi ridurre il rischio di contrarre l'HIV suggerendo, quindi, di usare il preservativo. Forza.

9.11
Prevenzione dell'epatite

Nell'incontro dedicato alla prevenzione dell'epatite ai partecipanti vengono fornite informazioni su tutte le forme di questa malattia. Per questo motivo si tratta di un incontro pregno di contenuti e lungo. Il Foglio di Lavoro include una revisione approfondita dei diversi tipi di epatite, di come si contraggono e i modi di ridurre il rischio di infezione. Queste informazioni devono essere adattate alle necessità e al livello di comprensione dei membri del gruppo. Cioè, non è necessario fornire tutte le informazioni, ma solo quelle di cui quel gruppo in particolare può necessitare; inoltre, i concetti devono essere esposti in maniera adeguata al livello di comprensione del gruppo. Ad esempio, se i clienti hanno comportamenti che li mettono maggiormente a rischio di contrarre l'epatite C, anziché l'epatite A o B, allora l'argomento dell'incontro dovrebbe essere l'epatite C, anche perché è la più pericolosa delle tre.

9.12
Incontri dedicati alle capacità di *coping*

La componente relativa al miglioramento delle capacità di *coping* nell'ambito del BTSAS ha come obiettivo l'aiutare i clienti a imparare come individuare i fattori che scatenano il desiderio di fare uso della sostanza e le situazioni "ad alto rischio" in cui questi potrebbero presentarsi. Successivamente, insegniamo ai nostri clienti come sfuggire o evitare queste situazioni e li aiutiamo a migliorare le loro capacità di risoluzione dei problemi in modo che siano in grado di applicare strategie di fuga e/o evitamento a diverse situazioni.

9.12.1
Indicazioni generali per i terapeuti

Rimanendo fedeli alla nostra filosofia, utilizziamo il modellamento e le prove di comportamento per insegnare ai nostri pazienti alcune tecniche cognitive e interpersonali: 1) definire e individuare abitudini, *craving* e fattori scatenanti; 2) definire e individuare le situazioni "ad alto rischio"; 3) definire e utilizzare l'evitamento per affrontare situazioni "ad alto rischio" correlate all'uso di alcool; e 4) definire e utilizzare la fuga per affrontare situazioni "ad alto rischio" correlate all'uso di alcool. Analizzando quali siano i problemi che ciascun membro del gruppo incontra nel raggiungimento dei propri obiettivi, il terapeuta sarà in grado di sapere come adattare le richieste di *coping* alle capacità di ciascun singolo soggetto. Ad esempio, se un cliente ha difficoltà nel riuscire a non far uso di sostanze nel periodo che intercorre tra un incontro e l'altro a causa delle pressioni sociali, ciò suggerisce una strategia potenzialmente efficace: il cliente può esercitarsi in situazioni in cui vi è pressione sociale a far uso della sostanza o gli si può insegnare a come sfuggire situazioni in cui la pressione sociale è evidente.

È importante che il terapeuta *applichi quelle che sono le situazioni "ad alto rischio" per un singolo soggetto* a categorie più comuni di situazioni comunemente sperimentate. Ad esempio:

Cliente: Non sono riuscito a raggiungere l'obiettivo di non far uso della sostanza per tre giorni.

Terapeuta: Che cosa ha reso difficile il raggiungimento di questo obiettivo?

Cliente: Danny è venuto a trovarmi e mi ha invitato a una festa dove girava marijuana e, in quel momento, io ero davvero annoiato.

Terapeuta: Quindi, l'essere annoiato costituisce una situazione "ad alto rischio" per te. Può essere una situazione "ad alto rischio" per molte persone. Qualcun altro ha fatto uso di sostanze perché era annoiato?

Nonostante il cliente abbia descritto una situazione personale, il contenuto della situazione può essere generalizzato a una categoria "ad alto rischio": l'essere annoiati. La generalizzazione di situazioni individuali "ad alto rischio" è fondamentale per tre motivi. Innanzitutto, fa sì che le informazioni risultino interessanti e utili per tutti. Secondariamente, la limitata capacità cognitiva dei soggetti schizofrenici rende essenziale il mantenere limitato il numero di informazioni, temi e problematiche che vengono ripetuti più volte. In terzo luogo, il fatto che questo sia un intervento di gruppo applicato a soggetti che presentano deficit cognitivi rende impossibile trattare ogni problema incontrato da ciascun membro del gruppo.

9.12.2
Abitudini, *craving*, fattori scatenanti e situazioni "ad alto rischio"

Questa sessione prevede che venga fornita una quantità di informazioni che non sarebbe possibile riuscire a trattare in un'ora e mezzo solamente. È importante ricordare di adattare il modo di presentare i vari contenuti al livello di comprensione dei membri del gruppo e non fornire un numero eccessivo di informazioni contemporaneamente. È meglio fornire meno informazioni ma fare in modo che di esse si possa discutere in maniera approfondita e, magari, rimandare la presentazione del resto del materiale ad altro incontro.

Il contenuto dell'incontro può essere adattato anche in altri modi. Sebbene il Foglio di Lavoro relativo a questo incontro suggerisca il tipo di linguaggio con cui presentare questi concetti, un particolare gruppo di clienti potrebbe trarre vantaggio da un altro linguaggio e da diverse esemplificazioni dei concetti che vengono spiegati. Ad esempio, è prevista una discussione sui fattori scatenanti, ma molti clienti avranno già partecipato agli incontri della AA/NA e potrebbero trovarsi maggiormente a proprio agio con i concetti di "gente, luoghi e oggetti". Da un punto di vista funzionale questi sono due modi di dire la stessa cosa e il terapeuta dovrebbe esprimere i vari concetti in modo che i clienti possano comprendere. Alcuni soggetti hanno un'idea personale di *craving*, i cui segni e sintomi possono differire da persona a persona e i vari membri del gruppo potrebbero spiegarne ciascuno la propria esperienza in modo diverso o non essere pienamente in grado di comprenderne il concetto. Ad esempio, alcuni riferiscono di non provare alcun *craving* e di fare uso di sostanze solo perché "piace". Quando si descrivono questi concetti è importante utilizzare il linguaggio che verrebbe utilizzato dal cliente stesso e dare rilievo ai concetti che interessano maggiormente ciascun partecipante.

9.12.3
Strategie di evitamento

In questa sessione viene introdotto il concetto di evitamento, ossia l'evitare di mettersi in situazioni "ad alto rischio". Questo è un concetto nuovo per la maggior parte dei clienti affetti da SPMI i quali, spesso, continuano a fare le stesse cose nonostante ne paghino le conseguenze negative non avendo capacità cognitive abbastanza sofisticate da metterli in grado di pensare a nuovi modi di fare qualcosa. Spesso, dei semplici suggerimenti si rivelano molto utili – aspettare il bus a una fermata diversa in modo che durante il tragitto non si debba passare davanti alla postazione di uno spacciatore; non rispondere alla porta quando sappiamo che è un amico che ha con sé la droga e vuole farne uso con noi; non partecipare a una riunione di famiglia se si pensa che i parenti faranno uso di sostanze. Molte volte gli individui affetti da SPMI non sanno di avere delle possibilità di fare qualcosa in modo diverso o di scegliere di evitare situazioni "ad alto rischio". In casi simili, quando si effettua un programma, per evitare le situazioni "ad alto rischio" è importante aiutare il cliente a immaginare come motivare il proprio rifiuto (ad es., dire a un familiare il perché non avete intenzione di partecipare a una riunione familiare). I clienti potrebbero anche non sapere che, in alcuni casi, non sono obbligati a fornire alcuna spiegazione (come il non rispondere alla porta quando sanno che è un amico che vuole fare uso di droga). In questi casi è importante aiutare il cliente a individuare un'attività alternativa in modo che la strategia di evitamento abbia successo (ad es., andare in camera da letto a guardare la TV se a bussare alla porta è un amico che ha con sé la droga, recarsi a un incontro della AA/NA, anziché a una riunione di famiglia in cui si sa che circolerà droga).

9.12.4
Strategie di fuga

Spesso anche l'ipotesi della fuga, ossia l'allontanarsi rapidamente da una determinata situazione, è un concetto nuovo per molti clienti affetti da SPMI i quali, spesso, non capiscono che possono scegliere di allontanarsi da una situazione e, magari, hanno difficoltà a giustificare il proprio allontanamento qualora dovessero motivarlo. Questa è un'altra capacità che necessita di essere rivista e messa in pratica per poter essere di aiuto ai pazienti e, oltretutto, ben si presta al *role-play*, in modo che ciascun cliente venga incoraggiato a immaginarsi una situazione in cui l'allontanarsi sarebbe utile e a mettere in pratica le varie fasi durante gli incontri di gruppo. Come indicato sul Foglio di Lavoro, il terapeuta viene invitato a rivedere le capacità di rifiuto della droga mediante la fuga (allontanamento) che costituisce la fase 4.

È importante riesaminare con i clienti il perché l'allontanarsi da una situazione possa essere difficile. Il motivo può variare da persona a persona. Alcuni non sanno cosa dire mentre altri, invece, non vogliono allontanarsi se si trovano insieme a persone che non conoscono bene o se non sanno come tornare a casa. Molti hanno difficoltà ad allontanarsi da una situazione in cui è presente la droga perché vogliono ancora farne uso. È importante sollecitare questo tipo di informazioni dai clienti, riconoscere come sia difficile allontanarsi da una situazione "ad alto rischio" e stabilire insieme al cliente come far fronte ad eventuali difficoltà. Segue un esempio:

Terapeuta: Adesso immaginiamo di sfuggire una determinata situazione. Bob, prova a immaginarti una situazione da cui dovresti allontanarti rapidamente.
Cliente: Quando incontro per strada il mio amico Ed.
Terapeuta: Perché dovresti fuggire da tale situazione?
Cliente: Ed vuole sempre fare uso di droga con me e gli piace farlo a casa mia.
Terapeuta: Quindi quando vi incontrate, Ed ha con sé la droga e gli piace farne uso a casa tua. Cosa ti rende difficile lo sfuggire da questa situazione?
Cliente: Ed parla tanto e io non so cosa dire. Ha sempre la droga con sé e vuole farne uso con me.
Terapeuta: OK. Quindi, è difficile allontanarti quando incontri Ed perché parla molto ed è difficile sapere cosa dire anche perché ha la droga con sé e te la offre, e questa è una forte tentazione.
Cliente: Sì.
Terapeuta: Adesso eseguiamo un *role-play*. Ci aiuterà a pensare a cosa potresti dire a Ed. Ciò significa che anche se lui parla tanto tu saprai già cosa rispondere. Se sai già cosa dire, sarai in grado di dirlo velocemente e di andartene – ciò ti sarà di aiuto quando sarai tentato perché sai che Ed ha con sé la droga.

9.13
Riepilogo

La componente educativa e di miglioramento delle capacità di *coping* prevede che vengano fornite indicazioni circa particolari problemi cui vanno incontro i soggetti affetti a SPMI che fanno uso di sostanze. Ad essi viene inoltre insegnato a individuare i fattori che scatenano il *craving* e inducono all'uso di droga e le situazioni a rischio. Strategie quali l'evitamento e la fuga vengono insegnate e messe in pratica in modo che i clienti possano evitare di trovarsi in situazioni "ad alto rischio" e siano in grado di uscirne rapidamente senza ricorrere all'uso di droga qualora dovessero esservi coinvolti.

Foglio di lavoro: aspetti positivi e negativi del consumo di sostanze

Obiettivi

I membri del gruppo identificano gli aspetti positivi e negativi dell'uso di alcool e di sostanze illecite.

Indicazioni per i terapeuti

1. Sottoporre i membri del gruppo ad esame delle urine prima dell'incontro e seguire le procedure indicate nella sezione "Esame delle urine con intervento basato sulla contingenza";
2. rivedere gli obiettivi e completare la procedura di definizione degli stessi;
3. breve riepilogo dell'incontro precedente;

   Durante l'ultimo incontro abbiamo messo in pratica le abilità di rifiuto della droga e tutti hanno eseguito dei *role-play* davvero difficili. Riguardiamo le fasi delle abilità di rifiuto della droga, tanto per assicurarci di averli memorizzati;

4. incontro odierno: Introdurre la sezione educativa e quella relativa alle strategie di *coping*;

   Oggi cominceremo una nuova sezione del programma. Finora avete imparato abilità che vi aiuteranno a farvi nuovi amici, evitare conflitti e dire di "no" quando non volete far uso di droga o di alcool. In questa sezione, invece, vi indicheremo nuove modalità per non far uso di sostanze quando non volete o per evitare una ricaduta dopo un periodo di astinenza. Nel corso di questi incontri di gruppo individueremo gli aspetti positivi e negativi del consumo di droga o di alcool e vedremo come l'uso di sostanze porti a sviluppare un'abitudine; discuteremo degli effetti dell'alcool e della droga sul cervello; impareremo come l'alcool e la droga possono agire sui farmaci che assumete e sui sintomi del disturbo di cui soffrite; discuteremo del *craving* e vi aiuteremo a individuare fattori scatenanti e situazioni difficili. Oggi, cominceremo cercando di individuare che cosa vi piace del consumo di alcool e di droga e quali sono gli aspetti che, invece, considerate sgradevoli;

5. quali sono gli aspetti positivi del consumo di sostanze?

   In genere, chi fa uso di droga e di alcool dice di farlo perché ciò aiuta a sentirsi meglio – per provare l'"*high*" prodotto dalla sostanza. Alcuni, invece, lo fanno perché ciò li rende più socievoli. Forse pensate che sia abbastanza insolito che qualcuno vi chieda che cosa vi piace del consumo di droga e di alcool, ma è importante pensare a quali sono gli aspetti dell'uso di sostanze che considerate positivi per riuscire a individuare strategie che ci consentano di aiutarvi ad affrontare alcune situazioni senza ricorrere al consumo di droga. Se sapete perché vi piace, avrete un'idea più chiara delle situazioni in cui solitamente ne fate uso e delle situazioni che potrebbero essere "a rischio". Ad esempio, se vi piace consumare droga perché vi aiuta a sentirvi sicuri quando vi trovate in mezzo ad altre persone, allora sappiamo che le situazioni in cui vi trovate in mezzo ad altra gente potrebbero essere situazioni "a rischio". Inoltre, possiamo aiutarvi a trovare altre modalità per raggiungere queste sensazioni senza ricorrere per forza al consumo di droga. Utilizzando lo stesso esempio, se fate uso di droga o di alcool per sentirvi più sicuri, allora dobbiamo trovare altre modalità per ottenere lo stesso obiettivo senza l'uso di sostanze. Un altro esempio: alcuni fanno uso di droga per calmarsi quando sono nervosi. Noi possiamo aiutarvi a trovare altre modalità per tranquillizzarvi, senza ricorrere alla droga. Quindi, perché vi piace far uso di droga e di alcool?

Nota per il terapeuta: Elencate sulla lavagna gli aspetti dell'uso di sostanze che i partecipanti considerano positivi (in base a quanto suggerito dai membri del gruppo e dalle informazioni raccolte durante i colloqui motivazionali). Se qualcuno dice "mi fa sentire meglio", domandategli quali sono i sintomi del disturbo che migliorano (il terapeuta dovrebbe conservare questo elenco per poterlo rivedere nell'incontro successivo).

6. quali sono gli aspetti negativi del consumo di sostanze?

  Numerosi sono gli aspetti negativi dell'uso di droga e di alcool. Ne abbiamo già parlato durante i colloqui motivazionali – siete in grado di indicarne alcuni?

Nota per il terapeuta: Domandate cosa sia accaduto, specificatamente, al soggetto quando ha sperimentato la particolare conseguenza negativa accennata. Ad esempio, "Cosa ti è successo di spiacevole?" Il terapeuta dovrebbe dimostrarsi comprensivo in questo caso: "Hai avuto dei brutti *hangover.* Deve essere stato terribile". Il terapeuta dovrebbe conservare l'elenco stilato dai partecipanti per riesaminarlo durante l'incontro successivo.

Alcune conseguenze negative sono:
- Puoi essere allontanato dal programma terapeutico;
- puoi essere cacciato di casa;
- puoi mettere in agitazione amici e familiari;
- puoi perdere l'affidamento dei figli;
- vuoi usarne quantità sempre maggiori;
- stravolge gli effetti positivi del farmaco;
- ti fa sentire depresso;
- puoi avere vomito;
- puoi avere diarrea;

-   può indurti a commettere furti o a prostituirti per poter acquistare l'alcool/droga;
-   ti può porre in una situazione rischiosa o dannosa;
-   potresti andare incontro a overdose o morire;
-   rende difficile il sonno;
-   esacerba i sintomi del disturbo mentale;
-   rende ansiosi;
-   manda in rovina dal punto di vista finanziario;
-   ti fa stare male;
-   causa tremori;
-   causa stanchezza;
-   una volta che si comincia non si riesce a smettere.

Nota per i terapeuti: Se un membro del gruppo accenna al concetto di auto-medicazione come a uno degli aspetti positivi dell'uso di droga e di alcool si dovrebbero aggiungere altri elementi al contenuto degli incontri successivi, inclusi i seguenti argomenti:

1. capire se la persona dice di auto-medicarsi per ridurre i sintomi del disturbo o per controllare gli *effetti collaterali* del farmaco assunto per curare il disturbo;
2. se un membro del gruppo si auto-medica per una di queste ragioni, potrebbe essere utile fargli eseguire un *role-play* in cui spieghi al proprio medico/psichiatra il perché necessiterebbe di una modifica del dosaggio del farmaco o perché abbia bisogno di ridurre gli effetti collaterali o i sintomi;
3. nella sezione successiva, si dovrebbe tentare di descrivere il concetto di effetti collaterali dei farmaci e la differenza tra l'impiego dei farmaci e quello di alcool o di droga per ridurli.

Se un membro del gruppo dice di far uso di droga o di alcool per ridurre gli effetti collaterali del farmaco, il terapeuta dovrebbe spiegare brevemente il perché gli effetti collaterali si verificano. L'obiettivo consiste nell'insegnare che vi sono delle *alternative* all'auto-medicazione. Ad esempio:

Bob, hai detto che fai uso di cocaina per sentirti meglio quando si manifestano gli effetti collaterali del farmaco che stai prendendo. Hai ragione. La cocaina può eliminare gli effetti collaterali in quanto agisce sulle cellule nervose. Ne parleremo di più durante il prossimo incontro. Quando prendete un farmaco per la schizofrenia, esso agisce su una sostanza chimica presente nel cervello chiamata dopamina. La dopamina agisce in diverse parti del cervello per aiutare a controllare i pensieri e i movimenti. Talvolta, i farmaci che aiutano a pensare più lucidamente interferiscono con la parte del cervello che controlla i movimenti. Ecco perché causa effetti collaterali quali nervosismo, irrequietezza, tremore o rigidità. Il tuo medico può prescriverti un farmaco che riduca questi sintomi e agisca in maniera più efficace e affidabile rispetto alla cocaina, ad esempio.

Nota per il terapeuta: Comunque, in genere queste informazioni sugli effetti collaterali non vengono fornite a questo punto del programma, a meno che i membri del gruppo si riferiscano alla riduzione degli effetti collaterali come a un importante aspetto positivo del consumo di droga o di alcool – senza correre il rischio di sottolineare il fatto che la droga e l'alcool sono migliori dei farmaci perché non producono effetti collaterali così gravi.

Foglio di lavoro: basi biologiche dei disturbi mentali

Obiettivi

Ai membri del gruppo viene spiegato cosa siano i neurotrasmettitori e come essi siano correlati ai sintomi del disturbo mentale. La schizofrenia e la depressione maggiore verranno usate come esempio. Ai partecipanti viene spiegato, inoltre, che farmaci come neurolettici e antidepressivi contribuiscono a ridurre i sintomi della schizofrenia e della depressione maggiore determinando una riduzione dei livelli dei neurotrasmettitori. Essi vengono poi invitati a svolgere *role-play* in cui faranno finta di spiegare a familiari o amici cosa causi il loro disturbo per rafforzare ciò che hanno appreso.

Indicazioni per i terapeuti

1. Sottoporre i membri del gruppo a esame delle urine prima dell'incontro e seguire le procedure indicate nella sezione "Esame delle urine con interventi basati sulla contingenza";
2. rivedere gli obiettivi e completare la procedura di definizione degli stessi;
3. breve riepilogo dell'incontro precedente;

> Durante l'ultimo incontro abbiamo discusso di quante conseguenze negative può avere il consumo di droga e di alcool. Ad esempio, Mary, hai detto che le tue voci peggiorano quando fai uso di cocaina. Quali sono, per te, alcune delle ragioni più importanti per non far uso di droghe da strada o di alcool?

Nota per il terapeuta: Riesaminate quali sono i motivi principali dell'uso di sostanze per ciascun membro del gruppo e scriveteli sulla lavagna. Invitate a fornire descrizioni specifiche e date risposte empatiche e appropriate. Ad esempio: "Joe, hai detto di sentire le voci quando fumi crack. Cosa ti dicono? Come sono? Le tue voci ti hanno detto che sei terribile? Devono averti spaventato".

I clienti potrebbero preferire, o comprendere meglio, il termine *sostanze chimiche* piuttosto che *neurotrasmettitori*. Dopo aver spiegato il significato del termine neurotrasmettitori potete usare entrambi i termini, a seconda di quello che i clienti comprendono meglio e utilizzano.

4. incontro odierno;

Nota per il terapeuta: L'obiettivo di questo incontro consiste nell'accrescere la consapevolezza che l'uso di droghe da strada e di alcool può causare un peggioramento dei disturbi mentali (cioè, rendere ciascun membro del gruppo maggiormente consapevole delle conseguenze negative dell'uso di sostanze che lo riguardano personalmente). Le informazioni dovrebbero essere accompagnate da esempi concreti e illustrazioni tramite l'impiego della lavagna o la distribuzione di materiale scritto e le domande dovrebbero riguardare l'esperienza personale del cliente utilizzando esempi concreti che si riferiscano a situazioni menzionate in precedenza dal soggetto stesso. Per sottolineare l'importanza della riduzione del consumo di sostanze, i partecipanti vengono invitati a indicare quali siano state le proprie esperienze negative ad esso correlate e viene spiegato loro che l'utilizzo di droghe può avere un impatto particolarmente negativo sul disturbo di cui soffrono.

5. schizofrenia/disturbo mentale, cervello, droga e alcool;

> Come abbiamo accennato nell'incontro precedente, numerose sono le ragioni che inducono a far uso di alcool o di droga. Ma abbiamo anche appreso, durante i colloqui individuali con ciascuno di voi (valutazione pre-gruppo, ASI/Timeline Followback, MMI), che sono parecchi anche gli effetti negativi (fare un breve riferimento alle esperienze personali del singolo cliente. Ad esempio, "Jane, tu sviluppi sintomi paranoici e invece tu, Jack, hai detto che vai incontro a sintomi quali...");

> Avete mai pensato in che modo le droghe e l'alcool agiscano sul vostro cervello? La droga agisce sul modo in cui il vostro cervello funziona. Questo è il motivo per cui la gente continua a far uso di sostanze nonostante ne subisca le conseguenze negative: perché le droghe agiscono sul modo di funzionare del cervello! Le droghe sono sostanze chimiche che influiscono sul funzionamento del cervello. Noi vi vogliamo spiegare alcuni degli effetti negativi prodotti dalla droga e dall'alcool sul cervello. Le droghe possono peggiorare il disturbo da cui siete affetti. Per capirlo, dobbiamo prima rivedere alcune informazioni basilari sul cervello, su come funziona e su come la droga e l'alcool influiscano su di esso.

Nota per il terapeuta: Da questo momento in poi è importante fare frequenti riferimenti a materiale distribuito/lavagna.

6. quali sono le basi biologiche della schizofrenia/disturbi mentali?

Nota per il terapeuta: Distribuite delle fotocopie con immagini della rete neurale e fatevi riferimento durante la seguente spiegazione:

> Il vostro cervello è composto da migliaia e migliaia di sottili cellule nervose; è come un grande groviglio di connessioni elettriche. Tutto ciò che facciamo (pensare, muoverci, ricordare) è controllato da queste piccole cellule nervose. Ad esempio, provate a muovere le dita. Così. Sembra facile, ma in realtà si tratta di una cosa molto complicata. Questo semplice gesto comporta l'attivazione di molti meccanismi: innanzitutto, dovete aver sentito ciò che vi ho detto (muovete le dita), le onde sonore, poi, devono essere tramutate in segnali elettrici e inviate all'area del cervello che controlla l'udito. A sua volta, questa parte del cervello si collega a un'altra che vi dice cosa significano le parole "muovete le dita"; il segnale viene poi inviato alla parte del cervello che controlla il movimento delle vostre dita. Che cos'altro il vostro cervello potrebbe dire al vostro corpo di fare?

L'aspetto interessante di tutto questo è che i segnali vengono trasmessi da una cellula nervosa all'altra tramite una sostanza chimica. È più o meno come quando premete un interruttore della luce o accendete il televisore: viene inviato un segnale elettrico per fare in modo che accada qualcosa. Nel nostro cervello il segnale viene inviato tramite una sostanza chimica. Date un'occhiata a questa illustrazione (fate riferimento all'immagine di una cellula nervosa a livello della sinapsi). Queste sono due cellule nervose l'una vicino all'altra. Sebbene siano molto vicine esse non si toccano. Il segnale deve essere inviato, in qualche modo, attraverso lo spazio che le divide e ciò avviene tramite una sostanza chimica. Nel nostro cervello sono presenti diverse sostanze chimiche che consentono ai diversi messaggi di essere inviati da una cellula all'altra. Queste sostanze chimiche si chiamano neurotrasmettitori. I neurotrasmettitori, oltre ad essere coinvolti nella trasmissione di messaggi, sono coinvolti anche nella sperimentazione di stati d'animo e di sentimenti come tristezza, rabbia, paura e ansia e anche nel modo in cui percepiamo il mondo che ci circonda. Quindi, gli stessi neurotrasmettitori/sostanze chimiche implicati nella trasmissione dei messaggi da una cellula nervosa all'altra sono coinvolti anche nello sviluppo dei disturbi mentali che causano percezioni e affetti negativi quali tristezza, depressione, paura, allucinazioni, deliri e ansia.

Una delle principali sostanze chimiche presenti nel cervello è la dopamina. Qualcuno ne ha già sentito parlare? Mi potete dire cos'è? La dopamina è una sostanza chimica molto importante perché è correlata alla schizofrenia. Un'altra importante sostanza chimica è la serotonina. Qualcuno ne ha già sentito parlare? La serotonina è una sostanza chimica molto importante che è correlata alla depressione (un'altra classe di sostanze chimiche presenti a livello cerebrale è quella delle catecolamine, correlate a disturbi d'ansia come il PTSD). Per farvi comprendere meglio come queste sostanze chimiche funzionano e in che modo sono correlate ai disturbi mentali, utilizzeremo come esempio la dopamina.

Nota per il terapeuta: Durante la presentazione di questa sezione fate regolarmente riferimento alle illustrazioni: è molto importante dare risalto alle parole utilizzando la rappresentazione grafica.

La dopamina viene rilasciata dalla cellula nervosa in questo spazio (indicate la sinapsi) consentendo la trasmissione di informazioni/messaggi alla cellula vicina, andando a riempire dei piccoli spazi di quella cellula, in modo simile a quello in cui una chiave entra in una serratura (utilizzate l'analogia dopamina/chiave e recettori della cellula/serratura). Nella maggior parte dei soggetti c'è la giusta quantità di spazi. Ma quando sei affetto da schizofrenia vi è un maggior numero di spazi e, quindi, anche la quantità di dopamina che raggiunge la cellula è maggiore. Di conseguenza, la dopamina invia più informazioni rispetto a quanto avviene nella norma. Queste informazioni dicono al cervello che sta succedendo qualcosa quando invece non è vero perché viene inviata alla cellula una quantità eccessiva di dopamina. È questo che causa le voci che sentite o le allucinazioni che avete e che fanno parte del vostro disturbo.

7. confrontare una cellula nervosa di un soggetto schizofrenico con una normale indicando più recettori;

Nota per il terapeuta: Per citare un altro esempio, il terapeuta può parlare anche della serotonina e del suo rapporto con la depressione. Una quantità troppo scarsa di serotonina è correlata alla presenza di sintomi depressivi:

Nel nostro cervello la serotonina viene rilasciata da questa cellula nervosa in questo spazio (indicare la sinapsi). Come la dopamina, anche la serotonina consente la trasmissione di informazioni/messaggi alla cellula vicina depositandosi in piccoli spazi su quella cellula, come una chiave che entra in una serratura (fare il paragone dopamina/chiave e recettori/serratura). Nella maggior parte delle persone è disponibile la giusta quantità di serotonina che entra negli spazi della cellula nervosa adiacente. Nei soggetti affetti da depressione, invece, non c'è abbastanza serotonina per riempire tutti gli spazi e, quindi, non vi è neanche serotonina sufficiente a inviare il messaggio alla cellula nervosa adiacente. Ciò significa che la serotonina invia un minor numero di informazioni rispetto a quanto avviene rispetto alla norma. Questo è ciò che causa umore depresso, disperazione, disturbi dell'alimentazione e del sonno e pensieri suicidari. Ciò avviene perché la quantità di serotonina è insufficiente.

8. quali sono le basi biologiche dei neurolettici e dei farmaci per la cura di schizofrenia/disturbi mentali?

Il prossimo punto fondamentale da comprendere è che i farmaci che assumete riducono i sintomi della schizofrenia o dei disturbi mentali agendo sui neurotrasmettitori/sostanze chimiche e sugli spazi che questi occupano nelle cellule nervose. Ad esempio, nei soggetti schizofrenici i farmaci agiscono chiudendo o riempiendo questi spazi in eccesso (*li "serrano", se si utilizza l'analogia con chiave e serratura; fate ancora riferimento all'illustrazione*) in modo che non tutti gli spazi possano essere riempiti dalla dopamina situata tra una cellula e l'altra. In questo modo attraverso la cellula viene inviato un minor numero di informazioni. Quando avete la giusta quantità di informazioni, che vengono inviate attraverso le cellule nervose tramite la dopamina, i sintomi (come le voci, i pensieri insoliti e la paranoia) si riducono.

Nel caso della depressione, i farmaci agiscono aumentando la quantità di serotonina che invia il messaggio alla cellula adiacente. In questo modo, attraverso la cellula viene inviata la giusta quantità di informazioni. Quando la quantità di informazioni inviate attraverso la cellula dalla serotonina è corretta, i sintomi che provate (sentirsi depressi e pensieri suicidari) si riducono. Ciò accade anche per altre malattie mentali. I farmaci agiscono riequilibrando il livello di neurotrasmettitori/sostanze chimiche in modo che i messaggi siano inviati da una cellula all'altra in modo corretto. In alcune malattie mentali i farmaci agiscono aumentando la quantità di neurotrasmettitori/sostanze chimiche, mentre – in altre – colmando i siti recettoriali o riducendo la quantità di neurotrasmettitore/sostanza chimica disponibile. Comunque sia:

a.	i neurotrasmettitori/sostanze chimiche sono importanti per un corretto funzionamento del cervello;

b.	nelle malattie mentali vi è un'anomalia o uno squilibrio nel flusso e nel funzionamento dei neurotrasmettitori/sostanze chimiche, che porta alla comparsa dei sintomi;

c.	i farmaci per curare le malattie mentali agiscono correggendo queste anomalie o squilibri determinando una riduzione dei sintomi della malattia mentale.

Quali sono i farmaci che ciascuno di voi sta assumendo per il trattamento del disturbo mentale di cui soffre?

Nota per il terapeuta: Scrivete sulla lavagna un elenco dei farmaci comunemente utilizzati per il trattamento della schizofrenia: Aloperidolo, Clozapina, Olanzapina, Risperidone, ecc. Chiedete ai membri del gruppo: "In che modo i farmaci che assumete riducono i vostri sintomi?"

9.	*role-play*;

Nota per il terapeuta: Invitate i membri del gruppo a svolgere *role-play* in cui vengano simulate conversazioni con amici o familiari sulle cause biologiche della schizofrenia per coinvolgerli e consolidare quanto hanno appreso.

10.	riepilogo delle informazioni fornite.

Foglio di lavoro: interazione tra droga/alcool e SPMI

Obiettivo

Ai membri del gruppo viene spiegato come l'uso di sostanze alteri i livelli dei neu-rotrasmettitori e come possa causare/esacerbare i sintomi del disturbo mentale.

Indicazioni per i terapeuti

1. Sottoporre i membri del gruppo a esame delle urine prima dell'incontro e segui-re le procedure indicate nella sezione "Esame delle urine con interventi basati sulla contingenza";
2. rivedere gli obiettivi e completare la procedura di definizione degli stessi;
3. breve riepilogo dell'incontro precedente;

> Nell'ultimo incontro abbiamo riesaminato le informazioni sui disturbi mentali e sul cervello e abbiamo visto come i farmaci che assumete riducano i sintomi di disturbi quali la schizofrenia e la depressione. Chi è in grado di dirmi qual è la sostanza chimica che ha un ruolo importante nella depressione? Giusto, la serotonina. Abbiamo inoltre discusso di come i farmaci agiscano per alleviare i sintomi dei disturbi mentali. In che modo i farmaci che assumete contribuiscono a ridurre i sintomi?

Nota per il terapeuta: Proseguite nella revisione del materiale trattato durante la Sezione II, rivolgendo domande specifiche. Incoraggiate qualsiasi tentativo da parte dei membri del gruppo. Continuate a utilizzare l'analogia chiave/serratura e a fare riferimento all'ipotesi della dopamina nella schizofrenia per illustrare ulterior-mente come le droghe e l'alcool agiscano sul funzionamento cerebrale. Non dimen-ticate di incoraggiare i partecipanti a intervenire e a fornire esempi per alleggerire il tono didattico dell'incontro.

I clienti potrebbero sentirsi maggiormente a proprio agio, o comprendere meglio, se utilizzate il termine *sostanze chimiche* piuttosto che *neurotrasmettitori*. Dopo aver spiegato il significato del termine *neurotrasmettitori* potete usarli entrambi, scegliendo quello che i membri del gruppo potrebbero comprendere meglio e utilizzare.

4. incontro odierno: Come agiscono le droghe e l'alcool sul cervello?

> Anche le droghe da strada e l'alcool influiscono sui livelli di dopamina, serotonina e altri neurotrasmettitori/sostanze chimiche e su come il vostro cervello funziona e invia informazioni. Alcune droghe da strada determinano l'attivazione di una quan-tità maggiore di neurotrasmettitori rispetto alla norma, mentre altre agiscono in modo che ve ne sia una quantità minore. La cosa che dovete ricordare è che le dro-ghe alterano il modo in cui i neurotrasmettitori/sostanze chimiche funzionano, il che

causa il mancato invio dei messaggi nel modo corretto;

Usiamo come esempio la cocaina (*distribuite immagini di cocaina mentre viene inalata*). Quando la cocaina viene iniettata, fumata o aspirata raggiunge il cervello attraverso il sangue. La cocaina fa sì che la dopamina si depositi in questo spazio e invii più informazioni del dovuto alle cellule (*far riferimento al diagramma del neurone in presenza di cocaina e confrontarlo con quello di un neurone normale*).

Nota per il terapeuta: Far notare che la cocaina non determina un aumento della dopamina ma ne inibisce il *reuptake*, tralasciando comunque di spiegare il significato del concetto di *reuptake* (l'obiettivo consiste nel fare in modo che i membri del gruppo afferrino il concetto basilare di dopamina in eccesso a livello dei recettori).

La prima volta che ne fate uso potete anche sentirvi meglio (*chiedete ai membri del gruppo cosa si prova durante un* high/rush *da cocaina*). Potete sentirvi più presenti, eccitati, sicuri di voi stessi o più forti.

Ma la cocaina può anche rendervi paranoici, causare allucinazioni (farvi udire voci o vedere oggetti) o determinare pensieri strani o insoliti perché la quantità di dopamina che viene inviata alle cellule nervose è eccessiva. Qualcuno di voi ha avuto un'esperienza simile con la cocaina? Raccontatemi di una volta in cui ne avete fatto uso e le voci sono peggiorate (*invitate i pazienti a raccontare le proprie esperienze, sia quelle individuali che quelle comuni ad altri membri del gruppo*).

Il medesimo processo avviene con altri tipi di sostanze e altri neurotrasmettitori/sostanze chimiche. Quando fate uso di droghe da strada queste giungono al cervello attraverso il sangue. Tutte le droghe da strada alterano i neurotrasmettitori/sostanze chimiche del cervello. Esse influiscono sul funzionamento dei neurotrasmettitori/sostanze chimiche a livello cerebrale. Tutti i neurotrasmettitori sono coinvolti nei sentimenti, nel comportamento e nella percezione del mondo esterno. Quindi, qualunque sia la droga da strada utilizzata, essa influisce sui neurotrasmettitori alterando il modo di sentire, comportarsi e pensare.

5. come interagiscono droghe, alcool e disturbi mentali?

Quindi, qual è il legame tra droghe, alcool e disturbi mentali? Ricordate che le droghe da strada influiscono sul funzionamento dei neurotrasmettitori, alterandolo. Ciò, a sua volta, modifica il modo di sentire, comportarsi e pensare. Ricordate, inoltre, che nei soggetti che soffrono di disturbi mentali il funzionamento dei neurotrasmettitori è già alterato e determina già la presenza di anomalie nei pensieri, nei sentimenti e nel comportamento. Pertanto, quando un soggetto affetto da una malattia mentale fa uso di droghe da strada è come se subisse un "doppio colpo"; i neurotrasmettitori, che già non funzionano normalmente, sono ulteriormente alterati e ciò causa una compromissione ancora maggiore del modo di provare emozioni, di comportarsi e di percepire il mondo esterno caratteristica dei disturbi mentali;

Continuiamo con l'esempio della dopamina nella schizofrenia. Abbiamo detto che in un soggetto schizofrenico il numero di spazi presente sulle cellule cerebrali è maggiore e che, di conseguenza, la quantità di informazioni inviata al cervello di un individuo affetto da schizofrenia è eccessiva. Anche la cocaina influisce, nei soggetti schizofrenici, sulla quantità di informazioni che vengono trasmesse attraverso le cellule cerebrali (*mostrate l'illustrazione*). L'uso di cocaina, sommato alla presenza di un maggior numero di spazi sulle cellule cerebrali in cui può inserirsi la dopamina, fa sì che la quantità di dopamina disponibile sia ancora maggiore. Quindi, se sei schizofrenico e consumi cocaina potresti avere una ricaduta o i tuoi sintomi potrebbero peggiorare anche se ne usi una piccola quantità. Anche altre sostanze come, ad esempio, l'alcool possono esacerbare i sintomi della schizofrenia e possono anche rendere necessario un ricovero. Quindi, se sei schizofrenico qual è il motivo per il quale si dovrebbe evitare di far uso di droghe e di alcool? La risposta è questa: perché ciò causerebbe un aumento di dopamina che esacerberebbe i sintomi della schizofrenia. La cocaina determina un peggioramento anche dei sintomi della depressione. Dopo il rush conseguente all'uso di cocaina, alcuni trasmettitori si "esauriscono". Ciò porta il soggetto a sentirsi molto giù, stanco, letargico e depresso quando l'effetto della cocaina svanisce. Questi sentimenti di depressione possono durare anche per alcuni giorni. È forse capitato a qualcuno di voi? Qualcuno di voi ha mai avuto sintomi di depressione dopo avere fatto uso di cocaina? Com'è stato? Quanto è durato? Lo stesso processo avviene anche con altre malattie mentali. Le droghe da strada e l'alcool alterano il funzionamento dei vostri neurotrasmettitori. Ciò determina un'anomalia del funzionamento del cervello. Le cellule nervose vengono sovraeccitate e, di conseguenza, inviano messaggi sbagliati alle altre cellule nervose. Ma ricordate che le persone affette da disturbi mentali presentano già un'alterazione del funzionamento dei neurotrasmettitori che causa la presenza dei sintomi della malattia mentale. Quindi, un soggetto affetto da un disturbo mentale che fa uso di droghe da strada o di alcool subisce un "doppio colpo": i neurotrasmettitori non funzionano correttamente a causa del disturbo mentale e le droghe da strada e l'alcool non fanno altro che peggiorare questo processo. Ecco perché l'usare droghe da strada e alcool causa un peggioramento dei sintomi del disturbo mentale. Quindi, qualunque sia il disturbo mentale di cui soffrite:

a. i neurotrasmettitori sono fondamentali per il corretto funzionamento del cervello;

b. nelle malattie mentali vi è un'anomalia o uno squilibrio del normale flusso e funzionamento dei neurotrasmettitori e ciò determina la comparsa dei sintomi psichiatrici;

c. i farmaci utilizzati per il trattamento delle malattie mentali correggono tale anomalia o squilibrio provocando una riduzione dei sintomi psichiatrici;

d. le droghe da strada e l'alcool compromettono ulteriormente il funzionamento dei neurotrasmettitori influendo sul modo in cui i messaggi vengono inviati da una cellula nervosa all'altra;

e. i soggetti affetti da malattie mentali che fanno uso di droghe da strada o alcool subiscono un "doppio colpo": i neurotrasmettitori sono alterati sia a causa del disturbo mentale sia per l'uso di sostanze. Ciò peggiora ulteriormente i sintomi psichiatrici.

6. riepilogo delle informazioni fornite;
7. *role-play*;

Nota per il terapeuta: Invitate i membri del gruppo a effettuare *role-play* in cui simulino una conversazione con amici o familiari sull'interazione tra droghe, alcool e schizofrenia affinché possano "ripassare" quanto hanno appreso.

8. rivedere nuovamente gli aspetti negativi del consumo di sostanze. Correlate questa revisione alla discussione sull'uso di sostanze e sui sintomi delle SPMI.

   Abbiamo discusso di un altro modo in cui il consumo di droga può essere negativo, soprattutto per i soggetti affetti da SPMI. I sintomi possono essere causati o esacerbati dall'uso di sostanze. Ricordate che abbiamo accennato a molte altre conseguenze negative dell'uso di droga e di alcool. Rivediamone alcune presenti nell'elenco che abbiamo stilato.

Nota per il terapeuta: Invitate i membri del gruppo a descrivere esattamente quanto è loro accaduto quando hanno sperimentato le particolari conseguenze negative menzionate durante gli incontri di gruppo.

Alcune conseguenze negative sono:
- Puoi essere espulso dal programma terapeutico;
- puoi essere cacciato di casa;
- puoi mettere in agitazione familiari e amici;
- puoi perdere l'affidamento dei figli;
- puoi compiere furti o prostituirti per procacciarti il denaro necessario all'acquisto di alcool/droga;
- puoi metterti in situazioni rischiose o dannose;
- stravolge gli effetti positivi del farmaco;
- ti fa sentire depresso;
- causa vomito;
- causa diarrea;
- potresti andare incontro a *overdose* o morire;
- rende difficoltoso il sonno;
- esacerba i sintomi del disturbo mentale;
- rende ansiosi;
- vuoi usarne sempre di più;
- manda in rovina dal punto di vista finanziario;
- fa stare male;
- causa tremore;
- causa stanchezza;
- una volta che cominci non riesci a smettere.

Foglio di lavoro: abitudini, *cravings*, fattori scatenanti e situazioni "ad alto rischio"

Obiettivi

Definire i concetti di abitudine, *craving*, fattori scatenanti e situazioni "ad alto rischio" e fornire degli esempi. Spiegare in che modo le situazioni "ad alto rischio" (HRS) rendono difficile il dire "no" a droga e alcool. I membri del gruppo descrivono il modo in cui sperimentano il *craving* e individuano i fattori scatenanti e le situazioni "ad alto rischio" personali.

Nota per il terapeuta: Questa sezione può essere suddivisa in due parti, qualora lo si ritenga opportuno. Un punto logico in cui stabilire la divisione è l'individuazione delle situazioni "ad alto rischio".

Indicazioni per i terapeuti

1. Sottoporre i membri del gruppo a esame delle urine prima dell'incontro e seguire le procedure indicate nella sezione "Esame delle urine con interventi basati sulle contingenze";
2. riesaminare gli obiettivi e completare la procedura di definizione degli stessi;
3. breve riepilogo dell'incontro precedente;

   Nell'ultimo incontro abbiamo rivisto le informazioni apprese sulle SPMI, sul cervello e su come alcool e droghe agiscano sul vostro cervello e sul disturbo mentale di cui soffrite. Abbiamo, inoltre, discusso di importanti ragioni per le quali non dovreste far uso di droga o alcool (*menzionare uno dei motivi addotti da ciascun membro...*) e di quali sintomi del disturbo mentale potrebbero peggiorare in seguito al consumo. Qual è un sintomo che vi siete accorti essere peggiorato dopo aver fatto uso di sostanze? (*chiedere a ciascun membro del gruppo*);

4. incontro odierno;

   Conosciamo quali sono le conseguenze negative dell'uso di droga e di alcool e di come queste causino problemi; abbiamo anche detto come il ridurne il consumo contribuirebbe a rendere la vostra vita più facile. Sembra dunque difficile capire perché la gente continui a far uso di droga, vero? Allora, perché pensate che la gente continui a farne uso nonostante le conseguenze negative che questo comporta?

Nota per il terapeuta: Se i membri del gruppo rispondono elencando le conseguenze positive dell'uso di sostanze (ad es., perché li fa stare bene), allora procedete dicendo:

   Avete ragione, un motivo per il quale la gente continua a far uso di sostanze nonostante possa andare incontro a eventi spiacevoli è che ciò li fa star bene. Una persona fa uso di sostanze nonostante le conseguenze negative perché ha sviluppato l'abitudine a consumare una determinata sostanza o alcool. Cioè, si è abituata a farne uso ripetutamente come seguendo una routine, senza pensarci – ad esempio, il sedersi allo stesso posto durante l'incontro di gruppo. Le abitudini comportano il far qualcosa automaticamente, senza pensarci. Alcune abitudini sono utili, come il dire "grazie" quando qualcuno ti tiene aperta la porta dell'ascensore, mentre altre non lo sono, come il mangiarsi le unghie o il grattarsi. Anche il far uso di droga può essere una cattiva abitudine: puoi farlo senza pensare, se realmente lo vuoi perché sei abituato a farlo in un determinato momento o in un determinato luogo o quando qualcuno ti invita a farlo. Qualcuno di voi ha mai fatto uso di droga senza pensarci, come se fosse un'abitudine? Ciò rende difficile il ridurre il consumo o lo smettere anche quando non vuoi farne uso. Noi vi insegneremo alcuni accorgimenti per cercare di perdere questa cattiva abitudine.

5. discussione sul *craving*;

Un altro motivo per il quale si fa uso di droga è perché si prova una necessità impellente a farlo. Il *craving* consiste in un desiderio o necessità fisica molto forte e incontrollabile a fare uso della sostanza; talvolta è così forte che causa anche dolore fisico e il soggetto non è in grado di pensare a niente altro finché non assume la sostanza e queste sensazioni spiacevoli scompaiono;

Nota per il terapeuta: Coinvolgete i membri del gruppo in una discussione circa le proprie esperienze personali riguardo al *craving*. Rivolgete domande quali: "Qualcuno di voi ha mai avuto *craving*? Come sono stati? Cosa succede quando avete un *craving*?". L'obiettivo della discussione, così come lo è stato quando si è trattato l'argomento delle abitudini, consiste nel fare in modo che i pazienti comprendano il concetto correlandolo alla proprie esperienze personali e nel raccogliere materiale utile per organizzare delle strategie di intervento. La discussione dovrebbe essere breve e non dovrebbe trasformarsi in una lunga descrizione delle ragioni personali che portano all'uso di droga e dei problemi che si incontrano nello smettere.

Qualcuno di voi sa perché abbiamo *craving* che ci spingono all'uso di droga/alcool? Il *craving* è una reazione dell'organismo che indica la necessità reale di qualcosa come, ad esempio, i morsi della fame. Nel caso della fame l'organismo ha un naturale bisogno di cibo e, quando ne necessita di una maggiore quantità, ci invia segnali che sono difficili da ignorare, come un allarme che dice "nutrimi". Il *craving* per la droga è un po' diverso, perché non costituisce una reazione che sia parte naturale dell'esistenza. Il *craving* per la droga si verifica in quanto, gradualmente, la droga modifica il cervello. Quando la usi per la prima volta, il cervello non se lo aspetta e, quindi, reagisce all'improvviso cambiamento causato dalla sostanza chimica. Gradualmente, però, il cervello comincia ad adattarsi. Ricordate quando abbiamo discusso di come il cervello si adatta alla dopamina e ai farmaci che aiutano a controllare la malattia? Le sostanze chimiche modificano il funzionamento delle cellule nervose. Bene. Se continuate ad assumere droga le cellule nervose si adattano e, dopo un po', hanno bisogno di quella sostanza per funzionare in modo appropriato: è come se si abituassero ad avere, regolarmente, una determinata quantità della sostanza. Esse sono dipendenti dalla droga. Quando la quantità si esaurisce, come quando l'organismo richiede cibo, le cellule cominciano a inviare dei segnali. Invece di dire "nutrimi" dicono "dammi cocaina" o eroina o qualunque altra sostanza da cui sono diventate dipendenti. A differenza dello stomaco le cellule del cervello non ci inviano lievi segnali che ci ricordano che dobbiamo mangiare: ti colpiscono come un martello come per dirti "Voglio la droga adesso e ti farò star male finché non me ne darai".

Nota per il terapeuta: Questo dialogo dovrebbe coinvolgere i singoli membri del gruppo facendo riferimento ai sintomi di *craving* sopra descritti: "OK. Allora, cosa fai adesso che sai cosa è il *craving*? La cosa più importante è che il *craving* non dura per sempre". Disegnate il diagramma di una curva sinusoidale (una serie di curve a campana) su un tabellone per spiegare come il *craving* abbia un picco e si manifesti periodicamente.

Il *craving*, a partire dal momento in cui esordisce, continua ad aumentare per alcuni minuti, raggiunge il picco (il punto in cui ci si sente peggio) e poi comincia a diminuire. A seconda della sostanza e della quantità assunta questo processo dura dai 7 ai 10 minuti. Il motivo per cui si diventa dipendenti da una sostanza consiste nel fatto che l'assunzione della droga fa scomparire immediatamente il *craving* ed eventuali sensazioni sgradevoli ad esso correlate. Ma, ricordate, il *craving* svanisce da solo anche senza dover assumere sostanze o alcool! Dovete solo aspettare per 7 minuti circa. Più tardi discuteremo di come affrontare i momenti in cui il *craving* diventa irresistibile. Una delle cose che possiamo fare è insegnarvi a come rilassarvi e distrarvi. Tanto maggiore è il periodo di astinenza da droga o alcool, tanto minore diventa il numero di *craving* che si verificano. Quindi, se inizialmente avete cinque *craving* ogni ora, una volta che avete osservato l'astinenza per un certo periodo ne avrete solo uno o due. Inoltre, tanto più lungo è il periodo di astinenza, tanto maggiore è il tempo che trascorre tra un *craving* e l'altro. Quindi, appena smettete di usare droga potreste anche avere un *craving* di seguito all'altro. Ma, dopo che non ne avete fato uso per un paio di mesi, potreste averne uno e, magari, non averne più se non dopo un'ora od oltre! Più avanti vi insegneremo alcune strategie per aiutarvi a evitare situazioni che generano il *craving* e che vi rendono più facile l'attendere che il *craving* svanisca.

6. discussione sui fattori scatenanti: cause fisiche di *craving* e fattori scatenanti;

Come abbiamo appena detto, tanto maggiore è il periodo di non uso, tanto minore è il numero di episodi di *craving* cui andrete incontro. Ma il *craving* può verificarsi anche se state osservando l'astinenza da un po' di tempo. Esso può essere di natura fisica, come abbiamo spiegato prima, ma può anche essere causato da persone, luoghi od oggetti che voi correliate all'uso della sostanza. Questi oggetti, persone e luoghi possono innescare o causare un *craving*. Magari vi viene in mente la piacevole sensazione derivante dall'uso di droga o di alcool in compagnia di determinate persone, in determinati luoghi od oggetti. Questo genera un *craving*;

Nota per il terapeuta: Scrivete sulla lavagna:
- Fattori scatenanti o cause;
- persone, luoghi, oggetti ecc., sintomi fisici;
- ricordare sensazioni piacevoli;
- *craving*; necessità impellente di far uso della sostanza/sintomi fisici.

Nota per il terapeuta: Per aiutare ciascun membro del gruppo a individuare quelli che possono essere i fattori scatenanti personali, il terapeuta dovrebbe utilizzare le informazioni raccolte durante i colloqui motivazionali.

Ora consideriamo alcuni tipi di fattori scatenanti:

Persone: talvolta il trovarsi in compagnia di una persona con cui, in passato, si è fatto uso di sostanze, o con cui se ne fa uso tuttora, scatena il desiderio di droga o di alcool.

Luoghi: anche solo il trovarsi in un luogo in cui si era soliti consumare sostanze – o l'essere nei pressi di quel luogo – può innescare un *craving*.

Oggetti/momenti della giornata: talvolta, determinati oggetti o momenti della giornata possono rappresentare un fattore scatenante per l'uso di droga o di alcool. Ad esempio, vedere la droga o anche solo una cannuccia può farvi venir voglia. Inoltre, è facile essere tentati soprattutto quando si è ricevuto l'assegno, dopo aver mangiato o quando ci si alza alla mattina o prima di andare a dormire.

Odori/suoni/sensazioni: per alcune persone, anche solo l'odore della droga, dell'alcool o delle sigarette può costituire un fattore scatenante, così come possono esserlo determinati rumori o un certo genere di musica. Altri fattori scatenanti possono essere rappresentati, ad esempio, dal vedere qualcuno che beve o che si droga.

Sensazioni: talvolta, anche il provare una certa sensazione può indurre a far uso di sostanze. Alcuni ne fanno uso quando si sentono bene mentre altri tendono a farne uso più spesso quando stanno male.

Bob, quali sono alcuni fattori scatenanti per te?

Nota per il terapeuta: Cercate di ottenere una risposta da alcuni membri del gruppo per ciascuna categoria e scrivetela sulla lavagna nella relativa colonna, utilizzando diversi colori per ciascun membro del gruppo. Poi, invitate ogni singolo partecipante a indicare almeno uno o due trigger in cui si sono imbattuti.

Combinazione di fattori scatenanti: come potete vedere, spesso alcuni fattori scatenanti si manifestano contemporaneamente (*illustrare questo punto utilizzando un esempio citato da uno dei membri del gruppo*). Ciò può rendere davvero difficoltoso dire di "no" alla droga o all'alcool anche se non volete farne uso. Molti sono i fattori che possono indurvi all'uso. Ad esempio, potreste essere in compagnia di un vostro amico nei pressi del vostro bar preferito e avere appena riscosso l'assegno. Tutti questi elementi, questi stimoli, vi inducono a voler far uso della sostanza. Ecco perché è molto importante imparare ad affrontare simili situazioni.

7. situazioni ad alto rischio;

Abbiamo detto che i fattori scatenanti possono essere costituiti da persone, luoghi od oggetti che voi correlate all'uso di droga o di alcool. Dal momento che i fattori scatenanti vengono associati alle sensazioni piacevoli, sperimentate quando si fa uso di sostanze, essi possono causare un *craving*. Quindi, quando vi trovate in una situazione in cui sono presenti fattori scatenanti, vi trovate anche in una situazione "ad alto rischio". Queste situazioni vengono definite situazioni "ad alto rischio" (HRS), in quanto comportano un rischio elevato che voi facciate uso di sostanze. Dove c'è un fattore scatenante c'è anche il rischio di usare sostanze;

Le situazioni "ad alto rischio" si verificano in presenza di più fattori scatenanti o quando più fattori scatenanti agiscono insieme. Ad esempio, Alex, puoi raccontarci di una volta in cui non volevi far uso della sostanza ma erano presenti alcuni o tutti i fattori scatenanti che mi hai indicato e, alla fine, hai ceduto?

Nota per il terapeuta: Inserite un esempio dato da un membro del gruppo utilizzando l'elenco dei fattori di rischio precedentemente indicati dal soggetto.

In quella situazione erano presenti diversi fattori scatenanti contemporaneamente, i quali aumentavano la probabilità che avresti fatto uso di droga/alcool in automatico. In quella particolare circostanza quali conseguenze negative si sono verificate in seguito al consumo della sostanza? Quindi, in questo caso, ti sei trovato di fronte a numerosi fattori scatenanti che hanno causato l'insorgere di *craving* rendendoti molto difficile dire di "no", anche se eri consapevole delle conseguenze negative che ne sarebbero derivate.

Un fattore scatenante davvero forte: un altro esempio di situazione "ad alto rischio" potrebbe essere rappresentato da uno stimolo così forte che il consumo della sostanza diventi pressoché automatico. Ad esempio, se incontri una persona con cui eri solito farne uso, ciò può rappresentare un fattore scatenante abbastanza forte da far sì che il consumo avvenga in modo quasi automatico. Oppure, potrebbe trattarsi di uno stimolo davvero difficile da evitare. Ad esempio, la persona con cui vivi rappresenta un forte fattore scatenante per te se è la persona con cui ogni giorno consumavi la sostanza, perché sarebbe davvero difficile evitarla. Quindi, questa sarebbe – per voi – una situazione "ad alto rischio". Quali conseguenze negative possono verificarsi se avete fatto uso di sostanze con la persona che vive con voi, la quale costituisce appunto per voi un fattore scatenante?
Facciamo un esempio, in modo che tutti capiate bene cos'è una situazione "ad alto rischio". Bob, qual è una situazione in cui ti trovi che ti induce quasi sempre a far uso della sostanza?

Nota per il terapeuta: Passate in rassegna i fattori scatenanti che costituiscono una situazione "ad alto rischio" per uno dei membri del gruppo. Fate riferimento al tipo di HRS che il loro esempio rappresenta e descrivete altre situazioni "ad alto rischio" per singoli/molteplici fattori scatenanti.

8. invitate ciascun membro del gruppo a individuare le proprie situazioni ad alto rischio.

> Ora vogliamo aiutarvi a individuare alcune di queste situazioni in modo che possiate affrontarle ed evitare di ricorrere al consumo di droga. Tutti coloro che hanno problemi con la droga o con l'alcool possono individuare almeno alcune situazioni "ad alto rischio".

> Quando si cerca di ridurre o di cessare l'uso di sostanze, solitamente si riesce a farlo in situazioni facili. Se non hai soldi per comprarti la droga, non puoi farne uso perché non puoi comprarla. Oppure, se vieni ricoverato in ospedale per un certo periodo, può essere più facile non farne uso in quanto non puoi uscire per acquistarla. Anche l'essere in libertà condizionata rende più facile osservare l'astinenza perché sai che se ne fai uso torneresti in carcere. Qualcuno di voi è mai stato in libertà condizionata? Come è stato non far uso di sostanze sapendo che, se l'aveste fatto, avreste potuto tornare in carcere?

Nota per il terapeuta: Invitate i membri che sono riusciti a osservare l'astinenza per un certo periodo – in quanto si trovavano in carcere, in libertà condizionata o vigilata, in ospedale o senza soldi – a raccontare la propria esperienza.

> È davvero difficile non far uso di sostanze quando ci si trova in situazioni "ad alto rischio". In particolari situazioni o luoghi, o in compagnia di determinate persone, si potrebbe essere indotti a bere o a far uso di droga automaticamente. Ci siamo resi conto che, se sapete in anticipo quali sono i fattori scatenanti, è possibile ideare un piano per evitarli. In tal modo potete far qualcosa per evitare di trovarvi in una situazione in cui fareste automaticamente uso di sostanze. Bob, il tuo piano potrebbe consistere nello stare lontano da tuo fratello quando sai che vuole fare uso di droga o ha la droga con sé. Individuiamo le situazioni "ad alto rischio" per ciascuno di voi. Fred, pensa a una situazione in cui non volevi far uso di droga ma hai ceduto. Raccontaci.

Nota per il terapeuta: Aiutate i membri del gruppo a individuare situazioni personali "ad alto rischio" rivolgendo domande simili a quelle rivolte durante l'incontro dedicato ai fattori scatenanti relativi a persone, luoghi, sentimenti, sensazioni (olfatto, vista). Cercate di rivolgere domande che riguardino un preciso periodo di tempo in cui la persona non ha fatto uso di sostanze. Ad esempio: "pensa a un momento della scorsa settimana/tra adesso e lo scorso Natale/tra adesso e il tuo ultimo compleanno, ecc." e poi chiedete: quindi, perché quella è una situazione "ad alto rischio" per te? E quali sarebbero le conseguenze negative cui andresti incontro se ne facessi uso?". Se nessun membro del gruppo è in grado di rispondere, si possono utilizzare le informazioni raccolte a partire dal colloquio motivazionale.

Elencate sulla lavagna ciascuna situazione "ad alto rischio" e i fattori scatenanti della stessa, oltre che le possibili conseguenze negative per ciascun membro del gruppo. Se un cliente ha difficoltà a rispondere, chiedete agli altri di aiutarlo. È importante aiutare i partecipanti a concentrarsi su ciò che provavano, cosa facevano e dove si trovavano *prima* che assumessero la sostanza, poiché potrebbero avere difficoltà a distinguere ciò che hanno fatto o provato prima del momento in cui hanno fatto uso.

Foglio di lavoro: evitamento

Obiettivo

Definite l'evitamento come strategia per far fronte a fattori scatenanti e a situazioni "ad alto rischio" e invitate i membri del gruppo a individuare alcuni esempi di strategie di evitamento per affrontare fattori scatenanti e situazioni "ad alto rischio". I membri del gruppo svolgeranno dei *role-play* simulando strategie di evitamento.

Indicazioni per i terapeuti

1. Sottoporre i membri del gruppo a esame delle urine prima dell'incontro e seguire le procedure indicate nella sezione "Esame delle urine con interventi basati sulla contingenza";
2. rivedere gli obiettivi e completare la procedura di definizione degli stessi;
3. breve riepilogo dell'ultimo incontro;

> Durante l'ultimo incontro abbiamo discusso del *craving*, dei fattori scatenanti, delle situazioni "ad alto rischio" (HRS) e di come questi elementi possano portare a far uso di droga/alcool automaticamente, anche quando non si vuole. Qualcuno è in grado di spiegare che cos'è il *craving*? (quando il vostro organismo vi dice che ha bisogno della sostanza tramite la comparsa di sintomi fisici). Bene, potete farmi un esempio? (vi sentite nervosi, ansiosi o sentite "l'odore della droga"). Eccellente! Chi è in grado di dirmi che cos'è un fattore scatenante? Giusto. È qualcosa che ti fa venire voglia di far uso della sostanza e innesca automaticamente il desiderio, perché quando avete fatto uso di droga il fattore scatenante – ad esempio, una persona o un determinato luogo – era sempre presente. Bob, qual è, per te, un fattore scatenante? Adesso, chi mi può dire cos'è una HRS? Bene, giusto. Una HRS è una situazione in cui è probabile che facciate uso di droga/alcool quasi automaticamente. Questo tipo di situazione si può verificare quando: a) diversi fattori scatenanti agiscono contemporaneamente (*utilizzate un esempio fornito da un membro del gruppo*); b) in presenza di un fattore scatenante molto forte (*esempio*); oppure c) quando c'è un forte fattore scatenante che per voi è molto difficile evitare (*esempio*). Come compito a casa scrivete le situazioni che per voi sono "ad alto rischio";

Nota per il terapeuta: Chiedete a ciascun membro del gruppo quali siano le proprie situazioni "ad alto rischio" e alcune delle conseguenze negative dell'uso di sostanze. Passate in rassegna gli obiettivi generali insieme al gruppo, correlando gli obiettivi di riduzione dell'uso di queste sostanze alle strategie illustrate negli incontri 5 e 6.

> Oggi vi aiuteremo a imparare a sviluppare un piano per raggiungere il vostro obiettivo anche quando vi trovate in una situazione "ad alto rischio".

4. incontro odierno: strategie di *coping* che prevedono l'evitamento;

Abbiamo riscontrato che, quando sapete quali sono le situazioni "ad alto rischio" per voi stessi, potete cercare di evitarle. È sempre più facile affrontare una HRS quando sai che si sta verificando. Potete essere preparati e aver pronto un piano per affrontarla. Ci può essere più di un modo di affrontare una HRS. I piani che considereremo oggi vi aiuteranno a evitare questo tipo di situazione. Nei prossimi incontri tratteremo altri modi con cui potete affrontare una HRS (fuga o rifiuto);

Definizione di evitamento. Come appena accennato, uno dei modi con i quali potete affrontare eventi scatenanti e HRS è evitandoli o standone lontano. Ad esempio, invece di andare al bar e cercare di dire di no o sforzarsi di non bere quella birra fredda che vedete sul banco e che tanto vorreste sorseggiare, basta semplicemente non andare al bar. In questo modo non vedete la birra, evitate il fattore scatenante e non vi mettete in una HRS. Alcuni dei modi con cui potete evitare un fattore scatenante includono: distrarvi guardando un film o un programma televisivo, svolgere altre attività, dedicarvi a esercizi di rilassamento, partecipare a un incontro della NA/AA, o incontrare o chiamare il vostro sponsor, se ne avete uno. Invece di andare nei luoghi o frequentare la gente che per voi costituiscono un trigger, potete fare tutte queste cose. Ad esempio, per Mary una delle HRS è il far uso di crack insieme alla sua amica Josephine a casa di quest'ultima. Adesso, lei non fa più uso della sostanza da diverse settimane e oggi non vuole farne uso. L'obiettivo di Mary, in questa situazione, è quello di non far uso di droga nella giornata di oggi. Una cosa che Mary può fare per evitare la HRS è chiamare Josephine invece di andare a trovarla. Cos'altro può fare per evitare di trovarsi in una situazione "ad alto rischio"? (*invitate i membri del gruppo a individuare le possibili strategie di evitamento*). Altre soluzioni potrebbero essere: non andare a trovare Josephine, incontrare Josephine al parco anziché a casa sua, andare con lei al cinema o telefonarle.

5. sviluppare strategie di evitamento per fattori scatenanti e HRS.

Quindi, negli scorsi incontri abbiamo discusso di fattori scatenanti e HRS. Adesso, individuate dei piani con i quali potete evitarli. Chi vuole cominciare?

Nota per il terapeuta: A questo punto il "facilitatore" prende come esempio un obiettivo e una situazione "ad alto rischio" precedentemente indicata da uno dei membri del gruppo e cerca di individuare, con i partecipanti, delle strategie di evitamento utilizzando il seguente format:

a. rivedere gli obiettivi individuali;
b. discutere le HRS individuali;
c. individuare il problema e le conseguenze negative che potrebbero derivare dall'uso di sostanze;
d. aiutare la persona a individuare cosa potrebbe fare per evitare un HRS;
e. man mano che i membri del gruppo riescono a individuare strategie di evitamento chiedere "Cosa potresti fare se questa soluzione non dovesse funzionare?";
f. simulare la situazione (se è possibile, tenendo conto della situazione individuale).

Ecco un esempio:

> Bob, il tuo obiettivo è quello di fumare meno marijuana durante i fine settimana, giusto? Ci hai detto come per te una situazione "ad alto rischio" sia rappresentata da quando ti trovi a casa del tuo amico Johnny perché sembra che lui abbia sempre a disposizione della marijuana e che, solitamente, la mette in un posto dove tu puoi vederla. Giusto? Quindi, facciamo finta che Johnny ti chiami venerdì pomeriggio, che non vi vediate da un po' e che lui voglia che vi vediate. Che problema avresti nel pensare di fare qualche altra cosa con Johnny e cercare di continuare nel tuo obiettivo di ridurre il consumo di marijuana durante il fine settimana? Bene, tu sai che la maggior parte delle volte finisci con il farne uso quando ti trovi con Johnny a casa sua. Se accetti di andare a casa sua è come se stessi già fumando quel joint e il tuo obiettivo per il fine settimana è saltato. Come puoi usare l'evitamento per tenerti fuori da una situazione "ad alto rischio" con Johnny?

Nota per il terapeuta: Tenete a mente gli obiettivi dei partecipanti e ricordate che essi *non* devono necessariamente essere orientati all'astinenza.

> Bene, puoi telefonare a Johnny e chiedergli di venire con te al ristorante o al porto. Bene. Se tu incontrassi Johnny al ristorante, perché potrebbe ancora essere difficile non far uso della sostanza o perché potrebbe non funzionare? Cosa potresti fare in alternativa? Bene. Potresti incontrarlo a casa di sua sorella, dove sai che lui non fa uso di sostanze. Questo è un altro modo per raggiungere il tuo obiettivo. Facciamo il *role-play* e vediamo come va.

Nota per il terapeuta: Invitate i membri del gruppo a continuare a indicare soluzioni correlate all'evitamento fino a che ciascun individuo non è in grado di utilizzare il proprio fattore scatenante o la propria situazione "ad alto rischio" per giungere a una soluzione.

A seconda di come è costituito il gruppo, i terapeuti potrebbero chiedere a turno, a ciascun membro, di definire la situazione che considera più a rischio per se stesso e di individuare una strategia di *coping*. Un'altra possibilità consiste nel trovare diverse soluzioni per un'unica situazione-chiave per ciascun membro del gruppo. I terapeuti o gli altri membri del gruppo possono simulare le varie soluzioni per scoprire se potrebbero funzionare. I terapeuti dovrebbero chiedere ai membri del gruppo se i fattori scatenanti cambiano a seconda della sostanza.

Foglio di lavoro: fuga e rifiuto

Obiettivo

Definire la fuga e il rifiuto come strategie per affrontare fattori scatenanti e situazioni "ad alto rischio". I membri del gruppo vengono invitati a individuare strategie di fuga e di rifiuto per affrontare fattori scatenanti e situazioni "ad alto rischio" e le mettono in pratica nei *role-play*.

Indicazioni per i terapeuti

1. Sottoporre i membri del gruppo a esame delle urine prima di cominciare l'incontro e seguire le procedure indicate nella sezione "Esame delle urine con interventi basati sulla contingenza";
2. rivedere gli obiettivi e completare la procedura di definizione degli obiettivi;
3. breve riepilogo dell'ultimo incontro;

> Nell'ultimo incontro abbiamo discusso di un modo di affrontare le situazioni "ad alto rischio" per ciascuno di voi. Qualcuno mi può dire in cosa consista questa strategia? Bene. Evitare quelli che, per noi, possono essere fattori scatenanti e situazioni "ad alto rischio" è un modo per non far uso della sostanza "automaticamente". Come compito, vi chiediamo di scrivere degli esempi di modi in cui potreste evitare situazioni che sono per voi "ad alto rischio";

Nota per il terapeuta: Chiedete a qualcuno di raccontare come sia riuscito a evitare una situazione "ad alto rischio" e poi, invece, raccogliete una testimonianza di un soggetto la cui strategia di *coping* basata sull'evitamento non ha funzionato e utilizzatela per collegarvi alle capacità di fuga e di evitamento. Se tutti i clienti sostengono che l'evitamento ha funzionato, il "facilitatore" può incoraggiare l'uso di ulteriori strategie con il seguente commento:

> Bene. Anche se ci siete riusciti, talvolta non è sempre possibile evitare una situazione "ad alto rischio". In questi casi vi servono altri mezzi per affrontare un fattore scatenante o una HRS. Oggi vi aiuteremo a sviluppare un piano per dire "no" a droga/alcool quando non volete farne uso anche se vi trovate in una HRS. Vi aiuteremo utilizzando delle strategie di fuga e di rifiuto.

4. incontro odierno: Definire le strategie di fuga e di rifiuto. "Talvolta potreste non essere in grado di evitare una HRS perché vi trovate già coinvolti in essa. Una cosa che potete fare, se vi trovate in una HRS, è la fuga, ossia l'allontanarvi. Un'altra soluzione potrebbe essere rifiutare la droga o l'alcool che vi vengono offerti. Qualcuno di voi si è mai trovato in una HRS da cui allontanarsi o rifiutare ed è riuscito a trattenersi dal far uso di alcool/droga?

Probabilmente, ricorderete come alcune settimane fa si sia dedicato parecchio spazio alle abilità di rifiuto della droga. Ricordate la fase 4, che consisteva nell'allontanarsi? Questo è esattamente ciò che è la fuga – allontanarvi da una determinata situazione. Chi mi può fare degli esempi di situazioni da cui vorreste uscire immediatamente? Giusto, quando la persona ha la droga con sé, si vuole uscire da quella situazione il più velocemente possibile. Rivediamo le fasi di cui sono composte le abilità di rifiuto della droga, la cui fase 4 consiste nell'"abbandonare la situazione":

Fase 1: Contatto dello sguardo
Fase 2: Dire "no"
Fase 3: Fornire una motivazione
Fase 4: Allontanarsi dalla situazione – fuga

Nota per il terapeuta: Il terapeuta dovrebbe discutere delle varie fasi nello stesso modo in cui ne ha discusso negli incontri dedicati alle abilità di rifiuto della droga.

5. individuare strategie di fuga e di rifiuto;

Bene. Adesso progettiamo dei piani per sfuggire o rifiutare droga e alcool quando vi troviate in una situazione per voi "ad alto rischio". Bob, una situazione "ad alto rischio" per te consiste nell'essere in compagnia di tuo fratello quando lui vuole far uso di droga, vero? Quindi, il problema è che sei con tuo fratello che vuole far uso di droga mentre tu non vuoi. Quindi, quale sarebbe il tuo obiettivo in questa situazione?

Nota per il terapeuta: Tenere a mente gli obiettivi di ogni singolo partecipante e ricordare che questi obiettivi *non* devono essere necessariamente orientati all'astinenza.

Quindi, il tuo obiettivo in questo caso è ———. OK, cosa puoi fare per raggiungere questo obiettivo? (*invitate il cliente a individuare una soluzione. Se il cliente ha difficoltà, chiedete agli altri membri del gruppo di aiutarlo*). OK. Se dovessi fare ——— perché potrebbe ancora esserti difficile dire di no all'uso di ———? OK. Cosa potresti fare invece di ——-? Bene. Questo è un altro modo per affrontare quella HRS e raggiungere il tuo obiettivo di ———. Quindi, per questa HRS una soluzione sarebbe ——— e se non dovesse funzionare potresti provare a ———. Benissimo! (*ripetere la procedura con ogni singolo membro del gruppo.*).

Nota per il terapeuta: Invitate i membri del gruppo a continuare a individuare soluzioni che prevedano la fuga o il rifiuto, fino a che ciascuno non è in grado di utilizzare il proprio particolare fattore scatenante o situazione "ad alto rischio" per giungere a una soluzione.

6. simulazione di strategie di fuga e di rifiuto.

Nota per il terapeuta: Invitate ciascun membro del gruppo a effettuare delle simulazioni delle proprie strategie di fuga/rifiuto.

Foglio di lavoro: prevenzione dell'HIV (I) – definizioni, trasmissione, comportamenti "a rischio"

Obiettivo

Fornire le definizioni di HIV e AIDS, passare in rassegna le vie di trasmissione e individuare i comportamenti "a rischio".

Indicazioni per i terapeuti

1. Sottoporre i membri del gruppo a esame delle urine prima dell'incontro e seguire le procedure indicate nella sezione "Esame delle urine con interventi basati sulla contingenza";
2. rivedere gli obiettivi e completare la procedura di definizione degli stessi;
3. breve riepilogo dell'ultimo incontro;

Nell'ultimo incontro abbiamo discusso delle modalità per affrontare quelle che, per ognuno di voi, costituiscono delle situazioni "a rischio". Chi è in grado di dirmi quali strategie abbiamo utilizzato per affrontare una HRS e nel caso in cui non vogliate far uso di sostanze? Giusto, abbiamo utilizzato strategie di fuga o di rifiuto. Fuggire o rifiutare è un modo con cui potete evitare di far uso della sostanza quando non lo volete.

Nei prossimi incontri parleremo di una malattia letale e incurabile: l'AIDS e vi spiegheremo di come persone come me e voi possano contrarla o trasmetterla. Sono sicuro che tutti voi abbiate sentito parlare di HIV e AIDS. Cosa sapete a proposito? Conoscete qualcuno affetto da HIV/AIDS?

Nota per il terapeuta: Ciò offre ai clienti la possibilità di rivelare di essere HIV positivi o di aver contratto l'AIDS qualora vogliano che gli altri membri del gruppo vengano a conoscenza di ciò.

Oggi parleremo dell'HIV/AIDS. Forse sapete già qualcosa di queste malattie, ma avere delle altre informazioni vi consentirà di sapere come comportarvi in altri contesti. Nei prossimi incontri parleremo di HIV/AIDS e di come l'uso di sostanze aumenti, notevolmente, il rischio di contrarre queste malattie. È importante che voi sappiate che ci sono delle modalità per evitare di contrarle ed è ciò su cui ci concentreremo adesso. Parleremo di quelli che sono definiti comportamenti sicuri e di quelli "a rischio" quando si hanno rapporti sessuali o si cerca un'avventura. Inoltre, quanti fanno uso di aghi o di altre attrezzature possono essere a rischio di HIV. Anche chi continua a far uso di sostanze e non sembra in grado di smettere, può proteggersi dall'HIV. Ricordate, inoltre, la nostra direttiva riguardo alla riservatezza. Vogliamo che questa parte dell'incontro risulti utile, in qualche modo, a tutti. Il non parlare al di fuori dell'incontro di gruppo di ciò che diciamo qui ci aiuterà a sentirci maggiormente a nostro agio.

Nota per il terapeuta: Il terapeuta, se sa che un membro del gruppo è HIV positivo, dovrebbe spendere un po' di tempo a parlare di reinfezione, del perché sia importante prevenirla e di come prevenirla. Si dovrebbe, inoltre, spiegare ai partecipanti come un'eventuale reinfezione renda i farmaci meno efficaci e di come si possa sviluppare immunità al farmaco. "Potreste contrarre un tipo di HIV che è immune ai farmaci e, quindi, rispondere meno bene alla terapia perché siete stati infettati da un virus che, appunto, non risponde al farmaco".

Inoltre, il terapeuta dovrebbe ricordare ai membri del gruppo come, anche una volta che si è stati infettati, con gli attuali farmaci e i trattamenti medici il periodo di tempo che trascorre tra diagnosi di HIV e sviluppo di AIDS continui ad aumentare;

4. incontro odierno: Informazioni su HIV e AIDS.

Cos'è l'HIV/AIDS? Adesso spendiamo un po' di tempo per parlare di HIV e AIDS in modo che tutti sappiano cosa sono (*distribuite materiale scritto che riporti definizioni semplici*). Quali termini indicano le sigle HIV e AIDS? (*scrivere entrambi i termini sulla lavagna*).

HIV (virus dell'immunodeficienza umana). È un tipo di virus (*mostrate l'immagine*) che si trasmette da una persona all'altra. Chi è in grado di dirmi che cos'è un virus? Giusto, un virus è anche la causa, ad esempio, dell'influenza. È importante capire che è molto più difficile diffondere il virus dell'HIV di quanto lo sia l'attaccare l'influenza. Tuttavia, una volta contratto, il virus dell'HIV non si elimina facilmente come quello dell'influenza. Quando ciò accade, la persona viene definita HIV positiva e, da quel momento, può infettare qualcun altro e contagiarlo. Inoltre, se la persona ha già il virus nel proprio organismo e viene contagiata nuovamente, si può ammalare più velocemente. Questo fenomeno è definito "reinfezione".

AIDS (sindrome dell'immunodeficienza acquisita). Il virus dell'HIV può rimanere nell'organismo per un lungo periodo di tempo – oltre 10 anni – prima che il soggetto si ammali realmente e contragga la "sindrome" che noi chiamiamo AIDS. Ciò accade quando il soggetto viene colpito da una malattia perché la parte dell'organismo che sta lottando contro i virus e le infezioni è indebolita, dovendo contrastare patologie quali, ad esempio, polmonite, alcuni tumori o altre infezioni. Molte persone sono colpite da alcuni tipi di polmonite che si rivelano letali, anche se l'avere una di queste malattie non significa aver contratto il virus dell'HIV (*elencate altre malattie se i membri del gruppo sembrano interessati*).

Come si contrae l'HIV/AIDS? (*distribuite materiale che illustri le più comuni vie di trasmissione e scrivetele sulla lavagna*). Molte sono le modalità attraverso le quali è possibile contrarre il virus dell'immunodeficienza umana – d'ora in poi lo chiameremo HIV. Qual è una di essi? Giusto, Bob, lo si può contrarre tramite il rapporto sessuale se non si utilizza alcun tipo di protezione (*dimostrate apprezzamento per qualunque altro suggerimento*). Qual è un altro modo? (*continuate a chiedere finché i sug-*

gerimenti sono esauriti e scriveteli sulla lavagna in diverse colonne a seconda della via di trasmissione). Va bene. Questi sono alcuni, ma ce ne sono altri che ora io aggiungerò. Il virus si trasmette attraverso i fluidi corporei: quali sono? Il sangue, lo sperma o il liquido vaginale e il latte materno (*fare riferimento al materiale distribuito*). Il virus si trasmette quando uno di questi fluidi infetti passa a una persona che non è infetta (*mostrate l'immagine del virus*).

Statistiche: Maryland. Forse alcuni di voi conoscono delle persone affette da HIV o AIDS. Forse voi stessi vi siete sottoposti al test per l'HIV/AIDS. Ciò che farò qui io – e ciò che gli educatori fanno in tutto il mondo – è spiegare come evitarlo. Perché è così importante? Giusto, perché non c'è cura, una volta che hai contratto la malattia. Sappiamo già che molte persone – qui in Maryland e Baltimora – sono HIV positive e sono affette da AIDS. Dal momento che non esiste una cura queste persone sono destinate a morire.

Qualcuno di voi sa quante persone in Maryland sono HIV positive? Bene, secondo il Dipartimento della Salute, le persone colpite dall'HIV potrebbero riempire due terzi del Camden Yards Stadium (a Marzo 2001, le persone affette da HIV/AIDS in Maryland erano 23.158; il 55% erano casi di HIV e il 45% erano casi di AIDS). Alcuni di loro si sono ammalati e sono morti mentre alcuni sono ancora vivi e non sembrano neppure malati – forse non sanno neanche di esserlo! (*mostrate l'immagine del Camden Yards*). Ciascuno di questi potrebbe infettare a sua volta qualcun altro.

Nota per il terapeuta: Dovreste documentarvi sulle statistiche riguardanti la vostra città, contea, ecc., e adattare il materiale di conseguenza.

Comportamenti a rischio. Cos'è un comportamento? Giusto, è qualcosa che una persona esegue, un'azione. Ad esempio, pensare di andare in spiaggia non è un comportamento – alzarsi e andare a piedi in spiaggia è un comportamento. Oppure, il sognare di avere un rapporto sessuale con un ragazzo o una donna non è un comportamento, ma l'averlo realmente lo è. Un altro esempio, Bob? Cosa fai quando ti alzi alla mattina? Questo è un comportamento (*scrivere le risposte dei membri del gruppo sulla lavagna*). L'HIV si può contrarre a causa di determinati comportamenti. Il fatto è che non contrae l'HIV solo una determinata categoria di persone – gli omosessuali, le prostitute o gli Afro americani – ma chi si comporta in un determinato modo a rischio di contrarre il virus HIV, cioè qualsiasi persona!

Dobbiamo ricordare come esistano diversi comportamenti che comportano un rischio assai elevato di contrarre l'HIV. Ad esempio, ricordate che l'HIV può essere trasmesso attraverso i liquidi corporei, ossia il sangue, lo sperma, il liquido vaginale e il latte materno. Diversi comportamenti sono più o meno "a rischio" per la diffusione di questi fluidi e, di conseguenza, per contrarre l'HIV.

Nota per il terapeuta: Rivedete insieme ai membri del gruppo quelli che sono i fluidi corporei e poi correlateli a comportamenti "a rischio" tramite le seguenti categorie o fate uso di pallini verdi/gialli/rossi vicino ai vari comportamenti per indicare il grado di rischio.

Comportamenti sessuali a rischio

"Che tipo di comportamenti a rischio possono essere messi in atto quando si cerca un'avventura?" (*scrivete le risposte sulla lavagna*)
Rapporto orale: "L'eventuale presenza di lesioni lo rende più rischioso. Non fatelo senza protezione, come ad esempio un profilattico tagliato, dispositivi dentali, pellicola per alimenti".
Rapporto anale: "È considerato il comportamento a più alto rischio se non è protetto; usate due preservativi per evitare di contrarre il virus in caso uno dei due si dovesse rompere".
Rapporto sessuale: "Il non utilizzare protezioni, la pratica del coito interrotto e la presenza di lesioni lo rendono più rischioso".
Contatti con manipolazioni: "In presenza di lesioni o scambio di sangue".
Adescare/prostituirsi: "Sia che si paghi, sia che si venga pagati in cambio di un rapporto sessuale, il prostituirsi è più rischioso in quanto l'altra persona ha avuto – o ha – più partner, può manifestare un comportamento violento o far uso di sostanze".

Comportamento a rischio correlato all'uso di droga

"Che tipo di comportamenti a rischio si mettono in atto quando si fa uso di sostanze o di alcool?" (*scrivete le risposte sulla lavagna*).

Iniettarsi droga
Condividere gli aghi delle siringhe
Fumare crack
Avere un "*high*" o una sbornia rende più probabile il prendere decisioni sbagliate

> È facile programmare di avere un rapporto sessuale sicuro quando si è sobri, ma non sempre si riesce a farlo se si è sotto l'effetto della sostanza. Gran parte dei rapporti sessuali non protetti avviene sotto l'effetto di sostanze. Quando si fa uso di droga, si corre un rischio assai maggiore in quanto si perde la capacità di fare appello al buon senso.

Nota per il terapeuta: Alcuni dei membri del gruppo saranno affetti da HIV. Se essi stessi lo rivelano durante l'incontro di gruppo e vogliono parlarne, allora possono essere utilizzati come "esperti" sui sintomi, sui test che è opportuno effettuare o sui farmaci. Non chiedete a un membro del gruppo di parlare, a meno che egli stesso non abbia già rivelato tali informazioni e non ne abbia già parlato.

Informazioni su altre malattie sessualmente trasmesse (STD), se necessario

Questi comportamenti a rischio correlati all'attività sessuale e al consumo di sostanze possono, appunto, mettervi "a rischio" di contrarre anche altre malattie oltre all'HIV. Le malattie a trasmissione sessuale come la sifilide, l'herpes, la clamidia e la gonorrea si contraggono tutte a causa dei comportamenti sessuali "a rischio" di cui abbiamo discusso oggi. La ricerca ha dimostrato come le persone affette da questi tipi di malattie a trasmissione sessuale abbiano una probabilità assai maggiore di contrarre l'HIV se vengono esposte al virus. Questo perché alcune di queste malattie implicano la presenza di lesioni o di secrezioni attraverso le quali il virus dell'HIV può entrare nell'organismo. Pertanto, il comprendere questi comportamenti sessuali "a rischio" è importante per ridurre, appunto, il rischio di contrarre l'HIV, oltreché altre malattie a trasmissione sessuale.

STD batterica: trattata con antibiotici
STD virale: non può essere curata ma può essere trattata con i farmaci (ad es., herpes)

Altre STD
Vaginosi batterica
Clamidia: spesso non presenta sintomi
Gonorrea
Herpes: la maggior parte dei soggetti che ne sono affetti non sa di esserlo. Può essere trasmessa anche se non vi sono sintomi visibili (cioè, non è vero che può essere trasmessa solo durante il periodo di eruzione)
HPV (Papilloma virus umano): comunemente associato alla presenza di escrescenze a livello genitale e anale, spesso determina lo sviluppo di cancro della cervice
Sifilide
Tricomoniasi: può rimanere silente per mesi o anni

Foglio di lavoro: ridurre i rischi e dimostrazione dell'uso del profilattico

Obiettivi

Individuare le modalità per ridurre il rischio di infezione da HIV e fissare degli obiettivi per ridurre i comportamenti "a rischio". Dimostrare il corretto utilizzo del profilattico.

Indicazioni per i terapeuti

1. Sottoporre i membri del gruppo all'esame delle urine prima dell'incontro e seguire le procedure indicate nella sezione "Esame delle urine con interventi basati sulla contingenza";
2. rivedere gli obiettivi e completare la procedura di definizione degli stessi;
3. breve riepilogo dell'ultimo incontro;

Durante l'ultimo incontro abbiamo discusso di parecchi argomenti. Facciamo un breve riepilogo. Come si chiama il virus di cui abbiamo parlato? Bene. Quali sono alcuni dei modi attraverso i quali è possibile contrarre l'HIV? (*scrivete l'elenco sulla lavagna*) Bene! Qual è la malattia causata dal virus HIV? Giusto, l'AIDS. Quindi, abbiamo parlato dei comportamenti a rischio per l'HIV. Cos'è un comportamento? Giusto, un qualcosa che una persona effettua. Qual è uno dei comportamenti a rischio per l'HIV? (*invitate i membri del gruppo a indicarli e scriveteli sulla lavagna*). Bene. Questi sono tutti comportamenti che aumentano il rischio di contrarre il virus dell'HIV. Come compito a casa vi ho chiesto di scrivere due cose che potreste fare o che avete fatto in passato e che sono a rischio di contrarre l'HIV. Ricordate che ho detto che tutti noi abbiamo un abitudine o un comportamento che può essere cambiato (*fate riferimento al vostro elenco e rivedete i comportamenti salutari di ciascuno dei membri e aggiungete i comportamenti che devono essere modificati*). Bob, cosa hai scritto o pensato tra l'ultima riunione di gruppo e oggi? (*coinvolgete tutti i membri del gruppo*). Quindi, cosa potresti fare diversamente per cambiare quel comportamento in modo da non metterti "a rischio"?

4. incontro odierno: proteggersi dall'HIV;

Quindi, questi sono alcuni dei comportamenti che possono portare a contrarre il virus dell'HIV e l'AIDS. Che cosa potete fare per proteggervi dall'HIV?

Attività che sostituiscano il rapporto sessuale

Nota per il terapeuta: Fate un elenco di ciò che due persone possono fare oltreché avere un rapporto sessuale per dimostrarsi a vicenda il proprio affetto o per trascorrere momenti piacevoli. Questo elenco può includere masturbazione, altre attività sessuali che non comportino uno scambio di fluidi corporei ma che siano comunque piacevoli, lo stare insieme senza avere un rapporto sessuale, l'accarezzarsi, il baciarsi o l'uscire per fare qualcosa di divertente. Consegnate a ciascun membro un preservativo chiuso nella sua custodia.

E quando si fa uso di droga?

Nota per il terapeuta: Stilare un elenco e distribuire del materiale, se lo ritenete opportuno. Mantenere un approccio di riduzione del danno. Ricordate che l'uso di droga è, di per sé, un comportamento "ad alto rischio" in quanto comporta la perdita della capacità di giudizio e fa perdere pure l'obiettivo di assicurarsi di avere un rapporto sessuale sicuro. Il messaggio consiste nell'invitare a non fare uso di sostanze. Se, però, si consuma ugualmente droga, cercate di avere rapporti sessuali sicuri o cercate di non averne. Se andate in un luogo in cui sapete che circolerà cocaina, portate con voi un preservativo. Non iniettatevi droga. Se lo fate, almeno usate aghi sterili non utilizzati da altre persone. Discutete sul tema della condivisione degli aghi e distribuite opuscoli su cui siano indicate le sedi dei gruppi cui ci si può rivolgere in caso di necessità. Invitate le donne a non essere vulnerabili e invitate tutti i partecipanti a fornire suggerimenti per ridurre il grado di vulnerabilità.

Cosa non vi protegge dall'HIV?

Nota per il terapeuta: Stilate un elenco che comprenda la pratica del coito interrotto, il lavarsi dopo il rapporto, l'avere rapporti con una persona che "sembra" sana. Ricordate ai membri del gruppo che anche molti metodi anticoncezionali (pillola, tamponi, diaframma, IUD, ecc.) non sono affidabili nell'impedire l'infezione da HIV o eliminare il rischio di contrarre altre malattie a trasmissione sessuale.

Ciascuno attua determinati comportamenti "a rischio", ma è importante conoscere tutte le modalità per proteggersi e individuare quelli che possono essere più efficaci per ciascuno.

5. misure di protezione maschili;

Se in passato si hanno avuto rapporti sessuali non protetti e si vuole cambiare abitudine, si può utilizzare il preservativo oppure, se avete un rapporto con un altro uomo, fategli usare il preservativo. L'uso del preservativo non è così sicuro come il non avere un rapporto, ma è molto più sicuro dell'avere un rapporto non protetto.

Ora vi mostrerò l'uso corretto del preservativo e chiederò a ognuno di voi di fare lo stesso con quello che ho consegnato a ciascuno di voi. Alcuni lo avranno già usato mentre altri no e, forse, alcuni non sanno come usarlo correttamente.

Quando utilizzate il preservativo vi dovete assicurare di alcune cose importanti. Di che materiale dovrebbe essere fatto un preservativo? Lattice, giusto. E il lubrificante che potete usare, se lo volete, come dovrebbe essere? Questo è costituito da gelatina K-Y a base di acqua ed è uno di quelli che vanno bene. Dovete assicurarvi di avere un lubrificante a base di acqua. Non usate vaselina, olio per bambini o altri materiali oleosi perché possono causare la rottura del preservativo. Queste sono le fasi per indossare nel modo corretto il preservativo.

Nota per il terapeuta: Mettete un modellino sulla scrivania e distribuite dei modellini uguali a tutti i membri del gruppo. Seguite le fasi e dimostrate l'uso del preservativo. Dapprima eseguite la dimostrazione con il co-leader, se è presente, oppure fatelo da soli per una volta e poi chiedete la partecipazione di un membro del gruppo.

Bene, potete seguire il mio esempio adesso (*invitate tutti a mettere in pratica le varie fasi e chiedete perché ciascuna di esse è importante. Fate questo con tutti i membri del gruppo*).

Quando usate il preservativo, dovete ricordarvi alcune cose ancora. Assicuratevi di utilizzarne uno nuovo a ogni rapporto e maneggiatelo con attenzione per evitare di romperlo con unghie o denti. I preservativi hanno una data di scadenza e ciò significa che non possono essere utilizzati oltre una certa data. Non dimenticatevi di controllare la data di scadenza riportata sulla confezione per assicurarvi che non sia scaduto. Inoltre non tenetelo nel borsellino. Potrebbe scadere senza che ve ne accorgiate o potrebbe rovinarsi per il fatto che lo tenete molto tempo nel borsellino riposto nella tasca posteriore dei pantaloni su cui vi sedete.

6. utilizzate una misura di protezione femminile (facoltativo);

C'è anche un preservativo femminile che può essere indossato dalle donne che vogliono proteggersi durante il rapporto sessuale. Ricordate che l'utilizzare un preservativo femminile non è sicuro come il non avere un rapporto, ma è molto più sicuro rispetto al non usare alcuna precauzione. Facciamo pratica utilizzando in profilattico femminile. Ora vi mostrerò con questo modellino come utilizzarlo correttamente e poi chiederò a ciascuno di voi di farlo con quello che vi è stato distribuito. Alcune di voi possono avere già visto o usato un preservativo femminile, ma alcune potrebbero non sapere come utilizzarlo correttamente;

Nota per il terapeuta: I terapeuti possono utilizzare una tabellone o un modellino per mostrare ai membri del gruppo come utilizzarlo.

Dovete ricordare alcune cose quando utilizzate un preservativo femminile.

Innanzitutto usatene uno nuovo a ogni rapporto. Secondo, non rimuovete l'anello interno, che serve a tenerlo in posizione durante il rapporto sessuale. Terzo, non utilizzate il preservativo femminile e quello maschile contemporaneamente. Usate o l'uno o l'altro altrimenti non rimarranno nella corretta posizione. Quarto, state attenti a non lacerarlo. Quando lo indossate abbiate cura di non rovinarlo con le unghie o con i gioielli che portate. Se si lacera toglietelo e indossatene un altro. Infine, se il preservativo femminile si stacca durante il rapporto mettetene uno nuovo. Qui ci sono le istruzioni per utilizzarlo. Adesso proviamo con il modellino.

Nota per il terapeuta: Le fasi per un corretto utilizzo del preservativo femminile, indicate nel materiale illustrativo, sono sette. Assicuratevi di eseguirle tutte. Questa è la versione molto breve.

Aprite la confezione. Assicuratevi che il preservativo sia lubrificato.

Tenete il preservativo con l'estremità aperta verso il basso. Schiacciate la parte alta (anello interno) e inseritelo.

Spingetelo con il dito indice. L'anello interno dovrebbe essere posizionato subito dopo l'osso pubico.

L'estremità aperta (anello esterno) dovrebbe sovrapporsi alle labbra esterne.

L'anello esterno può muoversi durante il rapporto sessuale. Se comincia a scivolare all'interno cambiatelo e indossatene uno nuovo.

Nota per il terapeuta: Aggiungete le seguenti informazioni, qualora lo riteniate opportuno, adattandole alle necessità e agli interessi dei membri del gruppo:

Ricordate che i comportamenti sessuali a rischio possono portare a contrarre anche altre malattie a trasmissione sessuale oltre l'HIV. Il prendere delle misure di protezione contro l'HIV – come l'utilizzare il preservativo, l'avere rapporti sessuali protetti, il non avere rapporti sessuali e il dedicarsi ad altre attività che possono procurare piacere – può proteggervi anche da altre malattie a trasmissione sessuale. L'utilizzare il preservativo è davvero importante. Se utilizzato sempre e in modo corretto, il preservativo maschile è efficace nel prevenire la trasmissione dell'HIV e può ridurre il rischio di contrarre altre STD. Anche il preservativo femminile può ridurre il rischio di contrarre malattie a trasmissione sessuale e HIV se utilizzato regolarmente e in modo corretto. **Importante**: Il preservativo non copre tutte le aree esposte ma è molto efficace nel prevenire le STD trasmissibili attraverso i fluidi corporei (gonorrea, clamidia, HIV). Per quanto riguarda le STD trasmesse attraverso il contatto con la cute (herpes, sifilide), la migliore forma di prevenzione consiste nel provare altre attività che siano piacevoli ma che non implichino un contatto sessuale.

7. *role-play.*

Oggi vi chiederò di pensare ai comportamenti "a rischio" di cui abbiano discusso finora. Voglio che pensiate al comportamento "a rischio" che avete individuato come compito a casa o durante l'incontro di gruppo. Vorremmo lavorare su un obiettivo per cessare di metter in atto tale comportamento, ridurre il rischio mettendo in atto meno spesso tale comportamento o mettere in atto comportamenti meno rischiosi come quelli di cui abbiamo discusso oggi. Bob, hai detto che il tuo comportamento a rischio è ———, quindi il tuo obiettivo sarà ———. Quali sono le varie fasi per raggiungere questo obiettivo?

Nota per il terapeuta: Invitate i membri del gruppo a dare suggerimenti. Se il soggetto non è in grado di indicare quali sono le fasi, chiedete agli altri di aiutarlo. Se non vi sono suggerimenti, stabilite alcune misure concrete che il soggetto può prendere per raggiungere il suo obiettivo (ad es., andare a comprare i preservativi, portarne sempre con sé uno). Questi provvedimenti – e l'obiettivo del soggetto – vengono scritti su un foglio e quello sarà il compito a casa. Ripetere questa procedura con ciascun membro del gruppo.

A partire da adesso fino al prossimo incontro, vorrei che ognuno di voi individuasse alcune conseguenze positive correlate al raggiungimento del vostro obiettivo personale. Scrivetele su un foglio e ne parleremo durante il prossimo incontro di gruppo.

Nota per il terapeuta: Invitate i clienti a individuare altri obiettivi.

Informazioni per i terapeuti ai quali vengono rivolte domande riguardanti le misure precauzionali da prendere nel rapporto sessuale in una coppia costituita da due donne.

Indossate guanti di vinile, lattice o nitrile (non contiene lattice) se si ha un rapporto di penetrazione o un rapporto anale.

Proteggersi dalle infezioni che è possibile contrarre attraverso lesioni della cute delle mani.

Quando cambiate attività indossate guanti nuovi.

Utilizzate lubrificanti a base di acqua.

Utilizzate preservativi per coprire vibratori e altri strumenti. Quando cambiate attività indossate un preservativo nuovo.

Se praticate sesso orale utilizzate protezioni dentali o pellicole.

Pulite gli accessori con acqua calda e sapone antibatterico: prima dell'uso, puliteli sempre (per maggior informazioni si veda Newman, 1999).

Foglio di lavoro: prevenzione dell'HIV, pratica

Obiettivo

Simulazione delle situazioni correlate all'obiettivo prefissato per ciascun membro del gruppo.

Indicazioni per i terapeuti

1. Sottoporre i membri del gruppo a esame delle urine prima dell'incontro e seguire le procedure indicate nella sezione "Esame delle urine con interventi basati sulla contingenza";
2. rivedere gli obiettivi e completare la procedura di definizione degli stessi;
3. breve riepilogo dell'ultimo incontro;

Nota per il terapeuta: Rivedere quali sono gli obiettivi di ciascun singolo membro del gruppo per ridurre i comportamenti "a rischio". Discutere delle conseguenze positive correlate al raggiungimento di tali obiettivi.

Durante l'ultimo incontro abbiamo visto come utilizzare il preservativo in modo corretto. Qual è una cosa importante da ricordare quando si indossa il preservativo? Giusto, che ci sia spazio per lo sperma (*oppure utilizzate un altro termine che meglio si adatti al tipo di linguaggio del gruppo*). Cos'altro? Giusto. Dovete assicurarvi (voi, o la persona con cui avete il rapporto) di ritrarvi prima che termini l'erezione, in modo che lo sperma non fuoriesca dal preservativo. Bene, cos'altro bisogna ricordare quando si chiede a qualcuno di usare il preservativo? Qualcuno di voi ha avuto la possibilità di fare pratica nell'utilizzare il preservativo? Perché non mi aiutate a dimostrare come indossarlo correttamente?

4. incontro odierno; simulare situazioni correlate.

Talvolta potreste trovarvi in compagnia di qualcuno con cui vorreste avere un rapporto sessuale e che vuole, a sua volta, avere un rapporto con voi. È importante che ricordiate qual è il vostro obiettivo e che facciate ciò che è necessario per raggiungerlo e ridurre il rischio di contrarre l'HIV. Queste situazioni possono accadere all'improvviso e, pertanto, in tali casi dovete sapere già cosa fare. Se voi fate pratica per imparare a ridurre i comportamenti "a rischio" sarete maggiormente in grado di pensare a cosa fare quando vi trovate realmente in una situazione simile. Le seguenti sono le varie fasi necessarie per raggiungere il vostro obiettivo (*scrivetele sulla lavagna e distribuitene delle copie*).

Fase 1: Definite chiaramente la vostra posizione o la vostra richiesta (per far sapere che non volete)

No, non posso.

No, non voglio fare stupidaggini.
Voglio usare il preservativo.
Voglio solo avere rapporti sessuali sicuri.

Fase 2: Date una motivazione (aiuta il vostro partner a capire la vostra posizione)

Non ho mai rapporti sessuali che non siano sicuri.
Non ti conosco bene.
Non voglio rimanere incinta.
Non me la sento.
Non ho rapporti sessuali.
Non sono dell'umore adatto.
Non voglio fare qualcosa di rischioso.
Rimango nubile/celibe. Non ho rapporti sessuali.

Fase 3: Suggerite un'alternativa valida OPPURE la fase numero 4

Stiamo abbracciati e guardiamo la TV.
Aspettiamo e parliamone.
Perché non andiamo a mangiare una pizza invece?
Perché prima non mi lasci indossare il preservativo?

Fase 4: Allontanatevi (se la persona cerca di convincervi e diventa violenta o voi pensate che possa diventarlo)

Adesso devo andare.
Adesso devi andare.

Nota per il terapeuta: Dopo aver dato un esempio di simulazione effettuate un *role-play* con ciascun membro del gruppo. Assicuratevi di utilizzare una situazione che rifletta l'obiettivo personale del soggetto e sia molto specifica in relazione a ciò che potrebbe accadere e alla persona con cui il soggetto si trova. Valutate se vi siano segnali che indicano come una determinata situazione possa diventare rischiosa per la salute o la sicurezza del soggetto. In questo caso, consigliate al membro del gruppo che sta effettuando la simulazione di allontanarsi o di evitare del tutto l'altra persona.

Se state effettuando la simulazione con soggetti di sesso maschile, essi potrebbero non avere necessità di convincere la propria partner a usare il preservativo. In questo caso simulate una situazione in cui il partecipante spiega a suo fratello minore/nipote i motivi per i quali è opportuno utilizzare il preservativo (ad es., il fratello minore vuole aver il primo rapporto sessuale, ma non vuole usarlo).

Foglio di lavoro: prevenzione dell'epatite

Obiettivi

I membri del gruppo apprendono come funziona il fegato, perché esso sia un organo importante e le definizioni dei tre tipi di epatite, che cosa le causa, i comportamenti "a rischio", i sintomi e gli esami a cui è opportuno sottoporsi. Essi, poi, individuano i comportamenti che li possono mettere a rischio di contrarre l'epatite e imparano come evitare di contrarla o di infettare un'altra persona. Ai membri del gruppo viene illustrato quali siano i trattamenti medici per l'epatite e viene spiegato come e perché l'epatite C e l'HIV/AIDS siano temi importanti su cui bisogna riflettere.

Indicazioni per i terapeuti

1. Sottoporre i membri del gruppo a esame delle urine prima dell'incontro e seguire le procedure indicate nella sezione "Esame delle urine con interventi basati sulla contingenza";
2. rivedere gli obiettivi e completare la procedura di definizione degli stessi;
3. breve riepilogo dell'ultimo incontro;

Negli ultimi incontri abbiamo discusso dei comportamenti che ci mettono a rischio di contrarre l'HIV. Durante lo scorso incontro abbiamo effettuato delle simulazioni per sapere cosa fare quando ci troviamo con qualcuno con cui vorremmo avere un rapporto sessuale e che, a sua volta, è consenziente e come riuscire a parlare di misure precauzionali in modo da ridurre il rischio di contrarre l'HIV. Nelle simulazioni abbiamo messo in pratica quattro fasi. La prima consisteva nell'affermare chiaramente la vostra posizione o richiesta. Chi di voi ricorda perché sia importante mettere in chiaro che non volete avere un rapporto sessuale o che volete utilizzare il preservativo? Giusto. In tal modo fate capire al vostro partner che davvero intendete dire di no. Poi, vi siete esercitati a fornire una motivazione e questo è importante perché aiuta il vostro partner a capire qual è la vostra posizione. La fase successiva consisteva nel suggerire una valida alternativa, come l'usare il preservativo o lo stare insieme senza avere un rapporto sessuale. Infine, abbiamo discusso di come, se la persona non accetta l'alternativa che avete suggerito, sia opportuno che ve ne andiate, soprattutto se questa persona cerca di convincervi o diventa violenta o pensate che possa diventarlo;

4. incontro odierno.

Oggi parleremo di un'altra malattia: l'epatite. Esistono diversi tipi di epatite, che possono essere contratti attraverso i comportamenti "a rischio" di cui abbiamo parlato negli incontri dedicati ad HIV/AIDS. I tre tipi più comuni di epatite sono i tipi

A, B e C. Tutti questi tipi sono causati da virus che danneggiano il fegato. Alcuni (soprattutto quello dell'epatite C) possono causare un grave danno provocando lo sviluppo di cirrosi (o insufficienza epatica e cancro). Nell'incontro di oggi parleremo dei tipi di epatite, di che cosa li causa e di quali siano i sintomi. Inoltre, vi indicheremo quali siano gli esami cui sottoporsi se siete interessati, adesso o in futuro.

Cos'è il fegato e perché è importante? Cominciamo a parlare della funzione del fegato e del perché esso sia un organo importante. Il fegato funziona come un filtro che pulisce il sangue dalle tossine. Il fegato, inoltre, fabbrica le proteine che aiutano la coagulazione del sangue (in modo che, quando ci si taglia, la ferita si rimargina), favorisce la digestione e immagazzina lo zucchero e le vitamine che forniscono energia al corpo. Noi non potremmo vivere senza fegato. Quindi, è meglio prendersene cura dal momento che ne abbiamo uno solo e che abbiamo bisogno che stia bene. Finché il fegato funziona anche il nostro organismo funziona.

Molti sono le modalità per prendersi cura del proprio fegato. La più importante consiste nell'evitare un consumo eccessivo di alcool e il non mischiare alcol e droga. L'uso di alcool e di sostanze sovraccarica il fegato di lavoro e, in molti casi, ciò causa dei danni a questo organo. Qualcuno di voi ha mai avuto problemi di fegato? Ce lo potete raccontare? Inoltre, per mantenere sano il fegato è importante non prendere una dose di farmaci superiore a quella prescritta dal medico o a quella indicata sulla confezione del medicinale.

Numerosi sono anche i comportamenti che ci pongono a rischio di epatite. Per mantenere il fegato in buone condizioni è importante sapere quali siano questi comportamenti a rischio ed evitarli. Affronteremo in maniera più approfondita questi argomenti di volta in volta.

Cos'è l'epatite? Diversi sono i tipi di epatite. L'epatite A è la forma più comune e quella che viene contratta più facilmente. L'epatite A si contrae, ad esempio, se si ingerisce del cibo che è stato manipolato da qualcuno che non si è lavato le mani dopo essere andato in bagno. Il virus può essere trasmesso anche attraverso la pratica sessuale dell'introdurre la lingua nell'orifizio anale del partner. Dal momento che il virus può diffondersi attraverso il contatto con le feci, il cambiare un pannolino e il non lavarsi le mani costituisce un altro comportamento "a rischio". L'epatite A può essere diffusa anche da acqua della rete idrica contaminata.

L'epatite B di solito si contrae attraverso il rapporto sessuale (sia vaginale che anale). Se avete un rapporto sessuale non protetto (senza preservativo) siete a rischio di contrarre l'epatite B. Dal momento che questo tipo di epatite può essere trasmesso attraverso il contatto con il sangue, può essere trasmessa anche attraverso la condivisione di aghi, spazzolini da denti e rasoi (a differenza dell'epatite A, l'epatite B non viene trasmessa attraverso cibo o acqua).

L'epatite C è il tipo più grave di epatite ed è anche quella più comune tra quanti fanno uso di droga per via endovenosa. Viene diffusa, principalmente, attraverso il sangue quando si condividono gli stessi aghi per iniettare eroina o altre sostanze. Anche la condivisione di cannucce per inalare può portare al contagio, come anche la condivisione di spazzolini e rasoi in quanto questi oggetti possono presentare tracce di sangue. Inoltre, il virus dell'epatite C è in grado di sopravvivere al di fuori dell'organismo fino a due settimane. Quindi, ad esempio, se usate uno spazzolino da denti o un rasoio, esso può vivere a lungo su questi oggetti e infettare qualcuno. Il virus dell'epatite C può essere trasmesso anche attraverso i rapporti sessuali non protetti (sia vaginali che anali) anche se ciò non è ancora stato dimostrato con certezza.

Sintomi dell'epatite. I diversi tipi di epatite presentano sintomi differenti. Se venite infettati dal virus dell'epatite A avrete sintomi quali pelle dal colorito giallastro, affaticabilità, nausea, vomito, dolori addominali, urine scure, feci chiare e febbre. L'infezione e i sintomi solitamente scompaiono spontaneamente in poche settimane o mesi senza conseguenze gravi o danni a lungo termine a carico del fegato. Esiste un vaccino contro l'epatite A. Dovreste chiedere al vostro medico se è opportuno che voi vi vacciniate.

I sintomi dell'epatite B, che talvolta non si manifestano neppure, sono sintomi influenzali: urine scure, feci chiare, colorito giallastro della pelle e della congiuntiva, affaticabilità e febbre. Come per l'epatite A, nella maggior parte dei casi la malattia viene superata senza che vi siano danni a lungo termine a carico del fegato. In alcuni casi, tuttavia, il virus può continuare ad attaccare il fegato causando gravi alterazioni o cancro. Esiste un vaccino (suddiviso in tre dosi) contro l'epatite B: dovreste consultare il vostro medico riguardo alla necessità di vaccinarvi o meno.

L'epatite C è la forma più grave delle tre e quella che solitamente lascia conseguenze a lungo termine, comprese cirrosi e cancro. Quali sono i sintomi? Nella maggior parte dei casi il soggetto non si accorge neanche di essere malato finché il fegato non funziona più bene. I sintomi possono includere ittero (pelle di colorito giallastro); affaticabilità o stanchezza; dolori addominali; perdita dell'appetito; nausea e vomito intermittenti. A differenza degli altri tipi di epatite, che solitamente scompaiono senza causare danni al fegato, la grande maggioranza dei soggetti sviluppa una forma cronica. La malattia può risultare lunga e debilitante, ma i malati cronici di epatite C solitamente vanno incontro a cirrosi, insufficienza epatica e cancro. Molti malati di epatite C finiscono col necessitare di un trapianto di fegato. Inoltre, a differenza di quanto avviene per l'epatite A e B, per questa forma non esiste vaccino; senza tenere conto poi, del fatto che – anche se si è contratta l'epatite A o B – si è ancora a rischio di contrarre l'epatite C. Dal momento che la maggior parte delle persone non presenta sintomi, è importante sottoporsi agli esami del caso in modo da poter intervenire prima che il virus cominci a distruggere il fegato.

La ragione per la quale l'epatite C è una forma grave consiste nel fatto che non esistono trattamenti o cure semplici ed efficaci per essa. Un trapianto di fegato può essere di aiuto, ma il virus può distruggere il fegato nuovo. Esistono trattamenti (come interferone e ribavarin) che, in alcuni casi, si sono rivelati efficaci, ma che possono causare grave malessere e, talvolta, non sono indicati. Ad esempio, se siete affetti da HIV/AIDS non potete assumere questi farmaci.

Esami per l'epatite C. Sebbene non esista un vaccino per il virus, attualmente è possibile effettuare un esame del sangue per vedere se si è stati esposi al virus dell'epatite C. Se pensate di averla contratta, dovreste chiedere di essere sottoposti agli esami opportuni. Esiste un test in grado di rivelare gli anticorpi all'epatite C. Potete chiedere al vostro medico di prescrivervi questi esami o, se siete interessati, possiamo parlarne insieme. Se i test risultano positivi, dovrete essere sottoposti ad altri esami per accertare se avete il virus e se ha danneggiato il fegato.

Comportamenti "a rischio" ed epatite. Adesso parleremo dei tipi di comportamento che vi mettono a rischio di contrarre l'epatite e di cosa potete fare per evitare di contrarla o di trasmetterla. Ricordate che alcuni incontri fa, quando abbiamo discusso di HIV/AIDS, abbiamo parlato di comportamenti "a rischio": cose che si fanno e che aumentano il rischio di contrarre l'HIV. Abbiamo parlato di comportamenti "a rischio", sia sessuali, sia correlati all'uso di droga. Ricordate alcuni dei comportamenti sessuali "a rischio" di cui abbiamo discusso? Giusto. Qualsiasi attività sessuale, compresi i rapporti sessuali orali, anali e vaginali, può essere a rischio, soprattutto in presenza di lesioni e se non si utilizza alcuna protezione. Anche l'avere rapporti con prostitute/prostituirsi può essere un comportamento sessuale "a rischio" molto elevato in quanto si hanno rapporti con qualcuno che ha avuto numerosi partner o si hanno rapporti con diversi clienti e si corre il rischio di violenza o uso di sostanze. Ricordate qualcuno dei comportamenti "a rischio" correlati all'uso di droga? Sì, l'iniettarsi droga o il condividere gli aghi delle siringhe sono due comportamenti "a rischio" molto elevato. Abbiamo anche detto che l'essere sotto l'effetto di sostanze è un altro comportamento "a rischio" in quanto ci fa pensare meno lucidamente portandoci a prendere decisioni sbagliate come l'avere rapporti sessuali non protetti.

Alcuni di questi comportamenti possono comportare anche il rischio di epatite. Dal momento che esistono diversi tipi di epatite esistono diversi comportamenti "a rischio" associati a ciascuno di essi. Cominciamo dall'epatite A, che si diffonde attraverso il contatto fecale/orale. Solitamente l'epatite A viene trasmessa se si ingerisce cibo che è stato maneggiato da qualcuno che non si è lavato le mani dopo aver toccato le feci o dopo aver cambiato un pannolino. L'epatite A si può diffondere anche con il rapporto sessuale e pratiche simili. Quindi, per l'epatite A il non lavarsi le mani dopo aver toccato le feci è un comportamento "a rischio". Questo rischio si può facilmente evitare lavandosi sempre le mani ogni volta che si va in bagno. Inoltre, come abbiamo già detto, avere rapporti sessuali sicuri e protetti è un buon modo per evitare la trasmissione per via sessuale.

Adesso passiamo all'epatite B. Ricordate che il virus dell'epatite B si trova nel sangue, nello sperma e nelle secrezioni vaginali. Può essere diffuso tramite rapporti sessuali non protetti e il contatto con il sangue mediante l'uso in comune di aghi o di strumenti per tatuaggi/piercing. Qualsiasi pratica sessuale, che comporta uno scambio diretto di fluidi corporei infetti come sangue, sperma o secrezioni vaginali, è "a rischio". Gli stessi comportamenti sessuali che vi mettono a rischio di contrarre l'HIV/AIDS, vi mettono anche a rischio di epatite B (*rivedete ancora una volta l'elenco dei comportamenti sessuali "ad alto rischio", scrivetelo sulla lavagna e invitate i membri del gruppo a guardare sui fogli che sono stati loro distribuiti, se necessario*).

OK. Adesso parliamo dell'epatite C. È la più pericolosa delle tre perché è quella che più facilmente determina un danno a lungo termine a carico del fegato. Il virus dell'epatite C si trova nel sangue e viene diffuso tramite la condivisione di aghi. Inoltre, si tratta di un virus molto resistente in grado di vivere al di fuori dall'organismo per lungo tempo (in alcuni casi fino a diversi giorni). Ciò significa che può essere diffuso anche attraverso l'uso comune di rasoi, spazzolini da denti, lime per unghie, forbici da barbiere o rasoi elettrici, attrezzature per praticare tatuaggi, piercing o agopuntura se contaminati dal sangue di una persona infetta. Può essere diffuso anche attraverso l'uso comune di cannucce per inalare droga.

Infine dovete sapere che l'epatite C è stata scoperta solo recentemente. Per questo motivo chiunque sia stato sottoposto a trasfusione di sangue prima del 1992 o abbia ricevuto fattori coagulanti prima del 1987 è a rischio di epatite C perché non vi è modo di individuarlo. Ricordate che non potete dire se una persona è affetta o meno da epatite C solo dall'aspetto. Molte persone malate di epatite C non hanno sintomi. Diversamente dagli altri, che in genere scompaiono o si risolvono senza recare danni al fegato, la grande maggioranza delle persone affette da epatite C sviluppa una forma cronica della malattia. La malattia può essere lunga e i malati cronici vanno facilmente incontro a cirrosi, insufficienza epatica e cancro. Molte persone affette da epatite C alla fine necessitano di un trapianto di fegato. Inoltre, a differenza dei tipi A e B, per l'epatite C non c'è vaccino, e anche se si è avuto il tipo A o B di epatite è ancora possibile contrarre il tipo C.

Come ridurre il rischio di contrarre l'epatite C. Adesso parliamo di come si possa evitare di contrarre e trasmettere l'epatite C. Ricordate che il virus si trova nel sangue. Potete dirmi una cosa che potete fare per evitare di contrarre/trasmettere l'epatite C? Esatto, il non condividere oggetti come rasoi o aghi e stare attenti quando si maneggia un oggetto sporco di sangue. Cos'altro? Giusto. Non usare o condividere aghi per iniettarsi la droga. Ricordate che il virus dell'epatite C (e dell'HIV) si trasmette molto facilmente utilizzando o condividendo gli aghi delle siringhe. Naturalmente, è meglio non far uso di droga per via endovenosa. Se lo fate, si verifica sempre una fuoriuscita di sangue, anche se non lo vedete. Il sangue sarà sull'ago, all'interno dell'ago e intorno al foro di iniezione. Quando toccate l'ago o la pelle il sangue va sulle vostre mani e, quindi, qualunque cosa tocchiate con le mani sarà sporco di sangue.

Quindi, se fate uso di droga per via endovenosa, la cosa migliore è avere le proprie attrezzature. Non toccate o usate l'attrezzatura di qualcun altro. Utilizzate aghi, acqua, pentolino, fiammiferi, accendino, laccio, filtro, ecc. che siano solo vostri. E non lasciate usare le vostre attrezzature a nessuno. Per mantenere l'attrezzatura pulita, usate un foglio di giornale o di rivista su cui appoggiarla. Quello è il vostro spazio. Se fate uso di sostanze con altre persone, assicuratevi che ognuno abbia il proprio spazio e la propria attrezzatura. Se dovete aiutare qualcuno che non è pratico aiutatelo solo a trovare la vena e poi lasciate che faccia da solo.

Un altro modo per ridurre la trasmissione dell'epatite C, dell'HIV e di altre infezioni consiste nel lavarsi le mani con il sapone. Il lavarvi le mani e la sede di iniezione prima e dopo l'uso ridurrà il rischio. Non importa che tipo di sapone usate. Usatene tanto. Lavate e risciacquate bene le mani. Inoltre, sebbene il contrarre l'epatite C attraverso il rapporto sessuale sia meno frequente, dovreste comunque assicurarvi di avere rapporti sessuali sicuri sempre. Cosa significa avere rapporti sessuali sicuri? Giusto – usare il preservativo.

Cosa fare se avete l'epatite C. Se scoprite di avere l'epatite C, ci sono alcune cose importanti da fare. Dovreste smettere di bere in quanto l'alcool può accelerare il processo di danneggiamento associato all'epatite. Se non ne siete affetti, parlate con il vostro medico che vi dirà cosa fare per vaccinarvi contro l'epatite A e B. Questo è importantissimo perché se contraete l'epatite A e avete già l'epatite C, ciò può causare un grave danno che si rivela letale.

Riepilogo delle unità su HIV/AIDS e epatite

Come detto precedentemente, sono molte le somiglianze nei comportamenti "a rischio" per epatite C e HIV/AIDS. Entrambe sono causate da virus e possono essere diffuse attraverso la condivisione di aghi e di altre attrezzature sporche di sangue infetto o attraverso rapporti sessuali non protetti. Sebbene questi virus possano causare diverse malattie, è possibile prendere le medesime misure precauzionali per evitare il contagio. Guardiamo ancora insieme i tipi di comportamenti "a rischio", sessuali e correlati all'uso di droga, che ci mettono appunto a rischio di contrarre queste condizioni e rivediamo cosa possiamo fare per evitare di contrarle/trasmetterle.

Nota per il terapeuta: Rivedere gli argomenti relativi a prevenzione e riduzione del danno ponendo l'accento, particolarmente, su quelli attinenti HIV/AIDS ed epatite. Assicuratevi che ai partecipanti venga distribuito del materiale e utilizzate tale materiale e la lavagna per rivedere questi argomenti. Fornite ai partecipanti le informazioni che richiedono.

10.1
Introduzione

Il raggiungimento dell'astinenza da una sostanza è un processo graduale nel tempo. Il livello di motivazione presenta alti e bassi in funzione di una serie di fattori neurobiologici, psicologici e ambientali. Il successo può generare un autocompiacimento che aumenta l'esposizione a situazioni "ad alto rischio". Lo stress e gli eventi della vita producono stati emotivi negativi che fanno riaffiorare ricordi relativi all'uso della sostanza, aumentano le "spinte" e riducono la forza di volontà a resistere. Gli stimoli associati al consumo di sostanze in passato possono presentarsi inaspettatamente e riaccendono all'improvviso il desiderio di far uso della sostanza. Le "cadute" sono frequenti e possono divenire vere e proprie ricadute. Tutti questi fattori di rischio costituiscono un problema per coloro che cercano di smettere di far uso di sostanze ma sono ancor più problematici per le persone affette da SPMI, considerando i deficit che spesso questi individui presentano nella capacità di esercitare autocontrollo, nel mettere in pratica delle strategie di *problem solving* efficace e nel cogliere la continuità degli eventi nel tempo. Inoltre, in questa popolazione è frequente l'abuso di più droghe e, nella maggior parte dei casi, ogni singola sostanza deve essere trattata singolarmente. A tale proposito, le capacità e i fattori motivazionali correlati a una sostanza non si applicano automaticamente anche alle altre. Di conseguenza, il trattamento deve essere prolungato nel tempo in modo che il *training* mirato al miglioramento delle abilità e alle strategie di *coping* possa essere applicato a tutte le sostanze, a situazioni "ad alto rischio" che si verificano in maniera regolare e ai periodi di ridotta motivazione. Per fare questo, il trattamento deve includere incontri dedicati alla prevenzione delle ricadute e al *problem solving* in cui i clienti possano individuare situazioni "ad alto rischio" che è probabile si verifichino in futuro applicando le capacità che hanno acquisito per affrontare queste situazioni sen-

La terapia cognitivo-comportamentale dell'abuso di sostanze in comorbilità con disturbi   **229**
mentali gravi. Alan S. Bellack, Melanie E. Bennett, Jean S. Gearon
© Springer-Verlag Italia 2011

za ricorrere all'uso di sostanze. Nell'ambito del BTSAS questi aspetti vengono trattati nell'unità dedicata alla prevenzione delle ricadute e al *problem solving* (RP/PS).

La struttura degli incontri dedicati alla prevenzione delle ricadute e al *problem solving* è identica a quella degli incontri mirati al miglioramento delle abilità. Ciascun incontro della sezione dedicata a RP/PS ha inizio con la raccolta dei campioni di urine, il rinforzo e la definizione degli obiettivi. Gli incontri dedicati a RP/PS includono, inoltre, l'illustrare ai partecipanti del gruppo una serie di situazioni "ad alto rischio" invitandoli a individuare le capacità migliori per affrontare la situazione senza ricorrere all'uso di sostanze. I clienti, successivamente, si esercitano ad affrontare queste situazioni utilizzando le capacità che sono appena state loro insegnate (rifiuto, fuga, evitamento) o altre strategie discusse nel corso dell'incontro (ad es., chiamare qualcuno per aiuto/sostegno). Molti incontri prevedono l'individuazione di risoluzioni di situazioni "ad alto rischio" in cui i clienti si sono trovati o in cui potrebbero trovarsi nell'immediato futuro e di altre circostanze che essi potrebbero non avere precedentemente considerato. Il contenuto dei rimanenti incontri varia a seconda delle necessità dei singoli membri del gruppo.

Le strategie basilari di *training* (ad es., prove, ampio utilizzo di suggerimenti, ripetizione delle informazioni apprese con parole proprie) – utilizzate negli incontri di *training* precedenti – continuano ad essere utilizzate anche nell'unità dedicata al RP/PS. Inoltre, quando il programma di base è stato completato (solitamente entro la fine del quarto mese), il materiale trattato negli incontri precedenti viene sistematicamente rivisto e correlato all'esperienza attuale. Le unità intere (intervento mirato al miglioramento delle capacità di rifiuto, informazioni su dopamina e schizofrenia) vengono ripetute a seconda delle necessità per i nuovi membri del gruppo. Abbiamo creato dei Fogli di Lavoro con linee guida corrispondenti a ciascun incontro dedicato a RP/PS. È importante ricordare che tali direttive devono essere adattate alle specifiche necessità dei clienti.

10.2
Rendere la strategia di prevenzione delle ricadute applicabile ai soggetti affetti da SPMI

Nel progettare il modulo relativo a RP/PS è stato fondamentale selezionare situazioni che possano riguardare gli individui che soffrono di SPMI e condurre molto più facilmente a una ricaduta. I terapeuti del BTSAS, oltre a proporre argomenti che siano attinenti, devono adattare ai clienti il materiale relativo ai temi della prevenzione delle ricadute/*problem solving* anche in altri modi. Questo è un aspetto fondamentale in quanto i clienti con SPMI, a causa dei deficit cognitivi che presentano, hanno difficoltà a immaginare situazioni future e ad applicare le nozioni apprese a ciò che potrebbe accadere in un secondo momento. Il terapeuta deve sempre correlare il materiale relativo a RP/PS al presente e incoraggiare il cliente a pensare come utilizzare queste capacità per ridurre o cessare l'uso di sostanze. Nella letteratura relativa all'abuso di sostanze primario le strategie di prevenzione delle ricadute sono rivolte a coloro che abusano di sostanze e che sono riusciti a ridurne o cessarne il consumo e che devono imparare ad affrontare situazioni che possono portare a una ricaduta (di qui il nome *prevenzione delle ricadute*). Nei gruppi di BTSAS potrebbero esserci dei clienti che hanno ridotto o cessato l'uso, ma anche individui che continuano a far uso di sostanze. Affinché il contenuto dell'incontro sia applicabile a ciascuno dei partecipanti, esso deve riguardare sia il cercare di smettere, che il mantenere l'astinenza. Ciò è possibile in diversi modi. Innanzitutto, gli incontri devono riguardare il presente. Il terapeuta deve sollecitare e utilizzare informazioni attuali riguardanti i clienti per introdurre il materiale relativo a RP/PS. Ad esempio, se l'argomento dell'incontro è come far fronte allo stress, il terapeuta può rivolgere domande attinenti il presente: "Bob, nell'ultimo incontro di gruppo hai detto di essere davvero stressato per la tua situazione abitativa. Dal momento che quel tipo di stress può indurti a far uso di cocaina, vediamo come potresti gestirlo senza ricorrere all'uso di droga".

Secondariamente, è importante includere materiale relativo a RP/PS anche nella fase di definizione degli obiettivi. Ad esempio, un cliente scarsamente motivato che ha completato la sezione riguardante la bassa motivazione, durante la fase di definizione degli obiettivi può essere incoraggiato a individuare alcune strategie di *coping*, mentre un altro che sta lottando contro gli effetti collaterali del farmaco potrebbe invece essere invitato a fissarsi come obiettivo il parlarne con il proprio medico prima del successivo incontro di BTSAS.

10.3
Contenuto dell'unità relativa a RP/PS

L'unità relativa a RP/PS è volta a insegnare ai clienti ad affrontare disforia, depressione, ansia e noia; fattori – questi – che hanno un ruolo significativo nell'indurre gli individui che soffrono di SPMI a far uso di sostanze. L'intervento prevede l'impiego di tecniche comportamentali (ad es., modellamento, *role-play*, situazioni immaginarie) ed è adattato alle preferenze e alle esigenze di ciascun singolo cliente. Il format di gruppo del BTSAS facilita il *training* dal momento che i clienti possono suggerirsi a vicenda le strategie, condividere problemi e successi, sostenersi reciprocamente e apprendere osservando gli altri. Particolare rilievo viene dato alle tecniche di distrazione, all'evitamento dell'isolamento sociale e alla verifica della validità dei pensieri disfunzionali, controllando con gli altri membri del gruppo le varie assunzioni.

La maggior parte dei clienti presenta una serie di situazioni "ad alto rischio" che avrebbero molta più difficoltà ad affrontare senza l'uso di sostanze. Nell'unità relativa a RP/PS, ciascun cliente viene aiutato a individuare tre/quattro situazioni a maggior rischio attraverso la discussione in gruppo. Potrebbe anche essere utile identificare queste situazioni tramite un questionario scritto di *self-report* come l'Inventory of Drug Taking Situations (Turner et al., 1997) che esamina le modalità dell'uso di sostanze. Noi, poi, utilizziamo una limitata strategia di *problem solving* per insegnare ai clienti come anticipare queste situazioni e li aiutiamo a individuare modalità specifiche per evitarle. L'obiettivo consiste nell'identificare rischi e soluzioni specifiche piuttosto che insegnare una strategia generica. Ancora una volta, partiamo dal presupposto che – di fronte alle pressioni della vita reale – i clienti affetti da SPMI difficilmente siano in grado di mettere in atto o di seguire tecniche di *problem solving* composte da più fasi ma possano, invece, trarre beneficio da una strategia circoscritta che includa un numero di scelte limitato e le cui richieste a carico delle funzioni esecutive siano modeste. Lo scopo consiste nell'insegnare ai clienti quanto le situazioni "ad alto rischio" siano frequenti e nell'aiutarli a individuare circostanze che, in un futuro non lontano, potranno essere rischiose e ad escogitare delle strategie per poterle affrontare.

Il contenuto dell'unità relativa a RP/PS varia, in qualche misura, a seconda delle esigenze del singolo cliente. Alcuni moduli sono considerati come parte integrante di questa unità e vengono comunque trattati. Oltre a questi però, a seconda del tipo di clienti che compongono il gruppo e dei temi che vengono presentati, vengono utilizzati anche altri moduli. Quelli standard includono: introduzione e presentazione delle capacità di rifiuto e di *coping* (evitamento e fuga); introduzione alla prevenzione delle ricadute e analisi delle situazioni "ad alto rischio"; come affrontare le cadute; eventuali altre sostanze di abuso; far fronte al sentimento di noia, alla depressione o allo stress; affrontare i sintomi della schizofrenia e delle malattie mentali (I): parlare con il proprio medico dei sintomi e degli effetti collaterali; affrontare i sintomi della schizofrenia e delle malattie mentali (II): altri modi per affrontarli; il problema della scarsa motivazione e la gestione del denaro.

I moduli facoltativi, ciascuno dei quali viene effettuato o meno a seconda delle esigenze dei membri del gruppo, includono temi quali violenza e vittimizzazione correlate all'abuso di sostanze; presenza di un partner che utilizza sostanze; importanza di creare un *network* di supporto sociale in cui non si faccia uso di sostanze: *training* all'assertività; gestione della rabbia; abilità occupazionali (collegarsi a servizi di *training*, come preparare un colloquio di lavoro, ecc.); e *training* al rilassamento.

Questi sopra elencati sono temi generici che è necessario affrontare e che non possono essere trattati tutti in un solo incontro. Cioè, sono temi che richiedono un monitoraggio, una discussione e un intervento costanti. Questi moduli sono stati ideati per fornire ai terapeuti un punto di partenza da cui iniziare ad affrontare tali argomenti, ma non possono essere trattati a fondo in una sola volta. Ciascun tema deve essere discusso ripetutamente e i progressi del cliente verso gli obiettivi di volta in volta prefissati devono essere continuamente monitorati. Ad esempio, il considerare l'abuso di eventuali altre sostanze è una parte importante dell'unità relativa a RP/PS e non è un argomento che possa essere trattato adeguatamente in un solo incontro. Durante la riunione è possibile accostarsi all'argomento in modo generico in gruppo e, più specificatamente, con ogni singolo cliente. L'uso e l'abuso di altre sostanze deve essere continuamente monitorato e il progresso del cliente verso il proprio obiettivo, che può consistere nella riduzione o nella cessazione dell'uso di una sostanza secondaria, deve essere ripetutamente controllato. Ad esempio, se un cliente è riuscito a raggiungere l'astinenza dalla sostanza principale, il suo obiettivo può essere modificato e spostato sulla sostanza secondaria (ad es., dalla cocaina alla marijuana). Per molti soggetti, la sostanza secondaria di abuso è l'alcool. Gli sforzi per ridurre l'uso o l'astenersi dal consumo di alcool devono essere incoraggiati e gestiti secondo quanto indicato nella sessione di RP/PS relativa alla sostanza secondaria. Altre sessioni di RP/PS sono volte ad aiutare i clienti a metter in campo dei programmi per affrontare determinate situazioni "ad alto rischio". Questi temi, così come i programmi realizzati, devono essere frequentemente rivisti e i piani potrebbero dover essere aggiornati o completamente modificati nel caso in cui il cliente abbia scoperto che non funzionano. Ad esempio, la sessione di RP/PS sulla gestione del denaro prevede che i terapeuti aiutino i clienti a programmare la gestione del proprio denaro. Anche questo non è un tema che si esaurisce nel corso di un solo incontro. I terapeuti devono stabilire se il cliente abbia nominato un beneficiario, aperto un conto bancario, ottenuto un deposito diretto o si sia attenuto, in altri modi, al programma fissato durante l'incontro.

10.4
Moduli standard

Lo scopo degli incontri dedicati a RP/PS consiste nell'insegnare ai clienti a individuare situazioni "ad alto rischio" in cui è probabile che possano trovarsi in futuro e nello sviluppare strategie di *coping* per poterle affrontare.

10.4.1
Prevenzione delle ricadute (RP)

Dopo avere introdotto quella che è la struttura generale della RP, gli incontri prevedono l'individuazione di situazioni "ad alto rischio" (suggerite dal cliente stesso o dal terapeuta) e l'applicazione dei principi della RP a ciascuna di esse (cioè, realizzare un piano per ciascuna situazione "ad alto rischio").

10.4.1.1
Gestire le "cadute"

Le cadute (episodi di uso isolati) possono facilmente trasformarsi in ricadute (un vero e proprio ritorno al consumo). Per questo motivo una caduta rappresenta una situazione "ad alto rischio". Lo scopo consiste nel rendere i clienti consapevoli della distinzione tra cadute e ricadute e dei pericoli derivanti dalla trasformazione delle prime in seconde. Considerato che la maggior parte delle persone affette da SPMI ha difficoltà di astrazione, l'obiettivo deve essere concreto e specifico. Chiedete ai clienti quando è stata l'ultima volta che hanno avuto una caduta e, durante gli incontri successivi, fate riferimento a quella situazione in modo che il soggetto possa continuamente correlare il contenuto dell'incontro a uno specifico evento recentemente avvenuto. Ricordate di non approfondire l'argomento se il soggetto non comprende pienamente la distinzione caduta/ricaduta. Questo può essere un concetto nuovo per i clienti, la maggior parte dei quali si sarà sentita dire ripetutamente che l'uso di una sostanza, in una qualsiasi quantità o per qualsiasi periodo di tempo, costituisce una ricaduta. Questi soggetti hanno sperimentato conseguenze similmente negative sia per la cadute che per le ricadute (un qualsiasi tipo di uso può determinare l'allontanamento dall'alloggio o l'espulsione dal programma terapeutico) e molti non sono affatto d'accordo con il concetto che una caduta possa essere un episodio circoscritto. Anziché cercare di convincere il cliente che voi avete ragione e lui ha torto potete utilizzare la seguente spiegazione:

Cliente: Non sono d'accordo. Qualsiasi tipo di uso è sbagliato, anche se si tratta di un'unica volta, di un solo spinello o di un sorso di qualcosa.
Terapeuta: Quindi, per te anche l'uso di una piccolissima quantità equivale a usarne una grande quantità. Sono lieto che tu me l'abbia detto. Proprio oggi che discutiamo di come evitare che l'uso di una piccola quantità si trasformi in una ricaduta vera e propria, è importante cercare di capire come applicare ciò che abbiamo detto a te e come tu consideri tutto questo.

10.4.1.2
Gestire l'abuso di altre sostanze

I dati indicano che, se si fa uso di una sostanza, il rischio di ricadere nel consumo di un'altra sostanza è assai maggiore. Pertanto, l'uso continuato di una sostanza secondaria è una situazione "ad alto rischio" per una ricaduta. I clienti che sono riusciti a smettere di consumare quella che per loro era la sostanza principale (ad es., cocaina), ma che fanno ancora uso di una droga secondaria (ad es., alcool), corrono un rischio maggiore di ricadere nell'uso di cocaina finché continuano a bere. A questo punto, possono sorgere diversi problemi. Alcuni soggetti non ammettono di fare uso anche di altre sostanze, nonostante ciò costituisca un problema. Diverse possono essere le ragioni per cui tenere segreto il fatto che fanno uso di droga e solo il fatto che abbiano ammesso di far uso di una sostanza non significa che rivelino di utilizzarne anche un'altra. Prendiamo l'esempio di una donna che partecipa al gruppo di BTSAS per ridurre il consumo di crack. Questa paziente fa anche uso di metadone (in quanto consuma eroina) e beve spesso andando incontro alle conseguenze che ne derivano (non si presenta agli appuntamenti, beve durante tutta la giornata): nonostante questo, non ha discusso di ciò con nessuno tra quanti compongono l'equipe terapeutica. Questa persona potrebbe non voler rivelare l'entità del consumo di alcool a causa delle possibili conseguenze cui andrebbe incontro (allontanamento dal programma terapeutico o dall'alloggio, implicazioni sulla custodia dei figli). Inoltre i clienti potrebbero non avere intenzione di ridurre o cessare l'uso di altre sostanze, che potrebbero non considerare un problema. Ciò è particolarmente vero per i clienti che fanno uso di marijuana o bevono. Talvolta i clienti affermano che il bere sia l'unica cosa piacevole che è loro rimasta e che non ritengono che il consumo di alcool sia per loro un problema. Ancora, i clienti potrebbero abusare di sostanze che non considerano essere droghe, come i farmaci prescritti per l'ansia o per dormire ma che essi utilizzano per avere un "*high*". È importante ricordare che l'obiettivo del BTSAS non consiste nel portare il cliente ad ammettere di avere un problema, di fargli accettare qualcosa che non vuole accettare o di fargli credere ciò che noi crediamo. Piuttosto, lo scopo è il fornire informazioni che il cliente possa comprendere e assimilare, con l'idea che costui possa acquisire nuove capacità e apprendere informazioni utili da poter utilizzare in un futuro. Inoltre, è opportuno ricordare ai clienti come l'uso di altre sostanze rappresenti una situazione "ad alto rischio" che può portare a riprendere il consumo della sostanza principale. Il seguente esempio illustra come un terapeuta potrebbe gestire questo tipo di situazione:

Cliente: Non ho problemi con altre sostanze. Uso crack e basta. Bevo durante i fine settimana con i miei amici e questa è una cosa che non ho intenzione di cambiare.
Terapeuta: Sembra che per te il problema da risolvere sia l'uso di crack – bene! Il consumo di alcool non sembra preoccuparti ed è qualcosa che tu associ ai tuoi amici e che per te è piacevole. Dimmi, hai mai avuto problemi quando bevi con gli amici durante i fine settimana? Magari qualche problema con la polizia o qualcosa di simile?
Cliente: Un paio di volte sono stato fermato da un poliziotto. Avevamo bevuto e facevamo schiamazzi. Un'altra volta, in un bar, ho quasi fatto a botte con un ragazzo e sono stato buttato fuori dal locale.
Terapeuta: E il giorno dopo che hai bevuto? Come ti senti?
Cliente: Non troppo bene. Mi sento stanco. Faccio fatica ad alzarmi e ad andare a lavorare. Ma questo è quello che succede quando vai fuori con gli amici e ti diverti.
Terapeuta: Quindi, tu consideri il consumo di alcool come un modo per divertirti con gli amici. Tuttavia ci sono state delle volte che non è stato per niente bello – come quando partecipi a una rissa e vieni ammonito da un poliziotto o quando ti alzi il giorno dopo e non ti senti affatto bene. Io non voglio dirti o convincerti che hai un problema con l'alcool. Tu stesso mi hai detto che, talvolta, quando bevi ti succedono cose spiacevoli; quindi, sembra che tu abbia le idee abbastanza chiare di come l'uso di alcool possa mettere una persona nei guai. Ciò che voglio fare è aiutarti a immaginare come assicurarti che il consumo di alcool non ti induca a fare uso di crack. Qui nel gruppo lavori davvero sodo per smettere di fare uso di crack. Il tuo impegno ha dato i suoi frutti e hai molto di cui essere orgoglioso – stai facendo un buon lavoro! A molte persone il bere fa fare cose che, di solito, non farebbero. Mi hai appena dato un buon esempio: hai partecipato a una rissa, cosa che – probabilmente – non avresti fatto se non avessi bevuto. Ciò che vogliamo fare oggi è parlare di come il bere o l'utilizzare altre droghe possa rappresentare una situazione "ad alto rischio" per l'uso di crack, perché non ti fa pensare in maniera lucida e ti può portare a fare cose che normalmente non faresti, in questo caso fare uso di crack.

Inoltre, il terapeuta del BTSAS ha un potente strumento a propria disposizione – gli altri membri del gruppo. Incoraggiando la discussione tra i membri del gruppo, spesso sono proprio questi a spiegare l'impatto dell'uso di altre droghe. È importante che il terapeuta faccia in modo che la discussione mantenga un tono positivo e di rinforzo piuttosto che essere di confronto e di accusa. Il seguente dialogo, che è il proseguimento di quello sopra riportato, illustra questa strategia:

Cliente (Bob): Non succede. Quando bevo mi limito a bere e basta.

Terapeuta: Sembra che per te il bere sia qualcosa di distinto dall'uso di crack. Tuttavia, stando a contatto con persone affette da disturbi mentali e che fanno uso di droga abbiamo potuto constatare che in qualsiasi momento possono accadere degli eventi non pianificati. Qualcuno di voi è mai uscito a bere e ha finito con il fare uso di droga?

Cliente 2: È successo a me. A me il crack non piace neanche – io uso eroina. Ma quando bevo ciò non mi importa. La sera scorsa stavo bevendo e qualcuno ha tirato fuori del crack. Io non capivo niente e ho finito col farne uso. Poi mi sono pentito.

Cliente 3: È successo anche a me. Una volta ho bevuto e mi sono alzato il mattino successivo non sapendo dove fossi o cosa fosse successo. Poi ho dovuto fare un test alla clinica e sono risultato positivo. Dovresti stare attento Bob. Potrebbe succedere anche a te.

Terapeuta: Questi sono validi esempi di come il bere induca a fare delle cose, in questo caso far uso di sostanze, senza neppure accorgersi. Quindi il consumo di alcool o di altre sostanze, anche diverse dalla sostanza che preferite, vi può indurre a riprendere l'uso della sostanza prescelta. Questa è quella che chiamiamo una situazione "ad alto rischio". Bob, cosa ne pensi? Ti è mai capitato di bere troppo e avere avuto voglia di fare uso di crack?

Cliente: Ho sempre voglia di usare crack, indipendentemente dal fatto che io beva o meno.

Terapeuta: Bene. La cosa importante è pensare al modo in cui il bere ti può indurre a far uso di crack. Potrebbe succedere. Quindi, imparare queste cose adesso potrebbe aiutarti nel caso ti dovessi trovare in questa situazione in futuro.

10.4.2
Affrontare gli stati affettivi negativi

I dati dimostrano che gli stati affettivi negativi sono le cause più comuni di ricaduta. Inoltre, studi che hanno esaminato quali fossero le ragioni che inducono i soggetti schizofrenici a far uso di sostanze hanno indicato che una delle motivazioni più frequentemente addotte è la necessità di far fronte a stati affettivi negativi, soprattutto la noia. Pertanto, il provare uno stato affettivo negativo rappresenta una situazione "ad alto rischio". L'obiettivo consiste nell'aiutare i clienti a pianificare l'affetto negativo e a discutere di altre strategie per affrontarlo senza ricorrere all'uso di sostanze.

10.4.2.1
Noia

L'affrontare il sentimento di noia è un tema molto importante e complesso quando si ha a che fare con soggetti affetti da SPMI. Si tratta di un aspetto importante perché questi clienti indicano la noia come una delle ragioni più importanti per le quali fanno uso di sostanze e complesso in quanto, sia per i clienti stessi che per i terapeuti, non è facile individuare delle alternative per ridurre questa sensazione. Gli individui affetti da SPMI spesso hanno pochi contatti sociali o parenti con cui incontrarsi, non hanno un impiego, non hanno le capacità di mantenere un posto di lavoro o di fare carriera e, molte volte, vivono nell'indigenza e non hanno accesso ad attività interessanti o non hanno la disponibilità finanziaria per poterle svolgere. Tutti questi fattori rendono estremamente importante che il terapeuta sia creativo e pieno di risorse nell'aiutare i pazienti a far fronte al sentimento di noia. Innanzitutto, informatevi su quali siano le risorse e le attività che la vostra clinica, ospedale o centro terapeutico può offrire ai propri pazienti. Spesso, i centri terapeutici organizzano incontri cui è possibile accedere liberamente, gruppi di supporto o attività. Molte cliniche organizzano, inoltre, incontri di auto-aiuto o seminari che hanno un intento informativo, oltreché lo scopo di suggerire attività che non implichino l'uso di sostanze. In secondo luogo, vi suggeriamo di ricercare attività gratuite nella vostra città, che possono includere l'andare in biblioteca, lo svolgere del volontariato presso qualche organizzazione locale o il partecipare a conferenze o ad altri eventi a ingresso libero. Terzo, informatevi sulle attività gratuite nella vostra città che coinvolgano temi rivolti alla guarigione. I gruppi e le organizzazioni di auto-aiuto o i circoli parrocchiali sono luoghi eccellenti in cui vengono organizzate attività gratuite orientate al benessere. È importante parlare con il cliente riguardo al tipo di attività che gli potrebbe interessare e che gli piacerebbe svolgere (molti clienti hanno avuto già esperienze con gruppi di auto-aiuto e non ritorneranno, alcuni non sono interessati alle attività correlate alla chiesa, i clienti che non sono in grado di leggere potrebbero non voler trascorrere del tempo in una biblioteca). Successivamente, nella fase di definizione degli obiettivi, i clienti possono essere incoraggiati a provare qualcuna di queste attività. Parte della procedura di definizione degli obiettivi potrebbe dover essere dedicata a come il cliente possa recarsi sul luogo dove si svolge l'attività e come possa pagarla nel caso non fosse gratuita.

10.4.2.2
Depressione e stress

I clienti affetti da SPMI e disturbi da uso di sostanze, in genere, utilizzano le droghe per sentirsi meglio quando sono depressi, stressati o quando provano altri stati affettivi negativi. L'aiutarli a scoprire e a provare delle alternative al consumo di droga in simili situazioni è un aspetto fondamentale del BTSAS. Noi offriamo diverse possibilità per affrontare questi stati d'animo negativi senza dover ricorrere all'uso di droga: 1) aumentare le attività piacevoli; 2) parlare con qualcuno; 3) farsi aiutare/risolvere il problema che fa sentire stressati/depressi; e 4) parlare con il proprio psichiatra riguardo ai farmaci. Queste soluzioni vengono offerte in molte sessioni di RP/PS. Ricordate che il nostro obiettivo consiste nel fornire ai clienti una gamma limitata di strategie alternative e nell'aiutarli ad apprenderle e attuarle in situazioni "ad alto rischio". Cioè, piuttosto che presentare un lungo elenco di alternative che i clienti dimenticherebbero o di modificare possibili soluzioni adattandole a situazioni specifiche, noi suggeriamo poche e semplici opzioni che i clienti sono in grado di eseguire correttamente con poco sforzo e che possono essere utili, appunto, in diverse situazioni. Nel corso delle diverse sessioni di RP/PS i terapeuti dovrebbero ricordare ai clienti queste possibili soluzioni chiedendo comunque loro di individuare altre possibilità. In questo modo il format di gruppo può essere adattato alle esigenze dei singoli partecipanti.

10.4.3
Affrontare i sintomi e gli effetti collaterali

Un'altra importante ragione per la quale i clienti con SPMI riferiscono di utilizzare sostanze è il far fronte ai sintomi e agli effetti collaterali dei farmaci. Nel modulo educativo noi riesaminiamo come l'uso di droga molto spesso determini un peggioramento dei sintomi e degli effetti collaterali. Nelle sessioni dedicate a RP/PS l'obiettivo consiste nel fornire ai clienti delle alternative per alleviare i sintomi e gli effetti collaterali senza ricorrere all'uso di droga. Abbiamo suddiviso questo obiettivo in due sessioni. La prima prevede l'insegnare ai clienti a parlare con il proprio medico circa i sintomi e gli effetti collaterali. La seconda include altre strategie per affrontare i sintomi e gli effetti collaterali, tra cui il distrarsi con una attività alternativa e il parlarne con qualcuno.

10.4.3.1
Breve rassegna e come parlare col proprio medico

I clienti affetti da SPMI spesso non sanno descrivere bene ciò che provano e riferiscono di sentirsi nervosi quando parlano con il proprio medico. In questo incontro insegniamo ai clienti a parlare col proprio medico dei sintomi e degli effetti collaterali e li invitiamo a svolgere dei *role-play* in modo che possano esercitarsi a farlo. Come nostra abitudine suddividiamo questa capacità in diverse fasi: 1) guardare l'interlocutore e mostrarsi decisi; 2) riferire al medico il peggioramento dei sintomi o degli effetti collaterali dei farmaci; 3) riferire al medico quali siano i sintomi o gli effetti collaterali; 4) chiedergli di cambiare il farmaco o di prescrivervi qualcosa che possa alleviare questi sintomi/effetti collaterali. È importante chiedere a ciascun cliente di dire come si rivolge al proprio medico, se ciò lo fa sentire nervoso o ansioso e, se necessario, suggerirgli delle ulteriori strategie di *coping*. Ad esempio, se il soggetto diventa nervoso quando parla con il proprio medico perché ha paura di dimenticare di riferirgli cose importanti, il terapeuta può aiutarlo a fare un elenco di quelli che sono i punti da riferire. Se a un cliente non piace il proprio medico, è fondamentale aiutarlo a rimanere calmo, a comprendere la necessità di dovergli comunque parlare e attenersi al problema principale (il peggioramento dei sintomi o degli effetti collaterali del farmaco). Ancora, questi esempi dimostrano la grande importanza che il BTSAS pone sull'adattare il contenuto a ciascun membro del gruppo.

10.4.3.2
Distrazione, alternative e parlare con qualcuno

Il secondo incontro di questa serie riguarda altri modi di affrontare il peggioramento dei sintomi o degli effetti collaterali dei farmaci. Noi suggeriamo diverse strategie: 1) distrazione; 2) aumentare il livello di attività; 3) instaurare interazioni sociali; 4) modificare lo stato fisiologico – respirazione e rilassamento; 5) parlare con qualcuno. Questa è un'altra situazione in cui presentiamo una serie limitata di suggerimenti per aiutare il cliente a metterli in pratica ed è un'opportunità particolarmente valida per una discussione generica tra i clienti riguardo a ciò che funziona per loro personalmente e come costoro hanno attuato queste strategie nella vita di tutti i giorni.

10.4.4
Altre situazioni "ad alto rischio"

Per questo tipo di clienti altri due aspetti "ad alto rischio" sono la scarsa motivazione e la gestione del denaro.

10.4.4.1
Scarsa motivazione

La motivazione a osservare l'astinenza presenta degli alti e dei bassi nel tempo. I periodi di scarsa motivazione rappresentano situazioni "ad alto rischio" per l'uso di droga. I clienti spesso affermano di non voler più far uso di droga non essendo pienamente consapevoli che si imbatteranno in tentazioni e periodi di minore motivazione a osservare l'astinenza.

10.4.4.2
Gestione del denaro

Il denaro è una continua fonte di rischio per molti clienti. Questa unità include l'insegnamento di strategie pratiche per controllare tale rischio, riducendo al minimo l'accesso del cliente al denaro. Le tattiche includono il nominare formalmente un beneficiario, il far riscuotere gli assegni a un case manager o ad altri – e non al cliente stesso, lo stabilire obiettivi concreti finalizzati al risparmio (ad es., spostarsi in un appartamento più bello, comprare i regali di Natale per i bambini) e il non portare con sé il denaro a meno che si vada direttamente in un negozio per uno specifico acquisto.

10.4.5
Moduli facoltativi

Una volta che il gruppo ha completato i moduli standard di RP/PS, il terapeuta deve adattare i rimanenti incontri dedicati a RP/PS alle esigenze specifiche dei membri del gruppo. Diverse sono le possibilità a sua disposizione:

1. ripetere i moduli standard di RP come ritenuto necessario. Se i clienti necessitano di esercitarsi ulteriormente con particolari abilità di RP/PS, rivedetele e fatele mettere nuovamente in pratica. Le situazioni "ad alto rischio" come il far fronte al sentimento di noia, alle ricadute, alla depressione, allo stress, alla scarsa motivazione, ai sintomi e agli effetti collaterali e il gestire il denaro sono temi importanti che vale pena rivedere e mettere nuovamente in pratica. Ciò può essere spiegato ai clienti nel seguente modo (l'affrontare i sintomi e gli effetti collaterali viene usato come esempio in quanto è qualcosa riguardo a cui i clienti spesso hanno molto da dire):

   Alcune settimane fa abbiamo discusso dei sintomi dei disturbi mentali e degli effetti collaterali dei farmaci come di due situazioni "ad alto rischio" che spesso inducono a far uso di sostanze. Abbiamo parlato a lungo dei sintomi e di come le sostanze o l'alcool vengano utilizzati per alleviare questi sintomi o effetti collaterali. Abbiamo pensato che questo fosse un punto importante che potrebbe interessare molti di voi tanto che nell'incontro di oggi vorremmo rivedere cosa abbiamo imparato e mettere in pratica come affrontare i sintomi e gli effetti collaterali senza ricorrere all'uso di droga o di alcool.

2. i terapeuti possono decidere di trattare i moduli facoltativi di RP/PS se gli argomenti riguardano qualcuno dei membri del gruppo. Specifici moduli facoltativi (anch'essi correlati all'affrontare situazioni "ad alto rischio") includono: il relazionarsi con un partner che fa uso di sostanze; il creare una rete di supporto sociale in cui non si faccia uso di sostanze (come incontrare persone che non fanno uso di droga); *training* generico per accrescere l'assertività e abilità correlate al settore lavorativo (*training* occupazionale, come prepararsi a un colloquio di lavoro, ecc.). Questi incontri facoltativi seguono lo stesso schema di quelli standard: esame delle urine, definizione degli obiettivi, riassunto degli argomenti trattati nell'incontro precedente, spiegazione di argomenti nuovi con il contributo dei membri del gruppo, discussione delle strategie di *coping* e pratica/*role-play* come necessario.

   È importante ricordare che questi incontri indicano delle linee-guida generali che devono poi essere adattate alle esigenze specifiche dei partecipanti. Ricordiamo, inoltre, che i temi trattati sono generici ma non possono essere esauriti in un solo incontro solamente. Sono argomenti che devono essere ripetutamente trattati e discussi durante tutta l'unità dedicata a RP/PS.

   Forniamo, di seguito, alcune brevi informazioni su questi incontri facoltativi, che vengono raggruppati in base all'argomento generale. Ricordate che potete scegliere quale sessione presentare a seconda delle necessità e degli interessi del gruppo.

10.4.5.1
Incontri facoltativi incentrati su situazioni sociali che influiscono sull'uso di sostanze

Gli incontri incentrati sulle situazioni sociali che influenzano il consumo di droga includono: 1) violenza e vittimizzazione e abuso di sostanze; 2) relazionarsi a un partner che fa uso di sostanze; e 3) creare un *network* di supporto sociale. Questi, probabilmente, sono gli argomenti di maggiore interesse per molti clienti, soprattutto per quelli che vivono con partner o coinquilini che consumano droga. Tramite gli incontri dedicati ai problemi della violenza – e in cui si tratta come relazionarsi a un partner che fa uso di droga – si vuole indicare ai clienti dei modi sicuri per parlare a persone che potrebbero far loro del male. Spesso, i clienti affetti da SPMI si trovano coinvolti in rapporti pericolosi che vengono mantenuti per una serie di motivi (supporto finanziario, alloggio, figli, mancanza di alternative). Il suggerire, semplicemente, ai clienti di lasciare il partner spesso non viene accettato come soluzione valida e, a volte, potrebbe anche non essere una buona soluzione. Questi incontri offrono l'opportunità di parlare con i clienti su tali argomenti, di portarli a pensare di quali cambiamenti nei loro rapporti essi potrebbero necessitare per mantenere l'astinenza e indicare a chi si possono rivolgere se hanno bisogno di aiuto. Durante questi incontri si dovrebbero fornire gli elenchi degli enti e dei gruppi a sostegno di quanti si trovano coinvolti in un rapporto violento, oltreché i nominativi e i contatti relativi a ricoveri e altre forme di alloggio temporaneo. Inoltre, il cliente potrebbe rivelarvi informazioni che non ha svelato al team terapeutico che lo segue. In tali casi è importante aiutare il soggetto a discutere di questi argomenti con il proprio team terapeutico e i professionisti che conoscono meglio il cliente sono nella posizione migliore per garantire i servizi di cui il soggetto necessita.

Anche l'incontro dedicato al creare un *network* sociale in cui non si faccia uso di sostanze è importante, dal momento che molti clienti – quando lasciano il gruppo del BTSAS – ritornano in un ambiente dove tutti quelli che conoscono fanno uso di sostanze. Considerati i deficit delle capacità sociali dei clienti affetti da SPMI, l'instaurare un rapporto di amicizia con persone che non utilizzano droga e il trovare attività non correlate al consumo di sostanze è un compito difficile. L'incontro fornisce alcune idee ed è un'occasione per sollecitare suggerimenti dai membri del gruppo su come incontrare altre persone, sulle attività che è possibile svolgere e su come evitare di ricorrere all'uso di sostanze anche quando chi ci circonda ne fa uso. È importante ricordare il tipo di ambiente in cui la maggior parte dei clienti affetti da SPMI vive: assicuratevi che le strategie scelte per far incontrare al soggetto nuove persone siano consone ad esso. Inoltre, ricordate di rivedere i primi due incontri riguardanti il sostenere brevi dialoghi e il fare programmi con un amico – entrambi sono fondamentali per costruire un *network* sociale che non sia basato sul consumo di sostanze.

10.4.5.2
Incontri facoltativi incentrati sulle capacità sociali generiche

Gli incontri facoltativi incentrati sulle abilità sociali generiche includono il *training* per accrescere l'assertività e la gestione della rabbia. Abbiamo incluso degli incontri su questi temi perché l'essere in grado di dire agli altri cosa si prova, il rifiutare determinate richieste e il saper comunicare in modo efficace sono capacità importanti necessarie per riuscire a smettere di far uso di sostanze. Nell'incontro sul *training* per accrescere l'assertività sottolineiamo il fatto che il far sapere agli altri come ci sentiamo è meglio che trattenere dentro di noi i sentimenti. A tale proposito vengono riviste tre abilità: 1) esprimere sentimenti negativi; 2) esprimere sentimenti positivi; e 3) rifiuto di determinate richieste suggerendo un'alternativa (dall'incontro BTSAS 3). Non è necessario rivedere tutte queste capacità in questa sessione – potete sceglierne una o due che ritenete essere più importanti e dividere il contenuto in due o tre incontri. In alternativa, è possibile introdurre tutte e tre le capacità e lasciare scegliere al cliente di quale abbia bisogno di mettere in pratica maggiormente. Se scegliete quest'ultima opzione, state attenti a non confondere i clienti illustrando un numero troppo eccessivo di fasi. Piuttosto, potete fare un discorso generale del perché parlare è importante, rivedere in generale le tre capacità, far scegliere al cliente quale di queste vuole mettere in pratica e rivedere le fasi relative a quella capacità mentre si organizza il *role-play*. L'incontro sulla gestione della rabbia ha come obiettivo l'insegnare ai clienti i benefici del saper gestire in modo appropriato tale stato d'animo e i passi necessari per farlo: 1) mantenere la calma; 2) dire come ci si sente e perché; 3) spiegare perché questa situazione o comportamento vi ha fatto arrabbiare; e 4) suggerire un modo per evitare che ciò accada in futuro.

10.4.5.3
Incontri facoltativi incentrati sullo *skills building* continuato

Gli incontri facoltativi incentrati sullo *skills building* continuato includono abilità occupazionali e *training* al rilassamento. In questi incontri cerchiamo di insegnare ai clienti alcune capacità che li possono aiutare man mano che procedono nel percorso di raggiungimento dell'astinenza dalle sostanze. L'incontro sulle abilità occupazionali ha lo scopo di aiutare i clienti a prepararsi a una vita priva dell'uso di sostanze. Molti di essi non hanno mai avuto un lavoro o cercato un impiego, spesso perché il consumo di sostanze impediva loro di lavorare. Una volta che riescono a osservare l'astinenza, parecchi clienti esprimono interesse per il lavoro e tale incontro è mirato ad aiutarli in questo processo. Tali temi, però, possono interessare anche ai soggetti che non sono ancora pronti a svolgere un lavoro, ma che prima o poi potrebbero essere interessati a questo. Nell'incontro viene dato risalto al fatto che queste capacità possono essere utili a tutti coloro che vogliono lavorare a un certo momento della vita: coinvolgiamo tutti nella discussione, fornendo esempi e discutendo di varie esperienze (clienti che non stanno attualmente lavorando possono comunque avere avuto un impiego in passato). Infine, l'incontro dedicato al *training* per il rilassamento è utile per diversi motivi: insegna una capacità utile che i clienti possono utilizzare facilmente e che può essere messa in pratica durante tutta la durata del BTSAS se molti dei clienti arrivano all'incontro di gruppo mostrando ansia o disagio. Cioè, una volta insegnata la capacità, il terapeuta può incorporare periodicamente nell'incontro un breve momento di rilassamento qualora lo ritenga opportuno. Una simile capacità è utile anche per affrontare il *craving* e, come tale, può essere anche utilizzata periodicamente in gruppo se qualcuno dei partecipanti durante l'incontro riferisce di sentirlo.

10.5
Riepilogo

La componente di RP/PS del BTSAS è mirata ad aiutare i clienti a imparare ad affrontare le situazioni "ad alto rischio" che facilmente incontreranno nel tentativo di ridurre l'uso di sostanze. Particolare rilievo viene dato allo sviluppo di un piano di azione in modo che i clienti siano preparati quando si imbatteranno in una simile situazione. L'obiettivo consiste nel preparare i clienti ad affrontare situazioni difficili in modo che siano pronti a superarle senza ricorrere al consumo di sostanze.

Foglio di lavoro: introduzione a RP/PS/revisione sul rifiuto della droga e capacità di *coping*

Obiettivi

I membri del gruppo rivedono e mettono in pratica le abilità di rifiuto della droga e le capacità di *coping*, comprese la fuga e l'evitamento.

Indicazioni per i terapeuti

1. Sottoporre i clienti all'esame delle urine e seguire le procedure indicate nella sezione "Esame delle urine con interventi basati sulla contingenza";
2. rivedere gli obiettivi e completare la procedura di definizione degli stessi;
3. breve riassunto dell'ultimo incontro;

   Nel nostro ultimo incontro abbiamo parlato dell'epatite – dei diversi tipi di questa malattia e dei comportamenti che mettono a rischio di contrarla. Chi mi sa ripetere alcune delle cose di cui abbiamo parlato e che avete appreso sull'epatite?

4. incontro odierno: introdurre la sezione dedicata al *problem solving* e alla prevenzione delle ricadute.

   Ormai sono diversi mesi che partecipate a questi incontri di gruppo dedicati alle varie abilità e abbiamo discusso di molti temi che vi aiuteranno a osservare l'astinenza. Oggi cominciamo una nuova sezione del gruppo chiamata "*problem solving* e prevenzione delle ricadute". L'obiettivo di questa sezione consiste nell'invitarvi a pensare a cosa, in futuro, potrebbe indurvi a far uso di sostanze e a sviluppare un piano per affrontare una simile evenienza. Se avete già un piano, allora, quando vi troverete realmente in una situazione "ad alto rischio" sarete pronti ad affrontarla senza ricorrere al consumo di droga. Continueremo a parlare di situazioni "ad alto rischio" e a come affrontarle e discuteremo di diverse circostanze di questo tipo, ad alcune delle quali non avete mai pensato. Svilupperemo dei piani per affrontare queste situazioni e faremo pratica mediante le simulazioni, in modo che la loro applicazione diventi semplice e automatica. I piani che prenderemo in considerazione includeranno capacità che avete già appreso e messo in pratica, comprese le abilità di rifiuto della droga, la fuga e l'evitamento. Inoltre, discuteremo di altre strategie che potreste mettere in atto qualora il rifiuto, la fuga e l'evitamento non dovessero essere sufficienti.

   a. **Abilità di rifiuto della droga** (*scrivetele sulla lavagna e distribuite il materiale*). Nell'incontro di oggi rivedremo le capacità apprese finora, dopodiché saremo in grado di applicarle a diverse situazioni "ad alto rischio". Finora, abbiamo appreso tre tipi di abilità per affrontare le situazioni "ad alto rischio". Il primo tipo è costituito dalle abilità di rifiuto della droga. Chi è in grado di dirmi cosa sono le abilità di rifiuto della droga? Giusto: sono capacità che implicano il saper dire a qualcuno che non si vuole far uso di sostanze e che non si vuole che ve lo si continui a chiedere. Forse ricordate che abbiamo suddiviso queste abilità in diverse fasi. Rivediamole. Chi mi sa dire qual è la prima fase delle abilità di rifiuto della droga? Sì, la prima fase consiste nel contatto dello sguardo. Perché è importante? Perché attira l'attenzione della persona. La seconda fase consiste nel dire alla persona, con un tono di voce deciso, che non vogliamo far uso di droga o di alcool. Perché è importante usare un tono di voce deciso? Giusto: aiuta a chiarire che non volete far uso di droga/alcool. Se vi mostrate decisi, il vostro interlocutore saprà che state parlando seriamente. Qual è la fase successiva? Spiegare il perché non volete fare uso di sostanze. Per quale motivo è importante? Perché, in questo modo, il vostro interlocutore capisca che non volete fare uso di droga o di alcool. L'ultima fase consiste nel dire alla persona di non chiedervi di far uso di droga/alcool. Perché è importante dire a qualcuno che non volete che insista per indurvi a far uso di alcool o droga? Giusto: volete fargli capire che non volete continuare a dire di no e che volete essere lasciati in pace. Abbiamo anche discusso di ciò che potreste fare una volta che avete detto al vostro interlocutore di smettere di chiedervi di far uso di droga o alcool, compreso il suggerire un'alternativa o l'allontanarvi. Quando pensate sia una buona idea suggerire un'alternativa? Giusto: quando a voi e all'altra persona piace fare anche altre cose insieme. Potete suggerire di fare qualcos'altro invece che far uso di sostanze, ad esempio andare a bere un caffè, parlare o fare una passeggiata. Quando pensate sia una buona idea allontanarvi? Quando voi e quella persona non avete in comune altre cose eccetto l'uso di sostanze, quando la persona ha con sé la droga e quando non vuole fare altro che consumarla (anche quando la persona è uno spacciatore).

b. **Fuga**. Le abilità di rifiuto della droga sono molto importanti quando vi trovate in una situazione "ad alto rischio" e qualcuno vi invita a far uso di sostanze e voi non volete. Abbiamo imparato anche un'altra strategia da applicare in situazioni "ad alto rischio": la fuga. Chi ricorda che cosa comporta la fuga? Giusto: significa allontanarsi. Qualcuno di voi si è mai trovato in una situazione "ad alto rischio" e l'ha affrontata, fuggendo o allontanandosi, ed evitando così di far uso di alcool/droga?

c. **Evitamento**. Bene. Quindi, utilizziamo le abilità di rifiuto della droga quando ci troviamo in una situazione "ad alto rischio" e qualcuno ci offre della droga e noi non vogliamo farne uso. Un'altra strategia che si può utilizzare in una situazione "ad alto rischio" è la fuga – ossia uscire dalla situazione – e allontanarvi il più presto possibile. C'è un'altra strategia per affrontare una situazione "ad alto rischio". Ricordate che quando avete individuato quelle che per voi possono essere situazioni "ad alto rischio" potete fare in modo di evitarle del tutto. Cioè, potete usare una strategia di evitamento. Chi è in grado di dirmi che cos'è l'evitamento? Giusto. È quando affronti una situazione "ad alto rischio" standone lontano e cercando di evitarla del tutto. Ad esempio, anziché recarvi nel luogo in cui eravate soliti far uso di droga (anziché mettervi in una situazione "ad alto rischio") potete evitare proprio di andarci e andare invece da qualche altra parte, ad esempio da un amico, o partecipare a un incontro della AA/NA – un luogo che non sia quello in cui eravate soliti far uso di droga. Così facendo, non vi trovate di fronte alla forte tentazione di farne uso. In tal modo non vedete neppure quel luogo ed evitate lo stimolo, evitando di trovarvi in una situazione "ad alto rischio".

Facciamo un esempio (*utilizzate un esempio fornito da un membro del gruppo, come vi mostriamo di seguito*). Una delle situazioni "ad alto rischio", per Mary, è il trovarsi a casa dell'amica Josephine. Ormai Mary non fa uso di droga da alcune settimane e, in quel momento, non vuole farne uso. L'obiettivo di Mary in questa situazione consiste nel non farne uso oggi. Una cosa che Mary può fare per evitare questa HRS è chiamare Josephine, invece di andare a casa sua. Cos'altro potrebbe fare per evitare di trovarsi in questa situazione "ad alto rischio"?

d. **Simulazione delle abilità di rifiuto della droga e delle strategie di fuga e di evitamento**. Adesso eseguiamo una simulazione per esercitarci a utilizzare queste abilità di *coping* per continuare a non far uso di droga. Quando organizziamo il *role-play* voi decidete quale strategia utilizzare: rifiuto, fuga o evitamento. Dapprima noi (cioè, i terapeuti) vi daremo una dimostrazione. Cosa pensate se svolgiamo un *role-play* e mettiamo in pratica le abilità di rifiuto della droga? Facciamo finta che Tara (co-leader) mi chieda di far uso di alcool e di droga in sua compagnia. Tara ha con sé la droga e insiste perché io ne faccia uso. Io voglio dire di no perché è da un po' che osservo l'astinenza e non voglio ricominciare. Inoltre, voglio dirle di smettere di insistere. Non suggerirò un'alternativa, dal momento che Tara ha con sé la droga, ma mi allontanerò. Mentre svolgiamo il *role-play* accertatevi che si eseguano tutte le fasi.

Come siamo andati? Cosa ne pensate del *role-play*? Avete controllato se abbiamo eseguito tutte le fasi? Com'è stato il contatto dello sguardo da parte mia? Come è stato il mio tentativo di fornire una spiegazione del fatto che non voglio far uso della sostanza?

Va bene, adesso svolgiamo altri *role-play*. Bob, che ne dici se cominciamo da te? Pensa ad una situazione "ad alto rischio" in cui ti sei trovato recentemente o che dovrai affrontare nei prossimi giorni e che possiamo simulare. Va bene. Il tuo amico ti viene a trovare questo fine settimana e pensi che voglia andare ad acquistare la droga con te per poi farne uso insieme. OK. Quale strategia di *coping* vuoi applicare? Puoi usare l'evitamento ed evitare la situazione? Ciò significherebbe dire al tuo amico di non venire a trovarti. Se non te la senti di dirgli di non venirti a trovare, che ne dici di mettere in pratica un'abilità di rifiuto della droga in modo che quando lui te lo chiederà sarai in grado di dire di no?

Nota per il terapeuta: Lasciate che i clienti descrivano la situazione e decidete, poi, quale strategia dovrebbero o vorrebbero utilizzare per far fronte a una determinata situazione "ad alto rischio". Fornite suggerimenti, ma elaborate un piano che il cliente pensa di poter realmente realizzare. Ad esempio, se l'amico di Bob va a trovarlo, l'evitamento (cioè, dire all'amico di non venire più) potrebbe essere una valida strategia, ma se Bob non se la sente allora invitatelo a mettere in pratica le abilità di rifiuto della droga.

L'evitamento è più difficile da simulare se il cliente decide da solo di andare da qualche parte. Ad esempio, se il cliente dice che il fatto di andare in un determinato bar costituisce una situazione "ad alto rischio", aiutatelo a sviluppare un piano che identifichi quando – solitamente - ha desiderio di recarvisi, un luogo alternativo dove potrebbe andare e come ci possa arrivare. Siate molto concreti. Questa sarà l'esercitazione del cliente per come evitare una situazione "ad alto rischio".

Un altro esempio di evitamento è una situazione in cui il cliente viene avvicinato da qualcuno che desidera porsi in una situazione "ad alto rischio". Ad esempio, un amico chiede al cliente di andare al bar in questione, il che – per il cliente – costituisce una situazione "ad alto rischio". In questa situazione potete usare le fasi delle abilità di rifiuto della droga:

Contatto dello sguardo

Dire di no – dite di non volerci andare (ad es., al bar).
Fornire una motivazione – "Di solito lì facevo uso di droga e non voglio avvicinarmi di nuovo a quel luogo".
Suggerire un'alternativa/allontanarsi – "Andiamo a bere un caffè invece/dovrai andarci senza di me".

Non importa quale abilità i clienti stiano mettendo in pratica. Scrivete le fasi di ciascuna capacità sulla lavagna:

Capacità di rifiuto: Contatto dello sguardo, dare una motivazione, suggerire un'alternativa/andarsene.
Fuga: Contatto dello sguardo, dire di no, dare una motivazione/allontanarsi immediatamente.
Evitamento: Contatto dello sguardo, dire di no, dare una motivazione, suggerire un'alternativa/allontanarsi.

Foglio di lavoro: introduzione a RP/revisione delle situazioni "ad alto rischio"

Obiettivi

I membri del gruppo imparano i principi di base della prevenzione delle ricadute, riesaminano le situazioni "ad alto rischio" e mettono in pratica le abilità di *coping* simulando situazioni "ad alto rischio" attraverso il *role-play*.

Indicazioni per i terapeuti

1. Sottoporre i membri del gruppo all'esame delle urine prima dell'incontro e completare le procedure indicate nella sezione "Esame delle urine con interventi basati sulla contingenza";
2. riesaminare gli obiettivi e completare la procedura di definizione degli stessi;
3. breve riassunto dell'ultimo incontro;

Nell'ultimo incontro abbiamo rivisto le capacità che possono esserci utili per affrontare situazioni "ad alto rischio". Ne abbiamo riesaminate tre. Chi ne ricorda qualcuna? Giusto, una era la capacità di rifiuto della droga. In che cosa consiste la capacità di rifiuto della droga? Giusto. Nel dire a qualcuno che non vuoi far uso di droga e che costui non continui a chiedervelo. Abbiamo effettuato delle simulazioni e abbiamo messo in pratica le fasi implicate nelle abilità di rifiuto della droga – contatto dello sguardo, dire di no, fornire una motivazione e suggerire un'alternativa o dire alla persona di smettere di chiedervi di far uso di sostanze. Qualcuno di voi ha usato capacità di rifiuto della droga durante l'ultima settimana? Abbiamo rivisto anche altre due capacità per affrontare situazioni che possono indurre a far uso di sostanze. Chi di voi ricorda le altre due capacità che abbiamo rivisto? Giusto. Una era la fuga – ossia l'allontanarsi da una situazione ad alto rischio. Qualcuno di voi in questa settimana si è trovato in una situazione "ad alto rischio" e l'ha affrontata allontanandosi? L'ultima capacità di cui abbiamo parlato durante l'ultimo incontro è stato l'evitamento. Chi è in grado di dirmi cos'è l'evitamento? Giusto. È quando fai fronte a una situazione "ad alto rischio" standone lontano e cercando di evitarla del tutto. Bob, fammi un esempio di evitamento. Giusto. Invece di andare al bar dove di solito facevi uso di droga (cioè, invece di metterti in una situazione "ad alto rischio"), potresti andare da un'altra parte, chiamare un amico o andare a un incontro della AA/NA. In questo modo non vedi neanche il luogo in cui eri solito consumare la droga, quindi eviti lo stimolo e non ti metti nella situazione "ad alto rischio". Qualcuno di voi, questa settimana, ha evitato una situazione "ad alto rischio" facendo in modo di non trovarcisi neppure? Raccontateci;

4. incontro odierno. Introduzione alla prevenzione delle ricadute;

Ora che siete nel gruppo da un po' di tempo, molti di voi (o tutti, se ciascuno di voi non consuma sostanze da un po' di tempo) hanno osservato un periodo di astinenza e si sono impegnati a fondo per non far uso di sostanze o di alcool. Ciò è fantastico e il nostro obiettivo consiste nell'aiutarvi a continuare a non usare sostanze o alcool. Nei prossimi incontri discuteremo delle diverse situazioni "ad alto rischio" in cui vi potreste trovare e che potrebbe essere difficile gestire e le pianificheremo in modo che sappiate cosa fare qualora vi ci doveste trovare. Questa strategia prende il nome di prevenzione delle ricadute – parlare delle situazioni "ad alto rischio" in cui potreste trovarvi e immaginare come gestirle. Il nostro obiettivo consiste nello sviluppare un piano in modo che riusciate a non far uso di sostanze/alcool. Bob, perché pensi sia utile avere un piano per affrontare una situazione "ad alto rischio"? Giusto. Un piano ti aiuta a sapere cosa fare in una situazione difficile, in modo da essere in grado di non ricorrere all'uso di sostanze. Una spiegazione del perché parliamo tanto del fatto che è importante avere un piano, potrebbe essere data dall'esempio di un'esercitazione antincendio;

Qualcuno di voi si è recentemente trovato coinvolto in un'esercitazione antincendio? In un'esercitazione antincendio si mette in pratica ciò che si farebbe in caso di un incendio reale, in modo che se ciò accadesse si sa già cosa si deve fare – sentire l'allarme, usare le scale invece dell'ascensore, sapere dove sono le uscite di sicurezza in modo da poter abbandonare rapidamente l'edificio. In posti come la VA si svolgono esercitazioni antincendio regolarmente, in modo che i clienti e il personale sappiano cosa fare e dove andare in caso di incendio.

Lo stesso approccio viene utilizzato da noi quando parliamo di uso di droga/alcool: è utile avere un piano nel caso vi troviate in una situazione "ad alto rischio" in modo che sappiate cosa fare per non ricadere nell'uso di sostanze. Prima abbiamo discusso del processo di apprendimento di nuovi comportamenti e di come sia necessaria molta pratica. Per questo motivo organizzeremo dei piani e li applicheremo più volte tramite i *role-play*. Nei prossimi incontri parleremo delle diverse situazioni "ad alto rischio". Di alcune di esse abbiamo già discusso, mentre altre non sono ancora state prese in considerazione. Discuteremo di ciò che si deve fare quando ci sentiamo stressati, depressi o annoiati, in modo che se vi trovate in una di queste condizioni non ricorriate all'uso di sostanze. Parleremo dei modi di affrontare i sintomi del disturbo mentale, evitando di consumare droghe o alcool e anche di situazioni che voi trovate difficile affrontare ed effettueremo delle simulazioni in modo che voi sappiate cosa fare quando una determinata situazione si verifica.

5. rivedere quelle che si manifestano come situazioni "ad alto rischio" per i membri del gruppo.

Abbiamo discusso molto delle situazioni "ad alto rischio" in cui sono presenti numerosi stimoli che inducono all'uso di droga e che potrebbero causare un *craving* o farvi venire voglia di far uso di sostanze. Ricordate che queste situazioni vengono definite situazioni "ad alto rischio" (HRS) perché presentano un rischio elevato che, qualora vi ci doveste trovare, facciate uso di sostanze. Dove c'è uno stimolo c'è un rischio elevato. Abbiamo discusso molto su come individuare le situazioni per voi "a rischio" in modo che possiate immaginare cosa potete fare quando vi trovate in esse, senza ricorrere all'uso di sostanze. Se avete problemi con la droga o l'alcool, è molto difficile non farne uso quando vi trovate in una situazione "ad alto rischio". In alcune circostanze, o in alcuni luoghi o in compagnia di determinate persone, può anche succederti di bere o di far uso di droga automaticamente. Bob, hai detto che tu e il tuo amico Fred vi vedete solo per far uso di cocaina. Questo è un esempio di situazione "ad alto rischio" – ossia è difficile non ricaderci se ti trovi in una situazione in cui in passato hai fatto sempre uso della sostanza. Nei prossimi incontri parleremo delle diverse situazioni "ad alto rischio" e immagineremo cosa fare in modo da non ricorrere all'uso di sostanze. Elaboreremo dei piani per affrontare diverse situazioni "ad alto rischio". Un piano vi suggerirà cosa fare per non trovarvi in quella situazione o vi indicherà cosa fare, anziché ricorrere all'uso di sostanze qualora doveste esserne coinvolti. Bob, per te potrebbe essere l'evitamento, ossia lo stare lontano dal tuo amico Fred o l'utilizzare le abilità di rifiuto della droga per dire a Fred che non vuoi più far uso di sostanze con lui e di smettere di chiedertelo. Adesso esaminiamo alcune delle situazioni "ad alto rischio" in cui vi siete trovati recentemente e vediamo cosa avete fatto o, avreste potuto fare, per affrontarle senza ricorrere all'uso di sostanze. Bob, ti sei trovato in una situazione "ad alto rischio" la scorsa settimana – una situazione in cui era davvero difficile non far uso di sostanze? (cercate di sapere se i clienti sono riusciti ad evitare una situazione "ad alto rischio").

Nota per il terapeuta: Rivedere le situazioni "ad alto rischio" con ciascun membro del gruppo. La situazione "ad alto rischio" può essere una situazione in cui il cliente si è recentemente trovato o che potrebbe dover affrontare nel prossimo futuro. Sviluppate un piano per affrontarla utilizzando abilità di *coping* e abilità di rifiuto e poi passate alla simulazione di tale piano. Se questo prevede l'utilizzo di abilità di rifiuto della droga, scrivete sulla lavagna le capacità e ciò che il cliente deve dire in relazione a ciascuna di queste. Se il piano prevede la fuga (cioè il cliente si trova in una HRS e programma di allontanarsi immediatamente), scrivete le fasi sulla lavagna (contatto dello sguardo, dire di no, fornire una motivazione, allontanarsi) e ciò che il cliente deve dire in relazione a ciascuna di queste.

Se il cliente prevede di utilizzare l'evitamento per affrontare la HRS, elaborate con lui un piano che includa l'indicare in che momento il cliente solitamente si reca al bar o in un determinato luogo, dove potrebbe recarsi in alternativa e come possa raggiungere il luogo a basso rischio. Ricordate di essere molto concreti. In tal modo il cliente si eserciterà concretamente ad evitare situazioni "ad alto rischio". Un altro esempio di evitamento è quello in cui il cliente viene avvicinato da qualcuno che vuole mettersi in una situazione "ad alto rischio". Ad esempio, un amico lo invita ad andare in un determinato bar. In questo caso, potete usare le fasi delle capacità di rifiuto: 1) contatto dello sguardo; 2) dire di no – dite che non volete andarci (ad es., al bar); 3) dare una motivazione – "lì ero solito fare uso di droga e non voglio tornarci"; 4) suggerire un'alternativa/allontanarvi – "andiamo a bere un caffè, invece/dovrai andarci senza di me".

Indipendentemente dall'abilità in cui il cliente si sta esercitando, scrivete le fasi di ciascuna abilità sulla lavagna:

Abilità di rifiuto: Contatto dello sguardo, dire di no, fornire una motivazione, suggerire un'alternativa/allontanarsi.

Fuga: Contatto dello sguardo, dire di no, fornire una motivazione, fuga/allontanarsi immediatamente.

Evitamento: Contatto dello sguardo, dire di no, fornire una motivazione, suggerire un'alternativa/allontanarsi.

Foglio di lavoro: affrontare le cadute

Obiettivi

I membri del gruppo imparano il significato dei termini caduta e ricaduta. Viene rivisto il concetto di caduta come situazione "ad alto rischio" e si mettono in pratica le capacità per poterla affrontare.

Indicazioni per i terapeuti

1. Sottoporre i membri del gruppo all'esame delle urine prima dell'incontro e seguire le procedure indicate nella sezione "Esame delle urine con interventi basati sulla contingenza";
2. rivedere gli obiettivi e completare la procedura di definizione degli stessi;
3. breve riassunto dell'ultimo incontro;

   Nell'ultimo incontro di gruppo abbiamo discusso della prevenzione delle ricadute. Chi ricorda che cos'è la prevenzione delle ricadute? Giusto. Consiste nel prevedere il verificarsi di situazioni "ad alto rischio" in modo che, quando vi troviate in una determinata circostanza, sappiate come comportarvi. Abbiamo discusso, inoltre, di diverse situazioni "ad alto rischio" in cui molti di voi si sono trovati o in cui potranno trovarsi nel prossimo futuro. Abbiamo parlato di queste situazioni "ad alto rischio" e abbiamo pianificato come affrontarle. Perché è utile pianificare e avere un piano per affrontare le situazioni "ad alto rischio"? Giusto. È utile avere un piano in caso vi troviate in una situazione "ad alto rischio" in modo che sappiate cosa fare per riuscire a non far uso di sostanze. Qualcuno di voi si è trovato in una delle situazioni "ad alto rischio" che abbiamo pianificato nel nostro ultimo incontro? Cos'è successo e cosa avete fatto? (oppure, qualcuno si è trovato in una situazione "ad alto rischio" durante la settimana appena trascorsa? Avevate un piano per affrontare quella situazione? Cosa avete fatto? Come è andata?);

4. incontro odierno: cadute e ricadute;

   Una delle cose che sappiamo sullo smettere di far uso di sostanze è che, prima o poi, si ha una giornata storta. Si può pensare di essere ormai riusciti a non far uso di sostanze e si può decidere di provarne una piccola quantità, oppure si può perdere il controllo della situazione. Molte persone che smettono di far uso di sostanze riferiscono di quanto sia difficile non farne uso quando ci si sente stressati o depressi e di come questi sentimenti negativi li inducano a volerne far uso. Talvolta hanno un momento di debolezza e dimenticano il perché sia così importante rimanere "puliti". Molti ci dicono che la pressione dei pari talvolta è così forte che hanno dei problemi a dire di no. Comunque sia, la maggior parte delle persone che sta cercando di smettere, prima o poi, cede. Questi momenti vengono definiti "errori" o "cadute".

Il problema maggiore delle cadute è che esse possono trasformarsi in ricadute vere e proprie o possono portare a riprendere il consumo di droga. Talvolta, quando una persona ha una caduta, sente di avere fallito e ricomincia a far uso di sostanze. Oppure, si può essere convinti di poter controllare l'uso di droga/alcool e si continua a farne uso in quantità limitata ma poi, alla fine, si rientra nella spirale del consumo. Per questi motivi, un errore rappresenta una situazione "ad alto rischio" in quanto anche il consumo di una piccola quantità può rapidamente trasformarsi in una ricaduta conclamata.

La cosa più importante da ricordare è che una caduta non si trasforma automaticamente in una ricaduta. Dovete solo ricominciare da capo il giorno dopo. Abbiamo riscontrato che è più facile impedire a una caduta di trasformarsi in una ricaduta se ne parliamo durante l'incontro di gruppo e ci immaginiamo cosa fare se "fate un errore". Ricordate che sarebbe meglio non fare errori e che è necessario impegnarsi per questo. Tuttavia, in queste riunioni di gruppo cerchiamo sempre di prevedere ciò che potrebbe accadere in modo che, se vi trovate in una situazione "ad alto rischio", sappiate cosa dovete fare. Quindi, è importante parlare delle cadute. Non vogliamo che ciò accada ma, se dovesse accadere, sarete preparati. Quindi, è meglio avere un piano, un'idea di ciò che potreste fare se avete una caduta. Perché pensate sia meglio avere un piano? Giusto. Se avete un piano, sapete già cosa fare e vi potete rimettere rapidamente in carreggiata e la caduta non si trasformerà in una ricaduta vera e propria. Molte persone, che non preparano in anticipo un piano, non sanno cosa fare in caso di caduta, si arrendono e riprendono l'uso di sostanze. Ciò è molto comune quando si cerca di modificare un comportamento radicato come il consumo di droga. Quando si ha una caduta, ci si rimane male e si può anche dire "Ho fallito. Non sono in grado. Non posso pensare di riuscire a smettere. Andrò avanti a far uso di sostanze". È mai successo a qualcuno di voi di avere smesso per un periodo di tempo e, poi, di aver avuto una caduta ed essersi detti "dimenticatelo" e aver ricominciato? Quello che faremo qui – ora – è parlare di ciò che potete fare se avete una caduta, anziché riprendere in pieno l'uso, in modo da avere un piano per tornare indietro.

5. pianificazione delle cadute;

Bene. Immaginiamo cosa ciascuno di voi potrebbe fare se avesse una caduta. Subito dopo una caduta è molto difficile sapere cosa fare e il rischio che si trasformi in una ricaduta vera e propria è molto alto. Subito dopo una caduta potete agire in questo modo:

Fase 1: Mantenete la calma! Una caduta è un segnale che indica che vi è ancora il rischio di riprendere l'uso di sostanza, come quando si accende una spia sul cruscotto della vostra auto per indicarvi che c'è un guasto meccanico. Se si accende una spia sul cruscotto mentre state guidando, vi accostate al lato della strada per individuare il problema. Si può fare la stessa cosa quando si verifica una caduta – è il segnale che indica di fermarsi, allontanarsi o sfuggire dalla situazione "ad alto rischio" in cui la caduta si è verificata e guardare e ascoltare cosa sta accadendo. Andate in un posto sicuro e tranquillo. Nella maggior parte dei casi, quando si ha una caduta, ci si sente davvero male e si provano sentimenti di colpa e fallimento. Una simile reazione è normale ma, dopo un po', passerà. Potreste sentirvi male per un po', ma i sentimenti negativi se ne vanno da soli. Ricordate che è stato solamente un episodio, un errore da cui potete imparare e che potete pianificare in modo da poterlo affrontare la volta successiva qualora dovesse ripetersi. Non è un segnale di fallimento, tutti commettiamo degli errori.

Fase 2: Ricordate quanto vi state impegnando. Dopo una caduta spesso si dice: "A cosa serve, ormai ho fallito" e si torna a far uso della sostanza. Invece, c'è qualcosa che potete fare. Riconsiderate, innanzitutto, tutti i motivi per i quali volete smettere di far uso di droga: sentirvi meglio, avere un aspetto migliore, riuscire ad avere rapporti con gli altri, uscire da uno stile di vita rischioso o qualunque altro motivo. Pensate al cammino che avete già percorso sino a quel momento e quanto impegno ci avete messo. Potreste dire a voi stessi: "Mi sono impegnato davvero molto e ha fatto davvero un buon lavoro non facendo più uso di droga. Ho fatto un errore, ma non vale la pena gettare all'aria tutto ciò che ho fatto finora!"

Fase 3: Realizzare un piano. Quanto più rapidamente vi rimettete in carreggiata dopo una caduta, tanto meglio voi starete e tanto minore è la probabilità che l'errore si trasformi in una vera e propria ricaduta. Per prima cosa sbarazzatevi della droga o dell'alcool che avete a portata di mano e dei possibili stimoli presenti. In secondo luogo, state lontano dalla situazione "ad alto rischio". Terzo, mettetevi a fare qualcosa che vi tenga occupati. Ad esempio, potete andare a una riunione della AA/NA, a un incontro del gruppo, incontrare un amico che non fa uso di sostanze o andare a fare una passeggiata.

Fase 4: Chiedere aiuto. Gli altri vi possono aiutare affinché una caduta non si tramuti in una ricaduta vera e propria. Parlate con i vostri terapeuti, il vostro counselor o medico o con altri membri del gruppo o familiari o qualsiasi altra persona che vi possa essere di aiuto. Esistono anche centri per il trattamento e la gestione delle crisi che potete contattare se ne avete bisogno. Sul foglio che vi è stato consegnato ve ne sono elencati alcuni.

Nota per il terapeuta: Scrivete le varie fasi sulla lavagna e distribuite il materiale e le schede prima di procedere alla spiegazione di ciascuna fase. Raccogliete le opinioni dei membri del gruppo riguardo a ciascuna delle fasi: chiedete se hanno già fatto qualcosa di simile o se ne aggiungerebbero delle altre.

6. sviluppare un piano per ciascun membro in caso di caduta.

Ora vogliamo parlare delle situazioni "ad alto rischio" che possono comportare una caduta e programmeremo cosa fare se ciò dovesse accadere. Chi vuole cominciare? John che ne dici di essere tu il primo? Qual è stata, per te, una situazione "ad alto rischio" che ti avrebbe portato a una caduta se non l'avessi pianificata prima?

Nota per il terapeuta: Date al cliente il tempo di individuare una situazione "ad alto rischio". Se non ci riesce, suggerite voi una situazione in base a ciò che sapete di lui e del tipo di consumo di sostanze cui è dedito, come indicato di seguito:

> So che è difficile pensarci. Dunque, tu solitamente ne facevi uso con la tua ex-moglie, vero? Immaginiamo che la incontri un sabato sera a una festa e lei ti chieda di fumare uno spinello, come ai vecchi tempi. Tu le dici di no e le spieghi che non fai più uso di quella roba ma, alla fine, cedi e decidi di fumarne solo uno. Il giorno dopo ti senti davvero male per aver ceduto e ti sembra di aver buttato via tutto il lavoro fatto fino a quel momento. Questo è un esempio di caduta. Va bene. Applichiamo le fasi della caduta a questa situazione. La prima consiste nel fermarsi a riflettere. Cosa faresti?

Nota per il terapeuta: Rivedete ciascuna fase con il membro del gruppo e scrivete sulla lavagna il suo piano sotto ciascuna fase. Siate il più concreti possibile. Includete dei *role-play* a seconda della necessità. Essi possono rivelarsi particolarmente utili per le fasi 4 (sfuggire alla situazione) e 5 (chiedere aiuto). Ad esempio, se il soggetto si trova con altre persone e deve allontanarsi da quella situazione, nella simulazione il soggetto può esercitarsi nel dire ad altri che non intende più fare uso di droga e che deve andare. Scrivete le fasi della fuga sulla lavagna e poi svolgete il *role-play*. Non importa quale capacità i partecipanti stanno mettendo in pratica: scrivete sulla lavagna le fasi per ciascuna capacità.

Capacità di rifiuto: Contatto dello sguardo, dire di no, dare una motivazione, suggerire un'alternativa/andarsene.

Fuga: Contatto dello sguardo, dire di no, dare una motivazione, fuga/andarsene immediatamente.

Evitamento: Contatto dello sguardo, dire di no, dare una motivazione, suggerire un'alternativa/dire alla persona che dovrà farlo senza di voi.

Foglio di lavoro: uso di altre sostanze come situazione "ad alto rischio"

Obiettivi

I membri del gruppo individuano e discutono l'uso di altre sostanze o di una sostanza secondaria e viene spiegato loro come l'uso di altre sostanze/alcool rappresenti una situazione "ad alto rischio" di ricaduta per la sostanza principale. I membri del gruppo fissano degli obiettivi per ridurre/cessare l'uso di altre sostanze e mettono in pratica le capacità di rifiuto, fuga ed evitamento correlate all'uso di altre sostanze.

Indicazioni per i terapeuti

1. Sottoporre i membri del gruppo a esame delle urine prima dell'incontro e seguire le procedure indicate nella sezione "Esame delle urine con interventi basati sulla contingenza";
2. rivedere gli obiettivi e completare la procedura di definizione degli obiettivi;
3. breve riassunto dell'ultimo incontro;

> Durante l'ultimo incontro di gruppo abbiamo discusso delle cadute e di cosa fare per affrontarle. Chi si ricorda cos'è una caduta? Giusto. È un "errore" – fare uso di una sostanza una volta sola in una specifica situazione. Qual è la cosa importante da ricordare se avete una caduta? Giusto, una caduta può tramutarsi in una ricaduta vera e propria. Ma la cosa importante da ricordare è che non è necessariamente così. Una caduta costituisce una situazione "ad alto rischio" ma, se sapete in anticipo cosa fare (se fate un piano), allora potete fare in modo che essa non si trasformi in una ricaduta conclamata. Abbiamo riscontrato che è meglio quando esiste un piano – un'idea di cosa si può fare nel caso si verifichi una caduta. Perché pensate sia meglio avere un piano? Giusto. Se avete un piano sapete già cosa fare e sarete in grado di rimettervi presto in carreggiata e la vostra caduta non si trasformerà in una ricaduta vera e propria. Abbiamo anche discusso delle fasi necessarie per affrontare una caduta. Chi si ricorda le fasi di cui abbiamo discusso? (Fase 1: Stare calmi; Fase 2: Sviluppare un piano; Fase 3: Chiedere aiuto). Qualcuno ha avuto l'opportunità di usare queste fasi o qualcuno ci ha riflettuto?

4. incontro odierno: L'uso di altre sostanze come situazione "ad alto rischio";

> Come abbiamo accennato prima, l'obiettivo della sezione relativa alla prevenzione delle ricadute consiste nel pensare a situazioni "ad alto rischio" e sviluppare un piano in modo che, nel caso vi troviate in tale situazione, sappiate cosa dovete fare per affrontarla e non andiate incontro a una ricaduta vera e propria. Negli ultimi due incontri abbiamo individuato numerose situazioni "ad alto rischio" e abbiamo visto come affrontare le cadute. Un'altra situazione "ad alto rischio", di cui parleremo oggi, è l'uso di alcool o di altre droghe, oltre alla sostanza che è già oggetto del lavoro di gruppo.

Nota per il terapeuta: Rivedere qual è la sostanza primaria per ciascun membro del gruppo o la sostanza di cui stanno cercando di ridurre/cessare l'uso dall'inizio degli incontri di gruppo.

Molti di voi stanno cercando di smettere di far uso di cocaina mentre, per altri, la sostanza principale è l'eroina. Tuttavia, non abbiamo parlato di altre sostanze che forse voi utilizzate, pur cercando di ridurre il consumo di cocaina o di eroina. Ad esempio, quanti di voi bevono alcool? Quanti giorni alla settimana bevete? Quanto bevete? Un altro esempio: talvolta alcuni continuano a fumare marijuana anche quando non fanno più uso di cocaina o di eroina.

Oggi vogliamo parlare di un eventuale uso di altre sostanze o di alcool da parte di alcuni voi e applicare ad esso le abilità di rifiuto, fuga ed evitamento. In questo modo, se pensate di ridurre o cessare l'uso di alcool o di altre sostanze, o se vorrete farlo in futuro, avrete già messo in pratica le capacità per riuscire a farlo e avrete un piano in modo da sapere cosa fare. Ricordate che è meglio avere un piano – pianificare – in modo che se vi trovate in una situazione "ad alto rischio", come il bere o il far uso di altre sostanze, saprete come comportarvi.

Innanzitutto, dobbiamo cominciare spiegando il perché il far uso di alcool o di sostanze diverse da quella principale, rappresenti una situazione "ad alto rischio". Talvolta, si pensa che – se non si fa uso di cocaina – non importa se si beve o se si fuma marijuana. Perché pensate che il bere o il fare uso di un'altra sostanza rappresenti una situazione "ad alto rischio"? Qualcuno di voi ha un'idea del perché consumare alcool o altre sostanze può mettervi a rischio di riprendere l'uso di cocaina o eroina? L'uso di alcool o di altre sostanze può costituire una situazione "ad alto rischio" per riprendere l'uso di cocaina/eroina in due modi. Innanzitutto, molti di voi hanno ammesso che quando fanno uso di cocaina fanno anche uso di alcool. Quindi, spesso, queste sostanze – alcool e cocaina o alcool e eroina – vengono consumate insieme.

L'uso di alcool o di altre sostanze può rappresentare una situazione "ad alto rischio" anche per un altro motivo. Chi è in grado di pensare ad un altro modo in cui l'alcool o un'altra sostanza possa costituire una situazione a rischio per ricadere nell'uso di cocaina/eroina? Dipende da quanto il consumo di alcool e di altre sostanze influiscono sul vostro comportamento e sul vostro cervello. L'alcool e altre sostanze, come la cocaina e l'eroina, influiscono sul vostro cervello e sulla capacità di pensare e di prendere decisioni sensate. Bere piace, almeno in parte, perché in questo modo si abbassa la soglia inibitoria, fa sentire bene, e fa fare cose che quando si è sobri non si farebbero. In termini di ricaduta, questo è un problema. Quando consumiamo alcool o altre sostanze non siamo in grado di pensare lucidamente e non prendiamo delle decisioni sensate come quando, invece, siamo sobri. Ciò significa che il bere e il far uso di altre sostanze ci porta a non pensare in maniera lucida e a prendere una decisione sbagliata circa l'uso di cocaina o eroina e, quindi, ci può portare a farne uso. Ad esempio, ammettiamo che abbiate bevuto un po' e vi sentiate ubriachi. Qualcuno si avvicina e vi dice che ha delle buona roba e vi invita a farne uso. Se siete ubriachi, diventa molto più difficile utilizzare le capacità di rifiuto, fuga ed evitamento che conoscete e dire che non volete fare uso di cocaina/eroina.

Il consumare alcool o altre sostanze è una situazione "ad alto rischio" anche in un altro senso. Situazioni in cui la gente beve e usa droga sono, molto probabilmente, situazioni in cui c'è cocaina o eroina e qualcuno ne fa uso. Quindi, essere in compagnia di persone che bevono potrebbe mettervi potenzialmente in una situazione in cui viene fatto anche uso di cocaina/eroina;

5. fissare un obiettivo per ridurre o cessare l'uso di alcool o di altre sostanze;

Nota per i terapeuti: Ripetere queste informazioni a tutti i membri che bevono o consumano altre sostanze e hanno fatto progressi nel ridurre o cessare l'uso di cocaina o eroina.

Dal momento che l'uso di alcool o di altre sostanze può mettervi a rischio di fare uso di cocaina ed eroina, vogliamo che pensiate alla possibilità di ridurre o cessare il consumo di alcool o di altre sostanze. Ricordate che noi non vi chiediamo che voi facciate qualcosa in merito al consumo di alcool o di droga, ma pensiamo che sia importante che voi apprendiate le capacità per ridurre tale uso. Così, quando sarete pronti a ridurre o a cessare il consumo di alcool o di altre sostanze, avrete un po' di pratica nell'utilizzo della capacità di rifiuto, fuga ed evitamento in situazioni correlate al bere e all'uso di altre droghe. Chi vuole porsi un obiettivo per ridurre il consumo di alcool o di altre sostanze in questa settimana? Bob, cosa mi dici? Adesso è da alcuni mesi che non fai più uso di cocaina. Bravo. Ti stai impegnando veramente molto. Hai detto che bevi alcune volte alla settimana e quando bevi vorresti far uso di cocaina. Che tipo di obiettivo potresti porti, in relazione al consumo di alcool, che potrebbe aiutarti a continuare a non consumare cocaina nelle prossime settimane? È un buon obiettivo – bere un giorno di meno questa settimana – Quanti giorni alla settimana bevi solitamente? OK. Quindi, se di solito bevi cinque giorni alla settimana, cosa ne dici se per questa settimana ti fissi l'obiettivo di farne uso solo in quattro giorni? Che giorno elimineresti? Cos'altro potresti fare? Cosa faresti se ti venisse voglia di bere?

Nota per i terapeuti: Continuare in questo modo per tutti i membri del gruppo che fanno uso di alcool o di altre sostanze e che desiderano porsi degli obiettivi riguardo a ciò. L'obiettivo non deve consistere, necessariamente, nel cessare totalmente il consumo. Se il soggetto sta facendo un uso abbastanza frequente di una sostanza secondaria e suggerisce di smettere di colpo, considerate se sia in grado di farlo o se l'obiettivo debba essere abbassato a un uso in un minor numero di giorni nell'ultima settimana o al non usare nessuna sostanza solo per la settimana successiva, per cercare di essere totalmente puliti da alcool e sostanze per una settimana e vedere come va.

6. mettere in pratica le capacità volte a rifiutare, sfuggire ed evitare l'uso di alcool/altre sostanze.

Adesso cerchiamo di applicare le capacità di rifiuto, fuga ed evitamento che avete appreso e utilizzato in questo gruppo all'uso di alcool o di altre sostanze. Chi vuole cominciare? OK Bob, la sostanza di cui ti stai occupando adesso è la cocaina. Adesso sono 10 settimane che non ne fai uso. Oggi parliamo di come l'uso di alcool o di sostanze diverse dalla cocaina possa essere una situazione "ad alto rischio" per ricadere nell'uso di cocaina. Riesci a pensare a una situazione in cui ti sei trovato recentemente in cui altre persone bevevano o facevano uso di altre sostanze? Cosa è successo? Hai bevuto o fatto uso di altre sostanze? Quale è stata una situazione "ad alto rischio" per uso di cocaina per te?

Nota per il terapeuta: Riesaminate una situazione di uso di alcool/altre sostanze con ciascun membro del gruppo. Può essere una situazione in cui il cliente si è trovato recentemente o in cui si potrebbe trovare nel prossimo futuro. La situazione dovrebbe comportare l'uso di alcool o di sostanze da parte del membro del gruppo o il fatto che questi si trovi in una situazione in cui gli vengono offerti alcool o altre sostanze, oppure una circostanza in cui subisce una pressione a farne uso o in cui incontrerebbe difficoltà a non bere/far uso di altre sostanze. Sviluppate un piano per quella determinata situazione utilizzando le capacità di rifiuto, fuga ed evitamento e, poi, eseguite dei *role-play* per metterla in pratica. Se il piano consiste nell'utilizzare le capacità di rifiuto, scrivetele sulla lavagna e aggiungete ciò che il cliente deve dire in relazione a ciascuna di esse. Se il piano consiste nell'utilizzare la fuga (cioè, al cliente viene offerto dell'alcool e pianifica di andarsene immediatamente) scrivere le fasi e ciò che il cliente deve dire per ognuna di esse sulla lavagna (contatto dello sguardo, dire di no, dare una motivazione, allontanarsi).

Se il cliente programma di utilizzare l'evitamento per affrontare una situazione correlata all'uso di alcool/sostanze, aiutatelo a individuare un piano stabilendo in quale momento è probabile che il cliente voglia far uso di alcool/altre sostanze, cosa può fare in alternativa, dove potrebbe andare invece di andare al bar e come potrebbe recarsi nel luogo alternativo. È necessario essere molto concreti. In questo modo il cliente si esercita a evitare situazioni correlate all'uso di alcool/sostanze. Un altro scenario di evitamento, riguarda l'ipotesi che il cliente venga avvicinato da qualcuno che vuole coinvolgerlo in una situazione correlata all'uso di alcool/sostanze. Ad esempio, un amico gli chiede di andare al bar/a una festa. In questa situazione potete utilizzare le fasi delle abilità di rifiuto: 1) contatto dello sguardo; 2) dire di no, dire che non volete andarci (ad es., al bar); 3) dare una motivazione ("sto cercando di non far uso di cocaina e, se bevo, mi viene voglia di usarla, non voglio"); 4) suggerire un'alternativa/allontanarsi: "andiamo a bere un caffè, invece"/"dovrai andarci senza di me".

Indipendentemente dalla capacità che il cliente sta mettendo in pratica, scrivete sulla lavagna le fasi di ciascuna capacità:

Capacità di rifiuto: Contatto dello sguardo, dire di no, dare una motivazione, suggerire un'alternativa/allontanarsi.
Fuga: Contatto dello sguardo, dire di no, fuga/allontanarsi immediatamente.
Evitamento: Contatto dello sguardo, dire di no; dare una motivazione, suggerire un'alternativa/allontanarsi.

Foglio di lavoro: gestire il sentimento di noia

Obiettivi

Ai membri del gruppo viene spiegato perché il provare noia rappresenti una situazione "ad alto rischio". I clienti elencano eventuali attività che potrebbero svolgere quando si sentono annoiati e mettono in pratica le capacità relative alla gestione del sentimento di noia nel *role-play*.

Indicazioni per i terapeuti

1. Sottoporre i membri del gruppo a esame delle urine prima dell'incontro e seguire le procedure indicate nella sezione relativa a "Esame delle urine con interventi basati sulla contingenza";
2. rivedere gli obiettivi e completare la procedura di definizione degli stessi;
3. breve riassunto dell'ultimo incontro;

   Durante l'ultimo incontro abbiamo discusso del consumo di alcool e di altre sostanze come di una situazione "ad alto rischio" per riprendere a far uso di cocaina/eroina. Chi ricorda in quali modalità il bere o l'uso di altre sostanze può costituire una situazione "ad alto rischio"? I modi sono tre: l'uso di alcool e di altre sostanze può innescare un *craving* per cocaina/eroina perché il consumo di queste sostanze, in passato, è stato per molto tempo correlato, ma può rappresentare una situazione "ad alto rischio" anche perché influisce negativamente sulla nostra capacità di giudizio, non ci fa pensare lucidamente e ci induce a prendere decisioni sbagliate. Infine, il consumo di alcool e di altre sostanze può costituire una situazione "ad alto rischio" perché, se ci troviamo tra presone che fanno uso di queste sostanze, è più facile che vi sia qualcuno che ci invita a fare altrettanto. Qualcuno di voi, in questa settimana, si è trovato in una situazione in cui l'uso di alcool o di droga da parte di altri o da parte propria ha costituito una situazione "ad alto rischio"?

4. incontro odierno: Perché la noia rappresenta una situazione "ad alto rischio";

   Abbiamo discusso a lungo delle situazioni "ad alto rischio" e degli stimoli che ci inducono a far uso di sostanze. Uno degli stimoli spesso implicato nell'uso di sostanze è il sentimento di noia. Non di rado si fa uso di sostanze solo perché si è annoiati e non si riesce a pensare a qualcos'altro da fare. È capitato a qualcuno di voi? Avete fatto uso di sostanze perché eravate annoiati e non sapevate cosa altro fare? Raccontateci.

   Questo è un aspetto da tenere in considerazione soprattutto se si ha a che fare con soggetti schizofrenici che fanno uso di sostanze e di alcool. Spesso, questi individui non hanno impegni durante la giornata e stanno in casa senza aver nulla da fare. Sappiamo che lo starsene a casa senza far nulla può annoiare e, talvolta, i soggetti schizofrenici fanno uso di sostanze perché non sanno cosa fare e si annoiano. Tuttavia, quando stai cercando di smettere di consumare droga è importante prevedere cosa fare quando ti annoi per non ricorrere all'uso di sostanze. Oggi, vogliamo parlare di ciò che potete fare quando vi sentite annoiati in modo da evitare di far uso di droga.

5. quando vi sentite annoiati? Cosa potete fare quando vi sentite annoiati?

Innanzitutto dobbiamo capire quando è probabile sentirsi annoiati. Chi vuole cominciare? OK Bob, cosa fai quando ti annoi? Di solito in che momento della giornata compare la noia? Perché, in quel momento della giornata, ti annoi?

Nota per il terapeuta: Lasciate che i membri del gruppo discutano di quando e in quali situazioni è probabile provino noia, in quale momento della giornata è più facile che ciò avvenga e cosa fanno per far fronte a tale sentimento, se ciò che fanno funziona e così via. Fate in modo che tutti partecipino alla discussione, in modo da avere un'idea di cosa significhi sentirsi annoiati per ciascuno di loro.

Adesso immaginiamo cosa possiamo fare quando ci sentiamo annoiati. Dobbiamo pensare cosa possiamo fare che ci aiuti a scacciare la noia. Pensiamo ad alcune attività che vi piacerebbe svolgere e che non implichino l'utilizzo di droga o alcool. Perché ciò è importante? Perché, se non vogliamo fare uso di droga o di alcool quando siamo annoiati, dobbiamo trovare qualcos'altro da fare. Tuttavia, talvolta è difficile pensare ad attività che non implichino l'uso di sostanze.

Cosa vi piace fare che non comporti il consumo di droghe o alcool? Abbiamo stilato un elenco di alcune attività che molti amano fare (*leggete l'elenco*). Vedete che alcune di queste cose potete farle da soli, mentre altre prevedono la presenza di altre persone. Cos'altro potremmo aggiungere a questo elenco?

È fantastico che abbiate aggiunto così tante cose da fare, quando vi sentite annoiati, oltreché fare uso di sostanze o alcool. Adesso, il prossimo passo consiste nello scegliere alcune delle attività dell'elenco e provare a svolgerle. Una volta che avete pensato ad alcune cose che potete fare, ne scegliete una e provate a realizzarla. È importante assicurarsi che sia qualcosa che siate in grado di svolgere in quel momento. Ad esempio, se vi sentite annoiati e pensate a qualcosa che vorreste fare – e una di queste cose consiste nell'andare a casa del vostro amico Bob, ma sapete che in quel momento Bob non è a casa – questa non è un'attività da scegliere, perché in quel momento non potete farlo. Se vi piace passeggiare nel parco, ma è una giornata piovosa e non molto adatta a una passeggiata, allora non potete farlo. È importante scegliere un'attività da svolgere proprio nel momento in cui vi sentite annoiati e non darvi il tempo di ricominciare a far uso di droga o di alcool.

L'ultima cosa da fare consiste nel continuare l'attività scelta o dedicarvi a un'altra fino a che il sentimento di noia non scompare. Se ci riuscite è fantastico! Avete affrontato il sentimento di noia senza ricorrere all'uso di droga o di alcool. Tuttavia, potrebbe succedere che, quando scegliete un'attività, allora scoprite che non vi diverte poi così tanto e che siete ancora annoiati. In questo caso dovreste scegliere un'altra attività che vi piaccia in modo da non essere più annoiati e non rischiare di far uso di droga e alcool.

6. esercitarsi a far fronte alla noia.

Facciamo qualche *role-play* per esercitarci a far fronte al sentimento di noia. Dapprima vi diamo una dimostrazione in modo che possiate vedere le varie fasi (i co-leader eseguono un *role-play* tra di loro e, poi, con ciascun membro del gruppo). Io sono a casa mia colla mia/mio amico ed entrambi ci annoiamo (i terapeuti possono anche simulare una situazione in cui il cliente è a casa da solo ed è annoiato e deve far fronte al sentimento di noia da solo).

Situazioni da utilizzare nel *role-play*

A casa con un amico senza far niente.
A casa da soli annoiati.
A casa da soli. Si programma di invitare un amico.

Foglio di lavoro: far fronte alla depressione e allo stress

Obiettivi

Ai membri del gruppo viene spiegato come la depressione e lo stress costituiscano situazioni "ad alto rischio" che possono condurre a una ricaduta. I terapeuti insegnano strategie alternative per far fronte alla depressione e allo stress. È inclusa una discussione sulla depressione e sullo stress e sulle esperienze dei membri del gruppo al riguardo. I clienti elencano le strategie per affrontare depressione e stress e le mettono in atto attraverso le simulazioni.

Indicazioni per i terapeuti

1. Sottoporre i membri del gruppo a esame delle urine prima dell'incontro e seguire le procedure indicate nella sezione "Esame delle urine con interventi basati sulla contingenza";
2. rivedere gli obiettivi e completare le procedure di pianificazione degli stessi;
3. breve riassunto dell'ultimo incontro;

   Durante il nostro ultimo incontro abbiamo visto come l'essere annoiati costituisca una situazione "ad alto rischio". Chi di voi mi sa dire perché il provare noia rappresenti una situazione "ad alto rischio"? Molti fanno uso di droga solo perché si annoiano e non sanno cos'altro fare. Quando si cerca di smettere di far uso di droga è importante pensare a ciò che si potrebbe fare se ci si sente annoiati, anziché consumare droga. Durante l'ultimo incontro abbiamo elencato diverse cose che potreste fare quando vi annoiate. Chi di voi se ne ricorda qualcuna?

4. incontro odierno: il sentirsi depressi e stressati come situazione "ad alto rischio";

   Come già detto, l'obiettivo della sezione dedicata alla prevenzione delle ricadute consiste nell'individuare quelle che possono essere le situazioni "ad alto rischio" e sviluppare dei piani da mettere in atto in modo che, nel caso vi ci dobbiate trovare, saprete cosa fare e non andrete incontro a una ricaduta. Negli ultimi due incontri abbiamo individuato diverse situazioni "ad alto rischio" e abbiamo visto come sia possibile gestire una caduta e non ricadere nell'uso di alcool o di droga. Ricordate che le cadute e il consumo di alcool o altre sostanze costituiscono situazioni "ad alto rischio" per una ricaduta vera e propria nel consumo di cocaina/eroina. Oggi vogliamo parlare di un'altra situazione "ad alto rischio" di ricaduta: il sentirsi depressi o stressati. Quanti di voi si sono mai sentiti depressi, stressati o hanno provato malessere o agitazione? Ciò vi ha portato a riprendere il consumo di droga? Bob, prima ci hai raccontato di soffrire di depressione. Secondo te, quando sei depresso fai maggiore uso di droga o vai incontro a ricadute?

Nota per il terapeuta: A questo punto il terapeuta dovrebbe coinvolgere i membri del gruppo in una discussione su come il consumo di sostanze da parte loro cambi quando sono depressi, stressati o quando provano altri tipi di affetti negativi, e se si sono accorti di far maggiore uso di droga o di andare incontro a ricadute quando non si sentono bene. Tenete a mente che non si intende in questo modo fare psicoterapia verbale o addentrarsi in una discussione su come i membri del gruppo si sentano quando sono depressi o stressati. Non chiedete ai clienti come si sentono quando sono depressi/stressati o che cosa significhi per loro esserlo. Compito dei terapeuti consiste nell'esplorare, con i partecipanti, la connessione tra affetto negativo e uso continuato/aumentato consumo/ripresa dell'uso in modo che essi capiscano che la depressione, lo stress e lo sperimentare stati affettivi negativi costituiscono situazioni "ad alto rischio". Mantenete un approccio comportamentale. Esplorate come la depressione/lo stress e gli stati affettivi negativi siano legati a un maggiore consumo di droga o a una ripresa di questo.

Esempi

- Il cliente si sente male, interrompe il trattamento, consuma cocaina per sentirsi meglio ed essere in grado di alzarsi la mattina.
- Il cliente ha una discussione animata con un familiare, si sente stressato, non sa cosa fare o dire al familiare e si droga.
- Il cliente ha un problema che non sa come risolvere e si sente agitato e, quindi, fa uso di droga.

Riportate le annotazioni sulla lavagna/tabellone in modo che i clienti possano comprendere come il sentirsi depressi/stressati o lo sperimentare stati affettivi negativi possa costituire una situazione "ad alto rischio" che può condurre a una ricaduta.

Sappiamo che esperienze di questo tipo sono comuni a molte persone che stanno cercando di smettere di far uso di droga. Alcuni studi hanno indicato che la ragione principale per la quale si riprende a fare uso di droga e alcool è il sentirsi depressi, stressati, arrabbiati o agitati. In altre parole, gli stati affettivi negativi molto spesso conducono a una ricaduta. Quindi, il sentirsi depressi o stressati o il sentirsi male costituisce una situazione "ad alto rischio" che necessita di essere discussa e pianificata. Ricordate come lo sviluppo di un programma ci prepari maggiormente ad affrontare una situazione "ad alto rischio" – in questo caso, stati affettivi negativi come depressione o stress.

5. affrontare depressione/stress/stati affettivi negativi.

Ora forse penserete: cosa posso fare quando mi sento depresso/stressato? Faccio uso di droghe o bevo, perché ciò mi aiuta quando mi sento male. Cosa potrei fare per stare meglio? Vediamo cos'altro potreste fare per stare meglio quando vi sentite depressi o stressati senza far uso di droga o di alcool. Molte sono le cose che fanno stare meglio e che non implicano il consumo di sostanze. La cosa più difficile è individuare l'attività giusta per ciascuno di voi. Ora, stiliamo un lungo elenco di attività e voi dovrete provarle vedendo quali siano le più adatte per voi.

a. **Aumentare le attività piacevoli**. Abbiamo riscontrato come una cosa in grado di aiutare a star meglio consista nel fare qualcosa di piacevole o qualcosa che ci piace. La ricerca dimostra che quando si fa qualcosa ci si sente meglio. Forse non risolve il problema, ma almeno il fare qualcosa, l'alzarsi, l'uscire e l'essere attivi può migliorare l'umore. Qualcuno di voi si è accorto di stare meglio quando fa qualcosa, qualsiasi cosa piaccia? Bob, racconta.

Ora, il fare qualcosa di piacevole può essere difficile quando stiamo male. Ad esempio, quando ci si sente molto depressi, si tende a stare a casa – a letto – e a non fare niente. Abbiamo appreso, lavorando con altri clienti, che il fare qualcosa di piacevole aiuta a non cadere in una forte depressione. Non appena vi sentite un po' stressati o giù, alzatevi e fate qualcosa che vi piace, non aspettate di diventare troppo agitati/depressi per fare qualcosa.

Dunque, cosa potreste fare di piacevole? Facciamo un elenco. Scriviamo tutto ciò che ci viene in mente che sia piacevole e che possa distogliere la mente e ci possa aiutare a star meglio. Pensate alle cose che fate quando siete agitati per sentirvi meglio. Bob vuoi cominciare tu? Che cosa fai che ti piace?

Nota per il terapeuta: Fate un lungo elenco e raccogliete i suggerimenti dei membri del gruppo. Se i clienti hanno difficoltà nel realizzare l'elenco, consultate il materiale a vostra disposizione.

b. **Parlare con qualcuno**. Un'altra cosa che abbiamo scoperto essere di aiuto quando ci si sente depressi/stressati o giù di corda consiste nel parlare con qualcuno di come stiamo. Spesso, quando siamo agitati, ci teniamo tutto dentro. Qualcuno di voi si tiene dentro i propri sentimenti? Raccontatemi. Ciò vi aiuta a sentirvi meglio? Dalla nostra esperienza abbiamo appreso che il non parlare di ciò che ci fa star male non aiuta a sentirsi meglio. Anzi, ci fa sentire peggio. Invece di tenervi tutto dentro, potete parlare con qualcuno: vi aiuterebbe a scaricarvi. Per fare questo bisogna che voi pensiate a chi potrebbe ascoltarvi. Può essere un familiare, un amico, un counselor o il terapeuta. Pensate a chi potreste parlare quando state male. "Bob con chi parli quando non ti senti bene?"

Nota per il terapeuta: Il terapeuta dovrebbe discutere di questo argomento con tutti i membri del gruppo e individuare una persona per ciascuno di essi. Suggerite la figura del counselor/terapeuta il più spesso possibile, anche se il cliente nomina un amico o un familiare come colui al quale potrebbe rivolgersi quando sta male. Fate un elenco.

c. **Fatevi aiutare/Risolvete il problema**. Spesso, quando si ha un problema si diventa depressi o stressati o ci si sente male e non si sa come risolverlo. Vi è mai successo? Il tuo è un buon esempio, Bob. Avevi un problema per la casa e non sapevi cosa fare e ciò ti ha fatto diventare depresso. Una cosa che sappiamo essere utile, è il chiedere aiuto per risolvere un problema. Spesso ciò aiuta a trovare la soluzione a un problema e a non farci sentire depressi o stressati e a non farci star male. Chi può raccontarci di una volta che avevate un problema e vi siete fatti aiutare e vi siete sentiti molto meglio?

I terapeuti dovrebbero incoraggiare i membri del gruppo a raccontare la propria esperienza. I problemi in questione potrebbero riguardare denaro (assegni, bollette), alloggio, farmaci (non se ne ha più), problemi familiari e così via. Invitate i membri del gruppo a raccontare di situazioni in cui hanno avuto un aiuto per un problema e l'hanno risolto evitando di rimanere a lungo depressi o stressati.

d. **Parlare con il proprio psichiatra riguardo ai farmaci**. Oggi esistono parecchi farmaci in grado di alleviare il sentimento di depressione o lo stress. Una cosa che potete fare quando vi sentite depressi/stressati è parlare con il vostro psichiatra e chiedergli se uno di questi farmaci potrebbe andare bene per voi. Solo lo psichiatra vi può aiutare in questo e, quindi, è a lui che vi dovete rivolgere. Qualcuno di voi ha uno psichiatra che lo segue con una terapia farmacologica? Vediamo come potreste parlare con il vostro psichiatra di questo problema. Innanzitutto, dovete prendere un appuntamento. In secondo luogo, dovete presentarvi all'appuntamento e dire al medico che vi sentite depressi o stressati. Terzo, potreste chiedere al medico se vi siano dei farmaci che vi farebbero sentire meno depressi o stressati. Adesso mettiamo in pratica quello che abbiamo detto.

Nota per il terapeuta: I terapeuti dovrebbero farsi spiegare dai membri del gruppo, singolarmente, chi è il loro psichiatra e se accetta appuntamenti. Poi, ciascun cliente dovrà eseguire almeno un *role-play* in cui utilizza le fasi precedentemente elencate per chiedere al proprio medico se ci sia un farmaco che possa farlo sentire meno depresso/stressato.

e. **Programmare/mettere in pratica strategie** (cioè, chiedere aiuto/risoluzione del problema). Ricordate che è meglio se avete un piano, in modo che se vi doveste trovare in una situazione "ad alto rischio" sapete cosa fare. Quindi, adesso, per ciascuno di voi programmiamo un piano che dovrete attuare se vi sentite depressi o stressati o se state male. In questo modo, quando vi trovate in una situazione di quel genere, avrete un piano e saprete cosa fare tanto da non andare incontro a una ricaduta. Chi vuole cominciare?

Nota per il terapeuta: Se possibile, individuate qual è lo stato affettivo negativo "ad alto rischio" per ciascun membro del gruppo (cioè, come il soggetto lo definisce: sentirsi depressi, stressati, agitati, star male, ecc.). Usate i loro stessi termini. A questo punto del programma saprete già qualcosa in base a ciò che il cliente ha raccontato. In caso contrario, utilizzate il termine *sentirsi depressi o stressati*. Ricordate che *non* deve diventare una discussione su quali sentimenti il cliente provi. Piuttosto, vogliamo aiutare il cliente a programmare un piano per quando si sente depresso/stressato/male. Parlate con ciascuno di ciò che il singolo soggetto può fare in tale circostanza, utilizzando le tre strategie di cui avete discusso in gruppo: svolgere un'attività piacevole, parlare con qualcuno, farsi aiutare per risolvere il problema. Fornite degli esempi per ciascuna categoria. Ad esempio, se Bob si sente stressato elencate alcune attività piacevoli che potrebbe fare, una persona con cui potrebbe parlare e come potrebbe farsi aiutare per un determinato problema (da chi andrebbe per risolvere questioni diverse, o come affrontare un problema specifico che si ripresenta – ad esempio, gli effetti collaterali dei farmaci, difficoltà a recarsi agli appuntamenti, discussioni con i familiari, ecc.). Coinvolgete diversi membri del gruppo. Ad esempio:

> Bob, hai detto di essere stressato e agitato e che la maggior parte delle volte ciò è causato da discussioni con tua sorella. Programmiamo un piano per far fronte alla prossima volta che ti sentirai stressato o agitato. Innanzitutto, puoi svolgere qualche attività piacevole. Abbiamo fatto un elenco grazie ai suggerimenti di voi tutti. A quali attività dell'elenco ti potresti dedicare quando ti senti stressato o agitato e che sarebbero per te piacevoli? Bene. Fare una passeggiata, andare a un incontro e sentire la musica, sono idee davvero buone che potresti mettere in atto quando ti senti stressato o agitato e ti farebbero stare meglio. Bene. Qual è la seconda cosa che abbiamo detto si può fare quando si è stressati o agitati? Sue, te lo ricordi? Giusto. Parlare con qualcuno. Perché questa è una cosa utile, Fred? Giusto. Tenersi dentro tutto non aiuta e, spesso, il parlarne fa stare meglio. Quindi, Bob, con chi potresti parlare quando ti senti stressato o agitato perché hai avuto una discussione con tua sorella? Qualcuno può dare qualche suggerimento? Con chi Bob potrebbe parlare, in quella situazione? È una buona idea, Fred. Bob potrebbe parlare con il proprio counselor. Ricordo che hai detto di avere uno sponsor della NA. Forse potresti parlare con lui quando ti senti depresso o stressato a seguito di una discussione con tua sorella. Che ne pensi? Bene. Chi ricorda la terza parte del piano per far fronte a depressione o agitazione? Giusto, Sue. Farsi aiutare a risolvere il problema. Quindi, Bob. Hai detto che la maggior parte delle volte in cui ti senti depresso o agitato è dovuto al fatto che hai avuto una discussione con tua sorella. Sembra che tu, talvolta, abbia bisogno di qualcuno che ti aiuti a parlare con tua sorella. Chi potrebbe aiutarti? Penso che il tuo counselor sia una buona idea. Puoi parlare con il tuo counselor e questi potrebbe darti delle idee su come parlare con tua sorella. Forse puoi anche portarla all'appuntamento così le puoi parlare in presenza del tuo counselor.

Nota per il terapeuta: Se un cliente afferma di sentirsi depresso/stressato per le richieste di qualcuno che lo invita a far uso di droga rivedete le capacità di rifiuto, fuga ed evitamento e fategli eseguire un *role-play* in cui metta in pratica queste capacità in quella determinata situazione. Scrivete sulla lavagna le fasi di ciascuna capacità:

Capacità di rifiuto: Contatto dello sguardo, dire di no, fornire una motivazione, suggerire un'alternativa/allontanarsi.
Fuga: Contatto dello sguardo, dire di no, dare una motivazione, evitare/andarsene immediatamente.
Evitamento: Contatto dello sguardo, dire di no, dare una motivazione, suggerire un'alternativa/allontanarsi.

Foglio di lavoro: controllare i sintomi di SPMI/effetti collaterali dei farmaci (I) – riepilogo e colloquio con il medico

Obiettivo

Ai membri del gruppo viene spiegato come la presenza di sintomi ed effetti collaterali siano situazioni "ad alto rischio" che possono condurre a una ricaduta. I terapeuti insegnano strategie alternative per gestire sintomi ed effetti collaterali. Discutere dei sintomi e degli effetti collaterali e valutare in che cosa essi consistano per ciascun partecipante. I membri del gruppo elencano le strategie per affrontare sintomi ed effetti collaterali e le mettono in atto mediante *role-play*.

Indicazioni per i terapeuti

1. Sottoporre i membri del gruppo a esame delle urine prima dell'incontro e seguire le procedure indicate nella sezione "Esame delle urine con interventi basati sulla contingenza";
2. rivedere gli obiettivi e completare la procedura di definizione degli stessi;
3. breve riassunto dell'ultimo incontro;

   Durante l'ultimo incontro, abbiamo discusso di come sentirsi depressi o stressati costituisca una situazione "ad alto rischio". Chi di voi ricorda in che modo il sentirsi depressi/stressati o il sentirsi male possa rappresentare una situazione "ad alto rischio"? Giusto. Perché quando ci si sente male o ci si sente depressi si ricomincia a far uso di droga per sentirsi meglio o perché non si sa cosa fare. Noi sappiamo che questo genere di esperienza è frequente per molte persone che stanno cercando di smettere di far uso di sostanze. Abbiamo detto di come sia utile pianificare e fare programmi riguardanti attività piacevoli, parlare con qualcuno e farsi aiutare a risolvere il problema. Qualcuno di voi ha messo in atto i propri piani durante questa settimana perché si sentiva depresso/stressato/male?

4. incontro odierno. Sintomi di malattia mentale/schizofrenia ed effetti collaterali dei farmaci come situazioni "ad alto rischio";

   Come detto prima, l'obiettivo della sezione dedicata alla prevenzione delle ricadute consiste nel pensare a situazioni "ad alto rischio" e sviluppare programmi in modo che se vi doveste trovare in situazioni simili, sapreste cosa fare ed evitereste una ricaduta. Negli ultimi due incontri abbiamo discusso di parecchie situazioni "ad alto rischio" tra cui l'affrontare le ricadute, l'evitare di bere o di far uso di sostanze e il far fronte a depressione/stress. Ricordate che tutte queste sono situazioni "ad alto rischio" per una ricaduta nel consumo di cocaina/eroina.

   Oggi vogliamo parlare di altre due situazioni "ad alto rischio" che possono condurre a una ricaduta: i sintomi di schizofrenia o di altre malattie mentali e gli effetti collaterali dei farmaci. Perché pensate che i sintomi delle malattie mentali e gli effetti collaterali dei farmaci costituiscano situazioni "ad alto rischio" per una ricaduta nel consumo di cocaina/eroina? Quali sono i sintomi che voi provate e che vi inducono a far uso di droga/alcool? Quali effetti collaterali cercate di controllare, consumando alcool o sostanze? Quanti di voi hanno avuto sintomi del disturbo mentale o effetti collaterali dei farmaci e hanno fatto uso di droghe o alcool per eliminarli o per stare meglio? Lavorando con soggetti affetti da gravi malattie mentali, abbiamo appreso che spesso usano droghe o alcool per far fronte a sintomi di disturbo mentale come deliri, voci, allucinazioni o sintomi maniacali. Altri ci dicono di far uso di sostanze per far fronte agli effetti collaterali dei farmaci come affaticamento e agitazione. Chi ci può raccontare la propria esperienza?

Nota per il terapeuta: Molti clienti avranno già sentito parlare di auto-medicazione. I terapeuti dovrebbero valutare se la persona si dedica all'auto-medicazione per ridurre i *sintomi* della malattia o per ridurre gli *effetti collaterali* di un farmaco che sta assumendo per curare il disturbo di cui soffre. Il terapeuta deve spiegare brevemente il perché si verificano gli effetti collaterali. L'obiettivo consiste nell'indicare, a ciascun membro del gruppo, che esistono delle *alternative* all'auto-medicazione.

Le droghe e l'alcool possono influire sui sintomi e sugli effetti collaterali. Ad esempio, Bob, hai detto che fai uso di cocaina per sentirti meglio quando compaiono gli effetti collaterali del farmaco che stai prendendo. Hai ragione. La cocaina può annullare gli effetti collaterali in quanto agisce sulle cellule cerebrali. Come ricorderete, alcune settimane fa abbiamo parlato del cervello e di una sostanza chimica chiamata dopamina. Quando voi assumete il farmaco per il trattamento della schizofrenia questo agisce sulla dopamina. La dopamina agisce su diverse parti del cervello per controllare il pensiero e i movimenti. Talvolta, un farmaco che aiuta a pensare più lucidamente interferisce con la parte del cervello che controlla i movimenti. Ciò causa effetti collaterali come nervosismo, irrequietezza, tremori o rigidità. La cocaina agisce sulla dopamina e, talvolta, su questi effetti collaterali.

Tuttavia, l'impiego di cocaina o di altre sostanze per far fronte ai sintomi di una SMI e agli effetti collaterali dei farmaci presenta qualche problema. Esiste una differenza tra l'utilizzare droga o alcool per controllare sintomi ed effetti collaterali e utilizzare il farmaco giusto per risolvere questi problemi. Chi è in grado di dirmi qual è un problema che insorge quando si usano droghe o alcool per far fronte ai sintomi e agli effetti collaterali? Bene, un problema è che le droghe e l'alcool non sempre riescono a ridurre i sintomi o gli effetti collaterali del farmaco. È interessante notare come anche gli stessi clienti affermino che il consumo di droghe o alcool non è sempre di aiuto quando si vuole controllare i sintomi della malattia mentale o gli effetti collaterali del farmaco. Molti ci hanno detto che le droghe e l'alcool peggiorano, addirittura, i sintomi e gli effetti collaterali – causano un peggioramento delle allucinazioni o dei sintomi paranoici o della depressione durante o subito dopo l'utilizzo. A qualcuno di voi è mai capitato di far uso di droga o di alcool per controllare i sintomi del disturbo mentale o gli effetti dei farmaci scoprendo che, dopo tutto, ciò non era di aiuto?

Nota per il terapeuta: i terapeuti dovrebbero coinvolgere i clienti nella discussione chiedendo loro ulteriori motivi del perché l'impiego di droghe o di alcool per controllare sintomi ed effetti collaterali sia problematico.

5. controllare i sintomi di una SPMI.

Il punto importante da tenere a mente è che ci sono altre cose da fare per controllare i sintomi della malattia mentale e gli effetti collaterali dei farmaci, anziché ricorrere all'uso di alcool e droga. Esistono cose da fare, per affrontare sintomi ed effetti collaterali, molto più efficaci dell'uso di droga o di alcool.

Parlare col vostro medico. Quando notate un peggioramento dei sintomi o degli effetti collaterali dei farmaci, la prima persona cui dovete rivolgervi è il vostro medico. Questo è un punto molto importante e oggi spenderemo il tempo restante di questo incontro mettendo in pratica delle modalità con cui parlare al proprio medico di sintomi ed effetti collaterali. Ciò perché, quando si presentano sintomi o effetti collaterali, potreste aver bisogno di modificare la dose del farmaco che state prendendo o di cambiare farmaco. Ciò può farvi sentir meglio e alleviare i sintomi. Inoltre, il vostro medico vi può prescrivere un farmaco in grado di ridurre i sintomi e che sia più efficace della cocaina.

I clienti ci hanno riferito di avere difficoltà a parlare col proprio medico dei sintomi e degli effetti collaterali. È così anche per voi? Perché trovate difficile parlare col vostro medico o counselor dei sintomi e degli effetti collaterali? Abbiamo sviluppato delle fasi per aiutarvi a parlare col vostro medico o counselor dei sintomi o degli effetti collaterali. Vediamoli:

Contatto dello sguardo ed essere decisi. Perché è importante? Perché in tal modo il medico/counselor sa che state parlando seriamente e che avete qualcosa di importante da dirgli.

Dire al medico che i sintomi o gli effetti collaterali sono peggiorati. Perché è importante? Spesso il medico vi rivolge molte domande. Dicendo subito che i sintomi o gli effetti collaterali del farmaco sono peggiorati, il medico capirà che è questo l'argomento di cui volete discutere in quel momento e che non volete aspettare.

Riferire al medico quali siano i sintomi o gli effetti collaterali. Questo aspetto è importante per far sapere al medico cosa vi sta succedendo. Se non dite ciò che vi sta accadendo, il medico potrebbe non essere in grado di aiutarvi. Talvolta, può essere utile scrivere l'elenco dei sintomi o degli effetti collaterali che vi infastidiscono in modo da non dover fare fatica per ricordarveli. Potete dare l'elenco al medico e, in tal modo, non correre il rischio di dimenticare qualcosa di importante.

Chiedere al vostro medico se può cambiare il farmaco che state assumendo o se può darvi qualcosa che possa alleviare i sintomi/effetti collaterali.

Nota per il terapeuta: I terapeuti dovrebbero eseguire una simulazione che preveda il parlare al proprio medico dei sintomi e degli effetti collaterali con ciascun membro del gruppo. Nell'organizzare i *role-play* i terapeuti dovrebbero invitare i clienti a fornire descrizioni specifiche dei sintomi e degli effetti collaterali. I terapeuti dovrebbero farsi dire il nome del medico di ciascun membro del gruppo e utilizzarlo nella simulazione.

Foglio di lavoro: controllare i sintomi di SPMI/effetti collaterali dei farmaci (II) – distrazione, alternative e parlare con qualcuno

Obiettivi

I membri del gruppo capiscono come il provare sintomi ed effetti collaterali rappresenti una situazione "ad alto rischio" che può condurre a una ricaduta. I terapeuti insegnano strategie alternative per controllare sintomi ed effetti collaterali. I membri del gruppo rivedono i sintomi e gli effetti collaterali e in che cosa essi consistano. Poi, mettono in pratica delle strategie per affrontare sintomi ed effetti collaterali tramite il *role-play*.

Indicazioni per i terapeuti

1. Sottoporre i membri del gruppo a esame delle urine prima dell'incontro e seguire le procedure indicate nella sezione "Esame delle urine con interventi basati sulla contingenza";
2. rivedere gli obiettivi e completare la procedura di definizione degli stessi;
3. breve riassunto dell'ultimo incontro;

Nell'ultimo incontro di gruppo abbiamo discusso dei sintomi della schizofrenia o di altri disturbi mentali e degli effetti collaterali dei farmaci come possibili situazioni "ad alto rischio". Chi si ricorda il perché i sintomi del disturbo mentale e gli effetti collaterali dei farmaci sono situazioni "ad alto rischio" per la ricaduta nell'uso di cocaina/eroina? Giusto. Spesso i soggetti affetti da gravi malattie mentali utilizzano droghe o alcool per controllare sintomi quali deliri, voci, allucinazioni o sintomi maniacali. Altri riferiscono di far uso di sostanze per affrontare gli effetti collaterali dei farmaci come affaticamento o agitazione. Chi si ricorda qual è il problema dell'utilizzare alcool e droga per controllare i sintomi o gli effetti collaterali? Giusto. La droga e l'alcool non sempre sono efficaci nel ridurre sintomi o effetti collaterali dei farmaci. Spesso, in realtà, li aggravano – peggiorano le allucinazioni o i sintomi paranoici o la depressione durante o subito dopo l'utilizzo. Poi, ci siamo esercitati a parlare con il medico come strategia utile per controllare sintomi ed effetti collaterali. Qualcuno di voi, durante la settimana scorsa, ha parlato con il proprio medico per affrontare sintomi o effetti collaterali senza ricorrere all'uso di droga o alcool?

4. incontro odierno. Controllare i sintomi della SPMI;

Parlare con il proprio medico è molto importante quando insorgono sintomi o effetti collaterali. Ci sono anche altre cose che si possono fare per controllare i sintomi del disturbo mentale e gli effetti collaterali dei farmaci, anziché far uso di alcool e droga; cose da fare – per far fronte a sintomi ed effetti collaterali – che si rivelano molto più efficaci delle droghe o dell'alcool.

a. **Distrazione**. Il distrarsi può essere utile quando sentite voci o udite cose che gli altri non sentono. Talvolta, le voci sono così forti che è difficile saper cosa fare. Una cosa che alcuni clienti trovano utile è il distrarsi, ossia il prestare attenzione a qualcos'altro anziché alle voci. Le ricerche effettuate su soggetti affetti da malattie mentali hanno indicato che, quando si presta attenzione a qualcos'altro che non siano le voci, queste si riducono o non sono così disturbanti. Diverse sono le strategie provate per distrarsi dalle voci: sentire musica utilizzando delle cuffiette, leggere ad alta voce oppure ascoltare la radio o la lettura di un libro registrata. Potete pensare a qualcos'altro che si può fare per distrarsi quando si sentono le voci? Qualcuno di voi ha trovato qualcosa di utile per distrarsi dalle voci?

Nota per il terapeuta: Fate un elenco di cose che possono distrarre i clienti e accettate suggerimenti da tutti. Se i clienti hanno problemi, guardate il materiale scritto a vostra disposizione.

b. **Alternative**. Talvolta è necessario fare qualcosa per affrontare i sintomi e gli effetti collaterali prima di parlarne con il medico. È dimostrato che ci sono cose semplici che si possono fare per sentirsi meglio, attendendo di parlare con il medico. Scommetto che ci sono cose che tutti voi avete cercato di fare quando insorgono i sintomi o gli effetti collaterali di un farmaco e che vi hanno aiutato a sentirvi meglio. Qualcuno mi può dire una cosa che ha fatto per sentirsi meglio in presenza dei sintomi e che l'ha realmente aiutato a sentirsi meglio? Dalla nostra esperienza, e da quanto ci è stato riferito da individui affetti da disturbi mentali, possiamo dire come siano diverse le cose che possono essere di aiuto quando si presentano sintomi o effetti collaterali.

Aumentare il livello di attività: Fate qualcosa, qualsiasi cosa!
Iniziare interazioni sociali: Chiamate qualcuno. Non rimanete da soli.
Modificate lo stato fisiologico: Respirate e rilassatevi.

c. **Parlate con qualcuno**. Un'altra cosa che abbiamo riscontrato essere utile quando si sperimentano sintomi o effetti collaterali è il parlare con qualcuno di ciò che ci sta accadendo. Spesso, quando si presentano i sintomi o gli effetti collaterali non lo diciamo a nessuno. Lo avete fatto anche voi? Vi siete tenuti tutto dentro e non l'avete detto a nessuno? Il tenervi dentro tutto vi aiuta a stare meglio? Alcuni clienti ci hanno detto che il non parlare con nessuno di ciò che li turba non aiuta a farli sentire meglio. Anzi, solitamente li fa stare peggio. Invece di tenersi tutto dentro e sentirsi peggio, si può parlare con qualcuno e liberarci. Per fare questo dovete pensare a qualcuno che crediate possa ascoltarvi: può essere un familiare, un amico, il counselor o il terapeuta. Adesso pensate a chi potreste parlare quando state male. Bob, quando ti senti male con chi parli?

Nota per il terapeuta: Il terapeuta dovrebbe discutere questo aspetto con tutti i membri del gruppo e immaginare una persona – per ciascun partecipante – cui il soggetto si possa rivolgere quando i sintomi del disturbo mentale peggiorano o quando sperimenta effetti collaterali e che potrebbe aiutarlo e incoraggiarlo a parlare con il medico. Suggerite quanto più spesso possibile la figura del counselor/terapeuta anche quando il cliente nomina un amico o un familiare. Fate un elenco delle persone a cui ciascun membro si potrebbe rivolgere.

5. programmare/mettere in pratica strategie (ad es., chiedere aiuto/risolvere il problema).

> Ricordate che è meglio aver un piano e programmare in anticipo in modo che, se vi trovate in una situazione "ad alto rischio", sappiate cosa fare. Quindi, faremo un piano - per ciascuno di voi - che dovrete seguire qualora si presentino sintomi o effetti collaterali dei farmaci. In quel modo, quando vi trovate in una situazione simile, avrete un piano e saprete cosa fare in modo da non andare incontro a una ricaduta. Chi vuole cominciare?

Nota per il terapeuta: Se possibile, scoprite se il cliente sia solito far uso di droga per controllare i sintomi, oppure per far fronte agli effetti collaterali. A questo punto sarete in grado di saperlo in base a ciò che ciascun cliente ha spiegato, ma cercate di essere *specifici*: quali sono i particolari sintomi ed effetti collaterali che il cliente sperimenta? Parlate con ciascun membro del gruppo di ciò che potrebbe fare in simili circostanze, utilizzando le tre strategie discusse: parlare con il proprio medico, distrazione, parlare a un familiare o al terapeuta/counselor. Fornite degli esempi per ciascuna categoria. Ad esempio, se Bob afferma che il farmaco che prende lo fa sentire affaticato e che fa uso di cocaina per sentirsi più su di tono e sveglio, discutete con lui di come potrebbe parlare al proprio medico di questo effetto collaterale, delle modalità alternative per affrontarlo e, più in generale, di parlarne con qualcuno. Accogliete i suggerimenti da parte degli altri membri del gruppo. **Importante**: Porre rilievo sull'importanza di parlare con il proprio medico ed eseguire delle simulazioni in cui ciascuno dei membri finge di dover parlare con il proprio medico.

> Ad esempio: Bob, hai detto di sentire le voci e che, talvolta, queste peggiorano. Hai detto che usavi cocaina per controllarle – quando ne facevi uso le voci non ti davano fastidio, forse perché eri distratto dall'uso e non pensavi più ad esse. Facciamo un piano per la prossima volta che sentirai le voci in modo da fare qualcos'altro invece di far uso di cocaina. Innanzitutto, puoi parlare con il tuo medico. Adesso facciamo una simulazione (*date al cliente il foglio e organizzate una simulazione completa*).

Nota per il terapeuta: Eseguite un *role-play* con ciascun cliente simulando che ognuno di loro debba parlare con il proprio medico. I terapeuti, prima, possono dare una dimostrazione della simulazione e, poi, eseguire il *role-play* con ciascun membro del gruppo.

> Le simulazioni che avete eseguito riguardo al parlare con il vostro medico di sintomi e di effetti collaterali sono andate davvero bene. Qual è un'altra cosa che abbiamo detto si può fare quando si sperimentano sintomi o effetti collaterali? Sue, te lo ricordi?

Giusto. Ci si può distrarre o impegnarsi in attività che spostino l'attenzione su qualcos'altro. Perché è una cosa utile da fare, Fred? Giusto, il prestare attenzione a qualcos'altro significa che si fa meno caso ai sintomi. I soggetti affetti da malattie mentali hanno detto che ciò, spesso, riesce a farli sentire un po' meglio quando si presentano sintomi o effetti collaterali. Quindi, Bob, quando provi sintomi o effetti collaterali cosa potresti fare per spostare la tua attenzione su qualcos'altro?

Abbiamo detto che un'altra cosa che può essere di aiuto quando si provano sintomi o effetti collaterali consiste nel parlare con qualcuno. Bob, con chi potresti parlare in una situazione simile? Qualcuno riesce a pensare con chi Bob potrebbe parlare? È una buona idea, Fred: potrebbe parlare con il suo counselor. Ricordo che hai detto di avere uno sponsor della NA. Forse potresti parlare con questa persona quando provi sintomi o effetti collaterali. Un'altra sede dove parlarne è un gruppo terapeutico come questo.

Nota per il terapeuta: se un cliente riferisce di sperimentare sintomi a causa di qualcuno che lo invita a far uso di droga, rivedete le abilità di rifiuto, fuga ed evitamento ed eseguite una simulazione con la persona utilizzandole in quella determinata situazione. Scrivete sulla lavagna le fasi per ciascuna abilità:

Capacità di rifiuto: Contatto dello sguardo, dire di no, dare una motivazione, suggerire un'alternativa/andarsene.

Fuga: Contatto dello sguardo, dire di no, dare una motivazione, evitare/allontanarsi immediatamente.

Evitamento: Contatto dello sguardo, dire di no, dare una motivazione, suggerire un'alternativa/allontanarsi.

Foglio di lavoro: gestire la scarsa motivazione

Obiettivi

I membri del gruppo imparano che la motivazione a ridurre o cessare l'uso di sostanze presenta alti e bassi nel tempo e che uno scarso grado di motivazione rappresenta una situazione "ad alto rischio" che può condurre a ricaduta. I terapeuti insegnano strategie per affrontare la bassa motivazione. I membri del gruppo discutono sul grado di motivazione, su come esso presenti alti e bassi e raccontano la propria esperienza. I clienti elencano strategie per far fronte alla scarsa motivazione ed eseguono i *role-play*.

Indicazioni per i terapeuti

1. Sottoporre i membri del gruppo a esame delle urine prima dell'incontro ed seguire le procedure indicate nella sezione "Esame delle urine con interventi basati sulla contingenza";
2. rivedere gli obiettivi e completare la procedura di definizione degli stessi;
3. breve riepilogo dell'ultimo incontro;

Negli ultimi incontri abbiamo discusso di come la presenza di sintomi della schizofrenia o di altri disturbi mentali e di effetti collaterali dei farmaci costituiscano situazioni "ad alto rischio". Chi di voi ricorda perché la presenza di sintomi della malattia mentale e di effetti collaterali dei farmaci siano situazioni "ad alto rischio" di ricaduta nell'uso di cocaina/eroina? Giusto. I soggetti affetti da gravi malattie mentali spesso fanno uso di droga o di alcool per controllare sintomi quali deliri, voci, allucinazioni o sintomi maniacali. Altri riferiscono di far uso di sostanze per far fronte agli effetti collaterali dei farmaci quali affaticabilità e agitazione. Chi si ricorda qual è il problema cui si va incontro se si fa uso di alcool o di droga per controllare sintomi o effetti collaterali? Giusto. La droga e l'alcool non sempre sono efficaci nel ridurre i sintomi o gli effetti collaterali dei farmaci. Spesso l'alcool e le sostanze addirittura peggiorano i sintomi e gli effetti collaterali. Aggravano le allucinazioni o i sintomi paranoici o depressivi durante o subito dopo il consumo. Abbiamo discusso, inoltre, di altre modalità per affrontare i sintomi e gli effetti collaterali, tra cui il parlare con il proprio medico, il distrarsi e l'impegnarsi in altre attività e il parlare con qualcuno come, ad esempio, il vostro counselor. Qualcuno, questa settimana, ha messo in atto queste abilità per controllare sintomi o effetti collaterali senza ricorre all'uso di droga o di alcool?

4. incontro odierno. La natura della motivazione e la scarsa motivazione come situazione "ad alto rischio".

Come detto precedentemente, l'obiettivo della sezione dedicata alla prevenzione delle ricadute consiste nel pensare a quelle che possono essere situazioni "a rischio" e sviluppare un programma in modo che se doveste trovarvi in simili circostanze sapreste cosa fare e non andreste incontro a una ricaduta. Negli ultimi due incontri abbiamo discusso di molte situazioni "ad alto rischio" tra cui l'affrontare le cadute, l'evitare di bere o di far uso di droga, l'affrontare la depressione e lo stress e il controllare sintomi ed effetti collaterali. Ricordate come queste siano tutte situazioni "ad alto rischio" di ricadere nell'uso di cocaina/eroina.

Oggi vogliamo parlare di un'altra situazione "ad alto rischio" che ci piacerebbe voi evitaste mantenendo alta la motivazione a ridurre o cessare l'uso di sostanze. Lo smettere di far uso di droga richiede molto impegno. In molti ci dicono che fanno molta fatica e che, talvolta, sono tentati di cedere solo per il fatto che sono stanchi di fare fatica. Lo smettere di utilizzare sostanze può essere paragonato allo scalare una montagna. All'inizio vi sentite molto forti, avete un sacco di energia e sentite di poter giungere sulla cima ma, mano a mano che salite, diventate sempre più stanchi e il corpo fa fatica e vorreste fermarti e cedere. Accade lo stesso quando vuoi smettere di far uso di droga. A volte ti senti forte e motivato e sei contento del lavoro che stai facendo, mentre altre volte stai male e vorresti solo mandare all'aria tutto.
È forse capitato a qualcuno di voi? Molte delle persone che stanno cercando di smettere di far uso di sostanze ci dicono che ci sono volte in cui la motivazione a smettere è davvero bassa. Non se la sentono più di fare fatica. Talvolta si è stanchi e si dice: "A cosa serve? Sono stanco di fare fatica e di lottare. Dovrei lasciar perdere". È capitato a qualcuno di voi di mettere tutto il vostro impegno e di voler davvero smettere di fare uso di droga? Bob, ci hai detto che alcuni anni fa sei riuscito a smettere per sei mesi. Come ti sentivi? Ti impegnavi davvero a fondo? È successo a qualcun altro di voi?

Nota per il terapeuta: Sollecitate gli interventi da parte dei membri del gruppo e invitateli a descrivere la propria esperienza in relazione al grado di motivazione a smettere.

Sappiamo che le persone che stanno cercando di smettere di fare uso di sostanze vanno incontro a periodi sia di grande che di scarsa motivazione. Vi sono volte in cui si è fortemente motivati a smettere e si è disposti ad impegnarsi a fondo per riuscirvi, ci si presenta a tutti gli appuntamenti terapeutici, si presenzia agli incontri della NA e si è contenti degli sforzi che si stanno compiendo. Tuttavia vi sono anche periodi di scarsa motivazione, in cui pesa presentarsi agli appuntamenti terapeutici, non si vuole andare agli incontri della NA o della AA e, in genere, non si ha la forza di impegnarsi a non fare uso di sostanze. Qualcuno di voi si è trovato in queste situazioni? Ce lo potete raccontare?
Abbiamo riscontrato che la scarsa motivazione e il non avere la forza per impegnarsi sono le principali cause di ricaduta. Ecco perché vogliamo discutere con voi su cosa si può fare quando siete poco motivati, non avete la forza di impegnarvi e pensate che l'astenersi dall'uso di sostanze sia per voi uno sforzo troppo grande. Prevedendo i periodi di scarsa motivazione potrete individuare cosa potreste fare e non finirete con il gettare la spugna e l'andare incontro ad una ricaduta. Perché sarebbe un problema il ricominciare a fare uso di sostanze quando vi trovate in un

periodo di scarsa motivazione?. Per un motivo, soprattutto. Per smettere di fare uso di sostanze state facendo molta fatica, proprio come uno scalatore nel pieno della forma e della forza che si appresta a scalare il Monte Everest. Avete fatto molti sforzi. Non arrendetevi. Cos'altro è importante per far fronte alla scarsa motivazione senza ricorrere all'uso di droga o di alcool?

Nota per il terapeuta: Il terapeuta dovrebbe invitare i partecipanti ad intervenire nella discussione e ad individuare altri motivi per i quali diventa problematico affrontare l'uso di alcool quando ci si trova in un periodo di scarsa motivazione.

5. affrontare la scarsa motivazione;

   La cosa importante da tenere a mente è che i periodi di scarsa motivazione possono essere affrontati invece di arrendersi e andare incontro ad una ricaduta.

   a. **Parlare con qualcuno**. Una cosa che abbiamo riscontrato essere utile quando la motivazione è scarsa è il parlarne con qualcuno. Spesso, quando vi sono problemi gravi, come ad esempio l'essere poco motivati, non ne parliamo con nessuno. Qualcuno di voi si è comportato in questo modo, si è tenuto tutto dentro? Il non parlarne con nessuno fa stare meglio? Dall'esperienza di altri clienti abbiamo constatato che il non parlare di ciò che vi tormenta non vi aiuta a stare meglio. Anzi, di solito vi fa sentire peggio. Invece di tenervi tutto dentro e stare male potete parlare con qualcuno, almeno per sfogarvi. Per fare ciò dovete pensare ad una persona che potrebbe ascoltarvi. Può essere un familiare, un amico, il proprio counselor o il terapeuta. Adesso pensate con chi potreste parlare. Bob, a chi ti rivolgi quando stai male?

Nota per il terapeuta: Il terapeuta dovrebbe parlare di questo aspetto con ciascun partecipante invitandolo a pensare a qualcuno a cui potrebbe rivolgersi in un periodo di scarsa motivazione e che sia in grado di aiutarlo e incoraggiarlo a parlare di questo problema con il medico. Suggerite la figura del counselor/terapeuta quanto più spesso potete, anche se il partecipante indica un amico o un familiare come possibile interlocutore. Stilate un elenco.

   b. **Rammentare i "tempi brutti"**. Il fatto che facciate parte di questo gruppo significa che volete ridurre o cessare l'uso di droga o di alcool. Forse ricordate che prima di cominciare a frequentare il gruppo avete avuto un colloquio con Melanie, con cui avete discusso di alcune delle cose che vi sono accadute a causa del fatto che facevate uso di sostanze. Forse avete discusso di come l'uso di sostanze vi abbia indotto a fare cose che non volevate fare, come rubare o fare del male a qualcuno o come l'essere sgarbati quando, in realtà, siete delle presone cortesi. E' successo a qualcuno di voi? Raccontateci. Ci è inoltre stato riferito che il fare uso di sostanze causa anche altri problemi: ci si trascura, si spende tutto il denaro che si possiede per l'acquisto della droga e, di conseguenza, non si hanno più i soldi sufficienti per pagare l'affitto o per mangiare. A quali problemi siete andati incontro a causa dell'uso di sostanze?

Nota per il terapeuta: Invitate ciascun membro del gruppo a raccontare esattamente cosa è accaduto quando ha sperimentato una particolare conseguenza negativa. Ad esempio, "Cosa è successo che non ti è piaciuto?". Il terapeuta in queste situazioni deve dimostrare empatia. "Hai avuto dei postumi fastidiosi? Deve essere stato terribile". Il terapeuta dovrebbe stilare un elenco costituito dalle risposte dei partecipanti che verrà poi rivisto durante l'incontro successivo. Se i partecipanti hanno difficoltà distribuite una fotocopia supplementare sui cui sono elencate le conseguenze negative dell'uso di sostanze.

> Le persone che stanno cercando di smettere di fare uso di sostanze e di alcool ci riferiscono che una strategia utile nei periodi di scarsa motivazione consiste nel ricordare tutti i problemi a cui si è andati incontro quando si faceva uso di sostanze.
>
> Un modo per i rammentarsi dei "vecchi tempi" consiste nello stilare un elenco di alcuni dei problemi a cui siete andati incontro in quanto facevate uso di sostanze. In tal modo quando il livello di motivazione è basso e pensate di arrendervi potete leggere l'elenco e ricordare le conseguenze negative causate dall'uso di droga. Abbiamo qui un elenco di alcuni problemi correlati al consumo di droga riferiti da voi e da altri clienti. Dove pensate potreste conservare l'elenco in modo da poterlo consultare nei momenti di scarsa motivazione? (ciascun partecipante individua un luogo dove riporre l'elenco).

c. **Pensare a come la propria vita sia migliorata da quando non si fa più uso di sostanze**. Ci è stato riferito che il ricordare i "tempi brutti" talvolta aiuta a vedere come le cose siano cambiate da quando non si fa uso di sostanze. Un'altra strategia per far fronte alla scarsa motivazione consiste nel riconoscere come la propria vita sia migliorata. Molti di voi durante i colloqui motivazionali hanno riferito come la propria vita sia cambiata da quando hanno ridotto o cessato il consumo di sostanze – hanno un alloggio, riescono a mettere via dei soldi, si prendono cura di se stessi, si comprano dei bei vestiti e hanno denaro sufficiente per mangiare. Chi vuole dirci come la propria vita sia cambiata da quando ha ridotto o cessato il consumo di sostanze?

Un modo per ricordare come le cose siano cambiate da quando si è smesso di fare uso di droga consiste nel tenere un elenco di tutte le cose positive che vi sono successe da quando se ne è ridotto o cessato il consumo. In tal modo, quando siete poco motivati e pensate di gettare le spugna, potete leggere l'elenco e ricordarvi di come tutta la fatica che state facendo stia dando dei risultati e di come la vostra vita sia migliorata da quando non fate più uso di droghe. Abbiamo qui un elenco di alcuni degli aspetti in cui voi e altri clienti ci avete riferito che la vostra vita è cambiata in meglio da quando avete ridotto o cessato il consumo di sostanze. Dove pensate potreste tenere l'elenco in modo da poterlo leggere quando siete poco motivati? *(Ciascun membro del gruppo individua un luogo in cui riporre l'elenco).*

d. **Fare qualcosa che vi faccia stare bene**. Una cosa che abbiamo riscontrato essere di aiuto quando si è poco motivati consiste nel fare qualcosa di divertente o piacevole. La ricerca indica che quando si fa qualcosa ci si sente meglio. Forse ciò non risolve tutti i problemi, ma solo il dedicarsi a qualcosa e il mantenersi attivi può aumentare la motivazione a smettere di fare uso di sostanze. Qualcuno di voi ha riscontrato che il fare qualcosa, qualsiasi cosa che sia piacevole, fa stare meglio? Bob, raccontaci la tua esperienza.

Ora, il fare qualcosa che piace può essere difficile quando si è scarsamente motivati. Ad esempio, quando il grado di motivazione è basso si tende a rinchiudersi in casa e a non fare nulla. Il reagire e il trovare l'energia per uscire e fare qualcosa richiede sforzo. Lavorando con altri clienti abbiamo appreso che se vi impegnate in qualcosa di piacevole avrete più energia e vedrete aumentare la motivazione ad andare avanti. Il momento giusto per fare qualcosa che vi piace è quando cominciate a sentire che siete scarsamente motivati: non aspettate di essere del tutto immotivati a fare qualsiasi cosa.

Quindi, cosa potreste fare di piacevole? Facciamo un elenco. Scriviamo quante più attività vi vengono in mente che possano essere piacevoli o possano distogliere la vostra mente e farvi stare meglio. Pensate a cosa potreste fare per sentirvi meglio. Bob, vuoi cominciare tu? Cosa ti piace fare?

Nota per il terapeuta: Stilate un lungo elenco e invitate i partecipanti a dare suggerimenti. Se i membri del gruppo hanno difficoltà fate riferimento alla fotocopia.

6. pianificare/mettere in atto strategie (cioè, chiedere aiuto/problem solving).

Noi pensiamo sia meglio che pianifichiate ed elaboriate dei programmi in modo che se vi doveste trovare in una situazione ad alto rischio sapreste cosa fare. Elaboriamo quindi un programma per ciascuno di voi da mettere in atto nei periodi di scarsa motivazione. In tal modo quando vi troverete in tale situazione avrete un piano e saprete cosa fare, evitando una ricaduta. Chi vuole cominciare?

Nota per il terapeuta: Considerate questo aspetto individualmente. Quando i clienti riferiscono di sentirsi poco motivati? Cosa in passato è stato loro di aiuto in simili situazioni? Individuate con ciascun partecipante una strategia, facendo riferimento a quelle di cui si è discusso in gruppo: parlare con qualcuno, ricordare i "tempi brutti", pensare a come la propria vita sia migliorata da quando non fa più uso di sostanze, fare qualcosa che faccia stare bene. Fornite degli esempi per ciascuna categoria.

Ad esempio:

Bob, hai detto che la tua motivazione ad impegnarti per smettere di fare uso di sostanze è minore durante i fine settimana, quando sai che tutti i tuoi amici sono soliti consumarne. Hai detto che quando le persone intorno a te fanno uso di sostanze ti viene voglia di mollare tutto e unirti a loro. Elaboriamo un piano per la prossima volta in cui ti potresti trovare in una situazione simile, in modo che tu abbia qualcos'altro da fare anziché ricadere nell'uso di cocaina. Innanzitutto puoi parlarne con qualcuno. A chi potresti rivolgerti quando ti senti poco motivato ad impegnarti per smettere di fare uso di cocaina? Qualcuno di voi può indicare una persona con cui

Bob potrebbe parlare in una situazione simile? Buona idea, Fred. Bob potrebbe parlarne con il suo counselor. Ricordo che hai anche di essere seguito da uno sponsor della NA. Forse potresti parlare con questa persona quando insorgono sintomi o effetti collaterali. Un'altra sede adatta per parlarne sono gli incontri terapeutici di gruppo. OK, cosa altro abbiamo detto si può fare quando si è poco motivati? Sue, ti ricordi? Giusto, si può ricordare i "tempi brutti" e i numerosi problemi causati dal consumo di droga. Ricordate che vi abbiamo consegnato un elenco dei problemi derivanti dall'uso di sostanze. Ve ne sono altri che vorreste aggiungere all'elenco? Dove potreste tenere l'elenco in modo da poterlo consultare quando la motivazione ad impegnarsi è scarsa? Alcuni lo tengono nel portafoglio, in modo da averlo sempre con sé. Abbiamo utilizzato dei fogli piccoli che possono essere comodamente riposti in un portafoglio. Così, dovunque voi siate, potete rammentare i problemi che l'uso di sostanze vi ha causato.

OK, cosa altro si può fare quando si è poco motivati? Fred, ti ricordi? Giusto, pensare alle cose positive derivanti dall'avere smesso. Le abbiamo elencate sull'altro lato del foglio in modo che potete leggerle dovunque vi troviate.

OK, cosa altro possiamo fare quando non siamo motivati? Sue, ti ricordi? Giusto, fare qualcosa di divertente. Bob, cosa potresti fare di divertente o piacevole quando sei poco motivato?

Se il cliente riferisce di provare scarsa motivazione perché qualcuno lo incoraggia a fare uso di sostanze o lo invita a farne uso insieme, rivedete le capacità di rifiuto, fuga ed evitamento ed eseguite delle simulazioni di queste abilità applicate a simili situazioni. Scrivete le fasi di ciascuna capacità sulla lavagna:

Capacità di rifiuto: Contatto dello sguardo, dire di no, fornire una motivazione, suggerire un'alternava/allontanarsi.

Fuga: Contatto dello sguardo, dire di no, fornire una motivazione, fuga/allontanarsi immediatamente.

Evitamento: Contatto dello sguardo, dire di no, fornire una motivazione, suggerire un'alternativa/allontanarsi.

Foglio di lavoro: gestione delle risorse finanziarie

Obiettivi

I membri del gruppo imparano che l'avere a disposizione del denaro rappresenta una situazione "ad alto rischio" che può condurre a ricaduta. I terapeuti insegnano strategie di gestione del denaro. Il gruppo discute di come l'avere soldi a disposizione costituisca una situazione "ad alto rischio" e imparano le strategie di gestione delle risorse economiche mettendole in pratica attraverso il *role-play*.

Nota per il terapeuta: Questo argomento può essere trattato in due sessioni, se necessario.

Indicazioni per i terapeuti

1. Sottoporre i membri del gruppo a esame delle urine prima dell'incontro e seguire le procedure indicate nella sezione "Esame delle urine con interventi basati sulla contingenza";
2. rivedere gli obiettivi e completare la procedura di definizione degli stessi;
3. breve riassunto dell'ultimo incontro;

Durante l'ultimo incontro abbiamo discusso di come una scarsa motivazione rappresenti una situazione "ad alto rischio" di ricaduta. Ricordate che si é detto come, talvolta, si è davvero motivati a ridurre o cessare l'uso di sostanze, mentre altre volte si fa fatica ad esserlo, si è stanchi di tutto l'impegno che ci si sta mettendo e si vuole mandare all'aria tutto solo perché si è stanchi di fare sempre fatica. Molte persone che stanno cercando di smettere di far uso di sostanze ci dicono che vanno incontro a periodi di motivazione molto bassa: non se la sentono più di fare così tanta fatica. Il consumo di droga è un'abitudine davvero difficile da eliminare e, talvolta, ci si stanca e si dice: "A cosa serve? Sono stanco e stufo di far fatica e di lottare. Devo lasciar perdere". Ricordate come chi sta cercando di smettere di fare uso di sostanze vada incontro a questi alti e bassi. Ci sono volte in cui si è davvero motivati a smettere e ci si sente orgogliosi dell'impegno che si mette per osservare l'astinenza. In quei periodi ci si presenta a tutti gli appuntamenti terapeutici, si partecipa agli incontri della NA e si è soddisfatti. Tuttavia, tutti hanno periodi di bassa motivazione. A volte, si ha difficoltà ad andare agli appuntamenti terapeutici, non si vuole partecipare agli incontri della AA e, in genere, si è troppo stanchi per riuscire a non far uso di sostanze. Abbiamo riscontrato che la scarsa motivazione e il sentirsi stanchi è una causa importante di ricaduta. Abbiamo parlato delle cose che si possono fare quando non si è motivati per ridurre o cessare l'uso di sostanze. Chi ricorda qualcuna delle strategie di cui abbiamo parlato durante l'ultimo incontro di gruppo? Giusto Bob, abbiamo discusso del parlare con qualcuno, del ricordare i "brutti tempi" pensando come la vostra vita sia migliore adesso che non fate uso di sostanze e del fare qualcosa che faccia stare bene. Chi mi può dire perché queste cose sono utili quando vi sentite stanchi o vi state impegnando a smettere di far uso di droga?

4. incontro odierno. Perché avere a disposizione del denaro rappresenta una situazione "ad alto rischio";

Come già detto, l'obiettivo della sezione dedicata alla *prevenzione delle ricadute* consiste nell'individuare possibili situazioni "ad alto rischio" e nel *programmarle* in modo che, se ci si dovesse trovare in circostanze simili, si sappia cosa fare per affrontarle senza andare incontro a una vera e propria ricaduta. Negli ultimi due incontri abbiamo discusso di diverse situazioni "ad alto rischio", tra cui il gestire le ricadute, lo stare lontano da situazioni in cui si fa uso di alcol o di sostanze, il far fronte a depressione o stress, l'affrontare i sintomi e gli effetti collaterali e il gestire la scarsa motivazione. Ricordate come queste siano tutte situazioni "ad alto rischio" per una ricaduta nell'uso di cocaina/eroina.

Un altro importante stimolo a far uso di droga è, per molti, il denaro. Le persone che fanno uso di droga di solito trovano difficile non consumare sostanze se hanno del denaro a disposizione o se sanno che presto andranno a riscuotere dei soldi. Ad esempio, quando si riscuote un assegno o l'invalidità per malattia, sopraggiunge un desiderio irresistibile di far uso di droga in quanto si ha il denaro e si sa che si può comprare droga o alcool. Quindi, si esce e si spende tutto il denaro che si ha a disposizione per acquistare droga e alcool e non si hanno più soldi per comprare altro. Vi è mai successo di spendere tutto l'assegno mensile per acquistare la droga e di non avere più soldi per nient'altro? Raccontatemi.

Il problema derivante dallo spendere tutti i soldi per l'acquisto della droga consiste nel fatto che, dopo, non vi avanzano soldi per le altre cose di cui potreste avere bisogno o volere. Quali sono le altre cose per cui potreste aver bisogno di spendere i vostri soldi? Giusto – l'affitto, il mangiare, i vestiti. Di cos'altro avete bisogno? Giusto, i mezzi di trasporto e, magari, qualcosa di particolare per voi stessi, come una radio o una cassetta per il vostro walkman o un caffè. Cosa succede se spendete tutto il vostro assegno mensile per comprare la droga? Riuscite poi a pagare l'affitto o comprarvi cibo o vestiti? Giusto. Se spendete tutto ciò che avete per procacciarvi la droga, non vi rimangono più soldi per l'affitto, il cibo o i vestiti o per pagare il bus, ecc. A qualcuno di voi è mai capitato di aver usato tutti i soldi a disposizione per l'acquisto della droga e non averne più per pagare altre cose? Cosa succede se non avete soldi per l'affitto, il cibo o i vestiti?

Oggi vogliamo parlare delle modalità di gestione del denaro in modo che non lo usiate tutto per comprare la droga. Si chiama gestione del denaro e comporta l'assicurarvi che i vostri soldi siano al sicuro e non rimangano nel vostro portafoglio aspettando di essere usati per l'acquisto della droga. Perché pensate che un piano di gestione del denaro sia utile? Giusto, se gestite bene il vostro denaro non avrete a disposizione una grande somma di denaro tutta in una volta e non sarete tentati di far uso di droga e avrete sempre denaro sufficiente per comprarvi cose di cui avete bisogno come cibo e vestiti e per pagare l'affitto. Inoltre, se utilizzate un programma di gestione del denaro potreste essere in grado di risparmiare qualcosa dopo aver pagato ciò che dovete e, inoltre, potreste usare quei soldi per comprarvi qualcosa di particolare che desiderate.

5. strategie di gestione del denaro.

Parlate con il vostro assistente sociale o counselor circa i servizi bancari a disposizione o la possibilità di nominare un beneficiario.

Nota per il terapeuta: Prima di questo incontro informatevi su quali siano le procedure per nominare un beneficiario in modo da essere in grado di rispondere alle eventuali domande da parte dei membri del gruppo.

Parecchi sono i servizi bancari per mettere al sicuro il vostro denaro in modo da non averlo tutto a disposizione, dato che ciò può essere un incentivo a far uso di sostanze. Una cosa molto utile è avere un conto bancario. Qualcuno di voi ha un conto bancario? Bob, hai un conto in banca? Saresti in grado di spiegarci come funziona? Che tipo di conto hai, quando depositi somme di denaro, quando effettui dei prelievi, e così via?
Come Bob ha spiegato, potete aprire un conto in banca e depositarvi il vostro denaro. In questo modo non avrete i vostri soldi sempre a disposizione, il che può essere uno stimolo a fare uso di sostanze. Un altro servizio bancario è il deposito diretto. I vostri assegni vengono automaticamente versati sul conto il primo giorno del mese o quando ricevete l'assegno. In questo modo non dovete andare a riscuotere l'assegno o una somma di denaro elevata, il che potrebbe far nascere il desiderio di far uso di sostanze e spendere tutti i vostri soldi nell'acquisto della droga. È mai successo a qualcuno di voi di avere riscosso l'assegno e averlo speso tutto per l'acquisto di droga? Lavorando con soggetti con problemi di droga e malattie mentali abbiamo imparato che è cosa abbastanza comune. Molti spendono il denaro che serve per un mese intero il giorno stesso in cui riscuotono l'assegno. Questo perché l'avere in mano l'assegno costituisce uno stimolo all'uso di sostanze: quindi, vanno a riscuoterlo e lo spendono tutto per acquistare la droga e accade che non si hanno più soldi per comprare cibo, pagare l'affitto o altro. È mai successo a qualcuno di voi? Raccontateci. Con il deposito diretto non dovete mai riscuotere l'assegno perché esso viene versato direttamente sul vostro conto. In questo modo l'assegno non diventa mai uno stimolo all'uso di droga.
Pertanto, l'aprire un conto in banca e l'avere un deposito diretto sono due modi di gestire il vostro denaro in modo che non vi troviate ad avere a disposizione una grossa somma di denaro. Un'altra strategia consiste nel nominare un beneficiario, una persona che gestisca il vostri soldi e che si assicuri che essi vadano a finire in banca. Questa persona poi, ogni giorno, vi darà il denaro che vi serve, controllerà i movimenti bancari e si assicurerà che il resto del denaro rimanga sul conto. Qualcuno di voi ha nominato un beneficiario? Puoi dire al gruppo come funziona e come ti trovi?
Ricordate come, per molta gente, l'avere del denaro a disposizione rappresenti una situazione a rischio che induce a far uso di sostanze. Se volete aprire un conto o nominare un beneficiario dovrete parlarne con il vostro counselor/assistente sociale che è al corrente di tutto ciò che dovete fare. Qualcuno di voi è interessato a parlare con il proprio counselor/assistente sociale riguardo all'aprire un conto bancario o un deposito diretto? OK Fred, quando pensi di poter parlare con il tuo counselor/assistente socia-

le? Prendi un appunto così non te lo dimentichi. Farò sapere al tuo counselor che hai bisogno di parlargli e lo pregherò di tenerlo a mente per l'appuntamento di domani.

a. **Quando andate a ritirare il denaro, fatevi accompagnare da qualcuno che non fa uso di sostanze.** Un'altra strategia che potete utilizzare quando andate a riscuotere il vostro assegno è quella di farvi accompagnare da qualcuno che vi aiuti a non spendere tutto il denaro nell'acquisto della droga. Dovrebbe essere una persona che non fa uso di sostanze. Fatevi accompagnare in banca per effettuare il deposito. Perché è utile farsi accompagnare da una persona che non fa uso di sostanze quando andate a riscuotere l'assegno e ad aprire un deposito? Giusto. In tal modo, quando avete riscosso l'assegno, questa persona può aiutarvi a portarlo subito in banca e a depositare il denaro senza che voi lo spendiate nell'acquisto di droga. Qualcuno di voi lo fa già?

b. **Stilare un budget.** Un'altra cosa che vi può aiutare a gestire il vostro denaro è scrivere un budget e pensare alle diverse voci per cui dovrete spendere il vostro denaro. Qualcuno di voi ha mai fatto un budget? Cosa fate quando scrivete un budget? Scrivere un budget significa scrivere tutte le cose per cui dovete spendere dei soldi e quanto dovete spendere per ciascuna voce, assicurandovi che abbiate il denaro necessario. Perché pensate che lo scrivere un budget vi possa aiutare a gestire bene il vostro denaro? Abbiamo scoperto che il sapere dove si deve spendere il denaro – e quanto ci serve per comprare cibo, vestiario e per pagare l'affitto – aiuta ad essere motivati a depositare l'assegno anziché spenderlo nell'acquisto della droga. Il sapere ciò che dobbiamo pagare e che, se non paghiamo, non avremo più un tetto, può aiutare a ricordarci di andare subito in banca a depositare l'assegno e a non spenderlo per l'acquisto della droga. È mai successo a qualcuno di voi?

c. **Scegliete un amico, un familiare o un professionista che vi aiuti a gestire il vostro denaro.** Un'altra cosa che potete fare è chiedere un aiuto per gestire il vostro denaro. Ciò significa scegliere un amico, un familiare o un professionista (counselor o assistente sociale) che vi può aiutare a gestire i vostri soldi. Qualcuno di voi l'ha mai fatto? Esistono alcuni programmi che prevedono l'aiuto di un care-provider o di qualche altro professionista che si occupa della gestione del denaro e del pagamento delle bollette. Questa persona è autorizzata a prelevare ogni settimana il denaro necessario per recarsi agli appuntamenti, per il mangiare e per altre attività. Qualcuno di voi ha già avuto un'esperienza simile? Alcuni si fanno aiutare nella gestione del denaro da un amico o da un familiare che non fa uso di sostanze e che li aiuta a versare gli assegni, pagare le bollette e risparmiare. Qualcuno di voi si è mai fatto aiutare da un amico o da un familiare che non fanno uso di sostanze per gestire il proprio denaro? Perché pensate che ciò sia utile in termini di gestione del denaro? Giusto. Gestire il proprio denaro non è facile ed è una buona idea farsi aiutare da qualcuno che ne sa un po' più di voi. Un sacco di gente si fa aiutare a gestire il proprio denaro: a pagare le bollette, a risparmiare soldi e a non spenderli tutti per l'acquisto della droga.

d. **Pianificare/mettere in atto strategie (cioè, chiedere aiuto/*problem solving*).** Ricordate che è meglio avere un piano e programmare, in modo che se vi doveste trovare in una situazione "ad alto rischio" sappiate come comportarvi. Pertanto, elaboreremo un piano per ciascuno di voi per aiutarvi a gestire il vostro denaro quando ne avrete bisogno. Per la maggior parte delle persone, la situazione più difficile in cui gestire il denaro e affrontare un *craving* consiste nell'avere a disposizione una grande somma di denaro come accade, ad esempio, quando si riscuote l'assegno mensile. Quindi, ora noi elaboreremo un piano per ciascuno di voi in modo che se vi doveste trovare in una situazione simile abbiate già un programma e sappiate cosa fare per non ricadere nel consumo di sostanze. Chi vuole cominciare?

Nota per il terapeuta: siate specifici. Quando i clienti hanno a disposizione del denaro? Più volte durante il mese, o il primo o il 15° giorno del mese? Cosa fanno quando hanno i soldi? Hanno un conto bancario, un deposito diretto o un provider che gestisce il denaro e lo consegna loro? Quale strategia si è rivelata utile per loro in passato? Parlate con ciascun membro del gruppo e fatevi dire che cosa potrebbe fare se avesse del denaro e volesse usarlo. Ad esempio, potrebbe parlare con il counselor o l'assistente sociale, farsi accompagnare da un amico o da un parente che non fa uso di sostanze quando si reca in banca per riscuotere l'assegno, scrivere un budget. Se necessario fate svolgere loro dei *role-play* in cui simulino il parlare con il proprio counselor sulla possibilità di aprire un conto bancario o il chiedere a un amico che non fa uso di droga di accompagnarli a riscuotere o a versare l'assegno. Siate specifici e fornite esempi.

Ad esempio, Bob, hai detto che l'avere a disposizione il denaro è un forte stimolo per te. Di solito, quando ti trovi ad aver del denaro con te? Accade tutti i giorni o solo in alcuni giorni al mese? OK, quindi ti trovi ad avere a disposizione del denaro il primo giorno del mese in quanto vai a riscuotere il tuo assegno mensile. Cosa accade di solito quando hai quel denaro con te? Quindi, riscuoti l'assegno e vai subito alla cassa, al di là della strada, a incassarlo e vai a comprare il crack. Come fai con i soldi per il resto del mese? Sembra che il preparare un piano per fare in modo che tu vada a riscuotere l'assegno senza usarlo tutto per comprarti la droga sarebbe una buona cosa per te. Elaboriamo un piano per la prossima volta che dovrai riscuotere l'assegno. In tal modo avrai qualcos'altro da fare invece che usare tutto il denaro per comprare il crack. Innanzitutto, puoi parlare al tuo counselor/assistente sociale circa i servizi bancari di cui potresti usufruire. Bob, tu hai un conto in banca? Quindi, non ce l'hai. Ciò rende difficile per te avere un luogo dove puoi mettere al sicuro il tuo denaro una volta che riscuoti l'assegno. Se avessi un conto in banca potresti depositarvi il tuo assegno. Potresti prelevare ancora del denaro per le cose che ti servono, ma non avresti il portafoglio pieno di soldi, situazione in cui è difficile non spenderli tutti per il crack, giusto? Un'altra possibilità, dopo che avete aperto un conto in banca, consiste nel farvi depositare automaticamente l'assegno sul vostro conto il primo giorno del mese. In questo modo non dovreste andare a riscuoterlo. Perché non eseguiamo una simulazione in cui tu parli con il tuo counselor/assistente sociale riguardo all'aprire un conto in banca?

Fase 1: Guardate in volto la persona e parlate con un tono di voce deciso.

Fase 2: Dite al counselor che vi piacerebbe aprire un conto/deposito diretto.

Fase 3: Date una motivazione del perché lo volete (posso depositare il mio denaro e avrei un luogo dove tenerlo in modo da non averlo tutto a disposizione correndo il rischio di spenderlo tutto per acquistare il crack).

Fase 4: Domandate cosa dovete fare per aprire un conto/deposito diretto e chiedete di aiutarvi (l'avere aiuto mi renderebbe il tutto più facile e mi aiuterebbe a trovarmi già fatta la parte che riguarda le procedure di ufficio).

> OK. Che altra cosa abbiamo detto di poter fare quando si deve gestire il proprio denaro? Sue, ti ricordi? Giusto, si può chiedere a un amico o a un familiare che non fa uso di droga di accompagnarvi quando andate a riscuotere l'assegno e quando andate in banca a versarlo. Ricordate che abbiamo detto che il chiederlo a una persona che non fa uso di sostanze può aiutarvi a riscuotere l'assegno senza spendere tutto il denaro per l'acquisto della droga. Bob, chi potrebbe aiutarti? Hai degli amici o dei familiari che non fanno uso di droga? Hai detto di avere uno sponsor della NA, che ne dici? Bene. Tuo fratello ti aiuta in tante cose e potrebbe accompagnarti a riscuotere e versare l'assegno. Bene!
>
> OK. Qual è un'altra cosa che possiamo fare per gestire bene il nostro denaro? Fred, ti ricordi? Giusto, fare un budget: Bob, pensi di essere in grado di stilare un elenco di ciò che devi pagare ogni mese e scrivere quanto denaro ti serve per ogni voce? Cominciamo da te. Paghi l'affitto? È già coperto. Quali altre voci devi pagare?

Nota per il terapeuta: I terapeuti dovrebbero sviluppare un programma per ciascun membro del gruppo. Il piano non deve necessariamente includere tutte le strategie e dovrebbe essere individualizzato. Ad esempio, se il problema principale del soggetto consiste nel riscuotere l'assegno il primo giorno del mese, concentratevi su questo aspetto e scrivete un piano solo per questo problema, che potrebbe includere l'aprire un conto in banca e il farsi accompagnare da una persona che non fa uso di sostanze a riscuotere e versare l'assegno. Se il problema principale consiste nell'usare i soldi durante il mese, per l'acquisto della droga, senza lasciarne abbastanza per pagare i conti, allora stilate un budget e una strategia di *problem solving* (cioè, immaginare come pagare i conti e le voci cui dare precedenza).

Se il soggetto riferisce di avere difficoltà a gestire il denaro in quanto gli viene chiesto di acquistare la droga per un'altra persona o per utilizzarla con un'altra persona, allora rivedete le abilità di rifiuto, fuga ed evitamento ed eseguite un *role-play*. Scrivete le fasi di ciascuna abilità:

Abilità di rifiuto: Contatto dello sguardo, dire di no, dare una motivazione, suggerire un'alternativa/andarsene.

Fuga: Contatto dello sguardo, dire di no, dare una motivazione, fuga/allontanarsi immediatamente.

Evitamento: Contatto dello sguardo, dire di no, fornire una motivazione, suggerire un'alternativa/allontanarsi.

Foglio di lavoro: violenza, vittimizzazione e abuso di sostanze (facoltativo)

Obiettivi

I membri del gruppo discutono del legame tra violenza/vittimizzazione e abuso di sostanze e di ciò che è possibile fare per sfuggire o evitare situazioni a rischio di violenza.

Indicazioni per i terapeuti

1. Sottoporre i membri del gruppo a esame delle urine prima dell'incontro e seguire le procedure indicate nella sezione "Esame delle urine con interventi basati sulla contingenza";
2. rivedere gli obiettivi e completare la procedura di definizione degli stessi;
3. breve riepilogo dell'ultimo incontro: adattatelo a seconda del momento del programma in cui questa sessione viene completata;
4. incontro odierno;

   Quando si fa uso di sostanze, spesso ci si trova in situazioni rischiose o pericolose in cui ci si potrebbe fare del male o essere oggetto di abusi fisici o sessuali. Molti non se ne rendono conto, ma gli individui che utilizzano sostanze corrono un rischio assai maggiore di essere vittime di diversi tipi di violenza. Ma è vero anche l'inverso: le persone che sono state vittime di violenza sono a maggior rischio di uso e abuso di droghe e di alcool. Infatti, in molti casi, il subire violenza porta a una ricaduta. Ciò, tuttavia, può essere evitato se sapete come gestire una situazione a rischio di violenza o di vittimizzazione. Oggi discuteremo di alcuni aspetti che legano la violenza e l'abuso di sostanze e vedremo cosa potete fare se vi trovate a subire violenza, fornendovi delle strategie per affrontare la situazione senza ricorrere all'uso di droga o di alcool.

5. legame tra violenza/vittimizzazione e abuso di sostanze.

Nota per il terapeuta: Cercate di coinvolgere i clienti nella discussione. Badate a non mettere in imbarazzo il soggetto, in quanto non tutti sono disposti a parlare di esperienze personali di violenza o vittimizzazione. Comunque, cercate di incoraggiare la discussione, se possibile.

   a. **La vittimizzazione causa stress che induce a far uso di droga e di alcool**. L'essere vittima di violenza è un evento estremamente stressante che può rendere davvero difficile il trascorrere le giornate e l'occuparsi di altre cose. Spesso ci sentiamo dire che una delle ragioni principali di ricaduta è proprio lo stress. Non si sa cosa fare per gestirlo e si ricorre all'uso di sostanze. Infatti, molte persone che fanno uso di droga o di alcool sostengono come uno dei fattori principali che li ha indotti a far uso di sostanze sia l'essere stati oggetto di violenze fisiche o sessuali a seguito delle quali non sapevano come gestire lo stress. Pertanto, la vittimizzazione e l'abuso di sostanze sono legati per il fatto che la prima causa stress e lo stress può portare a una ricaduta.

b. **La vittimizzazione esacerba i sintomi del disturbo mentale, il che induce a far uso di droga e di alcool.** Sempre a proposito della vittimizzazione e dello stress da essa causato, quest'ultimo può determinare un peggioramento dei sintomi del disturbo mentale. È mai capitato a qualcuno di voi di notare un peggioramento dei sintomi quando si è sotto l'effetto di un forte stress? Parecchi pazienti affetti da malattie mentali ci riferiscono che, quando sono stressati, spesso sono più depressi e hanno più deliri o allucinazioni. Come già accennato precedentemente in un altro incontro di gruppo, non di rado – per far fronte a un peggioramento dei sintomi – i soggetti affetti da malattie mentali fanno uso di droga o di alcool. Chi di voi ricorda perché non si dovrebbe gestire i sintomi del disturbo mentale con il consumo di droghe o alcool? Giusto. Ciò non contribuisce a eliminare i sintomi ma, anzi, li peggiora.

Nota per il terapeuta: Potete riassumere le informazioni relative alla dopamina o quelle di cui i clienti hanno discusso nella sessione relativa al modo di affrontare i sintomi.

Quindi, un altro modo in cui la vittimizzazione e l'abuso di sostanze sono correlati consiste nel fatto che l'essere vittime di violenza può determinare un peggioramento dei sintomi del disturbo mentale, il che può condurre a una ricaduta.

c. **L'essere vittime di violenza fa sentire insensibili e isolati, oltre che causare rabbia e depressione, il che porta all'uso di droga e di alcool per eliminare questi stati d'animo.** Un altro aspetto per il quale la vittimizzazione e l'abuso di sostanze sono correlati riguarda il fatto che la vittimizzazione spesso rende insensibili, fa sentire isolati e genera rabbia. Le persone che sono state vittime di violenza spesso cominciano a far uso di droga e di alcool per far fronte a questi sentimenti di "intorpidimento", isolamento e rabbia. Questi ultimi, sono stati d'animo molto difficili da affrontare e, spesso, si pensa che l'uso di sostanze possa farli dimenticare per un po'. Perché non si dovrebbe far uso di droga e di alcool per affrontare gli stati d'animo di intorpidimento o isolamento? Giusto. Non dura, alla fine non serve.

d. **Spesso un partner violento fornisce droga o alcool all'altro per tenerlo in uno stato di dipendenza e soggiogarlo in un rapporto di violenza.** Vittimizzazione e abuso di sostanze sono correlati anche per un altro aspetto. Spesso, si è sottoposti a violenza da parte del partner che fa uso di sostanze. Talvolta queste persone non vogliono che il proprio compagno/compagna diventi forte o si rimetta in salute o tronchi il rapporto e, quindi, gli forniscono droga per soggiogarlo/a in un rapporto di dipendenza e tenerlo legato a sé impedendogli di diventare abbastanza forte da potersi liberare proprio da quel legame di violenza. Qualcuno dei presenti conosce chi si sia trovato in una situazione come questa, un parente, un amico, un conoscente? Quindi, l'essere vittime di violenza può comportare un partner violento che fornisce la droga per tenere l'altra persona legata a sé.

Cosa si può fare?

a. **Capire che la violenza, in qualsiasi forma, è sbagliata e deve essere fermata.** "Non è colpa vostra, anche se all'epoca facevate uso di sostanze".

b. **Non tenetevi tutto dentro.** "Parlare di ciò che è successo aiuta ad affrontare gli stati d'animo causati dalla vittimizzazione. Se non ne parlate, ciò può causare stress o l'insorgenza di sintomi o proverete rabbia e senso di isolamento; ciò vi metterebbe a rischio di far uso di droga e di alcool. Ecco come potete affrontare l'argomento:
   Chiamate un telefono amico (**Nota per il terapeuta**: Fornite un elenco dei numeri, rassicurate i membri del gruppo del fatto che il servizio ha carattere confidenziale).
   Parlate con un terapeuta o con il vostro counselor.
   Parlatene in gruppo.
   Parlatene a un amico fidato o a un familiare.

c. **Ponete fine al rapporto.**
   Chiamate la polizia, chiedete un'ordinanza restrittiva ecc.
   Trovate un luogo sicuro dove andare (**Nota per il terapeuta**: Distribuite un elenco delle strutture disponibili); contattate i familiari del cliente.
   Parlate con il counselor o con il terapeuta su ciò che potreste fare o dove potreste andare.

d. **Se non potete andarvene, cercate di essere al sicuro in casa vostra.** "Potete parlare di questo al partner?"

Nota per il terapeuta: Invitate i membri del gruppo a svolgere un *role-play* in cui facciano finta di parlate al proprio partner esprimendo i propri stati d'animo negativi. Utilizzate le seguenti fasi:

1. contatto dello sguardo;
2. dire esattamente ciò che la persona ha fatto che vi ha turbato: "Quando tu —— mi fai sentire ——";
3. dite perché ciò vi turba: "Ciò mi turba perché ——";
4. date un suggerimento perché ciò non accada più in futuro: "In futuro potresti, per favore ——";
5. se il vostro partner sta facendo uso di sostanze o torna a casa sotto l'effetto di droga o alcool uscite di casa;
6. trovatevi un posto sicuro.

e. **Altri suggerimenti proposti dai clienti**. "A qualcuno è mai capitato o ha conosciuto persone a cui è capitato? Cosa ha aiutato queste persone a uscire da tale situazione?"

Promemoria:
Abilità di rifiuto: Contatto dello sguardo, dire di no, dare una motivazione, suggerire un'alternativa/allontanarsi.
Fuga: Contatto dello sguardo, dire di no, dare una motivazione, fuggire dalla

situazione/allontanarsi immediatamente.

Evitamento: Contatto dello sguardo, dire di no, dare una motivazione, suggerire un'alternativa/allontanarsi.

Foglio di lavoro: il rapporto con un partner che fa uso di sostanze (facoltativo)

Obiettivi

I membri del gruppo imparano e discutono del perché l'avere un partner che fa uso di sostanze rappresenta una situazione "ad alto rischio" e apprendono e mettono in pratica strategie per affrontare una simile circostanza.

Indicazioni per i terapeuti

1. Sottoporre i membri del gruppo a esame delle urine prima dell'incontro e seguire le procedure indicate nella sezione "Esame delle urine con interventi basati sulla contingenza";
2. rivedere gli obiettivi e completare la procedura di definizione degli stessi;
3. breve riepilogo dell'ultimo incontro. Adattatelo al momento del programma in cui questa sessione viene completata;
4. incontro odierno;

Oggi discuteremo di una situazione "ad alto rischio" che, probabilmente, interessa molti di voi, adesso o magari in futuro. Riguarda il come relazionarsi a un partner che fa uso di droga e di alcool. Qualcuno di voi ha mai avuto un partner che faceva uso di droga o di alcool? Com'è stato? Cosa succedeva se volevate smettere per un po' o partecipare al trattamento e provare a osservare l'astinenza? Giusto. È davvero difficile osservare l'astinenza quando hai rapporti con qualcuno che fa uso di droga e di alcool. Perché pensate sia così difficile osservare l'astinenza se il vostro partner fa uso di sostanze? (Nota: fate un elenco delle ragioni per le quali un partner che fa uso di sostanze rende difficile l'osservare l'astinenza).

Quindi, vi sono molti motivi per cui è davvero difficile smettere di far uso di sostanze o ridurre il consumo, quando stai con una persona che continua a far uso di droga e di alcool. Questa situazione è resa ancor più complicata dal fatto che, spesso, voi tenete davvero al vostro partner e cercate di fare quello che volete senza però ferirlo o farlo star male. Ma è difficile smettere di far uso di sostanze se avete costantemente davanti a voi la droga. Adesso penseremo alcune cose che potreste fare per riuscire a osservare l'astinenza anche se state con una persona che continua a far uso di sostanze.

5. strategie di *coping*.

Nota per il terapeuta: Queste sono direttive generali. Sviluppate per ciascuna un testo specifico per ogni cliente e invitate il soggetto a effettuare *role-play* in cui costui simuli di dover parlare con il proprio partner.

a. **Spiegate la situazione**. Dite alla persona che state cercando di non far uso di sostanze o di ridurne il consumo e spiegate il perché.

b. **Troncate i rapporti con quella persona**. Se la persona non riesce ad accettare ciò che state facendo e non è in grado di aiutarvi a smettere o ridurre il consumo di sostanze, potrebbe essere giunto il momento di pensare se non sia meglio che non vi vediate più. Ciò è davvero difficile perché, spesso, il cliente tiene davvero al proprio partner. Ma anche il riuscire a smettere è importante e, talvolta, può esserlo di più del rimanere con una persona che fa ancora uso di sostanze.

c. **Prendetevi una pausa**. Se non siete in grado di troncare il rapporto con il vostro partner, il discutere di non vedervi per un po' di tempo potrebbe essere una buona idea. Spiegategli che state cercando di smettere, che siete in trattamento e che avete bisogno di qualche settimana/mese di tempo e, quindi, non volete star vicini a persone che continuano a far uso di droga perché ciò costituisce una tentazione troppo forte.

d. **Limitate il tempo che trascorrete con questa persona**. Fate insieme solo attività che non comportino consumo di droga. Vedetevi con il vostro partner per i pasti e per attività che non prevedano l'uso di sostanze. Ciò può limitare il tempo che trascorrete insieme solo ad alcuni momenti della giornata (cioè, se il vostro partner fa uso di droga durante la notte allora vedetevi durante il giorno) o a determinate attività (se il partner non fa uso durante la mattina per andare a lavorare vedetevi a colazione; andate a una riunione insieme).

e. **Altri suggerimenti proposti dai clienti**. Qualcuno ha avuto un'esperienza simile e cosa avete fatto che vi possa aver aiutato?

Nota per il terapeuta: Includete nel *role-play* le abilità che i clienti hanno appreso in altre sessioni. Ad esempio, se il cliente deve dire al proprio partner che sta cercando di non far uso di sostanze e vuole che smettano di vedersi per un mese, il cliente può seguire le seguenti fasi:

1. contatto dello sguardo;
2. dire al partner che state cercando di smettere di far uso di droga;
3. dare una motivazione del perché state cercando di smettere;
4. suggerite di non vedervi per un po' e spiegate il perché;
5. dite al partner che lo contatterete ancora, ma ditegli di non chiamarvi e andatevene.

Promemoria:
Capacità di rifiuto: Contatto dello sguardo, dire di no, dare una motivazione, suggerire un'alternativa/andarsene.
Fuga: Contatto dello sguardo, dire di no, fornire una motivazione, evitare la situazione/allontanarsi immediatamente.
Evitamento: Contatto dello sguardo, dire di no, dare una motivazione, suggerire un'alternativa/allontanarsi.

Foglio di lavoro: creare un *network* sociale in cui non si faccia uso di sostanze (facoltativo)

Obiettivi

I membri del gruppo discutono del perché lo stare insieme a persone che non fanno uso di sostanze è importante e imparano e mettono in atto le strategie utili per affrontare tale situazione.

Indicazioni per i terapeuti

1. Sottoporre i membri del gruppo a esame delle urine prima dell'incontro e seguire le procedure indicate nella sezione "Esame delle urine con interventi basati sulla contingenza";
2. rivedere gli obiettivi e completare la procedura di definizione degli stessi;
3. breve riassunto dell'ultimo incontro. Adattare questa parte in base al punto del programma in cui la sessione viene completata;
4. incontro odierno;

> Sappiamo che è molto difficile smettere il consumo di sostanze se i nostri amici e le persone che ci stanno vicino continuano a farne uso. Qualcuno di voi ha potuto accorgersene? Perché è difficile smettere quando gli amici e coloro che ci stanno vicino fanno uso di sostanze?

Nota per il terapeuta: (Fate in modo che tutti partecipino alla discussione). Oggi vogliamo parlare delle modalità di trovare, incontrare e conoscere persone che non fanno uso di droga o alcool. Lo stare insieme a persone che non consumano sostanze è importante per riuscire a osservare l'astinenza. Perché pensate che ciò sia importante per rimanere "puliti"?

> Talvolta è difficile pensare di cambiare le persone, i luoghi e gli oggetti che fanno parte della nostra vita. Molti fanno uso di sostanze da così tanto tempo da aver dimenticato ciò che piaceva loro o ciò che potrebbero fare invece di far uso di sostanze e non sanno più come trascorrere il tempo se non nel consumo di droga. Parliamo di come potremmo conoscere persone nuove per creare intorno a noi un gruppo di individui che non fanno uso di sostanze.

5. strategie di *coping*.

Nota per il terapeuta: Queste sono linee-guida generiche. Sviluppate un copione specifico per ogni cliente riguardo a ciascuna strategia e fategli simulare un dialogo in cui metta in pratica questa capacità.

a. **Svolgete attività che vi aiutino a osservare l'astinenza**. (**Nota per il terapeuta**: stilate un elenco insieme ai clienti):

Partecipare a un incontro della AA/NA

Partecipare agli incontri di altri gruppi terapeutici

Partecipare agli incontri di un gruppo parrocchiale

b. **Utilizzate le abilità sociali per incontrare persone nuove**. Forse ricordate che all'inizio di questo programma di gruppo abbiamo discusso delle abilità sociali, ossia delle modalità per conoscere e parlare con altre persone. Forse ricordate, anche, che la prima abilità che abbiamo imparato è stata quella che consisteva nell'essere in grado di iniziare una conversazione e fare programmi con qualcuno. Questa è una capacità importante quando state cercando di smettere di far uso di sostanze, in quanto dovete sapere come parlare e fare programmi con persone che non fanno uso di sostanze. Spesso si comincia a parlare con qualcuno e si scopre di avere qualcosa in comune con quella persona. Quindi, potreste voler diventare suo amico. Un modo per instaurare un rapporto di amicizia consiste nell'organizzare dei programmi per fare qualcosa di divertente insieme.

Fasi della capacità

Fase 1: Guardate in volto la persona e salutate. Perché è importante guardare negli occhi la persona con cui state parlando? Perché ciò attira la sua attenzione. Se voi parlaste con qualcuno e vi guardaste i piedi, anziché guardarlo in volto, cosa penserebbe questa persona? Non saprebbe che state parlando proprio con lei o non riuscirebbe a sentirvi.

Fase 2: Rivolgete una domanda di carattere generico. Ciò vi permette di dare inizio a una conversazione e offre alla persona la possibilità di parlare con voi. Sui fogli che vi abbiamo consegnato ci sono degli esempi di domande di carattere generico: Come stai? Che succede? Cosa c'è di nuovo? Com'è andata? Cosa ne pensi del tempo? Queste sono tutte domande che consentono di intavolare una conversazione.

Fase 3: Invitate la persona a fare qualcosa di piacevole con voi. Che cosa potreste fare di piacevole con qualcuno che avete appena incontrato? Potete andare al cinema, a mangiare fuori o bere insieme un caffè o, semplicemente, fare una passeggiata. Sui fogli che vi sono stati consegnati ci sono degli esempi di come chiedere a una persona di fare qualcosa con voi. Possiamo aggiungere qualche altra attività?

Fase 4: Confermate l'invito e poi salutate dicendo perché dovete andare. Perché pensate sia importante confermare l'invito? Giusto, per assicurarvi che la persona abbia capito cosa farete e quando. Perché pensate sia importante dire che dovete andare? Giusto, è un modo cortese per terminare la conversazione. Sui fogli che vi sono stati distribuiti ci sono elencati alcuni modi per confermare il programma e salutare.

c. **Svolgere con qualcuno altre attività che non comportino l'uso di droga.**

Nota per il terapeuta: Stilate un elenco con i clienti; ad esempio, andare a mangiare fuori, andare al cinema, fare una passeggiata.

d. **Andare a trovare qualcuno che non fa uso di sostanze.** [C] Ad esempio, quando facevate uso di sostanze avete sentito un amico o un familiare che era molto preoccupato per voi e voleva che voi smetteste di consumare droga. Adesso che non ne fate più uso chiamate quella persona, andate a trovarla e fate qualcosa insieme.

e. **Altri suggerimenti proposti dai clienti.** [C] A qualcuno di voi ciò è successo? Ci potete dire cosa vi è stato di aiuto?

Nota per il terapeuta: Includete nel *role-play* capacità che i clienti hanno appreso in altri incontri. Ad esempio, se il cliente siede vicino a qualcuno, nel *role-play* utilizzate le capacità trattate nella sezione relativa al sostenere un breve dialogo e al fare programmi con un amico:

Breve conversazione
1. Contatto dello sguardo e salutare
2. Porre una domanda generica
3. Breve dialogo rivolgendo domande su un argomento appropriato
4. Dare una motivazione e accomiatarsi

Fare programmi con un amico
1. Contatto dello sguardo e salutare
2. Porre una domanda generica
3. Invitare la persona a fare qualcosa di piacevole con voi
4. Confermare l'invito e salutare dando una motivazione del perché dovete andare

Promemoria:
Capacità di rifiuto: Contatto dello sguardo, dire di no, dare una motivazione, suggerire un'alternativa/allontanarsi.
Fuga: Contatto dello sguardo, dire di no, fornire una motivazione, fuggire dalla situazione/allontanarsi immediatamente.
Evitamento: Contatto dello sguardo, dire di no, dare una motivazione, suggerire un'alternativa/allontanarsi.

Foglio di lavoro: *training* per il miglioramento dell'assertività (facoltativo)

Obiettivi

I membri del gruppo capiscono che l'essere assertivi li può aiutare a non far uso di sostanze e apprendono e mettono in pratica abilità generiche mirate all'assertività.

Indicazioni per i terapeuti

1. Sottoporre i membri del gruppo a esame delle urine prima dell'incontro e seguire le procedure indicate nella sezione "Esame delle urine con interventi basati sulla contingenza";
2. rivedere gli obiettivi e completare la procedura di definizione degli stessi;
3. breve riassunto dell'ultimo incontro. Adattare questa sezione a seconda del punto del programma in cui viene trattata;
4. incontro odierno;

Molte sono le situazioni che richiedono che si spieghi come si sta, ma spesso ciò risulta difficile. Talvolta, si vorrebbe dire a qualcuno che non si vuole fare qualcosa, oppure che non vi piace ciò che una persona sta facendo. Il dire ciò che intendete dire con un tono di voce deciso e chiaro significa essere assertivi. Alcuni dicono che l'essere assertivi – ossia il dire come ci sentiamo e il rimanere sulla nostra posizione senza cedere – può far paura. Qualcuno di voi ha avuto dei problemi nell'essere assertivo e nel dire cosa pensate di qualcosa? Perché è stato difficile?

Il dire come ci sentiamo è importante, perché se non diciamo cosa pensiamo i nostri pensieri rimangono chiusi dentro di noi. Perché è un problema tenersi tutto dentro? Giusto. Se non diciamo cosa pensiamo, alla fine non riusciremo più a tenerci tutto dentro e potremmo arrabbiarci, agitarci o esplodere in reazioni rabbiose.

Per essere assertivi esistono alcune tecniche. Innanzitutto, quando si esprimono sentimenti negativi, difendete i vostri diritti e rifiutate richieste irragionevoli. Esempi di assertività negativa appropriata sono l'opporsi a qualcuno che vi tratta in modo ingiusto o inappropriato; il dire a qualcuno che non volete fare qualcosa in quanto pensate sia irragionevole; ed esprimere, a ragione, rabbia o fastidio.

Un altro modo di essere assertivi consiste nell'esprimere sentimenti positivi: affetto, approvazione, apprezzamento e intesa. Ad esempio, ringraziare qualcuno di un favore; dire a qualcuno che ha fatto davvero un buon lavoro o complimentarsi con qualcuno per il suo aspetto o per un miglioramento.

Infine, si può essere assertivi rifiutando di fare cose che non volete fare. Forse ricordate che abbiamo parlato di questo argomento proprio all'inizio dei nostri incontri di gruppo quando abbiamo appreso le capacità per rifiutare le offerte e proporre un'alternativa. Il dire in maniera garbata che non volete fare qualcosa vi farà sentire meno sottomessi agli altri.

I soggetti affetti da disturbi mentali tendono a evitare o sfuggire situazioni in cui potrebbero essere criticati o in cui ci potrebbe essere un confronto. Da ciò deriva che spesso la gente approfitta dei soggetti affetti da disturbi mentali. L'assertività è una delle abilità più importanti per i soggetti che soffrono di disturbi psichiatrici, in quanto permette di evitare o il cercare di non trovarsi a disagio o essere sfruttati. L'assertività positiva, allo stesso modo, è importante per essere in grado di instaurare e mantenere rapporti amichevoli.

5. strategie di *coping*.

Nota per il terapeuta: Queste sono linee-guida generiche. Sviluppare un copione specifico per ciascuna strategia e invitare il cliente a svolgere simulazioni di un colloquio con un'altra persona.

a. **Esprimere sentimenti negativi**
Nota per il terapeuta: Rivedere l'importanza di ciascun sentimento negativo con i membri del gruppo.
1. Contatto dello sguardo
2. Dire esattamente ciò che la persona ha fatto e che vi ha disturbato: "Mi hai fatto davvero —— quando hai ——"
3. Dire cosa vi ha turbato: "Mi ha turbato perché ——"
4. Proporre un suggerimento affinché ciò non accada più: "In futuro, per favore potresti ——".

b. **Esprimere sentimenti positivi**
1. Contatto dello sguardo
2. Dire ciò che la persona ha fatto e che vi ha fatto piacere: "Mi ha fatto davvero sentire —— quando tu ——"
3. Dire perché vi ha fatto piacere: "Mi ha fatto —— perché ——"
4. Ringraziare e dire che avete apprezzato: "Grazie mille, lo apprezzo davvero".

c. **Rifiutare la richiesta e offrire un'alternativa** (*per dettagli e materiale si veda la sezione relativa al Rifiuto delle richieste*)
1. Contatto dello sguardo e salutare
2. Dire alla persona che non potete fare ciò che vi ha chiesto
3. Date una motivazione del perché non potete fare ciò che vi è stato chiesto
4. Proporre un'alternativa.

Foglio di lavoro: gestione della rabbia (facoltativo)

Obiettivi

I membri del gruppo discutono delle abilità di gestione della rabbia e le mettono in pratica.

Indicazioni per i terapeuti

1. Sottoporre i membri del gruppo a esame delle urine prima dell'incontro e seguire le procedure indicate nella sezione "Esame delle urine con interventi basati sulla contingenza";
2. rivedere gli obiettivi e completare la procedura di definizione degli stessi;
3. breve riepilogo dell'ultimo incontro. Adattate questa fase a seconda del punto del programma in cui questa sessione viene completata;
4. incontro odierno;

> Oggi parleremo di cosa fare quando siamo arrabbiati. A tutti capita di arrabbiarsi. È importante sapere cosa fare quando ci arrabbiamo. Spesso, la rabbia viene gestita male: ci porta a prender parte a risse; si grida, si urla o ci si fa male. Chi di voi si fa coinvolgere in risse, grida e urla quando è arrabbiato? Raccontateci. Perché il partecipare a risse, il gridare o l'urlare non sono comportamenti da seguire quando si è arrabbiati? Giusto: perché correte il rischio di fare male a voi stessi e agli altri, ma anche perché non risolvono il problema e non pongono termine a ciò che vi ha fatto arrabbiare. Spesso, quando si è arrabbiati e si fa qualcosa di sbagliato – come partecipare a risse – accade che vi cacciate ancora di più nei guai e vi arrabbiate ancora di più. È molto meglio fare qualcosa che non danneggi nessuno, ma che riesca anche a risolvere il problema, in modo che la rabbia svanisca. Noi chiamiamo questa tecnica gestione della rabbia: è costituita da capacità che potete apprendere e che vi possono essere utili quando vi arrabbiate in modo da sentirvi meglio e risolvere il problema senza farvi coinvolgere in risse, gridare o urlare e innervosirvi ancora di più.

5. fasi per la gestione della rabbia.

Fase 1: Mantenere la calma. Perché è importante mantenere la calma? Giusto. Se state calmi riuscirete a spiegare meglio come vi sentite e a risolvere il problema. Se non rimanete calmi potreste fare qualcosa che vi metta nei guai come, ad esempio, venire coinvolti in una rissa. Perché il farsi coinvolgere in una rissa può mettervi nei guai? Quali sono alcune delle modalità per rimanere calmi? (*Fate un elenco con i membri del gruppo*): Prendete un bel respiro, contate fino a 10, allontanatevi per qualche minuto.

Fase 2: Dire come vi sentite e perché: Perché è importante dire come vi sentite e perché? In questo modo spiegate come state e perché siete così agitati. Spesso, la persona non sa neanche di aver fatto qualcosa che ci ha fatto arrabbiare. Altre volte, non pensa neppure lontanamente che siamo arrabbiati. Parlando in modo tranquillo e chiaro spiegate come vi sentite e perché.

"Mi sento —— perché tu ——".

Esempio: "Sono arrabbiato perché mi dovevi accompagnare all'appuntamento e non ti sei fatto vedere".

Fase 3: Dire perché ciò vi ha fatto arrabbiare. "Ciò mi ha fatto arrabbiare perché ——". Esempio: "Mi ha fatto arrabbiare perché ho saltato l'appuntamento".

Fase 4: Suggerire un modo perché ciò non accada più in futuro. "In futuro potresti per favore ——?"

Fasi per la gestione della rabbia

Fase 1: Mantenere la calma.
Fase 2: Spiegate come vi sentite e perché.
Fase 3: Spiegate perché siete arrabbiati.
Fase 4: Suggerite un modo affinché ciò non accada ancora.

Foglio di lavoro: abilità occupazionali (facoltativo) – *training* lavorativo, come prepararsi per un colloquio di lavoro

Obiettivi

I membri del gruppo discutono le abilità necessarie per ottenere un impiego e sviluppano un piano per mettere in atto qualcuna di queste abilità.

Indicazioni per i terapeuti

1. Sottoporre i membri del gruppo a esame delle urine prima dell'incontro e seguire le procedure indicate nella sezione "Esame delle urine con interventi basati sulla contingenza";
2. rivedere gli obiettivi e completare la procedura di definizione degli stessi;
3. breve riepilogo dell'ultimo incontro. Adattare questa parte in base al punto del programma in cui questa sessione viene completata;
4. incontro odierno.

Oggi vogliamo parlare di alcune cose che dovreste sapere per riuscire a trovarvi un lavoro. Spesso, le persone che hanno una lunga storia di utilizzo di sostanze non hanno mai lavorato. Una volta che hanno raggiunto l'astinenza cominciano a pensare di trovarsi un lavoro, ma non sanno da dove cominciare o cosa fare. Qualcuno di voi ha mai pensato di trovarsi un lavoro, prima o poi? Forse non ci state pensando adesso ma, se mai comincerete a pensarci, dovreste sapere alcune cose che vi possano aiutare.

5. strategie di *coping*/cose da fare.

Nota per il terapeuta: Queste sono linee-guida generali. Per ognuna di esse sviluppate un testo specifico per ogni partecipante e invitatelo a effettuare dei *role-play* in cui simuli di dover parlare a un'altra persona.

a. **Parlare con il counselor, l'assistente sociale o il medico.** La prima cosa da fare è parlare con qualcuno che sappia quali siano le risorse disponibili per la ricerca di un lavoro. Il vostro counselor, assistente sociale o medico sarà in grado di aiutarvi a pensare se è il momento giusto per cercarvi un lavoro, quale tipo di lavoro potrebbe andare bene per voi e se si adatta ai vostri impegni, come relazionarsi con i colleghi, cercare diversi impieghi e altre informazioni che dovreste sapere per trovare un impiego. Il vostro counselor, assistente sociale o medico vi può essere di aiuto anche durante il processo di ricerca del lavoro e darvi consigli. Queste figure possono anche essere a conoscenza di programmi particolari che preparano i soggetti affetti da disturbi mentali per alcuni lavori che aiutano persone, che non lavorano da molti anni, a trovarsi di nuovo un impiego.
b. ***Training* occupazionale.** È qualcosa che dovete chiedere al vostro counselor,

assistente sociale o medico. Un programma di *training* occupazionale è il miglior modo per rientrare nel mondo del lavoro se non si lavora da molto tempo. In questo tipo di programma viene insegnato ciò che è necessario sapere per svolgere alcuni impieghi e cosa i diversi lavori comportano. Qualcuno di voi ha seguito un programma di *training* occupazionale prima? Com'è stato?

c. **Pensare che tipo di lavoro vi piacerebbe o che potreste fare.** Perché pensate sia importante pensare a che tipo di lavoro vi piacerebbe fare? Dovete anche ricordare che ciò che vi piace non sempre rappresenta una scelta realistica. Magari vi piacerebbe essere un pilota di gare automobilistiche ma è piuttosto improbabile che riusciate a diventarlo, giusto? Dovete pensare a ciò che vi piacerebbe fare ma anche potreste fare. Ad esempio, se avete ancora in programma degli appuntamenti con il medico e state seguendo un programma di trattamento il tipo di lavoro da prendere in considerazione dovrebbe inserirsi tra questi impegni già fissati. Dovreste inoltre pensare a un lavoro che siate in grado di svolgere. Ad esempio non dovete scegliere un lavoro che comporti lo stare in mezzo a molta gente se pensate di non essere in grado di svolgerlo senza sentirvi a disagio. Un buon punto di partenza potrebbe essere lo stilare un elenco di cose che vi piacerebbe fare (vedi il foglio allegato). Il pensare a ciò che vi piacerebbe fare, cosa siete in grado di fare e quali altri impegni avete può essere un modo utile per chiarirvi le idee e organizzarvi nella ricerca di un lavoro.

d. **Suggerimenti utili su come prepararsi a un colloquio di lavoro.** Solitamente, chi offre lavoro vuole prima sapere se un individuo è adatto o meno a quel determinato impiego. Il sostenere un colloquio di lavoro non è poi così difficile, anche se alcuni lo ritengono stressante. Abbiamo scoperto che, se ci si prepara in anticipo, il colloquio risulta meno stressante. Quanti di voi hanno mai affrontato un colloquio di lavoro? Ci potete raccontare come si è svolto?

Suggerimenti

-   Prima del colloquio pensate al perché volete quel posto di lavoro e perché quell'impiego vi piacerebbe.
-   Parlate con il vostro counselor, assistente sociale o medico circa cosa aspettarsi dal colloquio.
-   Suggerite loro di eseguire con voi un *role-play* di un'intervista in modo da fare un po' di pratica nel rispondere alle domande.
-   Pensate, in anticipo, a come recarvi al colloquio. Una settimana prima provate il percorso che dovrete fare, in modo da sapere che strada farete, sia che andiate in macchina, sia che prendiate il bus. Se siete accompagnati da qualcuno, fate in modo che questa persona vi porti al colloquio almeno mezz'ora prima.
-   Indossate abiti semplici e puliti.
-   Siate molto cortesi.
-   Rispondete alle domande, al massimo delle vostre capacità. Se non sapete qualcosa dite all'intervistatore che non lo sapete.
-   Guardate il vostro intervistatore negli occhi quando gli parlate.

e. **Pratica nelle varie fasi del colloquio (Nota per il terapeuta**: Discutete con i membri del gruppo del perché ciascuna fase del colloquio è importante):

   Fase 1: Entrate nella stanza, porgete la mano e salutate.

   Fase 2: Quando ve lo chiedono, dite perché vi piacerebbe avere quel posto di lavoro e perché pensate che potreste svolgerlo bene.

   Fase 3: Rispondete alle domande come meglio potete. Guardate il vostro intervistatore negli occhi.

   Fase 4: Al termine dell'intervista, chiedete quando potete sapere qualcosa circa l'esito del colloquio, porgete la mano, ringraziate e salutate.

f. **Altre idee suggerite dai clienti**. Qualcuno di voi ha mai fatto un colloquio? Cosa avete fatto che vi ha reso il compito più facile?

Nota per il terapeuta: Durante l'incontro di gruppo, il terapeuta può completare – con i membri del gruppo – la scheda allegata. Dopo aver letto i "Suggerimenti", invitate i partecipanti a simulare dei colloqui di lavoro. Controllate che utilizzino un linguaggio adeguato e guardino negli occhi l'interlocutore. Eseguite simulazioni brevi e semplici e seguite le fasi sopra elencate.

Promemoria:

Capacità di rifiuto: Contatto dello sguardo, dire di no, dare una motivazione, suggerire un'alternativa/allontanarsi.

Fuga: Contatto dello sguardo, dire di no, dare una motivazione, fuga/allontanarsi immediatamente.

Evitamento: Contatto dello sguardo, dire di no, dare una motivazione, suggerire un'alternativa/allontanarsi.

Che tipo di lavoro andrebbe bene per me?

1. Che cosa vorrei da un impiego? (cerchiate la risposta Sì o No)

   Lavorare con altre persone ....Sì   No

   Un lavoro che sia interessante ....Sì   No

   Un lavoro part-time ....Sì   No

   Un lavoro vicino a casa ....Sì   No

   Un lavoro che sia poco stressante...Sì   No

2. Che tipo di lavoro mi piacerebbe? Cosa mi piace fare? In cosa sono bravo?

   ____

   ____

   ____

   ____

   ____

   ____

3. Appuntamenti o riunioni della settimana:
    Appuntamento/riunione   Giorno della settimana e ora

    _______________________   _______________________

    _______________________   _______________________

    _______________________   _______________________

    _______________________   _______________________

    _______________________   _______________________

    _______________________   _______________________

Foglio di lavoro: *training* al rilassamento

Obiettivi

I membri del gruppo discutono dei benefici derivanti dal *training* al rilassamento e lo mettono in pratica durante l'incontro.

Indicazioni per i terapeuti

1. Sottoporre i membri del gruppo a esame delle urine prima dell'incontro e seguire le procedure indicate nella sezione "Esame delle urine con interventi basati sulla contingenza";
2. rivedere gli obiettivi e completare la procedura di definizione degli stessi;
3. breve riassunto dell'ultimo incontro. Adattarlo al punto del programma in cui questa sessione viene completata;
4. incontro odierno;

Come già detto, l'obiettivo della sezione dedicata alla prevenzione delle ricadute consiste nel pensare a situazioni "ad alto rischio" e nel realizzare dei programmi in modo che, se vi doveste trovare in una determinata circostanza, sapreste cosa fare e non andreste incontro a una ricaduta. Abbiamo discusso di molte situazioni "ad alto rischio", compreso un aspetto importante per molte persone: il saper affrontare lo stress. Tutti conoscono lo stress e molti fanno uso di alcool o di sostanze per farvi fronte. Qualcuno di voi ha mai fatto uso di alcool o droga per affrontare lo stress? È molto importante sapere come gestire lo stress senza ricorrere al consumo di alcool o droghe. Abbiamo discusso di ciò che potete fare quando vi sentite stressati: dedicarvi ad attività piacevoli, parlare con qualcuno, cercare di risolvere il problema o parlare con il vostro medico circa il farmaco che stato assumendo. Oggi discuteremo di un'altra strategia che potete mettere in atto quando siete stressati: rilassarvi.

Il *training* al rilassamento è un'abilità che potete apprendere per sentirvi più calmi o meno tesi. Spesso accade che ci sentiamo tesi o stressati e non sappiamo cosa fare per calmarci. Oppure, potreste avere un *craving* e dover fare qualcosa per far passare il tempo intanto che attendete che questo svanisca senza ricorrere all'uso di sostanze. Talvolta, è difficile sapere cosa fare quando si è stressati o si ha un *craving*. Il rilassarsi può aiutare quando vi sentite tesi o stressati o avete un *craving* o in molte altre situazioni. È anche un modo facile per affrontare lo stress. Dopo aver messo in pratica queste capacità e averle apprese, vedrete che è facile utilizzarle e che vi possono aiutare a rilassarvi anche se avete poco tempo o non vi trovate a casa.

Le tecniche di rilassamento richiedono pratica. Pertanto, negli incontri di gruppo faremo un po' di rilassamento e avrete l'opportunità di metterlo in pratica e vedere come funziona. Poi potete esercitarvi a casa o quando vi sentite tesi o stressati o avete un *craving*. Una volta acquisita la tecnica, il rilassamento può aiutarvi a sentirvi meno tesi e più rilassati.

Un motivo per il quale il rilassamento è utile, consiste nel fatto che la mente e il corpo sono collegati. Quando ci si sente stressati il corpo è teso e rigido ed è difficile rilassarsi. Potreste anche provare un desiderio incontrollabile di usare droghe o alcool perché avete bisogno di rilassarvi e sentirvi meno tesi.

Se riuscite a rilassare la vostra mente, anche il vostro corpo si rilasserà. Il rilassamento aiuta a rilassare la mente e il corpo e ciò, come ho detto, è molto utile quando siete stressati o tesi o quando avete un *craving*. Non potete essere tesi e rilassati allo stesso tempo. Quindi, il rilassarvi e il sentirvi calmi e rilassati è un buon metodo per sentirsi meglio, meno stressati o tesi. Dal momento che il nostro obiettivo consiste nell'aiutarvi a ridurre o cessare il consumo di sostanze, vogliamo insegnarvi un altro modo di calmarvi e rilassarvi, un modo che non comporti l'impiego di sostanze o di alcool.

Il tipo di rilassamento che metteremo in pratica è chiamato "Tecnica della pianta dei piedi". Si tratta di una tecnica nata in medio oriente che sappiamo essere utile nel far fronte al desiderio incontrollabile di fare uso di sostanze, al *craving* e ai sentimenti negativi come l'essere tesi o stressati. Oggi faremo rilassamento per tutta la durata dell'incontro e quando avremo finito mi direte cosa ne pensate. Lo faremo regolarmente in gruppo in modo che voi facciate pratica. Questa tecnica comporta il mettersi a proprio agio, il respirare profondamente e l'eliminare la tensione dal vostro corpo.

5. rilassamento;

Sedetevi appoggiandovi allo schienale della sedia e chiudete gli occhi. Mettetevi comodi. Appoggiate bene la schiena e la testa allo schienale, mettete le mani in grembo o lasciatele ciondolare ai lati della sedia. Appoggiate bene la pianta dei piedi contro il pavimento. È una pratica utile, piacevole e facile, mettetevi a vostro agio e cominciate a sentire come il vostro corpo si appoggi alla sedia. Controllate se siete comodi. Pensate a ogni parte del vostro corpo e assicuratevi di essere comodi. La vostra testa appoggia sulla sedia. La vostra schiena è sostenuta dalla sedia e si appoggia comodamente allo schienale. Le braccia sono molli e sono abbandonate nel grembo o sono lasciate ciondolare ai lati della sedia. Le gambe appoggiano bene sul pavimento e potete sentire il terreno sotto di esse.

Ora che siete comodi fate alcuni respiri lenti e profondi. Fate un respiro profondo. Rallentate il ritmo della respirazione e cominciate a rilassarvi. A ogni respiro vi rilassate sempre di più. Ora fate un respiro e trattenetelo. Ora espirate lentamente e lasciate uscire tutta la tensione. Respirando lentamente, vi sentirete calmi e rilassati. Adesso espirate lentamente. Ciascun respiro vi rende sempre più rilassati. Respirate tranquillamente, piano. Sentite la calma che si diffonde in tutto il corpo a ciascun respiro. Adesso tutto il corpo è rilassato. Ogni parte del corpo è rilassata. Respirate piano. Il vostro corpo si sente calmo e rilassato. Ciascun respiro libera il vostro corpo e la vostra mente. Rilassatevi e sentite la pace e la calma che si diffonde in tutto il corpo a ciascun respiro profondo.

Adesso concentratevi sui vostri piedi. Pensate ai vostri piedi dentro le scarpe e a come essi le riempiono. Sentite la pianta dei piedi che è a contatto del pavimento. Concentratevi sulle piante dei piedi e su come esse tocchino il pavimento. I piedi poggiano sul pavimento e le piante dei piedi toccano il pavimento. Respirate profondamente. Inspirate ed espirate. Concentratevi sulle piante dei piedi. Le vostre piante dei piedi sono pesanti e poggiano pesantemente sul pavimento. Adesso pensate al vostro respiro. Immaginate come, a ogni respiro profondo, l'aria pulita e pura invada tutto il vostro corpo attirando tutta la tensione e lo stress. L'aria prende lo stress e la tensione dal vostro corpo. Immaginate che l'aria esca attraverso le suole dei piedi. Vedete la tensione che abbandona il vostro corpo a ciascun respiro. Immaginate che, dell'aria nuova, entri nella vostra bocca e prenda con sé tutta la tensione uscendo dal corpo attraverso le suole dei piedi. A ogni espirazione sentite che il vostro corpo si depura e si rilassa, si rilassa profondamente.

Adesso controllate se nel vostro corpo è rimasta un po' di tensione o di stress. Lasciate uscire tutta la tensione attraverso le gambe e fuori dal corpo attraverso la pianta dei piedi. Il vostro viso è rilassato. La fronte è appianata e il viso completamente rilassato. Disteso e rilassato. Dovete lasciare andare tutta la tensione e tutte le preoccupazioni attraverso le gambe e poi attraverso la pianta dei piedi. Ora, il collo e le spalle sono rilassati. Le spalle si lasciano cadere e si rilassano e il vostro collo è privo di tensione. Libero e rilassato. La tensione delle spalle scende attraverso il corpo, attraverso le gambe e la pianta dei piedi.

Adesso fate un respiro profondo e, espirando, sentite il rilassamento che si diffonde nel vostro corpo e attraverso la schiena. La tensione nel corpo e nella schiena scende attraverso le gambe e la pianta dei piedi. Vi sentite liberi e rilassati. Le braccia sono pesanti e rilassate. Sempre più pesanti. Sempre più rilassati. Pesanti e rilassati. Lasciate andare, lasciate andare tutta la tensione. Lasciatela uscire attraverso la pianta dei piedi. Le gambe sono rilassate. Diventano sempre più pesanti, sempre più rilassate. Lasciate andare quel poco di tensione e di stress rimasto. Lasciate che esca dal corpo attraverso le gambe e la pianta dei piedi.

Ora tutto il corpo è rilassato. Vi sentite calmi e rilassati. Vi sentite tranquilli, calmi e rilassati. Adesso cominciate ad aprire lentamente gli occhi. Muovetevi sulla sedia e, quando siete pronti, aprite gli occhi.

6. riepilogo e fine dell'incontro.

11.1
Introduzione

Il giungere al termine degli incontri di gruppo può essere fonte di ansia per molti clienti che, in corso di trattamento, hanno avuto buoni risultati. Il messaggio inviato durante tutto il periodo di trattamento è volto a insegnare ai clienti capacità che potranno essere utilizzate in futuro. Tuttavia, non è raro che i clienti pensino che il loro successo sia legato agli esami delle urine cui venivano sottoposti e alla frequentazione del gruppo. Di conseguenza, gli ultimi quattro incontri del programma BTSAS sono dedicati alla "graduazione" e ai programmi per il futuro.

In questi ultimi quattro incontri vengono trattati diversi argomenti. Innanzitutto, il cammino effettuato dal cliente viene rivisto. Al soggetto viene fornito un rinforzo positivo, qualunque sia l'obiettivo che si è posto. In secondo luogo, vengono individuate le strategie di *coping* che gli possano essere maggiormente di aiuto e il soggetto viene invitato a utilizzarle ogniqualvolta sia necessario. In terzo luogo, vengono discussi e rivisti gli obiettivi a corto e a lungo termine e si prova a immaginare quali ostacoli potrebbero frapporsi al raggiungimento dell'obiettivo. Infine, vengono sviluppati programmi per il passaggio alla fase di riabilitazione e, se necessario, si individuano delle alternative per continuare a fornire al cliente l'assistenza e il supporto prestati dal gruppo nel corso di sei mesi.

11.2
Problematiche particolari relative alla graduazione e al completamento del programma

Il cliente dovrebbe essere informato, con un certo anticipo, che si sta avvicinando il termine del programma di BTSAS.

La terapia cognitivo-comportamentale dell'abuso di sostanze in comorbilità con disturbi   **309**
mentali gravi. Alan S. Bellack, Melanie E. Bennett, Jean S. Gearon
© Springer-Verlag Italia 2011

11.2.1
Informare il cliente dei progressi conseguiti

Noi consigliamo di informare periodicamente il cliente del proprio progresso nell'ambito del programma nel corso dei 52 incontri (cioè, due incontri alla settimana). Come fonte di rinforzo, utilizziamo il tasso di frequenza agli incontri, in modo che ciò dia l'opportunità per elogiare il cliente per essere giunto ormai al termine del programma ed essersi impegnato a partecipare. Questo aspetto è particolarmente importante per quei membri del gruppo che continuano a far uso di sostanze e non hanno raggiunto l'obiettivo di ridurne il consumo. In simili casi il soggetto può comunque essere elogiato per l'impegno a frequentare il programma mostrando continuo interesse verso l'obiettivo di riduzione del consumo di sostanze. Per i clienti che raggiungono i propri obiettivi in relazione all'uso di droga, il rinforzare la partecipazione è un modo in più per fornire gratificazione e incoraggiamento.

Un altro vantaggio di una valutazione periodica della frequenza è che, durante il programma, i clienti vengono informati di quando manca al termine. Ciò può servire da elemento motivante in quanto molti di essi non sono mai riusciti a portare a termine o a raggiungere la graduazione da un qualsiasi programma correlato o meno a un trattamento. È importante sottolineare anche il fatto che ciò significa che la maggior parte dei clienti non sarà sorpresa nel sentirsi dire che il momento del completamento del programma si avvicina; costoro vedranno l'uscita dal BTSAS come qualcosa di positivo e un risultato raggiunto con fatica.

11.2.2
Iscrizione aperta e termine

Ricordiamo che, essendo il BTSAS un programma a cui si può accedere in qualsiasi momento, i partecipanti non raggiungono la graduazione contemporaneamente. Cioè, non accade che il gruppo cominci e finisca insieme. Piuttosto, i clienti terminano il programma secondo tabelle diverse e in momenti differenti del curriculum. Ciò è un aspetto importante da tenere a mente in quanto, quando un cliente si sta avvicinando al termine del 52° incontro, le problematiche correlate a questo evento dovranno essere considerate all'interno dell'argomento che già si sta trattando. Gli ultimi quattro incontri a cui il cliente partecipa dovrebbero prevedere una discussione sul termine ormai prossimo e sui temi descritti in dettaglio più avanti. Poiché non tutti i clienti completano il programma nello stesso momento, la discussione riguardo il termine non riguarda tutto il gruppo e dovrebbe avvenire quando si ritiene appropriato occupando solo 5-10 minuti dell'incontro di gruppo.

11.2.3
Difficoltà nel terminare il programma BTSAS

Il programma di BTSAS si differenzia dagli altri programmi per il trattamento dell'abuso di sostanze e la maggior parte dei clienti SPMI con cui abbiamo avuto a che fare lo ha notato. Per questo motivo, l'avvicinarsi al termine del programma può essere fonte di nervosismo o di ansia. Un soggetto che è riuscito nel proprio obiettivo potrebbe attribuire il proprio successo al programma piuttosto che al proprio impegno. Se un cliente è convinto che una particolare componente del programma sia essenziale per continuare ad avere risultati positivi, il terapeuta dovrebbe fargli invece notare i successi ottenuti e i progressi compiuti e indirizzarlo a un altro programma che gli possa offrire ciò che richiede (ad es., l'effettuazione semi-regolare dell'esame delle urine).

11.3
Drop-out

Può accadere che il cliente esca dal programma prima di averlo completato e non giunga agli ultimi quattro incontri dedicati alle problematiche relative al completamento dello stesso. Noi abbiamo definito drop-out il soggetto che perde otto incontri consecutivi senza un valido motivo (cioè, compie otto assenze ingiustificate). Parlando da un punto di vista clinico, invece, la definizione di drop-out dovrebbe essere adattata a diversi ambienti o circostanze. Comunque, qualunque ne sia la definizione, nel caso vi sia la probabilità che un cliente lasci il programma BTSAS in anticipo è necessario agire nel seguente modo. Innanzitutto, il terapeuta deve informare il team di trattamento del cliente se questi salta diversi incontri consecutivi e sembra a rischio di abbandonare in anticipo il programma. Secondariamente, è utile cercare di contattare il soggetto e stabilire le circostanze che lo hanno portato a saltare diverse lezioni. Spesso, l'uscita prematura dal trattamento è preceduta da un aumento o da una ripresa del consumo di droga. Altre volte, invece, è causata da determinate circostanze quali la scadenza del contratto di alloggio, la sovrapposizione di più impegni o problemi di salute. L'individuare le cause è utile in quanto, talvolta, questi problemi possono essere risolti dal terapeuta che, comunque, una volta li abbia individuati, può anche inviare il cliente a un altro professionista. Ciò non tratterrà il cliente nel programma BTSAS ma, almeno, può far sì che rimanga in contatto con i servizi di salute mentale il che – chiaramente – è meglio che il suo allontanamento da qualsiasi tipo di trattamento. In terzo luogo, se il cliente ha saltato diversi incontri è utile fargli sapere che corre il rischio di essere allontanato dal programma e, se possibile, sarebbe opportuno coinvolgerlo in una strategia di *problem solving* che possa aiutarlo a ritornare. È importante ricordare al cliente che è il benvenuto agli incontri BTSAS anche se non osserva l'astinenza e il terapeuta dovrebbe parlargli con un tono di supporto ("...manchi al gruppo e speriamo tu possa ritornare: sei un membro valido") piuttosto che in tono accusatorio ("Devi tornare o sarai allontanato").

11.4
Ultimi incontri

Circa quattro incontri prima della graduazione il terapeuta dovrebbe annunciare al gruppo che un cliente si sta avvicinando al termine del programma e invitare tutti a congratularsi con lui per il fatto di essere giunto a tale traguardo (ricordate, con 52 incontri non è un risultato da poco!).

11.4.1
Analisi dei progressi compiuti

Il terapeuta dovrebbe rivedere i progressi compiuti dal cliente, insieme agli altri membri del gruppo, e sollecitare commenti positivi da parte del cliente stesso riguardo ai propri risultati. È importante che il terapeuta riveda l'elenco dei problemi riferiti dal cliente all'inizio del programma e che non tralasci nessun risultato raggiunto. Per noi ciò significa il rivedere i problemi riferiti dal cliente all'inizio – durante l'ASI – e il verificare se essi siano stati risolti (o, perlomeno, non siano peggiorati) durante i sei mesi di BTSAS. Il terapeuta può, inoltre, rivedere l'elenco delle conseguenze negative stilato in occasione del primo colloquio motivazionale e utilizzarlo come termine di paragone per valutare i progressi compiuti dal paziente. Segue un elenco di risultati che possono essere inclusi in questa revisione. Come potete vedere, è importante includere gli aspetti correlati al trattamento dell'abuso di sostanze:
- riduzione dell'uso della sostanza come obiettivo del trattamento;
- cessazione dell'uso della sostanza come obiettivo del trattamento;
- periodi di astinenza dalla sostanza come obiettivo del trattamento;
- riduzione dell'uso della sostanza secondaria;
- cessazione dell'uso della sostanza secondaria;
- periodi di astinenza dalla sostanza secondaria;
- frequenza completa/quasi completa agli incontri del programma di BTAS;
- frequenza regolare agli incontri di BTSAS;
- non avere smesso di frequentare il programma di BTSAS;
- prendere regolarmente i farmaci per il trattamento del disturbo psichiatrico;
- partecipare alla maggior parte/tutti gli appuntamenti di monitoraggio psichiatrico/della salute mentale;
- mantenere l'alloggio durante i sei mesi di durata del programma;
- miglioramento/non peggioramento dello stato di salute;
- mangiare meglio/avere assunto un aspetto migliore;
- spendere denaro in cose diverse dalla droga.

Per molti clienti individuare questi aspetti è relativamente facile dal momento che entro la fine della loro permanenza nel programma BTSAS avranno ridotto significativamente o cessato il consumo di sostanze o avranno avuto periodi significativi di astinenza durante i sei mesi precedenti. Per altri, invece, il valutare i progressi effettuati potrebbe essere più difficile. Si tratta dei clienti che hanno partecipato sporadicamente al programma durante i sei mesi, hanno mostrato pochi o nessun cambiamento nell'uso di sostanze e potrebbero non sperimentare i vantaggi derivanti dal coinvolgimento nel programma di BTSAS. Segue un esempio di dialogo tra il terapeuta e un cliente che non ha fatto molti progressi nella riduzione dell'uso di sostanze:

Terapeuta: Come sai fra due settimane giungerai al termine del tuo programma. Voglio rubare qualche minuto per rivedere i progressi che hai compiuto da quando hai iniziato sei mesi fa.

Cliente: Per la verità faccio ancora uso di sostanze.

Terapeuta: È vero. Stai ancora cercando di smettere di far uso di crack. Smettere di far uso di droga è una cosa estremamente difficile e, per molti, lo è particolarmente. So che anche per te è difficile. Lasciami però qualche minuto perché io riveda alcuni risultati che, secondo me, hai raggiunto in questi sei mesi. Il primo è che sei giunto al termine di questo programma. L'hai seguito per sei mesi e questo è un grandissimo risultato. Avresti mai pensato che saresti giunto al termine quando hai cominciato?

Cliente: No, non sono mai riuscito a portare a termine alcun programma. Me ne sono sempre andato prima.

Terapeuta: Quindi, un grande risultato consiste nel fato che hai presenziato agli incontri di gruppo e adesso stai per terminare il programma. Io registro tutte le presenze e mi risulta che finora hai presenziato a 33 incontri. È più di una volta alla settimana! Hai fatto un buon lavoro e noi terapeuti lo apprezziamo. Un altro risultato che hai raggiunto è che ti sei dimostrato un membro valido e importante per il gruppo. Hai parlato molto durante gli incontri, hai condiviso le tue esperienze, fornito il tuo supporto agli altri e sei sempre stato il primo a offrirsi volontario per i *role-play* e hai risposto alle domande che ti venivano rivolte. Hai dato il massimo e ti sei davvero impegnato molto. Ciò non è sempre facile e sei stato bravissimo. Anche questo è un grande risultato.

Cliente: Non pensavo a queste cose come a qualcosa di buono. Ma credo che lei abbia ragione. Durante gli incontri degli altri gruppi a cui ho partecipato non parlavo molto. Qui, invece, sì.

Terapeuta: Quindi, finora sono tre i risultati: l'essere giunto al termine del programma, l'avere avuto una frequenza davvero buona e l'esserti impegnato durante gli incontri. Qual è un altro risultato che hai raggiunto in questi ultimi sei mesi?

Cliente: Non saprei.

Terapeuta: Pensaci. Vedrai che ti viene in mente qualcosa.

Cliente: Beh, sono ancora in clinica.

Terapeuta: Giusto! Sei mesi fa sei stato allontanato dalla clinica perché non ti presentavi agli appuntamenti con il tuo *counselor* e il tuo psichiatra. Come è andata con gli appuntamenti?

Cliente: Sono andato a tutti gli appuntamenti con il mio psichiatra. Ne ho persi altri ma ho chiamato la dottoressa Jones avvertendola che non ci sarei andato. Lo apprezza.

Terapeuta: Fantastico! Quindi, sei andato a tutti gli appuntamenti con il tuo psichia-

tra e alla maggior parte degli appuntamenti terapeutici, sei ancora nella clinica e non sei stato mandato via. Benissimo! E per quanto riguarda il farmaco cosa mi dici?
Cliente: Lo prendo.
Terapeuta: Ogni quanto?
Cliente: Adesso sempre.
Terapeuta: E cosa facevi sei mesi fa quando sei venuto qui per la prima volta?
Cliente: Non lo prendevo sempre.
Terapeuta: Bene! Vedi dove voglio arrivare? Un altro grande risultato che hai raggiunto è che adesso prendi il farmaco regolarmente e i tuoi sintomi vengono controllati molto meglio. Quindi, mi sembra che in sei mesi tu abbia fatto davvero molto!

Il punto consiste nel trovare un risultato, un qualsiasi risultato, che il cliente sia riuscito a raggiungere. Può essere qualcosa all'interno del gruppo (essere un valido membro del gruppo) o della clinica (presentarsi agli appuntamenti) o una migliore gestione della SPMI (prendere i farmaci, ecc.).

11.4.2
Individuazione delle strategie di *coping* più utili

A circa tre incontri dal termine del programma il terapeuta dovrebbe avere un colloquio con il cliente per individuare le strategie di *coping* che sono sembrate più utili nel corso dei sei mesi e valutare se siano stati raggiunti gli obiettivi individuati nell'incontro precedente. Ricordate che ciò dovrà occupare solo alcuni minuti dell'incontro di gruppo. È importante invitare il cliente a individuare quelle che sono state le strategie efficaci e fargli spiegare perché lo sono state, piuttosto che dire al cliente cosa voi pensate che possa essere utile per lui. Cioè, il terapeuta deve far dire al cliente cosa gli è stato di aiuto. Se il cliente non parla tanto, il terapeuta può offrire uno stimolo e sollecitare commenti e idee da altri membri del gruppo. Questo è un altro aspetto che può differire a seconda dei progressi compiuti dal cliente e dei risultati ottenuti. Segue un esempio di un dialogo tra il terapeuta e un cliente che ha ridotto in modo significativo il consumo di droga:

Terapeuta: Adesso che stai per giungere al termine del programma e che hai ridotto di molto il consumo della sostanza quali cose pensi ti siano state più utili per cambiare e diminuire il consumo della sostanza?
Cliente: Un sacco di cose. Mi sento meglio. Prendo le medicine e mi presento alle visite. Anche venire qui mi è stato utile perché siete gentili e non mi sgridate o dite che sono un fallimento quando sbaglio.
Terapeuta: Sono tutte cose importanti che sono state utili. Sembra che, una volta uscita dal programma, ci siano ancora tante cose che puoi continuare a fare come prendere le medicine, andare dal tuo medico e presentarti agli appuntamenti clinici – in modo che tu possa continuare a fare progressi.
Cliente: Sì, è vero.
Terapeuta: Cos'altro pensi ti abbia aiutato?

Cliente: Spendere il denaro non appena lo ricevevo. Mi sono comprata dei vestiti nuovi, sono andata dal parrucchiere e a farmi fare la manicure. Mi sento bene.

Terapeuta: Eccellente! Spendere il denaro in cose diverse dalla droga è utile per due ragioni: puoi acquistare cose di cui hai bisogno e hai ciò che ti serve per stare meglio. Bene!

Confrontate il dialogo sopra riportato con il seguente scambio tra il terapeuta e un cliente convinto che non siano state tante le cose che lo hanno aiutato:

Terapeuta: Nell'ultimo incontro di gruppo abbiamo rivisto alcuni dei progressi che hai compiuto dall'inizio del programma, come l'essere ancora in clinica e aver presenziato a parecchi incontri tanto che stai per completare il programma. Cosa pensi ti abbia aiutato a raggiunger questi risultati?

Cliente: Faccio ancora uso della sostanza. Il venire qui e basta non è poi un risultato così eccezionale.

Terapeuta: Io la vedo in modo diverso. Quando hai cominciato, avevi un sacco di problemi anche solo a venire qui. Il fatto che tu ora riesca a partecipare agli incontri e non sia più un problema mi sembra fantastico. Ed, non sei d'accordo?

Cliente 2: Sì, quando sei venuto qui la prima volta stavi sulle tue e non dicevi niente. Ora parli, sei simpatico e, quando siamo nella sala d'attesa, chiacchieriamo.

Cliente: Credo che sia così.

Terapeuta: Allora cosa ti ha aiutato a presentarti agli appuntamenti clinici e a frequentare il gruppo così regolarmente?

Cliente: Non saprei.

Terapeuta: Qualche idea? Cosa ti spinge a uscire di casa per venire all'incontro di gruppo o a recarti agli appuntamenti clinici?

Cliente: So che devo farlo per poter prendere i farmaci.

Terapeuta: Bene! Sembra che tu ti sia accorto che il farmaco che prendi ti può davvero aiutare, e l'esserti reso conto di ciò ti porta a recarti qui in clinica. Cosa mi dici della partecipazione agli incontri di gruppo? Cosa ti ha aiutato a venire qui in questi sei mesi?

Cliente: Voglio rimanere nella clinica. Devo venire qui per poterci restare. E questi incontri non sono poi così male.

Terapeuta: Lo considero un complimento! Questi gruppi sono utili ed è importante per te presenziarvi perché ciò ti permette di restare nella clinica. Eccellente!

La regola in questo caso, come durante tutto il corso del programma BTSAS, consiste nel non discutere o cercare di convincere il cliente di come vedete voi le cose. Cioè, se un cliente fa ancora fatica a vedere i miglioramenti, l'obiettivo non consiste nell'esigere che riconosca i risultati conseguiti ma, piuttosto, nel capire il punto di vista del cliente, nel sottolineare gli aspetti che secondo voi sono importanti e nell'illustrargli le ragioni per le quali pensate che siano importanti. Il cliente può essere o meno d'accordo ma, intanto, voi gli avete fornito delle informazioni e avete mostrato un atteggiamento incoraggiante e positivo.

11.4.3
Elenco degli obiettivi a breve e a lungo termine

Circa tre incontri prima della "graduazione" il terapeuta dovrebbe avere un breve colloquio con il cliente sugli obiettivi a breve e a lungo termine per il periodo successivo al termine del programma BTSAS. Con la definizione "breve termine" si intendono gli obiettivi relativi a un futuro prossimo, mirati al proseguimento dei progressi compiuti dall'inizio del programma BTSAS. Gli obiettivi a "lungo termine" dovrebbero essere discussi brevemente e dovrebbero essere molto concreti, precisi e realistici. A questo punto del programma il terapeuta dovrebbe essersi fatto un'idea di alcuni traguardi che, se il cliente continua a far bene, potrebbero essere raggiunti. Per il cliente del dialogo sopra riportato, che aveva compiuto molti progressi, gli obiettivi a breve termine potrebbero essere il proseguire verso una riduzione dell'uso di sostanze e il continuare a prendere i farmaci, elemento quest'ultimo che il cliente stesso considera una delle ragioni principali per le quali è riuscito a ridurre l'uso. Un obiettivo a lungo termine potrebbe consistere, invece, nel provare qualcosa che aveva suggerito durante i sei mesi del programma BTSAS, come il risparmiare un po' di soldi o riprendere i rapporti con alcuni familiari. In questo caso, il terapeuta potrebbe anche suggerire al cliente di smettere completamente di far uso di sostanze come obiettivo a lungo termine:

Terapeuta: Quindi, nel breve termine vuoi continuare a fare ciò che stai facendo adesso perché hai avuto davvero dei buoni risultati. Cosa ne pensi di cessare del tutto l'uso di sostanze?
Cliente: Ci ho pensato. Adesso ne faccio uso due volte alla settimana. È difficile smettere del tutto.
Terapeuta: Sì, lo è, e mi fa piacere che tu lo ammetta chiaramente e onestamente. È difficile smettere completamente. Tuttavia, se ci sei riuscito almeno in parte, adesso lo smettere del tutto probabilmente sarebbe fantastico. Dovresti pensarci dopo che avrai terminato il programma.
Cliente: Sì, ci ho pensato. Probabilmente presto ci proverò.
Terapeuta: Fantastico! È un buon obiettivo a lungo termine. Hai fatto molti progressi e quando sarai pronto a smettere anche per due volte alla settimana so che ce la potrai fare.

È da notare come il terapeuta non abbia insistito fino a quando non è stato il cliente stesso ad affermare di volere smettere. Piuttosto, era un suggerimento e il cliente ha ricevuto un incoraggiamento a pensarci.

11.4.4
Invio

Per i clienti che portano a termine il programma BTSAS, l'invio a un altro intervento include diversi aspetti. Il primo consiste nel garantire che i clienti continuino i trattamenti per il disturbo mentale di cui soffrono. Molti clienti ricevono simultaneamente diversi trattamenti per la SPMI di cui soffrono e dovrebbero essere incoraggiati a continuare a seguirli. Il terapeuta che opera nell'ambito del programma BTSAS dovrebbe comunicare al team terapeutico che il cliente sta portando a termine il programma e discutere con il cliente l'importanza di continuare a partecipare al trattamento per la salute mentale.

Il portare a termine il programma BTSAS richiede che terapeuta e cliente considerino le opzioni di invio per un ulteriore trattamento per l'abuso di sostanze. Alcuni clienti seguono già altri gruppi o programmi per il trattamento dell'abuso di sostanze e dovrebbero essere incoraggiati a continuare a farlo (i *provider* degli altri trattamenti dovrebbero essere informati dell'imminente graduazione del cliente dal programma BTSAS).

Per molti clienti il programma BTSAS è la sola forma di trattamento per l'abuso di sostanze cui si siano sottoposti nei sei mesi precedenti. In simili casi il tipo di invio da effettuare, se necessario, richiede la collaborazione tra terapeuta di BTSAS, il cliente e i membri del team che lo ha in cura. Alcuni soggetti necessitano, chiaramente, di un altro programma per il trattamento dell'abuso di sostanze e, pertanto, si dovrebbero valutare e discutere le opzioni offerte dalla clinica. Diversi sono gli aspetti che è necessario considerare. Innanzitutto, ci possono essere clienti che riescono a portare a termine il BTSAS ma richiedono un trattamento per l'abuso di sostanze più intensivo rispetto a un programma extra-ospedaliero bisettimanale. In simili casi si dovrebbero considerare le opzioni per il trattamento o la disintossicazione in ambiente ospedaliero o l'invio a un programma o a una clinica specializzata nel trattamento dell'abuso di sostanze. Molti di questi programmi non sono predisposti ad accogliere clienti affetti da SPMI e, pertanto, ciascun invio deve essere valutato bene e richiede la collaborazione tra i *provider* del programma nuovo e il team di salute mentale.

Secondariamente, ci sono clienti che continuano ad aver bisogno di un trattamento extra-ospedaliero per l'abuso di sostanze. Questi soggetti dovrebbero essere inviati a un programma appropriato. È importante ricordare che un semplice invio non è sufficiente per i clienti con SPMI. Il terapeuta del programma di BTSAS dovrebbe contattare il clinico del nuovo programma e coordinare attivamente un appuntamento per la procedura di ingresso. Ciò potrebbe richiedere il dover risolvere qualche problema negli incontri finali del BTSAS durante la fase di definizione degli obiettivi, per assicurarsi che il cliente sappia che il prendere un appuntamento per l'iscrizione è fondamentale.

In terzo luogo, ci saranno clienti che hanno compiuto progressi significativi e sono riusciti a osservare un certo periodo di astinenza i quali potrebbero volere interrompere per un po' di tempo il trattamento per l'abuso di sostanze. Ancora, questa decisione dovrebbe essere presa in collaborazione con il cliente, il terapeuta del BTSAS e il team di salute mentale. Vi sono, in effetti, alcuni casi in cui un'interruzione del trattamento per l'abuso di sostanze sarebbe giustificato. Se un soggetto ha smesso di far uso di sostanze, non consuma una sostanza secondaria, risponde a tutte le richieste del trattamento di salute mentale, ha una situazione abitativa stabile e gode di un supporto sociale nell'ambiente in cui vive, allora potrebbe essere pronto per un periodo di interruzione dal trattamento dell'abuso di sostanze. In tal caso, ci si organizza nel seguente modo: innanzitutto, è necessario fissare un incontro cui partecipino tutte le parti interessate (cliente, terapeuta del BTSAS, *counselor*, psichiatra, *caregiver* o altre persone significative). In occasione di questo incontro il terapeuta del BTSAS, il *counselor* o lo psichiatra informano il cliente che quello è il periodo di prova in cui si può interrompere il trattamento per l'abuso di sostanze. Si dovrebbe organizzare e discutere un piano – e il cliente deve esserne informato – su quali siano i requisiti che consentono a tale pausa di proseguire (prendere i farmaci, presentarsi a tutti gli appuntamenti sia con il medico che con lo psichiatra) e gli eventi che, invece, determinerebbero un ritorno in trattamento (ricaduta, il non seguire il programma di trattamento di salute mentale, ecc.). Questo è anche il momento indicato per suggerire al cliente di frequentare alcuni incontri di gruppi di auto-aiuto che lo possono aiutare a osservare l'astinenza.

11.5
Festeggiamento della graduazione

In occasione dell'ultimo incontro è prevista la consegna al cliente di una sorta di certificato di completamento del programma (più avanti vi è un esempio di tale certificato). L'incontro può anche prevedere un rinfresco. In genere, il terapeuta tiene un breve discorso in cui riassume i progressi compiuti dal cliente e gli obiettivi a breve termine che questi ha individuato. Talvolta anche il cliente desidera fare un breve discorso di ringraziamento ai membri del gruppo; ciò gli è consentito ma non è obbligato a farlo. A volte, sono gli altri partecipanti a voler fare gli auguri al compagno che è giunto al termine del programma. All'incontro vengono invitati anche i membri del team di salute mentale compresi *counselor*, psichiatri e *case manager* o altre persone che hanno avuto un ruolo importante nella partecipazione del cliente al gruppo di BTSAS e hanno sostenuto i suoi progressi. In alcuni casi i clienti invitano i propri partner, i familiari o gli amici.

11.6
Riepilogo

La "graduazione" dal programma di BTSAS rappresenta il primo risultato significativo per i clienti affetti da SPMI i quali, spesso, hanno alle spalle diversi fallimenti nel trattamento. Il terapeuta deve dirigere le attività correlate alla "graduazione" e al termine del programma, in modo che il cliente veda in modo positivo la propria esperienza nel programma di BTSAS, riconosca i progressi compiuti e rimanga in contatto con altri trattamenti per l'abuso di sostanze, se necessario.

CERTIFICATO (bozza)

CONSEGNATO A

Per il completamento del

"Trattamento comportamentale dell'Abuso
di Sostanze"
nei soggetti affetti da SPMI

*presso il centro di salute mentale di comunità
29 Gennaio 2005*

Sue Smith,
Terapeuta

Jim White,
Terapeuta

Parte III

Come avviene per qualsiasi intervento clinico, esistono degli accorgimenti per rendere il programma più efficace ed evitare "trappole". I membri del gruppo non sempre si comportano come ci si aspetta o come si vorrebbe e, per tale motivo, i terapeuti devono essere in grado di mettere in atto una serie di strategie per prevenire o trattare i problemi che possono insorgere a seguito di ciò, molti dei quali possono essere previsti ed evitati pianificando attentamente l'intervento di gruppo e adattando il trattamento alle necessità individuali. Tuttavia, anche con una pianificazione ottimale si possono verificare problemi. Inoltre, non tutti i soggetti con "doppia diagnosi" sono idonei al trattamento di BTSAS in qualsiasi momento. In alcuni casi, per il bene del soggetto stesso e dei membri del gruppo, è meglio rimandare l'ingresso nel trattamento. Ciò vale particolarmente per le persone che non sono realmente intenzionate a ridurre il consumo di sostanza e che sono stati obbligati da clinici, familiari o dal sistema giudiziario a partecipare.

Nei paragrafi successivi forniremo alcuni suggerimenti per strutturare al meglio il gruppo e affrontare i problemi più comuni. Questi suggerimenti possono essere estrapolati e utilizzati dal clinico in qualsiasi momento del programma per risolvere particolari problematiche. Nel capitolo 13 vengono fornite, inoltre, indicazioni per come affrontare questioni associate a specifiche componenti del BTSAS (ad es., definizione degli obiettivi, esame delle urine).

12.1
Problemi comuni nella conduzione dei gruppi di BTSAS

È fondamentale che i leader del gruppo compiano un processo di adattamento del contenuto e del tipo di approccio utilizzato con *tutti* i gruppi a seconda delle necessità e delle capacità dei partecipanti.

La terapia cognitivo-comportamentale dell'abuso di sostanze in comorbilità con disturbi mentali gravi. Alan S. Bellack, Melanie E. Bennett, Jean S. Gearon
© Springer-Verlag Italia 2011

12.1.1
Problematiche di carattere generale

A seconda di come è costituito il gruppo, le sezioni riguardanti le capacità sociali di base possono essere presentate con diversi livelli di complessità e differenti aspettative circa la prestazione dei partecipanti. Ad esempio, nell'insegnare le capacità di rifiuto della droga a soggetti che presentano gravi deficit, le revisioni delle prove di *role-play* dovrebbero renderli brevi e semplici e il leader può arrivare a limitare il *feedback* a concetti base come "La persona ha detto 'No'?" oppure "La persona si è allontanata?" Se, invece, il gruppo è formato da soggetti con un livello di funzionamento più elevato, allora si dovrebbero insegnare capacità più complesse, compresa la gestione dei rapporti con soggetti con cui vi è un livello di confronto molto teso (ad es., uno spacciatore) o situazioni che implichino l'essere fortemente tentati (ad es., una fidanzata che utilizza crack e offre prestazioni sessuali dopo il consumo della sostanza). Similmente, il *feedback* può riguardare aspetti particolari del comportamento come l'inflessione della voce, l'uso della gestualità e il proporre un'alternativa all'uso di droga. Anche la gamma del contenuto può essere modificata a seconda delle capacità cognitive dei membri del gruppo e delle necessità cui costoro devono far fronte nel particolare contesto sociale in cui vivono.

12.1.1.1
Seguire il format di gruppo

Solitamente, prima di partecipare al programma di BTSAS la maggior parte dei soggetti con "doppia diagnosi" ha già seguito altre terapie di gruppo meno strutturate, maggiormente orientate all'introspezione e in cui i membri vengono incoraggiati a "liberare i propri stati d'animo". Quando si partecipa per la prima volta a un gruppo di BTSAS si può rimanere sorpresi per la sua struttura e l'approccio didattico utilizzato e, inizialmente, può essere difficoltoso abituarsi al format di gruppo.

A tal proposito, i leader dovrebbero descrivere e spiegare in maniera chiara come sono strutturati gli incontri di gruppo del programma BTSAS, dapprima durante i colloqui iniziali con i potenziali membri e, nuovamente, all'inizio del programma. I primi incontri dovrebbero includere un breve piano/discorso orientativo in modo che i partecipanti sappiano che argomento verrà trattato quel giorno. In genere, ai membri del gruppo viene fornito – inoltre – il curriculum del programma affinché siano informati di quali saranno i temi che verranno trattati volta per volta.

Se i membri del gruppo si discostano dal format, i leader possono riportarli in maniera cortese, ma ferma, a quello che è l'intento dell'incontro ("ora vorrei che aspettaste a fare commenti fino a che Steve non ha terminato il suo *role-play*"). Anche l'elogiare i membri del gruppo che fanno progressi nel seguire il format di gruppo è utile. Ad esempio, a un partecipante che – inizialmente – interrompeva le simulazioni di dialogo e ora ha cominciato a seguirle senza intervenire, il leader potrebbe dire "Miguel, ho apprezzato il fatto che hai aspettato che Steve terminasse il *role-play* per esprimere il tuo commento".

In genere, i partecipanti sono in grado di seguire il format di gruppo dopo alcuni incontri. Per il fatto che nel gruppo si può entrare in qualunque momento, ai nuovi membri – durante la prima settimana di partecipazione – si richiede un contributo minimo. I nuovi arrivati possono osservare gli altri e apprendere come comportarsi.

Bisogna ricordare di non screditare o svalutare l'importanza di altri tipi di trattamento che un cliente ha ricevuto o a cui sta tuttora partecipando (soprattutto programmi *"double trouble"* o a 12 fasi). Spiegate quali sono le differenze tra i diversi approcci e suggerite come possano essere complementari, ma ribadite che la cosa più importante è che il singolo individuo trovi delle strategie che possano funzionare per sé.

12.1.1.2
Riluttanza a eseguire il *role-play*

Alcuni membri nuovi del gruppo si sentono a disagio o in imbarazzo se devono parlare davanti ad altre persone. Ciò può renderli riluttanti a eseguire i *role-play*. Nel programma di BTSAS è previsto l'impiego di alcune strategie per affrontare questo problema. Innanzitutto, il modellamento sociale (osservare i pari) e il rinforzo sociale per gli sforzi compiuti, sono molto efficaci per far superare la riluttanza. Secondariamente, i terapeuti non forzano mai il partecipante a fare qualcosa che questi non vuole fare ma, piuttosto, dimostrano di comprendere lo stato d'animo e il disagio della persona. A tale proposito, bisognerebbe rassicurare il soggetto sul fatto che molti provano imbarazzo quando eseguono per la prima volta un *role-play*, ma che pian piano si abituano e, alla fine, possono anche divertirsi. Gli si può inoltre ricordare che le simulazioni di dialogo hanno una durata molto breve e che tutti nel gruppo li eseguono. Alcuni hanno timore di essere criticati o presi in giro. I leader possono ricordare che lo scopo dello *skills training* consiste nel fornire un *feedback* positivo e suggerimenti per aiutare le persone ad utilizzare ancora meglio tali capacità. Negli incontri di gruppo i commenti negativi e le critiche dovrebbero essere evitati.

In terzo luogo, è importante rivedere quale sia il razionale per il *role-playing*. Quello più comune è che "le persone hanno bisogno di mettere in pratica le capacità che stanno apprendendo in modo da saper bene cosa debbano fare. È come imparare a suonare il piano o giocare a pallacanestro. Devi fare pratica per diventare bravo". I leader sottolineano che grazie al *role-playing*, di solito, ci si sente maggiormente a proprio agio quando nella vita reale ci si imbatte davvero in una situazione simile in cui è necessario utilizzare queste capacità. A tale proposito può essere utile incoraggiare i membri del gruppo a individuare esempi di situazioni specifiche nelle loro vite in cui tale capacità possa essere utile.

In quarto luogo, nel programma di BTSAS viene dato ampio spazio al principio comportamentale dello *shaping*, che consiste nello sviluppare nuove capacità o superare le resistenze esponendo gradualmente la persona al compito e aggiungendo, sempre gradatamente, una quantità progressivamente maggiore di elementi difficili o alzando i criteri della performance. Questa è una forma di insegnamento che riduce al minimo la possibilità di fallimento e frustrazione poiché alla persona si richiede solamente di fare ciò che è in grado di fare o che può fare quasi correttamente. Il seguente dialogo è un esempio di un approccio di supporto per incoraggiare la partecipazione:

> Vedo che oggi hai qualche problema e apprezzo il fatto che, nonostante ciò, tu sia venuto. Ricorda che sei qui perché hai detto che non vuoi continuare a far uso di sostanze come hai fatto in passato. Adesso tu potresti non voler eseguire i *role-plays* o smettere di far uso di sostanze, ma io sono qui per aiutarti ad essere pronto per il giorno in cui deciderai di fare il grande passo. Il modo migliore per darti una mano è quello di aiutarti a simulare/individuare una ragione del perché non vuoi più fare uso di sostanze. Vediamo come possiamo aiutarti.

Se il membro è ancora riluttante a svolgere il *role-play* il terapeuta può suggerirgli di simulare solo una o due delle fasi della capacità in questione o chiedergli se vuole effettuare la simulazione di dialogo dal proprio posto. Allo stesso modo il terapeuta, o gli altri membri del gruppo, possono suggerire ragioni alternative che il soggetto possa ritenere valide in futuro quando *vorrà* impegnarsi a osservare l'astinenza.

I facilitatori dovrebbero conoscere bene il *retroterra culturale* dei membri del gruppo tra cui fattori quali il genere; gli aspetti razziali, etnici e socioeconomici e gli elementi della *cultura della droga* che influenzano i valori; il linguaggio e lo stile di interazione. I *role-play* dovrebbero essere svolti nella maniera più realistica possibile. Ciò significa che i facilitatori dovrebbero conoscere il vocabolario spesso utilizzato nelle situazioni che vengono simulate; le varie marche di alcolici, le pratiche di uso della droga (vie di somministrazione, soprannomi, ecc.) e il vocabolario del programma a 12 fasi (sponsor, fare ammenda, vari slogan). Per avere questo tipo di informazioni invitate i membri del gruppo ad essere specifici durante il *role-play*. Inoltre è importante, sebbene non sia sempre possibile, che sia i facilitatori che i membri del gruppo svolgano il ruolo del soggetto cui ci si riferisce in relazione alla gestione della sostanza.

12.1.1.3
Problemi di attenzione (distraibilità) e memoria

I deficit cognitivi comuni nei soggetti schizofrenici come distraibilità, scarsa attenzione, compromissione del funzionamento esecutivo e problemi di memoria possono interferire con la capacità di trarre beneficio dagli incontri di gruppo. La ripetizione, l'eccesso di apprendimento e l'effettuazione ripetuta delle prove di comportamento – inclusi nel modello delle abilità sociali – possono aiutare a compensare alcuni di questi deficit cognitivi per far fronte ai quali possono essere utilizzate diverse altre strategie.

L'aula dove viene effettuato il trattamento dovrebbe contenere elementi minimi in modo da non distrarre i partecipanti e dovrebbe essere posizionata in un'area tranquilla della struttura. Inoltre, dovrebbe essere disposta in modo da facilitare il contatto dello sguardo con il leader ed essere provvista di stimoli visivi quali poster, tabelloni e cartelloni per aiutare i soggetti con deficit di memoria. Talvolta per i soggetti con deficit cognitivi significativi sono più indicati gruppi più piccoli e incontri di *training* più brevi. Quando possibile, ci si avvale della presenza di un co-terapeuta in quanto per una persona sola è difficile coordinare lo svolgimento del programma, i *role-play*, gli esami delle urine e il prestare attenzione alle esigenze di ciascun partecipante. Il clinico che non riveste il ruolo di leader principale dovrebbe controllare costantemente il gruppo e invitare in modo discreto i soggetti distratti a prestare attenzione al leader. A tal proposito, a coloro che sembrano essere facilmente distraibili possono essere rivolte delle domande per evitare che si scostino dal lavoro del gruppo. A quanti hanno, invece, difficoltà a prestare attenzione ai *role-play* il leader dovrebbe assegnare il compito di controllare specifici comportamenti target. Ad esempio, il leader del gruppo potrebbe chiedere "Vorrei che alla fine del *role-play* tu mi dica qualcosa sul contatto dello sguardo di Tony".

I leader del gruppo dovrebbero ricordare periodicamente quali sono gli obiettivi dell'incontro sottolineando qual è il tema su cui stanno lavorando. Inoltre, è utile chiedere spesso ai partecipanti di ripetere i concetti illustrati e rivolgere domande mirate a confermare il fatto che il materiale sia stato compreso. Ad esempio, il leader potrebbe chiedere "Qual è il ruolo di Dan nel *role-play*? Qual è il ruolo di Yolanda? Quali sono gli obiettivi della capacità?" Se si ha l'impressione che l'abilità in questione, o le varie componenti di cui questa si compone, non siano state del tutto comprese, allora si dovrebbe procedere a un'ulteriore semplificazione. Come abbiamo già avuto modo di spiegare, noi facciamo ampio uso di materiale visivo e fotocopie, sia come "suggerimento" per i membri del gruppo, sia per ridurre il carico di richieste sulla memoria. Ad esempio, nell'introdurre i *role-play*, in genere, chiediamo ai membri del gruppo di leggere le varie fasi elencate sui fogli che abbiamo loro distribuito. Allo stesso modo, quando trattiamo il materiale didattico possiamo chiedere ai partecipanti di leggere brevi segmenti del materiale in modo che essi non siano dei semplici spettatori che assistono a una lezione. Tanto più i membri sono coinvolti, dal punto di vista comportamentale, quanto più è maggiore la loro capacità di rimanere concentrati e il loro interesse verso ciò che viene loro insegnato.

12.1.1.4
Ambivalenza nei riguardi del trattamento

A volte, alcuni membri del gruppo vogliono smettere di partecipare agli incontri o hanno difficoltà a impegnarsi nel processo terapeutico. Un simile comportamento è da mettere in conto quando si ha a che fare con soggetti con problemi di uso di sostanze e può essere accentuato dall'ambivalenza che, spesso, è una caratteristica della schizofrenia.

Questo aspetto dovrebbe essere gestito senza che si giunga a uno scontro. Il terapeuta dovrebbe indicare che i cambiamenti nel livello di motivazione sono frequenti, che non sono indicatori di fallimento e che è importante continuare a impegnarsi ad apprendere le capacità in modo che facciano parte del repertorio del soggetto quando questi deciderà di provare a ridurre l'uso di sostanze. Segue un esempio dell'approccio comprensivo ma, allo stesso tempo, fermo con cui la situazione dovrebbe essere gestita:

Siamo contenti che tu faccia parte del gruppo. Forse oggi non te la senti di parlare di droga e alcool, ma sei comunque un importante elemento del gruppo. Gli altri partecipanti possono imparare da ciò che hai da dire e dal tuo contributo. Se non te la senti non dovrai svolgere il *role-play*. Possiamo affrontare il problema, incontro dopo incontro, per fare in modo che tu rimanga nel gruppo. Talvolta è difficile affrontare in gruppo il problema dell'alcool e della droga, ma noi ti aiuteremo.

Capisco che questo non è un buon momento per te per smettere di far uso di crack, ma eri motivato a usarne di meno quando hai cominciato il trattamento e, probabilmente, con il tempo tornerai ad essere motivato. Sei ancora in tempo per imparare strategie che ti possono essere utili quando vorrai smettere o ridurre il consumo e noi possiamo aumentare le probabilità che tu ci riesca.

12.1.1.5
Scarsa frequenza

Uno dei problemi maggiori a cui i leader di un gruppo di BTSAS devono far fronte è il fare in modo che i membri partecipino regolarmente agli incontri. La letteratura scientifica sui trattamenti per l'uso di sostanze indica che a una maggiore frequentazione dei programmi terapeutici sono associati migliori risultati. Questo problema non riguarda solo il trattamento dell'abuso di sostanze. La maggior parte dei professionisti che lavorano con soggetti affetti da SPMI riferiscono come, per questi individui, sia difficile seguire un programma, di qualunque tipo esso sia. Per favorire la partecipazione sono utili diverse strategie.

È utile che, fin dal primissimo contatto, i leader si dimostrino ben disposti nei confronti del cliente e gli facciano capire di avere delle aspettative positive riguardo alla partecipazione al trattamento mostrandosi fiduciosi sul fatto che il gruppo gli sarà di aiuto nel raggiungere gli obiettivi personali e che partecipare agli incontri sarà piacevole. Per quei soggetti che esprimono estrema riluttanza, hanno difficoltà di attenzione, o una storia di scarsa frequenza ad altri programmi le richieste – almeno inizialmente – dovrebbero essere minime. Ad esempio, per il primo incontro, i leader potrebbero chiedere alla persona di provare a seguire la riunione per 10 minuti e, in quel lasso di tempo, richiedergli il minimo contributo possibile. I soggetti che osservano il gruppo solitamente vengono rassicurati da ciò che vedono e diventano più ricettivi alla partecipazione. Mano a mano che il soggetto si sente sempre più a proprio agio durante i brevi periodi di partecipazione agli incontri di gruppo, i leader possono aumentare gradualmente le aspettative per quanto riguarda la durata della sua partecipazione.

È possibile incrementare la frequenza agli incontri anche tramite altri elementi di rinforzo quali incentivi in denaro o generi alimentari, aumento dei privilegi (in caso di una *in-patient facility*), opportunità ricreative o tempo da trascorrere con il membro del personale preferito. In alcune strutture residenziali viene applicato un sistema di ricompense in cui gli obiettivi, in termini di regolare frequenza e partecipazione, vengono stabiliti ogni mese e coloro che raggiungono il proprio obiettivo per quel determinato mese vengono invitati a una festa. La frequenza viene registrata su un tabellone affisso nell'aula in cui si tiene l'incontro di gruppo per le abilità sociali. La festa include la consumazione di pizza e giochi interattivi.

A volte, i leader potrebbero scoraggiarsi quando un membro non frequenta gli incontri di gruppo. In tal caso è importante non darsi per vinti. Con l'incoraggiamento vi è la probabilità che anche coloro che non partecipano al programma frequentino il gruppo di BTSAS. Abbiamo riscontrato come, a tale proposito, siano utili alcune strategie. Dopo ciascun incontro ai membri del gruppo viene consegnato un promemoria indicante la data dell'appuntamento successivo. Se il soggetto ha particolari difficoltà a partecipare con regolarità noi lo contattiamo telefonicamente la sera prima (o la mattina stessa) dell'incontro. Quando possibile, ci avvaliamo dell'aiuto di una *persona significativa* che può ricordargli l'appuntamento. Può essere il compagno di alloggio, un familiare, un *case worker*, un superiore o chiunque altri abbia la fiducia del soggetto e ci abbia dato il permesso di essere contattato. Infine, i membri del gruppo non dovrebbero mai essere criticati per un'assenza quando si ripresentano, anche se diverse settimane dopo. Le sollecitazioni e le richieste di frequenza dovrebbero essere sempre positive e amichevoli ed esprimere sia l'aspettativa che il soggetto si presenti, sia l'apprezzamento per il fatto che il soggetto si sia presentato. Ricordate che i membri del gruppo devono imparare a presentarsi agli appuntamenti anche se hanno fatto uso di droga: non verranno per questo biasimati o colpevolizzati.

Alcuni membri del gruppo non partecipano affatto: non si presentano con regolarità ma, anzi, vi partecipano quando capita. Sebbene abbiamo appena detto che l'approccio generico consiste nell'incoraggiare la frequenza, le persone che si presentano sporadicamente fanno un'ingiustizia a se stessi ritenendosi/agendo come se fossero in trattamento quando, in realtà, non lo sono. Questi individui, inoltre, potrebbero dare un cattivo esempio agli altri membri del gruppo. Nel tentativo di risolvere questo problema, nel nostro programma di ricerca abbiamo deciso di considerare drop-out i soggetti che saltano otto incontri consecutivi. Se, dopo otto incontri saltati, la persona manifestava il desiderio di riunirsi al gruppo doveva attendere per un periodo obbligatorio di circa un mese per poter rientrare. Prima del rientro, inoltre, il soggetto doveva sottoporsi a un colloquio individuale con il terapeuta il quale valutava se ciò fosse opportuno e, in tal caso, veniva effettuato un ulteriore colloquio motivazionale per individuare eventuali cambiamenti nel livello di motivazione a ridurre l'uso di sostanze. Il limite di otto incontri è alquanto arbitrario e, in ciascun programma clinico, può essere fissato un limite di tempo diverso. Indipendentemente da ciò, è importante stabilire uno standard oggettivo per evitare discussioni o trattamenti preferenziali. Per i membri che saltano gli incontri a causa di problemi di salute, per il fatto che sono stati incarcerati o perché hanno dovuto sottoporsi a un trattamento ospedaliero, sia psichiatrico che per l'uso di sostanze, si applicano regole differenti.

12.2
Membri che continuano a far uso di sostanze

Durante il corso del programma di BTSAS un cliente potrebbe continuare a far uso della sostanza che costituisce l'obiettivo cui è rivolto il trattamento, oppure potrebbe far uso o abuso di altre droghe pur cercando di ridurre o cessare il consumo della sostanza principale. Nel pianificare la gestione dell'uso continuato di sostanze vi sono alcuni punti importanti che è necessario prendere in considerazione.

12.2.1
Approccio di riduzione del danno applicato alla sostanza obiettivo del trattamento

I clienti non devono necessariamente osservare l'astinenza o impegnarsi a perseguirla come obiettivo. Noi impieghiamo un approccio di riduzione del danno e riteniamo che anche solo una riduzione dell'uso sia un passo positivo che riduce il danno alla persona. Diverse sono le ragioni per le quali siamo convinti che un simile approccio sia utile per questa popolazione di pazienti. Innanzitutto, come abbiamo già detto, modificare un comportamento è particolarmente difficile per soggetti affetti da SPMI. Un cambiamento globale può essere meglio concettualizzato come un processo a lungo termine costituito da molte componenti, alcune delle quali hanno poco a che fare con l'uso di sostanze in sé. Ad esempio, molti partecipanti necessitano di un lungo periodo di tempo prima di riuscire a sentirsi a proprio agio anche solo nel presenziare agli incontri e nel trovarsi nella stessa stanza con un gruppo di persone per più di un'ora due volte alla settimana. Dal momento che questo è un processo a lungo termine, qualsiasi riduzione del consumo – in qualsiasi momento essa avvenga – è importante di per se stessa in quanto può incoraggiare il cliente a tentare di perseguire l'astinenza come obiettivo. In secondo luogo, le persone con "doppia diagnosi" spesso abusano o sono dipendenti da più sostanze, il che rende più improbabile che l'astinenza da tutte venga raggiunta appena cominciato il trattamento. Inizialmente, ciascun membro sceglie una sostanza in particolare concentrandosi sulla riduzione o la cessazione dell'uso della stessa. I partecipanti vengono incoraggiati a scegliere l'astinenza come obiettivo, ma anche una riduzione dell'uso viene elogiata, soprattutto quando la persona non si pone come obiettivo l'astinenza. Una volta raggiunta l'astinenza dalla sostanza principale, noi incoraggiamo i membri a spostare l'attenzione su un'altra sostanza di abuso secondaria. In terzo luogo, la richiesta di astinenza totale potrebbe allontanare per sempre alcuni membri dal gruppo, soprattutto quelli che non stanno prendendo in considerazione l'eventualità di un cambiamento. Pertanto, i terapeuti – pur decidendo il contenuto degli incontri di gruppo – non devono assumere un atteggiamento di sfida o di critica nei confronti dei membri del gruppo e dell'uso di sostanze e il tono degli incontri di BSTAS deve rimanere empatico e di incoraggiamento. Il dare rilievo al concetto di riduzione del danno comporta il fatto che, in un gruppo, i soggetti si possano trovare a diversi livelli di uso e di motivazione. Alcuni fanno uso di sostanze quotidianamente e non intendono ridurre il consumo, altri possono aver cominciato a diminuirne l'uso e altri ancora possono essere riusciti a smettere per alcuni giorni o settimane.

12.2.2
Fasi di cambiamento

Per valutare il grado di motivazione durante il trattamento noi utilizziamo il Modello trans-teorico di Prochaska e DiClemente (TTM; 1982). In linea con l'approccio di evitamento del danno, cerchiamo di aiutare i pazienti ad attraversare le varie fasi di cambiamento (cioè, una maggiore motivazione a smettere) ponendo degli obiettivi correlati a una riduzione dell'uso e insegnando tecniche per ridurre il consumo di sostanze, sempre che essi lo vogliano. I terapeuti dovrebbero stabilire (da un punto di vista clinico o tramite strumenti di valutazione strutturati, somministrati durante le valutazioni di ricerca) in quale stadio il soggetto si trovi: pre-contemplazione, contemplazione, preparazione, azione o mantenimento. Se il soggetto si trova ancora nella fase di pre-contemplazione (ad es., il desiderio di ridurre l'uso della sostanza non è ancora chiaro) bisogna concentrarsi sulle capacità di conversazione/rifiuto e sulle fasi da cui esse sono composte. Se la persona sembra invece concentrarsi con maggior determinazione su un certo grado di guarigione (riduzione dell'uso o astinenza) è possibile lavorare sulla riduzione del consumo della sostanza e su come ciò si correla alle capacità di conversazione e di rifiuto apprese.

12.2.3
Strategie per i clienti che abusano di più sostanze

I clienti che partecipano al BTSAS spesso fanno uso, o abusano, di più sostanze o ne sono dipendenti. Sebbene quando si entri nel programma si debba scegliere una sostanza in particolare su cui impegnarsi – che può essere eroina, cocaina o marijuana – spesso, quando un soggetto comincia a partecipare al trattamento, fa uso di una combinazione di queste sostanze oppure abusa di alcool e di altre sostanze, sia illecite che da prescrizione. Nell'ambito del BTSAS, in particolare nella sezione dedicata alla *prevenzione delle ricadute*, è previsto un incontro su "Altre sostanze di abuso" in cui simili situazioni vengono definite "ad alto rischio" in quanto possono indurre a una ricaduta. Ci siamo resi conto che l'uso di una sostanza secondaria – o l'abuso/dipendenza da più sostanze – sia spesso un problema importante per i clienti in BTSAS in quanto influisce sul loro coinvolgimento nel programma, sulla qualità di tale esperienza e sulla capacità di portarlo a termine. In questa sezione rivedremo alcune delle combinazioni di sostanze più frequenti e le problematiche correlate a questo fenomeno. Inoltre, illustreremo alcuni modi in cui questo aspetto viene affrontato dai fornitori e dai terapeuti del programma BTSAS. Tra i clienti che partecipano al programma BTSAS sono frequenti tre tipi di uso di sostanze: 1) uso/abuso/dipendenza da alcool in comorbidità; 2) dipendenza da più sostanze; e 3) uso di sostanze secondarie.

12.2.3.1
Uso/abuso/dipendenza da alcool in comorbidità

L'uso di alcool e la presenza di disturbi associati sono particolarmente frequenti nei clienti con "doppia diagnosi" affetti da SMI. L'alcool è la sostanza d'abuso più diffusa tra i pazienti schizofrenici (Mueser et al., 1992; Mueser et al., 1995) e le persone che soffrono di gravi disturbi mentali – compreso il disturbo bipolare e la schizofrenia – sono a maggior rischio di sviluppo di disturbi da uso di alcool in comorbidità rispetto a qualsiasi altra popolazione di pazienti (Reiger et al., 1990). Lo Studio ECA (Reiger et al., 1990) ha indicato che il 33,7% dei soggetti con un disturbo dello spettro schizofrenico e il 46,2% di quelli con disturbo bipolare I soddisfano i criteri per un disturbo da uso di alcool. Secondo altri studi, inoltre, una percentuale variabile tra il 12 e il 50% dei soggetti schizofrenici soffre di disturbi da uso di alcool in un certo momento della propria vita (Mueser et al., 1992). Grant e Hartford (1995) hanno riscontrato come, tra i *respondents* con depressione maggiore, il 32,5% soddisfacesse i criteri per dipendenza da alcool durante la loro vita rispetto all'11,2% di quelli non affetti da questo disturbo. La combinazione di SMI e disturbi da uso di alcool ha un profondo impatto su decorso e gravità di entrambi i disturbi causando sintomi psichiatrici più gravi, ricoveri più frequenti, tassi più elevati di violenza e suicidio, maggior rischio di HIV e AIDS, maggiori tassi di condizione di senza-tetto, scarsa cura di sé, situazione abitativa instabile e problemi di funzionamento sociale (per una rassegna si veda Drake et al., 1990). Non vi è, quindi, alcun dubbio che il bere e i problemi da esso derivati siano importanti questioni da considerare nei clienti con "doppia diagnosi" affetti da SMI.

L'alcool possiede alcune qualità che attraggono, in particolar modo, i soggetti affetti da SMI. Innanzitutto, il consumo di alcool è diffuso e praticato in modo non problematico dalla maggior parte delle persone. Il bere viene percepito come un modo normale e accettabile per celebrare occasioni o migliorare l'umore, se praticato con moderazione, ed è una pratica, attuata in questi termini, seguita dalla gran parte di noi. I clienti che soffrono di una SMI – molti dei quali vogliono fare cose che li facciano apparire e sentire "normali" – bevono per fare qualcosa che li faccia, appunto, sentire uguali agli altri e che sia socialmente accettata. È importante notare che vi è una linea sottile che divide il consumo di alcool a livelli accettabili dall'abuso, e il cliente e il terapeuta potrebbero non concordare sul punto di inizio e di termine di tale linea di demarcazione. Ad esempio, un cliente potrebbe essere convinto che non ci sia niente di male nel bere alcune birre durante il fine settimana, a differenza del terapeuta il quale potrebbe ritenere che il consumo di alcool, a qualsiasi livello da parte di un soggetto con SMI e dipendenza da sostanze, sia da evitare. Ancora, un cliente con problemi associati all'uso di alcool potrebbe non ritenere questi problemi come particolarmente significativi in confronto a quelli che ha sperimentato a causa dell'uso di droga. Secondariamente, procacciarsi l'alcool è facile e poco costoso. Il fatto che acquistare bevande alcoliche sia legale e facile, è un motivo in più per i clienti affetti da SMI per il fatto che non richiede grandi richieste sul funzionamento cognitivo e non comporta alcuna capacità sociale. L'alcool, inoltre, non è costoso, il che lo rende alla portata anche dei clienti che hanno difficoltà economiche – la maggior parte è in grado di racimolare qualche dollaro al giorno (a differenza della quantità di tempo, della fatica e del rischio necessari per avere abbastanza denaro per acquistare droga). In terzo luogo, l'alcool può essere, e spesso lo è, utilizzato da solo dai clienti affetti da SMI. L'acquisto o il fare uso di alcool, contrariamente al consumo di sostanze illecite, non richiede grandi capacità di interazione. Ciò costituisce un aspetto positivo per i soggetti affetti da SMI che, spesso, presentano deficit delle capacità sociali e trovano difficile interagire con gli altri.

Il consumo di alcool, oltre a quello di sostanze, influisce sul coinvolgimento e la partecipazione al programma di BTSAS. In primo luogo, il contenuto del gruppo del BTSAS potrebbe non essere applicabile direttamente al consumo di alcool. Ad esempio, le capacità di rifiuto potrebbero non essere così importanti in questa popolazione dal momento che i clienti spesso acquistano e consumano alcool da soli e che le offerte di bere non sono così frequenti come quelle di far uso di sostanze. Un altro esempio è l'importanza che viene data, nel programma di BTSAS, all'insegnare ai clienti a individuare ed evitare i fattori scatenanti e le situazioni "ad alto rischio" correlati alla droga, che potrebbero rivelarsi diverse da quelle correlate al bere. Inoltre, è difficile evitare i numerosi stimoli correlati all'alcool (consumo nei ristoranti, messaggi promozionali e cartelloni pubblicitari) e le situazioni "ad alto rischio" (un incontro con familiari e amici, passare davanti a negozi di alcolici e bar) legali e prevalenti nella società e non nascoste come, invece, molti stimoli correlati alla droga. Secondariamente, vi sono implicazioni cliniche – nel trattare l'abuso di droga – da parte di un cliente che continui a far uso di alcool. Ad esempio, alcuni potrebbero finire con l'aumentare il consumo di alcool per "controbilanciare" la riduzione dell'uso di sostanze. Altri problemi sono rappresentati, ad esempio, dai soggetti che partecipano ai gruppi di BTSAS dopo aver bevuto o fatto uso di droga. Noi, nel corso degli anni, abbiamo lottato con l'idea che il concentrarsi sulla droga potrebbe trasmettere ai clienti che abusano di alcool il messaggio che bere non faccia male. I clienti dediti al consumo di alcool sono più imprevedibili e hanno una vita più caotica, il che può influire sul loro coinvolgimento e sulle capacità di frequentazione e di partecipazione al programma di BTSAS.

12.2.3.2
Dipendenza da più sostanze

Molti clienti affetti da SMI sono dipendenti da più sostanze. Questi soggetti hanno scelto di lavorare sul consumo di una, in particolare, ma continuano a utilizzare un'altra sostanza, o più sostanze, con la stessa intensità e gravità di problematiche di quella scelta come obiettivo del trattamento. La combinazione da noi più frequentemente riscontrata è la dipendenza da cocaina e da eroina che, quando vengono usate insieme, vengono definite dai nostri clienti con il termine "*speedball*".

La dipendenza da più sostanze ha profonde implicazioni per il programma di BTSAS. L'aspetto più evidente è che lavorare con clienti dipendenti da più sostanze è, ovviamente, più difficile che avere a che fare con soggetti che presentano un disturbo dovuto all'uso di una singola sostanza in quanto i primi, in genere, presentano problemi più numerosi e gravi correlati sia all'uso di sostanze, sia ad altri aspetti della vita. Per quanto riguarda la nostra esperienza, i terapeuti del programma di BTSAS che lavorano con questi clienti sono spesso così occupati nel seguirli che hanno difficoltà a dedicarsi alla realizzazione del programma. Spesso, anche il cliente stesso si trova in questa condizione: facendo un uso ugualmente problematico di due o più sostanze potrebbe ritenere che l'affrontarle entrambe contemporaneamente si riveli troppo impegnativo. Se questi aspetti non vengono affrontati, si può creare uno stato di frustrazione sia nel terapeuta che nel cliente e ciò può ridurre la motivazione a cambiare. Inoltre, la dipendenza da più sostanze può rendere più difficoltosa la scelta di una sostanza come obiettivo del programma. In genere, viene selezionata quella che causa il maggior danno, indipendentemente dal fatto che sia quella più frequentemente utilizzata (per una discussione più completa dei fattori coinvolti nella scelta della sostanza obiettivo si veda il capitolo 7). Quando il cliente considera problematiche due o più sostanze è difficile individuare quale dovrebbe essere quella prescelta e l'aspetto su cui dovrebbe essere mirato l'intervento. Infine, una considerazione pratica: dal momento che l'uso di più droghe è così problematico, ridurre il consumo di una di queste potrebbe non fare una grande differenza nella vita del cliente. Cioè, sebbene il programma di BTSAS si basi sulla realizzazione di piccoli passi e sulla necessità di fornire un rinforzo positivo per un cambiamento anche minimo, i clienti con dipendenza da più sostanze potrebbero modificare l'uso di una sostanza, ma non per questo andare incontro a una riduzione dei problemi correlati all'uso di droga. Ciò, chiaramente, potrebbe essere demoralizzante.

12.2.3.3
Uso di sostanze secondarie

Noi definiamo secondario l'uso o l'abuso di una sostanza a un livello non così intenso e che non generi lo stesso grado di conseguenze negative prodotte dalla droga obiettivo del programma, ma che, comunque, richiede consumo di tempo al cliente o causa problemi ulteriori. Ad esempio, molti clienti affetti da SMI seguono il programma di BTSAS per la dipendenza da cocaina, ma fanno anche un uso abbastanza regolare di marijuana o soddisfano i criteri per abuso di marijuana. Alcune delle sostanze secondarie più frequentemente utilizzate dai clienti con cui abbiamo lavorato sono la marijuana e i farmaci da prescrizione utilizzati per raggiungere l'*"high"* quali clonazepam o metadone.

L'uso o l'abuso di sostanze secondarie influisce per diversi aspetti sul BTSAS. Probabilmente, il fatto più significativo – soprattutto in caso di uso che non raggiunga il livello di abuso o dipendenza – è che il soggetto potrebbe non voler modificare l'uso della sostanza secondaria. Piuttosto spesso i clienti non considerano l'utilizzo continuato di una sostanza secondaria come correlato a quello della sostanza principale e affermano di non intendere smettere l'uso della sostanza secondaria sia durante che dopo il programma di BTSAS. Ad esempio, i clienti dediti al consumo periodico o regolare di marijuana potrebbero anche non considerare tale uso come problematico, ma considerarlo come un modo per ridurre i sentimenti di tensione o di stress. Ciò accade, soprattutto, quando la sostanza secondaria è un prodotto legale e prescritto dallo psichiatra per alleviare un sintomo psichiatrico. Ad esempio, il clonazepam è un anticonvulsivante spesso prescritto ai soggetti affetti da SMI per controllare i sintomi ansiosi. Abbiamo riscontrato come i clienti con SMI – che fanno uso di clonoazepam come sostanza secondaria (cioè, lo assumono più spesso di quanto è stato prescritto loro per raggiungere un "*high*" e non per controllare i sintomi ansiosi) – in genere, non considerano questo uso come problematico in quando si tratta di una "medicina" e non di una droga. Il fatto è che, sebbene l'uso non problematico di una sostanza possa costituire l'"*end point*" per un determinato cliente, vi è comunque il rischio che altri membri del gruppo adottino per se stessi il medesimo concetto. Ad esempio, se un soggetto riesce a smettere di far uso della sostanza principale pur continuando il consumo di marijuana su base periodica e non problematica, ciò potrebbe essere considerato un successo del trattamento. Per un altro cliente che non ha del tutto cessato il consumo di cocaina e fuma marijuana su una base più regolare, l'uso della sostanza secondaria potrebbe essere una questione terapeutica più significativa. È importante notare che vi sono casi in cui il cliente non svela neppure di utilizzare una sostanza secondaria, ma il terapeuta lo scopre comunque. Ad esempio, il soggetto potrebbe presentarsi all'incontro di gruppo odorando di alcool o può risultare positivo per una sostanza secondaria come marijuana al test delle urine. In altri casi un altro *provider* di trattamento potrebbe riferire l'uso di una sostanza secondaria nell'inviare il cliente al programma di BTSAS. In simili casi, lo stabilire come trattare l'uso della sostanza secondaria è complicato dal fatto che il cliente non ha comunicato direttamente al terapeuta di farne uso.

12.2.4
Come trattare l'abuso di più sostanze o l'uso di sostanze secondarie nel programma di BTSAS

Esistono diverse linee-guida e strategie per trattare l'uso e l'abuso di altre sostanze nel contesto del programma di BTSAS.

12.2.4.1
Non fatevi prendere dal panico

Ci sono clienti che, inizialmente, non vogliono occuparsi dell'uso di altre sostanze o, forse, non vogliono modificare tale pratica durante il programma. Va bene. Ricordate che nel BTSAS viene adottato un approccio di riduzione del danno che considera una qualsiasi diminuzione dell'uso di una sostanza – in qualsiasi momento del programma – come un significativo obiettivo terapeutico di per sé in grado di migliorare la salute e di ridurre il rischio. Ciò significa che noi accettiamo che l'uso di altre sostanze faccia parte del quadro di alcuni clienti e incoraggiamo qualsiasi passo che il cliente compie verso l'astinenza. Non tutti i clienti la raggiungono. Tuttavia, crediamo di poter essere di maggiore aiuto ai clienti – e più efficaci nel trattare l'abuso di sostanze – se riusciamo a far in modo che essi partecipino al trattamento, e ciò ha maggiore probabilità di avvenire se non richiediamo loro di raggiungere l'astinenza da tutte le sostanze fin dall'inizio del programma o di indicare l'astinenza totale come l'unico obiettivo del programma di BTSAS.

Un caso particolare è quello del cliente dipendente da due sostanze e che le utilizza allo stesso modo, come nel caso di uso combinato di cocaina ed eroina (*speedballs*). In questo caso il terapeuta può trattare l'uso di entrambe le sostanze nel contesto di gruppo. La fase di definizione degli obiettivi può ruotare intorno a una riduzione dell'uso di entrambe le sostanze e i *role-play* possono simulare il doverle rifiutare entrambe. Tuttavia è meglio che il cliente scelga una sostanza per l'esame delle urine nella speranza che, talvolta, arrivi ad essere pulito da almeno una di queste, in modo da poter ricevere una ricompensa in denaro per aver fornito un campione negativo.

12.2.4.2
Non ignorare il problema

Se l'uso di un'altra sostanza costituisce un problema per il cliente allora non dovrebbe essere ignorato. Seguendo la filosofia del programma di BTSAS, che si definisce come basato sulla comprensione e il rinforzo, l'uso di altre sostanze dovrebbe essere trattato in modo aperto e non giudicante, come un fatto, piuttosto che come qualcosa da evitare. I clienti seguiranno l'esempio del terapeuta. Se questi non solleva la questione evitando di parlarne, anche i membri del gruppo faranno lo stesso. Se il terapeuta ne discute in modo tranquillo e ragionevole è probabile che anche i clienti facciano altrettanto. Il riconoscere di far uso di sostanze diverse da quella principale incoraggerà l'onestà. Per il terapeuta è un vantaggio l'essere a conoscenza del consumo di qualsiasi tipo di sostanza, primaria o secondaria. Molte sono le occasioni nell'ambito del programma di BTSAS in cui è possibile porre domande e discutere brevemente su un eventuale uso di sostanze secondarie: il colloquio motivazionale, la fase di definizione degli obiettivi, gli incontri di *skills training*, quelli educativi e quelli dedicati alla prevenzione delle ricadute.

Se il cliente non riferisce di far uso di sostanze secondarie, il terapeuta può rivolgere delle domande in proposito, direttamente o indirettamente, tramite una discussione di gruppo riguardo un argomento correlato. Ad esempio, supponiamo che un soggetto che ha scelto la cocaina come oggetto del trattamento risulti costantemente positivo per marijuana senza aver mai rivelato di farne uso durante gli incontri di gruppo. Il terapeuta, di fronte a casi simili, ha diverse possibilità. Innanzitutto, se aveva già sospettato di ciò prima che il cliente cominciasse il programma di BTSAS (cioè, era stato informato dalla fonte che ha effettuato l'invio), allora il primo colloquio motivazionale (MI) è un'occasione per parlarne. Come abbiamo visto nel capitolo 6, il colloquio motivazionale si apre con una conversazione introduttiva e, come parte di questa, il terapeuta può porre al cliente domande non solo circa la sostanza obiettivo ma anche circa altre eventuali sostanze che il cliente ha utilizzato in passato e utilizza tuttora. L'ottenere queste informazioni all'inizio del programma è utile in quanto incrementa l'onestà fin dal primo contatto e assicura, sia al cliente che al terapeuta, di sapere ciò che è necessario sull'impiego di sostanze da parte nel cliente nell'attualità. Inoltre, l'uso di marijuana può essere svelato separatamente da quello della sostanza obiettivo in ciascuna delle sezioni del colloquio motivazionale fornendo al terapeuta informazioni sulle conseguenze e la motivazione a cambiare che sono utili durante il periodo di permanenza del cliente nel programma.

Secondariamente, il terapeuta può chiedere al cliente di fermarsi dopo l'incontro di gruppo e rivolgergli delle domande circa l'uso di marijuana mantenendo un atteggiamento comprensivo e non giudicante ("ho notato che il tuo esame delle urine era positivo per marijuana nelle ultime settimane. Non ci hai mai detto che fai uso di marijuana e vorrei parlarne con te. Te la senti di dirmi qualcosa di più?"). In terzo luogo, il terapeuta può includere una discussione sull'uso di marijuana durante il *feedback* dell'esame delle urine e la fase di definizione degli obiettivi ("Bob, il tuo esame era negativo per la tua sostanza principale, ed è fantastico! Però ho notato che oggi il tuo test è positivo per la marijuana. Dimmi quando ne hai fatto uso questa settimana". In quarto luogo, questo argomento dell'incontro di gruppo può essere diretto verso una discussione che può indurre, a sua volta, il cliente a discutere circa l'uso di marijuana. Alcuni incontri dedicati, ad esempio, ad "Altre sostanze di abuso" (prevenzione delle ricadute) e ad "Affrontare lo stress/affetto negativo" (prevenzione delle ricadute) si prestano in modo particolare a questo approccio. Il terapeuta deve decidere quale di queste opzioni utilizzare in base alla conoscenza del cliente, a come pensa che questi possa reagire e in base all'argomento dell'incontro valutando se sia opportuno il parlare anche dell'uso di eventuali sostanze secondarie.

12.2.4.3
Cominciare dal punto in cui si trova il cliente

Come accennato più sopra (e anche nel capitolo 2), le nostre idee sulla motivazione a cambiare sono basate sul Modello delle Fasi di Cambiamento, che riconosce come i soggetti che si presentano per sottoporsi a trattamento si trovino in fasi diverse di motivazione, molti dei quali addirittura contrari o ambivalenti riguardo a un cambiamento. È importante ricordare che un cliente potrebbe trovarsi in una fase per una determinata sostanza (azione per la sostanza obiettivo), ma in un'altra per altre sostanze (ad es., pre-contemplazione per l'uso di alcool). Un terapeuta potrebbe allora trovarsi ad agire in diversi modi per il medesimo cliente che si trova, in diverse fasi, per differenti sostanze. Ad esempio, supponiamo che il soggetto abbia scelto la cocaina come sostanza obiettivo (cioè, fase di azione) continuando, comunque, a bere regolarmente e manifestando alcuni problemi senza tuttavia esprimere il desiderio di ridurre il consumo di alcool (cioè, fase di pre-contemplazione). Il terapeuta tratterà l'uso di cocaina utilizzando la maggior parte delle capacità e delle informazioni fornite dal gruppo di BTSAS. Tuttavia, può anche incoraggiare il cliente a discutere dell'uso di alcool durante la fase di definizione degli obiettivi nel seguente modo:

> Il tuo obiettivo consiste nel non fare uso di cocaina da adesso fino al prossimo incontro. Benissimo! In passato hai ammesso di fare uso di alcool e sei stato onesto nel ri-

conoscere di non essere pronto a ridurlo in quantità o frequenza. È davvero una cosa molto positiva il fatto che tu sia stato onesto. Forse è giunto il momento di riprendere in considerazione questo aspetto, dato che ci hai detto che recentemente bevi un po' di più e che a causa di ciò hai avuto qualche problema – ad esempio *hangover* – e ti sei lasciato coinvolgere in risse. Io non ti sto dicendo cosa dovresti fare perché devi essere tu a deciderlo. Mi domando solamente se una parte del tuo obiettivo questa settimana potrebbe riguardare l'uso di alcool.

Il terapeuta può anche fornire informazioni sugli effetti nocivi del bere come parte di un incontro educativo o chiedere privatamente al cliente di considerare un invio per il suo problema con l'alcool. In alternativa, un cliente interessato a migliorare il proprio stato di salute riducendo/cessando l'uso di sostanze potrebbe essere incoraggiato a sottoporsi a un esame fisico per valutare quali siano i problemi di salute ed esaminare, oggettivamente, se e come il consumo di alcool abbia un effetto sul suo stato di salute. È importante capire che il cliente ha bisogno di diversi tipi di aiuto a seconda del suo grado di motivazione e in relazione a diverse sostanze. Ricordate che il cliente sta frequentando il programma di BTSAS e il desiderio di modificare l'uso di sostanze dovrebbe essere considerato come un punto di inizio da cui il terapeuta può condurre il cliente in una nuova direzione anche per l'uso di altre sostanze.

12.2.4.4
Utilizzare la valutazione per rivolgere domande

Nel capitolo 5 abbiamo rivisto quali siano i tipi di valutazione che si adattano al programma di BTSAS e come essi vengano utilizzati. Usare la valutazione per raccogliere informazioni su un'eventuale sostanza secondaria è una strategia eccellente per ottenere dal cliente informazioni oggettive. La valutazione dovrebbe permettere di raccogliere dati circa la natura dell'uso (quantità, frequenza, anni di uso regolare, problemi associati) e il livello di motivazione a cambiare in relazione alla sostanza secondaria.

12.2.4.5
Fornire rinforzo

È importante incoraggiare qualsiasi discussione circa l'uso di una sostanza secondaria, soprattutto in rapporto alle conseguenze dannose o alla necessità del cliente di ridurne il consumo. Ciò significa stare attenti a eventuali accenni al consumo di altre sostanze, oltre a quella principale, incoraggiare il cliente quando discute di questo aspetto e adattare le vostre risposte in base al suo grado di motivazione a cambiare. Ad esempio, considerate i seguenti due modi di rispondere alla dichiarazione del cliente di far uso di alcool all'inizio di un incontro:

Esempio 1

Cliente: È stato difficile per me venire oggi. Ieri sera ho bevuto e non sto affatto bene.
Terapeuta: Il bere per te è un problema. Abbiamo parlato molto della sostanza che vuoi fissare come obiettivo del programma, ma dovresti anche smettere di bere.
Cliente: È stato un caso isolato. Ieri ho bevuto troppo ma di solito non accade. In genere non bevo molto.

Esempio 2

Cliente: È stata dura per me venire qui oggi. Ieri sera ho bevuto e oggi non mi sento affatto bene.
Terapeuta: Sono contento che tu sia riuscito a venire. Grazie per lo sforzo – tu dai un importante contributo al gruppo e apprezzo il fatto che tu sia qui anche se non stai bene. Sembra che il bere ti dia qualche problema oggi. Racconta.
Cliente: Mi sono svegliato col mal di stomaco e il mal di testa. Ho ancora mal di testa e mi sento distrutto. Oggi devo fare un sacco di cose ma ho solo voglia di tornare a casa e mettermi a letto.
Terapeuta: Oh, sembra proprio essere un problema. Oggi hai tante cose da fare e uno dei tuoi obiettivi è il non mancare agli appuntamenti e il non dimenticarti gli impegni che hai. Ma non stai bene e ciò potrebbe impedirti di mantenerli. Cosa farai?
Cliente: Beh, starò attento a non bere molto la sera prima di una giornata in cui devo fare tante cose.
Terapeuta: È un'idea eccellente! Se lo programmi, puoi evitare di bere la sera prima. Buona idea! Cosa ne dici se lo inseriamo nella definizione degli obiettivi di oggi? Il tuo obiettivo principale può rimanere quello di non far uso di cocaina – e a questo riguardo stai facendo un buon lavoro. Che ne dici di fissarti un altro piccolo obiettivo consistente nel non bere la sera prima di una giornata in cui hai tante cose da fare? In quali giorni da oggi al prossimo incontro hai tanto da fare?

Nella situazione 2 – con un atteggiamento empatico e di rinforzo – il terapeuta ha fatto in modo che il suggerimento a ridurre l'uso di alcool venisse dal cliente. Ciò, poi, ha dato al terapeuta la possibilità di rafforzare e lavorare nel contesto dell'incontro.

12.2.4.6
Siate gentili ma tenaci se opportuno

Sempre non discostandosi dal tono incoraggiante e positivo caratteristico del programma BTSAS, il terapeuta può chiarire che continuerà a sollevare l'argomento dell'uso di una sostanza secondaria. Ciò può essere fatto in maniera non intrusiva durante la fase di definizione degli obiettivi o durante un'altra sezione dell'incontro ("Oggi sei risultato negativo per la sostanza che ti sei posto come obiettivo! Fantastico! Sei arrivato a 3,50 dollari! Congratulazioni! Cosa mi dici circa l'uso di marijuana dall'ultimo incontro di gruppo?"). In questi casi la tempistica è tutto: se un cliente è appena entrato nel programma e ha una certa difficoltà a concentrarsi sulla sostanza principale, è meglio attendere prima di prendere in considerazione l'uso di una sostanza secondaria. Al contrario, se il soggetto è inserito nel programma già da un po' di tempo e ha compiuto progressi in relazione al consumo della sostanza principale, allora è possibile accennare al fatto che dovrebbe prestare attenzione anche all'uso di altre sostanze. Il terapeuta dovrebbe comunicare che la ragione di questa insistenza è una sincera preoccupazione per il cliente piuttosto che la necessità del cliente stesso di osservare l'astinenza per rimanere in trattamento o per evitare una punizione. Ad esempio:

Terapeuta: OK, Sue. Passiamo al *role-play*. Hai detto che dovresti esercitarti a dire di no al tuo ragazzo che ti viene a trovare portando con sé la droga perché vuole farne uso insieme a te.

Cliente 1: Sì, porta la droga e la consumiamo insieme. Dal momento che sto cercando di fare in modo che i test delle urine siano negativi per crack, quando viene a trovarmi lui fuma crack e io, invece, erba.

Terapeuta: Quindi sei stata capace di dirgli che non vuoi far uso di crack. Bene! Hai davvero fatto un grosso cambiamento e i tuoi esami delle urine sono negativi per crack ormai da alcune settimane. Bel lavoro! Però la cosa che mi preoccupa è che, se quando lui viene a casa tua tu fumi erba, potresti indebolire la tua capacità di rifiuto della droga e riprendere a fumare crack. È mai successo a qualcuno di voi – avete usato un'altra sostanza e ciò vi ha portato a riprendere l'uso della sostanza principale?

Cliente 2: Succede a me. Quando bevo riprendo a fare uso di crack. Se voglio smettere di usare crack non devo bere perché quando consumo alcool poi vado a cercare il crack e se riesco a trovarlo ne faccio uso.

Terapeuta: Cosa ne pensi, Sue?

Cliente 1: Non saprei.

Terapeuta: La mia preoccupazione è che stai facendo un così buon lavoro con le abilità di rifiuto della droga che non vorrei che qualcosa ti ostacolasse nell'importi di non fare uso di crack col tuo ragazzo, perché ti stai impegnando davvero tanto per raggiungere il tuo obiettivo che consiste nel cessarne il consumo. Eseguiamo un *role-play* in cui dovrai dire al tuo ragazzo che oggi non vuoi fare uso di sostanze. Dal momento che lui ha la droga con sé e vuole usarla nel tuo appartamento te la sentiresti di dirgli di tornare senza la sostanza? Ti darebbe retta?

Cliente 1: Penso che si possa fare. Se gli dicessi che non voglio che usi il crack a casa mia, cercherebbe di convincermi a farlo entrare.

Terapeuta: Cosa potresti dirgli per fargli capire che non vuoi?

Cliente 1: Potrei dirgli che devo fare l'esame delle urine e voglio che risulti negativo.

Terapeuta: Idea eccellente! Quindi, prima lo guardi negli occhi e poi gli dici che non vuoi fare uso di nessuna droga. Poi, puoi dirgli che stai cercando di fare in modo che i tuoi esami delle urine siano negativi. È un buon motivo!

12.2.4.7
Altre strategie

Vi sono altre strategie che è possibile utilizzare. Nella sezione relativa alla *preven-*

zione delle ricadute del programma di BTSAS, è previsto un incontro su "Altre sostanze di abuso". Questa sessione può essere svolta in un momento diverso nel programma, se il tema interessa in modo particolare un gruppo di clienti, o potrebbe essere ripetuta in occasione degli incontri facoltativi, una volta terminato l'intero programma. Inoltre, se l'uso secondario di una sostanza si trasforma in abuso o dipendenza, o se la dipendenza da più sostanze diventa troppo problematica da essere trattata nel contesto di un programma di gruppo extraospedaliero, il terapeuta di BTSAS dovrebbe – con la collaborazione del team di salute mentale – inviare il cliente a un programma più intensivo. Ciò vale soprattutto nei casi in cui l'uso di più sostanze, o un qualsiasi tentativo di cessare il consumo, è potenzialmente letale o pone il cliente a un rischio molto alto (uso frequente di eroina endovena, tentativi di smettere di bere per il rischio di gravi sintomi di astinenza).

12.3
Crisi e BTSAS

Il programma di BTSAS è progettato per fornire un trattamento per l'uso di sostanze a clienti con SMPI e "doppia diagnosi" come una componente di un servizio di salute mentale sfaccettato che includa terapia psichiatrica e follow-up, *counseling* e *general case management* o servizi di assistenza sociale, a seconda dei casi. Come tale, è importante che il terapeuta che fornisce il BTSAS abbia contatti con il resto del team che ha in cura il cliente e con gli altri professionisti per fornire un servizio completo al cliente. Questa collaborazione tra fornitori di trattamento per l'uso di sostanze e di salute mentale è necessaria, considerati i numerosi e gravi problemi che questi clienti in genere presentano quando fanno ingresso in un ambiente terapeutico. Tale collaborazione è tanto più necessaria quando un cliente con SPMI presenta una crisi. Con il termine "crisi" noi indichiamo una situazione relativamente improvvisa e intensa che potrebbe produrre una conseguenza estremamente negativa, come uno scompenso psichiatrico o una ricaduta, la perdita dell'alloggio o l'espulsione dal trattamento. I clienti affetti da SPMI con "doppia diagnosi" possono andare incontro a una crisi per una serie di ragioni. Le situazioni da noi più frequentemente riscontrate in questa popolazione includono: la perdita dell'alloggio a causa dell'uso di droga continuato, il termine anticipato del trattamento di salute mentale dovuto all'uso continuato di sostanze, l'astinenza dalle sostanze e la necessità di trattamenti più intensivi.

12.3.1
Perdita dell'alloggio a causa dell'uso continuato di sostanze

Nella nostra popolazione di pazienti affetti da SPMI con "doppia diagnosi" residenti nel centro di Baltimora la perdita dell'alloggio a causa dell'uso continuato di sostanze è un problema frequente. Nel programma di BTSAS, seguiamo un approccio di riduzione del danno e incoraggiamo i clienti a partecipare agli incontri di gruppo anche se continuano a far uso di droga. Tuttavia, molti programmi di residenza sorvegliata, residenze nella comunità e situazioni abitative terapeutiche sovvenzionate dal governo spesso richiedono ai clienti di osservare l'astinenza e quanti risultano aver consumato sostanze vengono obbligati ad andarsene. Inoltre, anche la maggior parte delle opzioni abitative temporanee, come ricoveri a breve termine e altri programmi che forniscono alloggio per diverse settimane, richiede ai clienti di impegnarsi a non far uso di sostanze e non accetta clienti che usano o hanno recentemente usato sostanze. Ad esempio, molti programmi abitativi temporanei richiedono un periodo di 28-30 giorni di astinenza o un esame delle urine negativo per potervi accedere. Questo tipo di richieste possono rivelarsi impossibili per molti utilizzatori attivi affetti da SPMI. Abbiamo avuto molti clienti che hanno avuto ricadute: costoro hanno perso l'alloggio e sono diventati dei senza-tetto nell'arco di pochi giorni, entrando in una spirale costituita da allontanamento dal trattamento, mancata assunzione dei farmaci e scompenso dei sintomi, il che li porta a uscire dal programma di BTSAS e da altri trattamenti di salute mentale.

Diverse sono le strategie mediante le quali un terapeuta che fornisce il BTSAS può aiutare un cliente che ha problemi di alloggio. Innanzitutto, quando si organizza il programma di BTSAS, è necessario conoscere quali siano le strutture residenziali presenti nella vostra zona e stabilire un contatto con esse. Sarebbe utile che i terapeuti del BTSAS visitassero tali strutture, parlassero con il personale che vi opera e presentassero il modello di BTSAS, i suoi obiettivi e la filosofia alla sua base. Lo stabilire questi contatti sarà utile nel caso in cui un cliente del BTSAS abbia un problema urgente di alloggio – il conoscere un programma e il fatto che i professionisti conoscano voi può fare sì che l'invio avvenga in maniera più rapida ed efficiente. In secondo luogo, assicuratevi che il cliente capisca che siete disponibili ad aiutarlo nel caso si trovi a dover affrontare un problema di sistemazione abitativa. Fategli sapere che siete in contatto con diverse strutture e che se ne avrà bisogno potete dargli una mano. In terzo luogo, quando un cliente viene inviato al programma di BTSAS discutete con il team che lo ha in cura della situazione abitativa e delle possibili opzioni a disposizione. Se l'equipe che segue il paziente ha già pensato a ciò come a un potenziale problema e ha programmato un piano d'azione questo aspetto può solo essere di aiuto per voi.

12.3.1.1
Termine del trattamento per la salute mentale a causa dell'uso continuo di sostanze

Come accade per i programmi abitativi, molti centri di trattamento che servono clienti affetti da SMPI richiedono l'astinenza e allontanano i soggetti che non si presentano agli incontri a causa dell'uso di droga o non seguono le raccomandazioni terapeutiche. I clinici hanno le proprie ragioni nel mantenere questa linea di condotta, compreso il fatto che tenere in trattamento un cliente che continua a far uso di sostanze trasmetterebbe un messaggio sbagliato e farebbe pensare che nella clinica l'uso di droga è tollerato. Nel programma di BTSAS vengono accettati tutti coloro che desiderano entrare, compresi quelli che fanno attivamente uso di sostanze. Talvolta il consumo avviene a livelli troppo elevati per essere trattato ogni due volte alla settimana in un programma extra-ospedaliero. In tal caso il terapeuta deve valutare altre opzioni terapeutiche. Diversamente, la maggior parte dei clienti che usa attivamente sostanze viene incoraggiata a partecipare al trattamento. Noi abbiamo riesaminato le ragioni che ci hanno spinto a utilizzare questo approccio nella discussione sulla riduzione del danno. Il fatto che, a differenza di quanto avviene nella maggior parte delle cliniche, il programma di BTSAS incoraggi gli utilizzatori attivi di sostanze a partecipare comunque al trattamento, significa che il terapeuta che fornisce il BTSAS deve avere sviluppato un piano per gestire questo tipo di situazione. Lavorando con clienti nell'ambito del programma di BTSAS ci siamo spesso imbattuti in soggetti che erano minacciati di essere allontanati dal trattamento di salute mentale o lo erano stati effettivamente in quanto continuavano a far uso di sostanze. Una simile situazione, per quella che è la nostra esperienza, è sempre negativa per i clienti con SMPI in quando determina l'allontanamento dal programma di BTSAS o da un altro trattamento: spesso, ciò provoca il ritorno a un uso pesante della sostanza. Anche in questi casi, il terapeuta può prepararsi a tale evenienza in diversi modi. Innanzitutto, prima di cominciare il programma di BTSAS, dovrebbe parlare con gli altri membri del team terapeutico e con gli operatori della clinica e discutere le opzioni possibili per i clienti che non seguono il trattamento per la salute mentale. Se tutti i membri del team terapeutico e il personale della clinica comprendono la filosofia alla base del programma di BTSAS è possibile creare delle direttive per riconoscere i clienti a rischio di perdere troppi appuntamenti in modo che il problema possa essere affrontato prima che la situazione diventi critica. Inoltre, si potrebbe concordare un numero massimo di appuntamenti che il cliente dovrebbe saltare prima di essere allontanato, in modo che sia utilizzato un unico criterio standard. È anche importante stabilire con i fornitori di salute mentale il numero minimo di appuntamenti ai quali il cliente dovrebbe partecipare per non essere allontanato dal programma stesso. Spesso si fissano due o tre appuntamenti in una settimana (incontri individuali e di gruppo), ma è sufficiente la presenza a uno solo di questi incontri per rimanere in trattamento. Queste informazioni possono essere utilizzate per aiutare il cliente a partecipare a un incontro e poi ad aumentare il numero degli incontri cui presenziare.

In secondo luogo, molti sono gli strumenti del programma di BTSAS che possono essere utilizzati per migliorare il tasso di frequenza del cliente presso i servizi di salute mentale. Ad esempio, il terapeuta può utilizzare la partecipazione al programma di BTSAS come incentivo per aiutare i clienti a presentarsi anche agli altri appuntamenti clinici, ponendoli immediatamente dopo l'incontro di gruppo di BTSAS e accompagnando il cliente all'appuntamento. Inoltre, la frequenza agli appuntamenti clinici può essere l'obiettivo del *goal setting* nell'ambito degli incontri di BTSAS, consentendo al cliente e al terapeuta di eseguire un approfondito *problem-solving* circa la frequenza e le possibili soluzioni. Ciò è utile in quanto il cliente spesso spiega al terapeuta le ragioni delle assenze agli appuntamenti clinici e, molte volte, si tratta di motivi pratici o ragionevoli cui è possibile porre facilmente rimedio. Abbiamo avuto clienti che non potevano presenziare agli appuntamenti clinici alla mattina presto, ma continuavano ad avere appuntamenti in quell'orario della giornata. Concentrandosi su questo aspetto, nel *goal setting* il cliente e il terapeuta hanno sviluppato un *role-play* che prevedeva il chiedere al *counselor* di cambiare l'orario dell'appuntamento: il soggetto si esercitava in preparazione della reale conversazione con il suo fornitore di salute mentale. Il terapeuta di BTSAS può, inoltre, contattare telefonicamente il cliente per ricordargli gli appuntamenti e aiutarlo a superare i problemi che gli impediscono di presentarsi ad essi.

In terzo luogo, il terapeuta che opera nell'ambito del BTSAS deve assicurarsi che il cliente sappia che non verrà allontanato dal programma o dal trattamento di salute mentale in caso di ricaduta. È fondamentale che tale concetto venga ribadito sia all'inizio del trattamento, che durante lo stesso qualora il cliente segua anche un trattamento di salute mentale. Molti clienti affetti da SPMI, essendo stati magari allontanati da un trattamento perché continuavano a far uso di sostanze, non capiscono che la partecipazione al programma di BTSAS non dipende dall'essere in grado di osservare l'astinenza.

12.3.2
Astinenza dalle sostanze o necessità di un trattamento più intensivo dell'uso di sostanze

Talvolta i clienti sperimentano sintomi di astinenza o il livello di consumo è troppo elevato per essere trattato nell'ambito di un programma extra-ospedaliero bisettimanale. Alcuni clienti richiedono un ricovero per il disturbo da uso di sostanze da cui sono affetti. Come in altre situazioni critiche già illustrate, è sempre meglio essere preparati e avere un piano per far fronte alla crisi di astinenza o alla necessità di un trattamento più intensivo. In primo luogo, è fondamentale che il terapeuta del BTSAS conosca e sia in grado di riconoscere i più comuni sintomi di astinenza per le diverse sostanze di abuso, in modo da potersi accorgere immediatamente se la situazione sta diventando problematica. I clienti dovrebbero essere informati del fatto che l'astinenza da sostanze può essere pericolosa e che eventuali riduzioni significative – o la cessazione dell'uso – dovrebbero essere discusse nel gruppo e con il team di trattamento del disturbo mentale. Questa discussione dovrebbe avvenire mantenendo un tono positivo e di rinforzo, dato che il punto centrale è che il cliente vuol fare un cambiamento positivo nell'uso di sostanze. Inoltre, è anche importante sapere quando un cliente necessita di un trattamento ulteriore, oltre il programma di BTSAS. Il presentarsi agli incontri sotto l'effetto della sostanza o in stato di intossicazione e l'uso quotidiano o pesante, nonostante la partecipazione al programma di BTSAS, sono campanelli d'allarme che suggeriscono che il cliente non è in grado di fare a meno della sostanza neanche per un breve periodo di tempo. Se il cliente non riesce a partecipare ad alcuni incontri senza far uso di sostanze è improbabile che il programma di BTSAS possa essere di aiuto ed è possibile che il soggetto necessiti di cure più intensive. In secondo luogo, il terapeuta che fornisce il BTSAS deve conoscere le procedure cliniche per poter effettuare un invio per disintossicazione e sapere come e dove inserire il cliente in un trattamento per l'uso di sostanze ospedaliero o extra-ospedaliero intensivo. Raccogliere simili informazioni può essere complicato e alcuni aspetti dipendono dal fatto che il cliente abbia stipulato o meno un'assicurazione sanitaria. È quindi importante che il terapeuta di BTSAS sia a conoscenza di ciò per poter effettuare un invio e sappia quali potrebbero essere i programmi adatti a cui inviarlo se dovesse rendersi necessario. Infine, i clienti dovrebbero sapere all'inizio che l'invio a un altro programma potrebbe essere, in alcuni casi, un'opzione. Il BTSAS viene fornito con uno spirito di collaborazione; informare i clienti di ciò che li aspetta può solo facilitare la discussione circa gli invii e la loro attuazione, se necessario.

12.4
Riepilogo

La struttura del programma di BTSAS e le sue caratteristiche di rinforzo rendono più facile, rispetto ad altri trattamenti, un successo del programma. Tuttavia, i problemi non mancano e alcuni individui, in determinati momenti, non sono adatti a parteciparvi. Ciò è particolarmente vero quando vengono obbligati a farlo dai medici, dai familiari o dal sistema giudiziario. Questo capitolo ha trattato diversi problemi comuni, compreso l'aiutare i clienti ad adattarsi alla struttura e alle strategie del BTSAS e i modi di rapportarsi con quanti continuano a far uso di sostanze. Abbiamo anche rivisto alcune situazioni critiche che potrebbero verificarsi, come il rimanere senza alloggio, la perdita della possibilità di usufruire di altri tipi di servizi clinici e l'insorgere dei sintomi di astinenza.

A partire dalla metà degli anni '80, i ricercatori discutono dell'importanza dell'applicare ai *setting* di comunità quei trattamenti aventi un supporto empirico sviluppati nei centri di ricerca universitari. Per varie ragioni, il tasso di realizzazione dei trattamenti innovativi basati sulle evidenze è stato assai lento (Addis, 2002). L'*U.S. Surgeon General* (2000) ha indicato come la maggior parte dei clienti affetti da gravi disturbi mentali non riceva trattamenti basati sull'evidenza. Altre ricerche suggeriscono che gli interventi terapeutici ampiamente supportati dalla ricerca non vengono praticati altrettanto ampiamente negli ambienti di comunità (Goisman et al., 1999). Un motivo addotto per spiegare questa lenta diffusione è l'insistenza, da parte dei creatori di programmi terapeutici, su una completa aderenza al manuale o al protocollo di trattamento (Wiltsey Stirman et al., 2004). Solitamente, i manuali non offrono suggerimenti su come modificare o adattare i trattamenti per meglio conformarli alla realtà sociale. In questo capitolo vengono suggeriti alcuni possibili adattamenti e modifiche del trattamento di BTSAS e le strategie per attuarli.

13.1
Possibili adattamenti e modifiche

I nuovi interventi di salute mentale spesso sono mirati a un problema specifico e a particolari disturbi psichiatrici. Dal punto di vista della salute mentale nella comunità, tuttavia, l'effettuare un intervento mirato a un solo segmento della popolazione può essere considerato irrilevante o inefficace, considerata la variabilità dei profili diagnostici riscontrati in questi *setting*.

La terapia cognitivo-comportamentale dell'abuso di sostanze in comorbilità con disturbi mentali gravi. Alan S. Bellack, Melanie E. Bennett, Jean S. Gearon
© Springer-Verlag Italia 2011

13.1.1
Gruppi omogenei e disomogenei dal punto di vista diagnostico

Nonostante il nostro trattamento sia stato ideato per soggetti affetti da schizofrenia, la filosofia che ne sta alla base, le tecniche didattiche e le strategie in esso utilizzate arrecherebbero beneficio anche a individui affetti da altri gravi e persistenti disturbi mentali e disturbi da uso di sostanze in comorbidità. Per questo motivo, nel nostro trial clinico randomizzato abbiamo scelto di includere soggetti affetti da altri disturbi mentali gravi e persistenti, al fine di valutare se il trattamento possa essere applicato anche ad altre popolazioni. I dati che abbiamo ottenuto indicano che il trattamento è molto efficace sul comportamento correlato all'uso di sostanze in una più ampia popolazione di consumatori. Detto questo, fornire il trattamento di gruppo a persone con diversi disturbi mentali gravi e persistenti è una modifica legittima. Tuttavia, abbiamo alcune linee-guida e consigli per quanto riguarda la selezione dei partecipanti.

Innanzitutto, consigliamo di includere nel gruppo di BTSAS solo soggetti con diagnosi psichiatriche sull'Asse I del DSM-IV come schizofrenia, disturbo schizoaffettivo, disturbo bipolare e depressione maggiore ricorrente (American Psychiatric Association, 2000). Il trattamento non era progettato per soggetti affetti da disturbi da uso di sostanze e gravi disturbi psichiatrici sull'Asse II come il disturbo borderline di personalità. Inoltre, la componente grave e persistente del disturbo mentale è un elemento critico per il fatto che indica un livello predeterminato di disabilità. Ad esempio, per poter far parte del gruppo potrebbe essere richiesto, oltre a una diagnosi psichiatrica di Asse I, il percepimento di assegni sociali per invalidità mentale e uno stato di disoccupazione per più di un anno. Spesso, per stabilire la gravità e la persistenza di un disturbo mentale viene considerato il numero di precedenti ricoveri psichiatrici.

Una seconda raccomandazione consiste nel fare in modo che i membri del gruppo siano compatibili su importanti dimensioni comportamentali per consentire al gruppo stesso di procedere senza problemi e aiutare i partecipanti a sentirsi a proprio agio. Ad esempio, sarebbe meglio non inserire un soggetto affetto da depressione maggiore in un gruppo costituito da quattro o cinque schizofrenici cronici con sintomi negativi e problemi di mantenimento dell'igiene personale. Se dovete formare un gruppo costituito da soggetti con diverse diagnosi psichiatriche di Asse I è importante considerare il livello di funzionamento e le capacità verbali e di concentrazione dei soggetti. Ovviamente, considerata la natura delle malattie mentali gravi e persistenti, i sintomi e il livello di funzionamento variano nel tempo. L'obiettivo generale, comunque, consiste nel fare in modo che i membri del gruppo siano i più compatibili possibile su importanti misure comportamentali.

13.1.2
Dimensioni del gruppo

Il numero ideale di partecipanti al gruppo varia da quattro a sei. Le dimensioni relativamente ridotte aumentano la possibilità che ciascun membro abbia l'opportunità di mettere ripetutamente in pratica le abilità sociali considerate duranti gli incontri di gruppo e consente ai co-terapeuti di verificare, ripetutamente, che i partecipanti abbiano compreso ciò di cui si è discusso. Tuttavia, da un punto di vista gestionale, il servirsi di due terapeuti per due volte alla settimana per un periodo di 90 minuti per un gruppo costituito da appena 4-6 pazienti potrebbe non essere pratico. Per risolvere questo problema le dimensioni del gruppo dovrebbero essere aumentate a 6-8 pazienti. Con più di otto pazienti sarebbe assai difficoltoso coinvolgere i partecipanti nella serie di *role-play* richiesti per un efficace trattamento per le capacità sociali.

13.1.3
Limitazioni della *"managed care"* sul numero di incontri settimanali

Un secondo considerevole ostacolo nell'attuare pratiche basate sull'evidenza è costituito dalle limitazioni che la *managed care* pone sul numero di visite settimanali. Spesso le società di *managed care* limitano il numero degli incontri terapeutici (appuntamenti non farmacologici) a 24 all'anno. Con una valida argomentazione clinica, il terapeuta potrebbe riuscire ad aumentare le visite autorizzate a una alla settimana per un anno. Il nostro trattamento, comunque, è stato progettato con una frequenza di due volte alla settimana per 90 minuti per un periodo di sei mesi. Tale programmazione consente una sufficiente ripetizione delle capacità necessarie e delle informazioni mirate a modificare il comportamento correlato all'uso di sostanze in questa popolazione di pazienti. Se la *managed care* non autorizza l'effettuazione di 48 incontri in sei mesi, il BTSAS può essere modificato nel seguente modo. Innanzitutto, potrebbe essere effettuato una volta alla settimana per 12 mesi anziché due volte alla settimana per sei mesi. Pur non essendo questo il format ideale, potrebbe essere l'unica possibilità attuabile in alcuni *setting*. I lati negativi di un trattamento con frequenza settimanale sono la ridotta opportunità di uno stretto controllo sull'uso di sostanze (ad es., l'esame delle urine verrebbe effettuato solo una volta alla settimana) e la minore possibilità di risoluzione dei problemi e di individuazione delle strategie utili per affrontare stimoli, *craving* e spinte impellenti a far uso della sostanza. Ovviamente, maggiore è l'esposizione a un supporto positivo, maggiori sono le probabilità che i membri del gruppo riescano a modificare il proprio comportamento correlato all'uso di sostanze. Per compensare tale aspetto, ai membri del gruppo si potrebbe chiedere di presentarsi per brevi controlli, sia per sottoporsi a esame delle urine, sia per consentire al terapeuta di fornire supporto e strategie volte a ridurre o mantenere un comportamento privo di sostanze.

Un secondo modo per modificare il trattamento consiste nel mantenere la durata di sei mesi riducendo però il contenuto o il materiale trattato. Sebbene la sezione relativa al *social skills training* debba rimanere intatta, quelle relative a educazione e capacità di *coping* e quella dedicata al *problem solving* e alla prevenzione delle ricadute possono subire delle modifiche. Ad esempio, nella sezione relativa a educazione e capacità di *coping*, gli incontri dedicati all'HIV e all'epatite C potrebbero essere eliminati. Se la maggior parte dei membri del gruppo non è affetta da schizofrenia l'incontro sull'interazione fra droga/alcool e schizofrenia può essere evitato.

In caso di cambiamenti nel programma, i terapeuti possono distribuire delle fotocopie ai partecipanti in cui venga illustrata in modo chiaro e semplice l'interazione tra sostanze illecite e farmaci da prescrizione e venga spiegato l'impatto delle sostanze illecite sulla sintomatologia psichiatrica. I terapeuti – o i *case manager* – potrebbero essere invitati a rivedere queste informazioni con i propri pazienti durante gli incontri individuali.

Altri adattamenti possono includere una riduzione dei temi trattati nella sezione PS/RP. Abbiamo proposto e illustrato nove argomenti per questo segmento di BTSAS. I terapeuti potrebbero individuarne e sceglierne uno o due che ritengono particolarmente attinenti alla propria popolazione clinica invece di trattare tutti e nove i temi proposti.

13.1.4
Un terapeuta invece di due

Sarebbe preferibile che i gruppi dedicati alle abilità sociali venissero condotti da due leader in quanto, per una persona sola, l'insegnare le varie capacità, lo stare al passo con il programma e il mantenere costantemente il controllo sul gruppo è un compito difficile. Inoltre, un co-leader può facilitare enormemente la dimostrazione e il modellamento di nuove capacità ed essere di aiuto nel suggerire ai clienti durante l'esecuzione dei *role-play*. Questa soluzione, però, potrebbe essere troppo costosa per cliniche che non hanno finanziamenti sufficienti. Per affrontare questo problema offriamo le seguenti soluzioni.

Se la clinica è affiliata a un istituto accademico o può accedere alla popolazione degli studenti una possibilità consiste nel far svolgere il ruolo di co-terapeuta a uno studente o a un tirocinante. Tale ruolo può essere rivestito da studenti del corso per infermieri, tirocinanti in psichiatria, interni in psicologia e assistenza sociale e studenti laureati in psicologia che desiderano fare esperienza clinica prima dell'internato. Sarebbe utile considerare anche gli studenti che stanno seguendo un corso di specializzazione e sono interessati a un dottorato in psicologia clinica o desiderano avere una maggiore esperienza clinica. I tirocinanti, pur non ricevendo una ricompensa di carattere economico hanno comunque l'opportunità di ricevere un *training* in un trattamento basato sull'evidenza e di lavorare a contatto con la popolazione clinica.

In alternativa, in qualità di assistente è possibile avvalersi dell'aiuto di un consumatore con un funzionamento relativamente alto e con un significativo periodo di astinenza da sostanze. Questa persona può aiutare a gestire gli aspetti pratici quali il raccogliere i campioni di urina, il girare i fogli del tabellone, il fornire esempi delle capacità ai membri del gruppo e partecipare ai *role-play* come figura di riferimento. I vantaggi dell'usare un consumatore come assistente sono l'esposizione dei membri del gruppo a un modello e la sensazione di importanza sperimentata dal consumatore stesso, essendogli stata affidata la responsabilità di aiutare gli altri, il che contribuisce positivamente al suo senso del sé e al processo di guarigione.

Gli assistenti consumatori devono essere comunque attentamente selezionati. È necessario prestare particolare attenzione al rapporto che questo soggetto può avere

– o potrebbe sviluppare nel tempo – con i partecipanti. Ad esempio, questa persona fa già parte, o potrebbe fare parte, di un altro gruppo insieme ad alcuni dei partecipanti? Vi è sovrapposizione o una possibile sovrapposizione di sistemazioni abitative? Idealmente, questa persona dovrebbe essere un estraneo per i partecipanti, per evitare problemi relazionali o doppi ruoli, sia all'esterno, che all'interno del gruppo.

Se non si può far altro che avvalersi dell'aiuto di un terapeuta per la conduzione del gruppo, questi dovrà selezionare in maniera molto attenta i membri del gruppo che non dovrebbero presentare comportamenti disturbanti, essere stabili da un punto di vista psichiatrico e facilmente gestibili. Per facilitare l'esecuzione dei *role-play* questa persona dovrà fornire dimostrazioni della capacità target, aiutare i clienti durante le simulazioni e stabilire l'andamento del gruppo, oltreché occuparsi di aspetti pratici quali il raccogliere i campioni di urine e l'assegnare i compiti a casa. Ciò è impegnativo ma non impossibile. Per alleviare questo onere le dimensioni del gruppo dovrebbero essere limitate a quattro membri anziché sei.

13.2
Strategie per attuare il BTSAS nelle cliniche pubbliche

Un approccio comune per effettuare nuovi trattamenti nei *setting* clinici consiste nel presentare al personale i risultati positivi associati al trattamento (Torrey et al., 2001). Questo approccio si è rivelato efficace per le case farmaceutiche, ma ha avuto meno successo per la diffusione di trattamenti psicosociali o comportamentali. Una strategia migliore è il "*knowledge utilization method*", che prevede il promuovere e il diffondere più attivamente i trattamenti individuando e cercando di eliminare le barriere organizzative che ne ostacolano l'applicazione e il discuterne approfonditamente con gli addetti interessati (Wiltsey Stirman et al., 2004).

13.2.1
Integrazione nei servizi clinici

Tutti i modelli di diffusione sottolineano la necessità di un'attenta pianificazione a causa delle difficoltà associate all'introduzione di modifiche in strutture organizzative e culture già esistenti. La fase di pianificazione comporta una valutazione del *setting* o del sistema e il garantirsi la collaborazione di amministratori e terapeuti. L'atteggiamento dei componenti il sistema interessato, le risorse disponibili per supportare il nuovo trattamento e le necessità del *setting* di salute mentale nella comunità, sono tutti fattori importanti da considerare. Ad esempio, sia i clinici che gli amministratori devono ritenere che il trattamento possa arrecare beneficio a un gran numero di consumatori. Considerata la diffusione dell'abuso di sostanze tra i soggetti con malattie mentali gravi e persistenti, ciò raramente costituisce un problema. Diversi ricercatori consigliano di eseguire una valutazione del grado di prontezza ad adottare il nuovo trattamento per individuare eventuali ostacoli che potrebbero interferire con la sua applicazione (Backer, 1995, 2000; Lehman et al., 2002). Una simile analisi comporta la valutazione del grado di motivazione a cambiare tra personale e amministratori, dell'adeguatezza delle risorse a supporto del trattamento (ad es., il tempo dedicato dal personale) e dell'atmosfera organizzativa (ad es., il grado in cui gli impiegati considerano l'ambiente di lavoro come positivo e benefico), tutti fattori che influiscono sulla fornitura di un nuovo intervento (Lehman et al., 2002). Per facilitare questa analisi è possibile utilizzare dei questionari (Backer, 1995; Lehman et al., 2002).

La riuscita effettuazione di un nuovo trattamento – come il BTSAS – è spesso influenzata da come viene presa la decisione di adottare l'intervento. L'evidenza suggerisce che le decisioni effettuate solamente dagli amministratori portano a una diffusione più rapida ma meno incisiva (Backer et al., 1986; Henggeler et al., 2002). In parte, la tendenza a demandare le decisioni può essere dovuta alla percezione del personale che gli amministratori sono indifferenti alle loro necessità ed esigenze quotidiane e i clinici, a loro volta, potrebbero risentirsi del fatto che vengano loro imposte strategie terapeutiche da amministratori che non hanno esperienza clinica. Le decisioni collettive sono meno suscettibili di questo tipo di resistenze, ma il processo di decisione – in genere – richiede più tempo in quanto devono essere consultati anche coloro che operano all'interno dell'ente (Rogers, 1995; Wiltsey Stirman et al., 2004).

Come abbiamo già avuto modo di sottolineare, nella diffusione delle teorie si consiglia l'impiego di una task force, di un comitato consultivo o di programmazione che coinvolga le parti in causa e, se possibile, di consumatori, fornitori di servizi di salute mentale e funzionari degli enti coinvolti. Torrey e colleghi (2002) hanno riscontrato che il coinvolgimento delle parti era fondamentale per l'attuazione di un trattamento integrato per soggetti con "doppia diagnosi" (DDT; Drake et al., 2001) e contribuisce in modo significativo a superare la riluttanza del terapeuta.

13.2.2
Lavorare con i professionisti di salute mentale

È fondamentale che il trattamento venga istituito all'interno della struttura che eroga il servizio clinico. Il BTSAS è stato concepito per essere parte integrante dei sistemi cui appartengono i servizi di salute mentale e non semplicemente come una terapia aggiuntiva al pari, ad esempio, di un trattamento di gruppo per il benessere della persona o per una corretta gestione dei farmaci. Per tale motivo, il punto di invio per i consumatori dovrebbe essere indicato fin dall'inizio ed è fondamentale stabilire un rapporto di collaborazione con i professionisti e gli enti coinvolti nel trattamento quotidiano dei clienti che partecipano a un gruppo mirato al miglioramento delle abilità sociali.

Lo stabilire un rapporto con altri professionisti è un compito gratificante ma non sempre facile in quanto richiede pazienza, flessibilità e impegno da parte dei leader. In molti casi l'integrazione del *social skills training* in un ambiente ospedaliero, in un programma di trattamento diurno o in una residenza protetta, richiede un orientamento formale del personale. Come avviene quando si introduce un nuovo intervento terapeutico, non è raro che vi sia una certa resistenza o sospettosità da parte del personale. I leader devono occuparsi direttamente di eventuali problemi o preoccupazioni che possono sorgere tra i membri del personale e cercare di creare entusiasmo nei confronti dello *skills training*.

I leader dovrebbero spiegare come il *social skills training* e le tecniche che questo comporta possono essere utili non solo nell'affrontare i déficit di capacità dei clienti, ma anche nell'aiutare il personale a gestire i comportamenti problematici degli stessi. È inoltre auspicabile che i leader del gruppo abbiano un'idea di quali siano le problematiche che il personale sta affrontando nel rapporto con i clienti e siano in grado di spiegare in che modo lo *skills training* possa essere utilizzato per affrontarle in modo specifico. Oltre all'uso di sostanze, tra i problemi che comunemente il personale che lavora in residenze di comunità deve affrontare, vi sono le frequenti discussioni tra i clienti e il rifiuto di svolgere determinati compiti o assumere i farmaci prescritti. Questi problemi, pur essendo frequenti, rendono più stressante il lavoro del personale e ogni resistenza nel gestirli è, solitamente, bene accolta.

Molte sono le modalità attraverso le quali i leader del gruppo possono orientare il personale alla filosofia e ai principi del *social skills training*. Una copia del capitolo 3 di questo volume, che riguarda la nostra filosofia di trattamento, è in grado di fornire informazioni dettagliate. I laboratori organizzati per delineare i principi del *training* comportamentale e le tecniche di *social skills* offrono un modo interattivo ed efficiente per fornire informazioni al personale.

I leader del gruppo dovrebbero rimanere in contatto con il personale attraverso incontri regolari (idealmente con frequenza settimanale). I leader del gruppo possono utilizzare questi incontri per monitorare ciò che accade al di fuori del gruppo e fornire al personale informazioni su quali argomenti o abilità verranno trattati negli incontri di gruppo settimanali. Ciò offre ai terapeuti l'opportunità di venire a conoscenza di eventuali modifiche della terapia farmacologia e di discutere di eventuali cambiamenti dell'intensità o dell'andamento dei sintomi durante gli incontri di gruppo. I membri del team terapeutico possono essere utili ai terapeuti che operano nell'ambito del BTSAS fornendo loro informazioni sull'insorgenza di eventuali eventi stressanti nella vita del consumatore. Ad esempio, se un cliente si è recentemente trasferito in un nuovo alloggio e ha un compagno di stanza che ascolta musica a volume molto alto, durante gli incontri di gruppo può essere utile farlo esercitare a chiedere al compagno di stanza di abbassare il volume per rafforzare l'acquisizione e la generalizzazione delle capacità. Tanto più le capacità sono attinenti alla vita quotidiana, quanto più esse verranno utilizzate e messe in pratica al di fuori del gruppo.

Una domanda frequentemente rivolta da altri professionisti di salute mentale è come il BTSAS si integri con altri gruppi di trattamento dell'abuso di sostanze quali AA, NA o *"double trouble"*. A tale proposito, è importante sottolineare che il BTSAS non intende sostituire gruppi di auto-aiuto come questi, ma dovrebbe essere considerato come un intervento terapeutico aggiuntivo. Piuttosto, bisogna stare attenti nel caso in cui i terapeuti, il personale o gli enti che erogano il BTSAS si riferiscano a differenti filosofie di trattamento per l'uso di sostanze. Ad esempio, il personale potrebbe non accettare un modello di riduzione del danno. I programmi di alloggio o di trattamento possono seguire una politica che prevede l'espulsione dei soggetti che hanno una ricaduta (ad es., uno *"strike"* e sei fuori). In tali casi suggeriamo che i terapeuti del gruppo richiedano che i soggetti coinvolti nel gruppo BTSAS siano contattati prima di quelli che devono essere dimessi in modo che possa realizzarsi un piano attivo garantendo un alloggio o trattamenti alternativi. In situazioni simili, è fondamentale sviluppare un rapporto di stretta collaborazione con i *case manager* dei pazienti. Il fornire al personale articoli o informazioni che sostengano l'utilizzo del modello di riduzione del danno potrebbe favorire una maggiore accettazione di questo modello.

13.2.3
Coprire i costi

I trial clinici e lo sviluppo del trattamento sono ben supportati dai fondi di ricerca federali che rendono più facile coprire i costi degli esami delle urine, dei rinfreschi organizzati per i *"graduation parties"*, del *training* dei terapeuti, della costante supervisione da parte di esperti e, anche, del tempo dedicato dal terapeuta. Per aiutare a superare questo potenziale ostacolo noi suggeriamo diverse strategie.

Come ricompensa per aver fornito campioni di urine puliti invece del denaro è possibile fare omaggio di buoni o coupon da spendere presso alcuni rivenditori. Spesso, quando vengono contattati dal personale clinico o dalla direzione per valutare se siano disposti a sostenere un progetto innovativo mirato ad aiutare le persone a smetter di far uso di sostanze, molti punti vendita o catene alimentari o di ristorazione (ad es., *Wal-Mart, Target, Subway*, drogherie o piccoli negozi di abbigliamento) si dimostrano ben disposti a fornire il proprio contributo. Per aumentare il valore intrinseco dei coupon i clinici potrebbero voler sorvegliare in modo informale il paziente per stabilire in quali negozi si rechi solitamente e quali siano le rivendite più pratiche in termini di collocazione. Ad esempio, il personale può ritenere interessanti i buoni di *Wal-Mart* ma il consumatore potrebbe avere difficoltà a recarvisi in bus o sentirsi intimidito dalle dimensioni del grande magazzino e preferire un negozio più alla sua portata e, magari, più piccolo.

I potenziali donatori di merce possono essere contattati di persona o tramite lettera. Se si decide di contattarli di persona portate con voi una breve descrizione del progetto. Assicuratevi che sulla lettera sia riportato il nome della persona da contattare in caso di adesione. Il consegnare di persona la lettera può essere efficace per il fatto di poter rispondere a eventuali domande che il rivenditore potrebbe rivolgervi riguardo al progetto e ai suoi partecipanti. Dall'altra parte, l'inviare delle lettere è più pratico e consente di sollecitare donazioni da parte di molti rivenditori simultaneamente. Le lettere dovrebbero riportare l'intestazione della clinica e una descrizione del progetto e di come i buoni verrebbero utilizzati.

Una possibile strategia per garantire il sovvenzionamento di aspetti più onerosi quali il *training* del personale, l'acquisto di manuali e la costante supervisione consiste nel rispondere alle domande presentate da fondazioni private. Spesso le fondazioni statali e private sono interessate a contribuire a programmi mirati ad aiutare le persone a smettere di far uso di droghe o alcool, soprattutto se sono rivolti alle popolazioni "a rischio". Queste domande possono fornire un sostegno di 1.000-50.000 dollari. L'aspetto negativo dell'assicurarsi i fondi esternamente è che il denaro è garantito solo per uno o due anni. Tuttavia, tali fondi potrebbero aiutare a coprire il costo del *training* del personale, dei manuali e della supervisione per un anno. Ricordiamo che tali spese devono essere affrontate nei primi due anni di attuazione del progetto.

Un'altra strategia per coprire i costi consiste nell'operare a livello comunitario, statale o nazionale, entrando a far parte di iniziative volte a fornire trattamenti basati sulle evidenze ai consumatori dei servizi di salute mentale. Ad esempio, diversi stati – tra cui Hawaii (Chorpita et al., 2002), Ohio (Biegel et al., 2003), Oregon (Chamberlain, 2003), New Hampshire e Maryland (Goldman et al., 2001) – hanno già dato avvio a simili iniziative. Infatti, enti quali il NIHM, la *U.S Substance Abuse and Mental Health Services Administrations* (SAMSHA) e fondazioni private attualmente forniscono sovvenzionamenti agli stati che vogliono adottare pratiche basate sull'evidenza. Quindi, l'associarsi a dipartimenti di salute mentale per favorire lo studio e l'adozione di pratiche basate sulle evidenze può assicurare la disponibilità di fondi per garantire infrastrutture e *training* adeguati per un lungo periodo di tempo (Goldman et al. 2001). Ovviamente, questa è una strategia che richiede tempo; tuttavia, se si rivelasse efficace fornirebbe il sostegno maggiore e più a lungo termine per l'applicazione del trattamento.

13.3
Riepilogo

Questo riepilogo individua – per i fornitori di trattamento e i manager dei centri di salute mentale pubblici – possibili adattamenti e modifiche al BTSAS che potrebbero facilitarne l'applicazione in ambienti extra-ospedalieri. Le possibili strategie per effettuare e adottare il programma di BTSAS nei servizi terapeutici sono già state descritte. In modo specifico, sono stati forniti suggerimenti per la gestione del personale e la copertura dei costi. L'attuare interventi innovativi in *setting* di comunità oberati di lavoro e con scarse risorse può essere un grandissimo impegno. Il nostro obiettivo consiste nell'offrire ai soggetti suggerimenti utili per poter realizzare il nostro trattamento.

Sulla piattaforma Springer Extras (http://extras.springer.com, password: 978-88-470-1620-0) sono disponibili delle schede riepilogative sui seguenti argomenti:

- **Schede relative alla prevenzione delle ricadute e al problem solving**

  Gestione del denaro - Gestire i sintomi 1 - Gestire i sintomi 2 - Gestire il sentimento di noia - Gestire la depressione o lo stress - Gestire la scarsa motivazione - Gestire le cadute - Incontri opzionali - Introduzione alla prevenzione delle ricadute - Rifiuto della droga - Uso di altre sostanze

- **Schede relative alle abilità sociali e al training mirato al miglioramento delle capacità di rifiuto della droga**

  Breve conversazione - Capacità di rifiuto della droga I - Capacità di rifiuto della droga II - Capacità di rifiuto della droga III - Capacità di rifiuto generiche - Fare programmi con un amico

- **Schede relative all'educazione e all'intervento mirato al miglioramento delle abilità di coping**

  Abitudini, Craving, Fattori scatenanti e situazioni ad alto rischio - Aspetti positivi e negativi - Basi biologiche – Epatite – Evitamento - Fuga e rifiuto - HIV I_definizioni - HIV II_riduzione del rischio - HIV III_pratica - Interazione di droghe e SPMI

- **Schede relative all'esame delle urine con procedura basata sugli interventi di contingenza e alle regole del gruppo**

  Pagamento per negatività degli esami delle urine - Regole del gruppo

Bibliografia

Addington, J., & el-Guebaly, N. (1998). Group treatment for substance abuse in schizophrenia. *Canadian Journal of Psychiatry,* 43(8), 843-845.

Addis, M. E. (2002). Methods for disseminating research products and increasing evidence-based practice: promises, obstacles, and future directions. *Clinical Psychology: Science and Practice,* 9(4), 367-368.

Albanese, M. J., Bartel, R. L., Bruno, R. F., Morgenbesser, M. W., & Schatzberg, A. F. (1994). Comparison of measures used to determine substance abuse in an inpatient psychiatric sample. *American Journal of Psychiatry,* 151 (7), 1077-1078.

American Psychiatric Association. (1994). *Diagnostic and statistical manual of mental disorders* (4th Ed., DSM-IV). Washington, DC: Author. American Psychiatric Association. (2000). Diagnostic and statistical manual of mental disorders (4th Ed., Text Rev., DSM-IV). Washington, DC: Author.

Annis, H. M., & Davis, C. S. (1989). Relapse prevention. In R. K. Hester & W. R. Miller (Eds.), *Handbook of alcoholism treatment approaches* (pp. 170-182). New York Pergamon.

Appleby, L., Dyson, V., Altman, E., & Luchins, D. J. (1997). Assessing substance use in multiproblem patients: Reliability and validity of the Addiction Severity Index in a mental hospital population. *Journal of Nervous and Mental Disease*, 185(3), 159-165.

Appleby, L., Dyson, V., Altman, E., McGovern, M. P., & Luchins, D. J. (1996). Utility of the Chemical Use, Abuse, and Dependence scale in screening patients with severe mental illness. *Psychiatric Services*, 47(6), 647-649.

Backer, T. (1995). Assessing and enhancing readiness for change: Implications for technological transfer. In T. Backer, S. David, & D. Soucy (Eds.), *Reviewing the behavioral science knowledge base on technology transfer* (pp. 21-41). (NIDA Research Monograph 155, NIDA publication No. 95-4035). Rockville, MD: National Institute on Drug Abuse.

Backer, T. (2000). The failure of success: Challenges of disseminating effective substance abuse prevention programs. *Journal of Community Psychology,* 28, 363-373.

Backer, T., Liberman, R. P., & Kuehnel, T. G. (1986). Dissemination and adoption of innovative psychosocial interventions. *Journal of Consulting and Clinical Psychology,* 54,111-118.

Baker, A., Boggs, T. G., & Lewin, T. J. (2001). Randomized controlled trial of brief cognitive-behavioural interventions among regular users of amphetarnine. *Addiction*, 96, 1279-1287.

Bandura, A. (1969). *Principles of behavior modification.* New York Holt, Rinehart, & Winston.

Barrowclough, C., Haddock, G., Tarrier, N., Lewis, S., Moring, J., O'Brien, R., et al (2001). Randomized controlled trial of motivational interviewing, cognitive behavior therapy, and family intervention for patients with comorbid schizophrenia and substance use disorders. *American Journal of Psychiatry,* 158, 1706-1713.

Bellack, A. S. (2004). Skills training for people with severe mental illness. Psychiatric Rehabilitation Journal 27, 375-391.

Bellack, A. S., Bennett, M. E., Gearon, J. S., Brown, C. H., & Yang, Y. (2006). A randomized clinical trial of a new behavioral treatment for drug abuse in people with severe and persistent mental illness. *Archives of General Psychiatry,* 63, 426-532.

Bellack, A. S., & Blanchard, J. J. (1993). Schizophrenia: Psychopathology. In A. S. Bellack & M. Hersen (Eds.), *Psychopathology in adulthood: An advanced tex* (pp. 216-233). Needham, MA: Allyn & Bacon.

Bellack, A. S., & DiClemente, C. C. (1999). Treating substance abuse among patients with schizophrenia. *Psychiatric Services.* 50, 75-80.

Bellack, A. S., & Gearon J. S. (1998). Substance abuse treatment for people with schizophrenia. *Addictive Behaviors,* 6,749-766.

Bellack, A. S., Gold, J. M., & Buchanan, R. W. (1999). Cognitive rehabilitation for schizophrenia: problems, prospects, and strategies. *Schizophrenia Bulletin,* 25(2), 257-274.

Bellack, A. S., Mueser, K. T., Gingerich, S., & Agresta, J. (1997). (Eds.). *Social skills training for schizophrenia: A step-by-step guide.* New York Guilford.

Bellack, A. S., Mueser, K. T., Gingerich, S., & Agresta, J. (2004). *Social skills training for schizophrenia: A step-by-step guide* (2nd ed.). New York Guilford.

Bennett, M. E., & Barnett, B. (2003). Dual-diagnosis. In M. Hersen & S. M. Turner (Eds.), *Adult psychopathology and diagnosis* (4th ed., pp. 36-71). New York Wiley.

Bergman, H. C., & Harris, M. (1985). Substance abuse among young adult chronic patients. *Psychological Rehabilitation Journal* 9, 49-54.

Biegel, D., Kola, L., Ronis, R., Boyle, P., Delos Reyes, C., & Wieder, B. (2003). The Ohio substance abuse and mental illness coordinating center of excellence: Implementation support for evidenced based practice. *Research on Sodal Work Practice,* 13, 531-545.

Bien, T. H., Miller, W. R., & Tonigan, T. S. (1993). Brief interventions for alcohol problems: A review. *Addiction,* 88, 315-336.

Breakey, W. R., Calabrese, L., Rosenblatt, A., & Crum, R. M. (1998). Detecting alcohol use disorders in the severely mentally ill. *Community Mental Health Journal* 34(2),165-174.

Carbonari, T. P., DiClemente, C. C., & Zweben, A. (1994). *A readiness to change scale: Its development, validation and usefulness.* Presented at the annual meeting of the AABT, San Diego, CA.

Carey, K. B., Carey, M. P., Maisto, S. A., & Purnine, D. M. (2002). The feasibility of enhancing psychiatric outpatients' readiness to change their substance use. *Psychiatric Services,* 53, 602-608.

Carey, K. B., Cocco, K. M., & Correia, C.T. (1997). Reliability and validity of the Addiction Severity Index among outpatients with severe mental illness. *Psychological Assessment,* 9(4),422-428.

Carey, K. B., & Correia, C. T. (1998). Severe mental illness and addictions: Assessment considerations. *Addictive Behaviors,* 23(6), 735-748.

Carey, M. P., Carey, K. B., & Kalichman, S. C. (1997). Risk for human immunodeficiency virus (HIV) infection among persons with severe mental illnesses. *Clinical Psychology Review,* 17,271-291.

Carroll, K. M., Power, M. E. D., Bryant, K., & Rounsaville, B. T. (1993). One-year follow-up status of treatment-seeking cocaine abusers: Psychopathology and dependence severity as predictors of outcome. *Journal of Nervous and Mental Disease,* 181,71-79.

Carroll, K. M., Rounsaville, B. T., & Gawin, F. H. (1991). A comparative trial of psychotherapies for ambulatory cocaine abusers: Relapse prevention and interpersonal psychotherapy. *American Journal of Drug and Alcohol Abuse,* 17,229-247.

Chamberlain P. (2003). *Treating chronic juvenile offenders: Advances made through the Oregon multidimensional treatment foster case model Law and public policy.* Washington, DC: American Psychological Association.

Chiauzzi, E. T. (1991). *Preventing relapse in the addictions: A biopsychosocial approach.* New York Pergamon.

Chorpita, B. F., Yim, L. M., Donkervoet, T. C., Arensdorf, A., Amundsen, M. T., & McGee, C. (2002). Toward large scaled implementation of empirically supported treatment for children: A review and observations by the Hawaii Empirical Basis to Services Task Force. *Clinical Psychology: Science and Practice,* 9, 165-190.

Cocco, K. M., & Carey, K. B. (1998). Psychometric properties of the Drug Abuse Screening Test in psychiatric outpatients. *Psychological Assessment*, 10(4),408-414.

Corse, S. T., Herschinger, N. B., & Zanis, D. A. (1995). The use of the ASI with persons with severe mental illness: Face validity. *Psychosocial Rehabilitation Journal* 19(1), 9-18.

Daley, D. C., Salloum, I. M., Zuckoff, A., Kirisci, L., & Thase, M. E. (1998). Increasing treatment adherence among outpatients with depression and cocaine dependence: Results of a pilot study. *American Journal of Psychiatry*, 155, 1611-1613.

Daley, D. C., & Zuckoff, A. (1998). Improving compliance with the initial outpatient session among discharged inpatient dual diagnosis clients. *Sodal Work*, 43, 470-473.

Dawe, S., Seinen, A., & Kavanagh, D. (2000). An examination of the utility of the AUDIT in people with schizophrenia. *Journal of Studies on Alcohol* 61(5),744-750.

DiClemente, C. C., Carbonari, T. P., Montgomery, R. P. G., & Hughes, S. O. (1994). The Alcohol Abstinence Self-Efficacy scale. *Journal of Studies on Alcohol* 55, 141-148.

DiClemente, C. C., Fairhurst, S. K., & Piotrowski, N. A. (1995). Self-efficacy and addictive behaviors. In T. Maddux (Ed.), *Self-efficacy, adaptation and adjustment: Theory, Research and Application*. New York Plenum.

DiClemente, C. C., & Hughes, S. O. (1990). Stages of change profiles in outpatient alcoholism treatment. *Journal of Substance Abuse, 2*, 217-235.

Dixon, L. (1999). Dual diagnosis of substance abuse in schizophrenia: Prevalence and impact on outcomes. *Schizophrenia Research*, 35, S93-SI00.

Dixon, L., Haas, G., Weiden, P., Sweeney; T., & Franees, A. (1990). Acute effects of drug abuse in schizophrenic patients: Clinical observations and patients' self-reports. *Schizophrenia Bulletin*, 16(1),69-79.

Drake, R. E., & Bellack, A. S. (2005). Psychiatric rehabilitation. In B. T. Sadock & V. A. Sadock (Eds.), *Kaplan and Sadock's comprehensive textbook of psychiatry* (pp. 1476-1486). Philadelphia: Lippincott, Williams &Wilkins.

Drake, R. E., Essock, S. M., Shaner, A., Carey, K. B., Minkoff, K., Kola, L., Lynde, D., Osher, F. C., Clark. R. E., & Rickards, L. (2001). Implementing dual diagnosis services for clients with severe mental illness. *Psychiatric Services*, 52, 469-476.

Drake, R. E., McHugo, G. T., & Noordsy, D. L. (1993). Treatment of alcoholism among schizophrenic outpatients: 4-year outcomes. *American Journal of Psychiatry*, 150,328-329.

Drake, R. E., Mueser, K. T., Brunette, M. F., & McHugo, G. T. (2004). A review of treatments for people with severe mental illnesses and co occurring substance use disorders. *Psychiatric Rehabilitation Journal* 27, 360-374.

Drake, R. E., Mercer-McFadden, C., Mueser, K. T., McHugo, G.T., & Bond, G.R. (1998). Review of integrated mental health and substance abuse treatment for patients with dual disorders. *Schizophrenia Bulletin*, 24, 589-608 .

Drake, R. E., Osher, F. C. Noordsy, D. L., Hurlburt, S. C., Teague, G. B., & Beaudett, M. S. (1990). Diagnosis of alcohol use disorders in schizophrenia. *Schizophrenia Bulletin*, 169(1), 57-67.

Dumaine, M. L. (2003). Meta-analysis of interventions with co-occurring disorders of severe mental illness and substance abuse: Implications for sodal work practice. *Research on Social Work Practice.* 13, 142-165.

First, M. B. Spitzer, R. L., Gibbon, M., & Williams, T. B. W. (1994). *Structured clinical interview for DSM-IV Axis I disorders*. New York Bio metrics Research Department, New State Psychiatric Institute.

Gearon, J. S., Bellack, A S., Rachbeisel, J., & Dixon, L. (2001). Drug-use behavior and correlates in people with schizophrenia. *Addictive Behaviors*, 26(1), 51-61.

Gearon, J. S., Kaltman, S.I., Brown, C., & Bellack, A. S. (2003). Traumatic life events and PTSD in substance disordered women with schizophrenia. *Psychiatric Services*, 54, 523-528.

Goisman, R, Warshaw, M., & Keller, M. (1999). Psychosocial treatment prescriptions for generalized anxiety, panic disorder and social phobia, 1991-1996. *American Journal of Psychiatry*, 156, 1819-1821.

Goldman, H., Drake, R, Gorman, P., Hogan, M., Hyde, P., & Morgan, O. (2001). Policy Implications for implementing evidenced-based practices. *Psychiatric Services*, 52, 591-1597.

Grant, B. F., & Harford, T. C. (1995). Comorbidity between DSM-IV alcohol use disorders and major depression: Results of a national survey. *Drug and Alcohol Dependence,* 39, 197-206.

Grella, C. E. (1996). Background and overview of mental health and substance abuse treatment systems: Meeting the needs of women who are pregnant or parenting. *Journal of Psychoactive Drugs,* 28(4), 319-343.

Haddock, G., Barrowclough, C., Tarrier, N., Moring, J., O'Brien, R, Schofield, N. et al. (2003). Cognitive-behavioural therapy and motivational intervention for schizophrenia and substance misuse. 18-month outcomes of a randomized controlled trial. *British Journal of Psychiatry,* 183,418-426.

Hall, S. M., Wasserman, D. A, & Havassy, B. E. (1991). Relapse prevention. In R W. Pickens, C. G. Leukefeld, & C. R Schuster (Eds.), *Improving drug abuse treatment* (pp. 279-292). Rockville, MD: National Institute on Drug Abuse. NIDA Research Monograph No. 106.

Heather, N. (1989). Brief intervention strategies. In R K. Hester & W. R. Miller (Eds.), *Handbook of alcoholism treatment approaches* (pp. 93-116). New York Pergamon.

Henggeler, S. W., Schoenwald, S., Liao, J., Letourneau, E., & Edwards, D. (2002). Transporting efficacious treatments to field settings: The link between supervisory practices and therapist fidelity in MST programs. *Journal of Clinical Child and Adolescent Psychology,* 31, 155-167.

Hesse, M. (2006). The Readiness Ruler as a measure of readiness to change poly-drug use in drug abusers. *Harm Reduction Journal,* 3, l-S.

Higgins, S. T., Alessi, S. M., & Dantona, R.1. (2002) Voucher-based incentives. A substance abuse treatment innovation. *Addictive Behaviors,* 27(6),887-910.

Jerrell, J. M., & Ridgely, M. R. (1995). Comparative effectiveness of three approaches to serving people with severe mental illness and substance abuse disorders. *Journal of Nervous and Mental Disease,* 183,566-576.

Kemp, R., Hayward, P., Applewhaite, G., et al. (1996). Compliance therapy in psychotic patients: Randomised controlled trial. *British Medical Journal,* 312, 345-349.

Kemp, R., Kirov, G., Everitt, B., Hayward, P., & David, A (1998). Randomised controlled trial of compliance therapy: 18-month follow-up. *British Journal of Psychiatry,* 172, 413-419.

LaForge, R. G., Maddock, J. E., & Rossi, J. S. (1999). Replication of the temptations and decisional balance instruments for heavy, episodic drinking on an adult sample [Abstract]. *Annals of Behavioral Medicine,* 21, S67.

Lehman, A. F. (1988). A quality of life interview for the chronically mentally ill. *Evaluation and Program Planning,* 11,51-62.

Lehman, A F., Dixon, 1.B., Kernan, E., DeForge, B.R., & Postrado, L.T.(1997). A randomized trial of assertive community treatment for homeless persons with severe mental illness. *Archives of General Psychiatry,* 54, 1038-1043.

Lehman, A. P., Kreyenbuhl, J., Buchanan, RW., Dickerson, F. A, Dixon, L. B., Goldberg, R., et al. (2004). The schizophrenia patient outcomes research team (PORT): Updated treatment recommendations 2003. *Schizophrenia Bulletin,* 30, 193-217.

Lehman, A F., Myers, C. P., Dixon, L. B., & Johnson, J. L. (1994). Defining subgroups of dual diagnosis patients for service planning. *Hospital and Community Psychiatry,* 45, 556-561.

Lehman, A F., Myers, C.P., Dixon, L. B., & Johnson, J. L. (1996). Detection of substance use disorders among psychiatric inpatients. *Journal of Nervous and Mental Disease,* 184(4),228-233.

Lehman, W., Greener, J., & Simpson, D. (2002). Assessing organizational readiness for change. *Journal of Substance Abuse Treatment,* 22, 197-209.

Ley, A, Jeffery, D. P., McLaren, S., & Siegfried, N. (2003). Psychosocial treatment programmes for people with both severe mental illness and substance misuse. *The Cochrane Library,* 3,1-37.

Lieberman, J. A., Kane, J. M., & Alvir, J. (1987). Provocative tests with psychostimulant drugs in schizophrenia. *Psychopharmacology,* 91, 415-433.

Marlatt, G. A, & Gordon, G. R. (1985). *Relapse prevention: Maintenance strategies in the treatment of addictive behaviors.* New York Guilford

Martino, S., Carroll, K. M., O'Malley, S. S., & Rounsaville, B. J. (2000). Motivational interviewing with psychiatrically ill substance abusing patients. *American Journal on Addictions,* 9, 88-91.

McCrady, B. S. (1993). Alcoholism. In D. H. Barlow (Ed.), *Clinical handbook of psychological disorders* (2nd ed., pp. 362-395). New York Guilford.

McLellan, A T., Kushner, H., Metzger, D., Peters, R., Smith, I., Grissom, G., et al. (1992). Addiction Severity Index (5th ed.). *Journal of Substance Abuse Treatment*, 9, 199-213.

McLellan, A T., Luborsky, L., Woody, G. E., & O'Brien, C. P. (1980). An improved diagnostic evaluation instrument for substance abuse patients: The Addiction Severity Index. *Journal of Nervous and Mental Disease*, 168, 26-'33.

McLellan, A. T., Luborsky, L., Woody, G. E., O'Brien, C. P., & Druley, K. A (1983). Predicting response to alcohol and drug abuse treatments. Role of psychiatric severity. *Archives of General Psychiatry*, 40, 620-625.

Meir, V. J., & Hope, D. A (1998). Assessment of social skills. In A S. Bellack & M. Hersen (Eds.), *Behavioral assessment* (4th ed, pp. 232-255). Needham Heights, MA: Allyn & Bacon.

Miller, W. R. (1992). The effectiveness of treatment for substance abuse: Reasons for optimism. *Journal of Substance Abuse Treatment*, 9, 93-102.

Miller, W. R. (1995). Increasing motivation for change. In R. K. Hester & W. R. Miller (Eds.), *Handbook of alcoholism treatment approaches: Effective alternatives* (2nd ed., pp. 89-104). Needham Heights, MA: Allyn & Bacon.

Miller, W. R. (2000). Rediscovering fire: Small interventions, large effects. *Psychology of Addictive Behaviors*, 14(1),6-18.

Miller, W. R, Andrews, N. R., Wilbourne, P., & Bennett, M. E. (1998). A wealth of alternatives: Effective treatments for alcohol problems. In W. R. Miller & N. Heather (Eds.), *Treating addictive behaviors* (2nd ed., pp. 203-216). New York: Plenum Press.

Miller, W. R., Benefield, R. G., & Tonigan, J. S. (1993). Enhancing motivation for change in problem drinking: A controlled comparison of two therapist styles. *Journal of Consulting and Clinical Psychology*, 61 (3), 455-461.

Miller, W. R, Brown, J. M., Simpson, T. L., Handmaker, N. S., Bien, T. H., Luckie, L. F., Montgomery, H. A, Hester, R. K., & Tonigan, J. S. (1995). What works? A methodological analysis of the alcohol treatment outcome literature. In R. K. Hester & W. R. Miller (Eds.), *Handbook of alcoholism treatment approaches: Effective alternatives* (2nd ed., pp. 12-44) Needham Heights, MA: Allyn & Bacon.

Miller, W. R., & Heather, N. (1998). (Eds.). *Treating addictive behaviors* (2nd ed.). New York Plenum Press.

Miller, W. R., & Rollnick, S. (1991). *Motivational interviewing: Preparing people to change addictive behaviors.* New York Guilford.

Moggi, F., Ouimette, P .C., Finney, J. W., & Moos, R. H. (1999). Effectiveness of treatment for substance abuse and dependence for dual diagnosis patients: A model of treatment factors associated with one-year outcomes. *Journal of Studies on Alcohol*, 60(6), 856-866.

Monti, P. M., Abrams, D. B., Kadden, R. M., & Cooney, N. L. (1989). *Treating alcohol dependence: A coping skills training guide.* New York Guilford.

Mueser, K. T., & Bellack, A S. (1998). Social skills and social functioning. In K. T. Mueser & N. Tarrier (Eds.), *Handbook of social functioning in schizophrenia* (pp. 79-96). Needham Heights, MA: Allyn & Bacon.

Mueser, K. T., Bellack, A S., & Blanchard, J. J. (1992). Comorbidity of schizophrenia and substance abuse: Implications for treatment. *Journal of Consulting and Clinical Psychology*, 60(6), 845-856.

Mueser, K. T., Bennett, M., & Kushner, M. G. (1995). Epidemiology of substance use disorders among persons with chronic mental illnesses. In A. F. Lehman & L. B. Dixon (Eds.), *Double jeopardy: Chronic mental illness and substance use disorders* (VoI. 3, pp. 9-25). Long-horne, PA: Harwood Academic.

Mueser, K. T., Drake, R. E., &Wallach, M. A. (1998). Dual diagnosis: A review of etiological theories. *Addictive Behaviors*, 23, 717-734.

Mueser, K. T., Noordsy, D. L., Drake, R. E., & Fox, L. (2003). *Integrated treatment for dual disorders: A guide to effective practice.* New York Guilford.

Mueser, K. T., Yarnold, P. R., & Bellack, A. S.(1992). Diagnostie and demographic correlates of substance abuse in schizophrenia and major affective disorder. *Acta Psychiatrica Scandinavica,* 85,48-55.

Mueser, K. T., Yarnold, P. R., Levinson, D. F., Singh, H., Bellack, A. S., Kee, K., Morrison, R. L., & Yadalam, K. G. (1990). Prevalence of substance abuse in schizophrenia: Demographic and clinical correlates. *Schizophrenia Bulletin,* 16, 31-56.

Newman, F. (1999). *The whole lesbian sex book.* San Francisco: Cleis Presso

Peniston, E. G. (1988). Evaluation of long-term therapeutic efficacy of behavior modification program with chronic male psychiatrie inpatients. *Journal of Behavior Therapy and Experimental Psychiatry,* 19, 95-101.

Petry, N. M. (2000). A comprehensive guide to the application of contingency management procedures in clinical settings. *Drug and Alcohol Dependence,* 58, 9-25.

Polcin, D. L. (1992). Issues in the treatment of dual diagnosis clients who have chronic mental illness. *Professional Psychology: Research and Practice.* 23(1), 30-37.

Prochaska, J. O., & Diclemente, C. C. (1982). Transtheoretical therapy: Toward a more integrative model of change. *Psychotherapy: Theory, Research, and Practice,* 19,276-288.

Prochaska, J. O., Velicer, W. F., Rossi, J. S., Goldstein, M. G., Marcus, B. H., Rakowski, W., et al. (1994). Stages of change and decisional balance for 12 problem behaviors. *Health Psychology,* 13(1),39-46.

Project MATCH Research Group. (1997). Matching alcoholism treatments to client heterogeneity: Project MATCH post treatment drinking outcomes. *Journal of Studies on Alcohol,* 58(1), 7-29.

Regier, D. A, Farmer, M. E., Rae, D. S., Locke, B. Z., Keith, S. J., Judd, L. L., et al. (1990). Comorbidity of mental disorders with alcohol and other drug abuse. *Journal of the American Medical Association,* 264, 2511-2518.

Ridgely, M. S., Goldman, H. H., & Willenbring, M. (1990). Barriers to the care of persons with dual diagnoses: Organizational and financing issues. *Schizophrenia Bulletin,* 16(1), 123-132.

Ridgely, M. S., Lambert, D., Goodman, A., Chichester, C. S., & Ralph, R. (1998). Interagency collaboration in services for people with co-occurring mental illness and substance use disorder. *Psychiatric Services,* 49, 236-238.

Rogers, E. (1995). Diffusion of preventive innovations. *Addictive Behaviors,* 27, 989-993.

Roll, J. M., Chermack, S. T., & Chudzynski, J. E. (2004). Investigating the use of contingency management in the treatment of cocaine abuse among individuals with schizophrenia: A feasibility study. *Psychiatry Research,* 125, 61-64.

Rosenberg, S. D., Drake, R. E., Wolford, G. L., Mueser, K. T., Oxman, T. E., Vidaver, R. M., et al. (1998). Dartmouth Assessment of Lifestyle Instrument (DALI): A substance use disorder screen for people with severe mental illness. *American Journal of Psychiatry,* 155(2), 232-238.

Saunders, J. B., Aasland, O. G., Babor, T. F., De La Fuente, J. R., & Grant, M. (1993). Development of the Alcohol Use Disorders Identification Test (AUDIT): WHO collaborative project on early detection of persons with harmful alcohol consumption: II. *Addiction,* 88, 791-804.

Saunders, B., Wilkinson, C., & Phillips, M. (1995). The impact of a brief motivational intervention with opiate users attending a methadone programme. *Addiction,* 90,415-424.

Schuckit, M. A. (1983). Alcoholism and other psychiatrie disorders. *Hospital and Community Psychiatry,* 34(11),1022-1027.

Searles, J. S., Alterman, A.I., & Purtill, J. J. (1990). The detection of alcoholism in hospitalized schizophrenics: A comparison of the MAST and the MAC. Alcoholism: Clinical and Experimental Research, 14(4),557-560. Selzer, M. (1971). The Michigan Alcoholism Screening Test: The quest for a new diagnostic instrument. American Journal of Psychiatry, 127, 1653-1658.

Shaner, A., Robert, L. J., Eckman, T. A., Thcker, D. E., Tsuang, J. W., Wilkins, J. N., & Mintz, J. (1997). Monetary reinforcement of abstinence from cocaine among mentally ill patients with cocaine dependence. *Psychiatric Services,* 48, 807-810.

Sigmon, S. C., Steingard, S., Badger, G. J., Anthony; S. 1., & Higgins, S. T. (2000). Contingency reinforcement of marijuana abstinence among individuals with serious mental illness: A feasibility study. *Experimental and Clinical Psychopharmacology,* 8,509-517.

Skinner, H. (1982). The Drug Abuse Screening Test. *Addictive Behaviors,* 7,363-371.

Sobell, L. C., & Sobell, M. B. (1992). Timeline follow-back: A technique for assessing self-reported alcohol consumption. In R. Z. Litten & J. p. Allen (Eds.), Measuring alcohol consumption: Psychosocial and biochemical methods (pp. 41-72). Totowa, NJ: Humana Press.

Stephens, R. S., Roffman, R. A., & Curtin, L. (2000). Comparison of extended versus brief treatments for marijuana use. *Journal of Consulting and Clinical Psychology*, 68, 898-908.

Stotts, A. M., Schmitz, J. M., Rhoades, H. M., & Grabowski, J. (2001). Motivational interviewing with cocaine-dependent patients. A pilot study. *Journal of Consulting and Clinical Psychology*, 69, 858-862.

Swanson, A. J., Pantalon, M. V., & Cohen, K. R (1999). Motivational interviewing and treatment adherence among psychiatric and dually diagnosed patients. *Journal of Nervous and Mental Disease*, 187,630-635.

Timko, C., & Moos, R. H. (2002). Symptom severity, amount of treatment, and 1-year outcomes among dual diagnosis patients. *Administrative and Policy in Mental Health*, 30, 35-54.

Toland A. M., Moss, H. B. (1989). Identification of the alcoholic schizophrenic: Use of clinical laboratory tests and the MAST. *Journal of Studies on Alcohol*, 50(1), 49-53.

Torrey, W., Drake, R., Dixon,L., Burns, B., Flynn, L., & Rush, A. J. (2001). Implementing evidenced-based practices for persons with server mental illnesses. *Psychiatric Services*, 5, 45-50.

Tracy, J. I., Josiassen, R. C., & Bellack, A. S. (1995). The neuropsychology of dual diagnosis: Understanding the combined effects of schizophrenia and substance use disorders. *Clinical Psychology Review*, 15, 67-97.

U.S. Department of Health and Human Services. (1999). *Mental Health: A report of the Surgeon General*. Rockville, MD: U.S. Department of Health and Human Services. National Institute of Health, National Institute of Mental Health.

Velicer, W. F., DiClemente, C. C., Prochaska, J. O., & Brandenberg, N. (1985). Decisional balance measure for assessing and predicting smoking status. *Journal of Personality and Social Psychology*, 48, 1279-1289.

Wilkins, J. N., Shaner, A. L., Patterson, C. M., Setoda, D., & Gorelick, D. (1991). Discrepancies between patient report, clinical assessment, and urine analysis in psychiatric patients during inpatient admission. *Psychopharmacology Bulletin*, 27(2),149-154.

Wiltsey Stirman, S, Crits-Christoph, P., & DeRubeis, R. J. (2004). Achieving successful dissemination of empirically supported psychotherapies: A synthesis of dissemination theory. *Clinical Psychology: Science and Practice*, 11(4), 343-359.

Zanis, D. A., McLellan, A. T., & Corse, S. (1997). Is the Addiction Severity Index a reliable and valid instrument among clients with severe and persistent mental illness and substance abuse disorders? *Community Mental Health Journal*, 33(3), 213-227.

Indice analitico

L
Lasso di tempo, 39
Leader del gruppo, 44

M
Malati mentali che abusano di sostanze chimiche, vedi Disturbi Doppi
Malattie mentali, foglio di lavoro, basi biologiche, 190-194
Malattie mentali gravi e persistenti
– basi biologiche, 191
– foglio di lavoro
– basi biologiche, 190-194
– interazione tra droga/alcool e malattie mentali gravi e persistenti, 195-198
– impatto dell'abuso di sostanze sui sintomi, 177
– ragioni che spingono a fare uso di droga, 9
– trattamento per l'abuso di sostanze, 5-7
– difficoltà del, 7, 8
– modelli di servizi tradizionali, 5
Membri del gruppo
– coesione, 48, 49
– linee-guida, 49
Memoria, 326, 327
Modellamento, 54
Modello transteorico del cambiamento, 21
Motivazione, 7
– alti e bassi, 327, 328
– cambiamento, 331
– foglio di lavoro, 276-281
– situazioni ad alto rischio, 239
Motivazionale, colloquio, 28, 29, 36, 91-113
– colloqui motivazionali di follow-up, 101-106
– aspetti che sono migliorati, 104
– discussione delle conseguenze negative, 102, 103
– elenco delle strategie utili, 104, 105
– feedback, 101, 102
– introduzione, 101, 102
– colloquio motivazionale iniziale, 93-101
– discussione delle conseguenze negative, 94, 95
feedback della valutazione, 95-98
– introduzione, 93, 94
– definizione degli obiettivi
– incontro di follow-up, 105, 106

– incontro iniziale, 98, 99
– efficacia, 28, 29
– elementi, 28
– esempi, 106-113
– obiettivo, 93

N
Noia
– foglio di lavoro, 260-262
– prevenzione delle ricadute e problem solving, 236, 237

O
Occupazionali, abilità, foglio di lavoro, 301-304
Ostacoli alla partecipazione al trattamento, aiutare i clienti a superarli, 21-25
Outreach attivo, programmi di, 24, 25
Overlearning, 9, 55

P
Partner che fanno uso di sostanze, foglio di lavoro, 292, 293
Percezione sociale, 51
Persistenza, 44, 339, 340
– persistenza pratica, 24
Pratica, 41, 42
Presenter, 45
Preservativo, 179, 180, 216-220
Prevenzione delle ricadute, 33, 38
Prevenzione delle ricadute e problem solving, 229-243
– abilità sociali, 241, 242
– altre sostanze di abuso, 234-236
– applicabile ai soggetti affetti da malattie mentali gravi e persistenti, 230, 231
– contenuti dell'unità, 231-233
– depressione, 237, 238
– foglio di lavoro
– situazioni ad alto rischio, 248-251
– revisione delle capacità di rifiuto della droga e delle capacità di coping, 244-247
– gestire i sintomi e gli effetti collaterali, 238, 239
– gestire le cadute, 233, 234
– moduli facoltativi, 240-243